本草纲目

〔明〕李时珍／主编

明朝医药学家李时珍编著，被誉为『东方药物巨典』

辽海出版社

叁

第十六卷草部五（续）

蓝（本经上品）

【释名】〔时珍曰〕按陆佃埤雅云：月令：仲夏令民无刈蓝以染缲。郑玄言恐伤长养之气也。然则刈蓝先王有禁，制字从监，以此故也。

【集解】〔别录曰〕蓝实生河内平泽，其茎叶可以染青。〔弘景曰〕此即今染缲碧所用者，以尖叶者为胜。〔恭曰〕蓝有三种：一种叶围径二寸许，厚三四分者，堪染青，出岭南，太常名为木蓝子；陶氏所说乃是菘蓝，其汁抨为淀甚青者；本经所用乃是蓼蓝实也，其苗似蓼而味不辛，为淀惟作碧色尔。〔颂曰〕蓝处处有之，人家蔬圃作畦种。至三月、四月生苗，高三二尺许，叶似水蓼，花红白色，实亦若蓼子而大，黑色，五月、六月采实。但可染碧，不堪作淀，此名蓼蓝，即医方所用者也。别有木蓝，出岭南，不入药。有菘蓝，可为淀、亦名马蓝，尔雅所谓：箴，马蓝是也。又杨州一种马蓝，四时俱有，叶类苦卖菜，土人连根采服，治败血。江宁一种吴蓝，二月内生，如蒿，叶青花白，亦解热毒。此二种虽不类，而俱有蓝名，且古方多用吴蓝，或恐是此，故并附之。〔宗奭曰〕蓝实即大蓝实也。谓之蓼蓝者，非是。乃尔雅所谓马蓝者。解诸药毒不可阙也。实与叶两用。注不解实，只解叶，为末尽。〔时珍曰〕蓝凡五种，各有主治，惟蓝实专取蓼蓝者。蓼蓝，叶如蓼，五六月开花，成穗细小，浅红色，子亦如蓼，岁可三刈，故先王禁之。菘蓝，叶如白菘。马蓝叶如苦卖，即郭璞所谓大叶冬蓝，俗中所谓板蓝者。二蓝花子并如蓼蓝。吴蓝，长茎如蒿而花白，吴人种之。木蓝，长茎如决明，高者三四尺，分枝布叶，叶如槐叶，七月开淡红花，结角长寸许，累累如小豆角，其子亦如马蹄决明子而微小，迥与诸蓝不同，而作淀则一也。别有甘蓝，可食，见本条。苏恭以马蓝为木蓝，苏颂以菘蓝为马蓝，宗奭以蓝实为大叶蓝之实，皆非矣。今并开列于下。

蓼蓝

大叶马蓝

蓝实

【气味】苦，寒，无毒。〔权曰〕甘。

【主治】解诸毒，杀蛊蚑疰鱼螯毒。久服头不白，轻身。本经。蚑音其，小儿鬼也。填骨髓，明耳目，利五脏，调六腑，通关节，治经络中结气，使人健少睡，益心力。甄权。疗毒肿。苏恭。

蓝叶汁此蓼蓝也。

【气味】苦、甘，寒，无毒。

【主治】杀百药毒，解狼毒、射罔毒。别录。〔弘景曰〕解毒不得生蓝汁，以青絺在渍汁亦善。**汁涂五心，止烦闷，疗蜂螫毒。**弘景。斑蝥、芫青、樗鸡毒。朱砂、砒石毒。时珍。

蒿叶吴蓝

马蓝

【主治】妇人败血。连根焙捣下筛，酒服一钱匕。苏颂。

吴蓝

【气味】苦、甘，冷，无毒。

【主治】寒热头痛，赤眼，天行热狂，丁疮，游风热毒，肿毒风疹，除烦止渴，杀疳，解毒药毒箭，金疮血闷，毒刺虫蛇伤，鼻衄吐血，排脓，产后血运，小儿壮热，解金石药毒、射罔毒。大明。

槐叶木蓝

【发明】〔震亨曰〕蓝属水，能使败血分归经络。〔时珍曰〕诸蓝形虽不同，而性味不远，故能解毒除热。惟木蓝叶力似少劣，蓝子则专用蓼蓝者也。至于用淀与青布，则是刈蓝浸水入石灰澄成者，性味不能不少异，不可与蓝汁一概论也。有人病呕吐，服玉壶诸丸不效，用蓝汁入口即定，盖亦取其杀虫降火尔。如此之类，不可不知。〔颂曰〕蓝汁治虫豸伤。刘禹锡传信方著其法云：取大蓝汁一碗，入雄黄、麝香二物少许，以点咬处，仍细服其汁，神异之极也。张荐员外住剑南，张延赏判官，忽被斑蜘蛛咬头上。一宿，咬处有二道赤色，细如箸，绕头上，从胸前下至心。经两宿，头面肿疼，大如数升碗，肚渐肿，几至不救。张公出钱五百千，并荐家财又数百千，募能疗者。忽一人应召，云可治。张公甚不信之，欲验其方。其人云：不惜方，但疗人性命尔。遂取大蓝汁一碗，以蜘蛛投之，至汁而死。又取蓝汁加麝香、雄黄，更以一蛛投入，随化为水。张公因甚异之，遂令点于咬处。两日悉平，作小疮而愈。

蓝淀（纲目）

【释名】〔时珍曰〕淀，石殿也，其滓澄殿在下也。亦作淀，俗作靛。南人掘地作坑，以蓝浸水一宿，入石灰搅至千下，澄去水，则青黑色。亦可干收，用染青碧。其搅起浮沫，掠出阴干，谓之靛花，即青黛，见下。

【气味】辛、苦，寒，无毒。

【主治】解诸毒，傅热疮小儿秃疮热肿。藏器。**止血杀虫，治噎膈。**时珍。

【发明】〔时珍曰〕淀乃蓝与石灰作成，其气味与蓝稍有不同，而其止血拔毒杀虫之功，似胜于蓝。按广五行记云：唐永徽中，绛州一僧，病噎不下食数年，临终命其徒曰：吾死后，可开吾胸喉，视有何物苦我如此？及死，其徒依命，开视胸中，得一物，形似鱼而有两头，遍体悉似肉鳞。安钵中，跳跃不已。戏投诸味，虽不见食，恐化为水。又投诸毒物，亦皆销化。一僧方作蓝淀，因以少淀投之，即怖惧奔走，须臾化成水。世传淀水能治噎疾，盖本于此。今方士或以染缸水饮人治噎膈，皆取其杀虫也。

青黛（宋开宝）

【释名】 靛花纲目、青蛤粉〔时珍曰〕黛，眉色也。刘熙释名云：灭去眉毛，以此代之，故谓之黛。

【集解】〔志曰〕青黛从波斯国来。今以太原并庐陵、南康等处，染淀瓮上沫紫碧色者用之，与青黛同功。〔时珍曰〕波斯青黛，亦是外国蓝靛花，既不可得，则中国靛花亦可用。或不得已，用青布浸汁代之。货者复以干淀充之，然有石灰，入服饵药中当详之。

【气味】 咸，寒，无毒。〔权曰〕甘，平。

【主治】 解诸药毒，小儿诸热，惊痫发热，天行头痛寒热，并水研服之。亦磨傅热疮恶肿，金疮下血，蛇犬等毒。开宝。解小儿疳热，杀虫。甄权。小儿丹热，和水服之。同鸡子白、大黄末，傅疮痈蛇虺螫毒。藏器。泻肝，散五脏郁火，解热，消食积。震亨。去热烦，吐血咯血，斑疮阴疮，杀恶虫。时珍。

【发明】〔宗奭曰〕青黛乃蓝为之者。有一妇人患脐下腹上，下连二阴，遍生湿疮，状如马爪疮，他处并无，痒而痛，大小便涩，出黄汁，食亦减，身面微肿。医作恶疮治，用鳗鲡鱼、松脂、黄丹之药涂之，热痛甚。问其人嗜酒食，喜鱼蟹发风等物。急令洗其膏药。以马齿苋四两，杵烂，入青黛一两，再研匀涂之。即时热减，痛痒皆去。仍以八正散，日三服之，分败客热。药干即上。如此二日，减三分之一，五日减三分之二，二十日愈。此盖中下焦蓄风热毒气也。若不出，当作肠痈内痔。仍须禁酒色发风物。然不能禁，后果患内痔。

【附录】 雀翘〔别录有名未用曰〕味咸。益气明目。生蓝中。叶细黄，茎赤有刺。四月实，锐黄中黑。五月采，阴干。一名去母，一名更生。

甘蓝（拾遗）

【校正】 自菜部移入此。

【释名】 蓝菜千金。

【集解】〔藏器曰〕此是西土蓝也。叶阔可食。〔时珍曰〕此亦大叶冬蓝之类也。案胡洽居士云：河东、陇西羌胡多种食之，汉地少有。其叶长大而厚，煮食甘美。经冬不死，春亦有英。其花黄，生角结子。其功与蓝相近也。

【气味】 甘，平，无毒。

【主治】 久食，大益肾，填髓脑，利五脏六腑，利关节，通经络中结气、心下结伏气。明耳目，健人，少睡，益心力，壮筋骨。作菹经宿色黄，和盐食，治黄毒。藏器。

子

【主治】 人多睡。思邈。

甘　蓝

蓼（本经中品）

【校正】自菜部移入此。

【释名】〔时珍曰〕蓼类皆高扬，故字从翏，音料，高飞貌。

【集解】〔别录曰〕蓼实生雷泽川泽。〔弘景曰〕此类多人所食。有三种：一是青蓼，人家常用，其叶有圆有尖，以圆者为胜，所用即此也；一是紫蓼，相似而紫色；一是香蓼，相似而香，并不甚辛，好食。〔保升曰〕蓼类甚多，有青蓼、香蓼、水蓼、马蓼、紫蓼、赤蓼、木蓼七种：紫、赤二蓼，叶小狭而厚；青、香二蓼，叶亦相似而俱薄；马、水二蓼，叶俱阔大，上有黑点；木蓼一名天蓼，蔓生，叶似柘叶。六蓼花皆红白，子皆大如胡麻，赤黑而尖扁；惟木蓼花黄白，子皮青滑。诸蓼并冬死，惟香蓼宿根重生，可为生菜。〔颂曰〕木蓼亦有大小二种，皆蔓生。陶氏以香蓼入药，余亦无用。三茅君传有作白蓼酱方，药谱无白蓼，疑即青蓼也。〔宗奭曰〕蓼实即草部下品水蓼之子也。彼言水蓼是用茎，此言蓼实是用子也。春初以壶芦盛水浸湿，高挂火上，日夜使暖，遂生红芽，取为蔬，以备五辛盘。〔时珍曰〕韩保升所说甚明。古人种蓼为蔬，收子入药。故礼记烹鸡豚鱼鳖，皆实蓼于其腹中，而和羹脍亦须切蓼也。后世饮食不用，人亦不复栽，惟造酒曲者用其汁耳。今但以平泽所生香蓼、青蓼、紫蓼为良。

青蓼赤蓼

实

【气味】辛，温，无毒。〔诜曰〕多食吐水，壅气损阳。

【主治】明目温中，耐风寒，下水气，面浮肿痈疡。本经。归鼻，除肾气，去疬疡，止霍乱，治小儿头疮。甄权。

苗叶

【气味】辛，温，无毒。〔思邈曰〕黄帝云：食蓼过多，有毒，发心痛。和生鱼食，令人脱气，阴核痛求死。二月食蓼，伤人胃。扁鹊云：久食令人寒热，损髓减气少精。妇人月事来时食蓼、蒜，喜为淋。与大麦面相宜。

【主治】归舌，除大小肠邪气，利中益志。别录。干之酿酒，主风冷，大良。弘景。作生菜食，能入腰脚。煮汤捋脚，治霍乱转筋。煮汁日饮，治痃癖。捣烂，傅狐尿疮。藏器。脚暴软，赤蓼烧灰淋汁浸之，以桑叶蒸，立愈。大明。杀虫伏砒。时珍。

水蓼（唐本草）

【释名】虞蓼尔雅、泽蓼〔志曰〕生于浅水泽中，故名水蓼。〔时珍曰〕案尔雅云：蔷，虞蓼也。山夹水曰虞。

【集解】〔恭曰〕水蓼生下湿水旁。叶似马蓼，大于家蓼，茎赤色，水㼼
食之，胜于蓼子。〔宗奭曰〕水蓼大概与水荭相似，但枝低耳。今造酒取叶，
以水浸汁，和面作曲，亦取其辛耳。〔时珍曰〕此乃水际所生之蓼，叶长五六
寸，比水荭叶稍狭，比家蓼叶稍大，而功用仿佛。故寇氏谓蓼实即水蓼之子
者，以此故也。

茎叶

【气味】辛，无毒。〔大明曰〕冷。

【主治】蛇伤，捣傅之。绞汁服之，止蛇毒入腹心闷。又治脚气
肿痛成疮，水煮汁渍捋之。唐本。

马蓼（纲目）

【释名】大蓼纲目、墨记草〔时珍曰〕凡物大者，皆以马名之，俗呼大
蓼是也。高四五尺，有大小二种。但每叶中间有墨迹，如墨点记，故方士呼为墨记草。

【集解】〔弘景曰〕马蓼生下湿地，茎斑，叶大有黑点。亦有两三种，其最大者名笼鼓，即
水荭也。

茎叶

【气味】辛，温，无毒。〔时珍曰〕伏丹砂、雌黄。

【主治】去肠中蛭虫，轻身。本经。

荭草（别录中品）

【校正】并入有名未用别录天蓼。

【释名】鸿鹄（音缬）、茏古（一作鼓）、游龙诗经、石龙别录、天蓼
别录、大蓼〔时珍曰〕此蓼甚大而花亦繁红，故曰荭，曰鸿，鸿亦大也。别录
有名未用草部中有天蓼，云一名石龙，生水中。陈藏器解云：天蓼即水荭，一
名游龙，一名大蓼。据此，则二条乃一指其实，一指茎叶而言也。今并为一。

【集解】〔别录曰〕荭生水旁，如马蓼而大，五月采实。〔弘景曰〕今生下
湿地甚多，极似马蓼而甚长大。诗称隰有游龙，郭璞云，即茏古也。〔颂曰〕荭
即水荭也，似蓼而叶大，赤白色，高丈余。尔雅云：劳，茏古。其大者苘（音
诡）。陆玑云：游龙一名马蓼，然马蓼自是一种也。〔时珍曰〕其茎粗如拇指，
有毛。其叶大如商陆。叶色浅红，成穗。秋深子成，扁如酸枣仁而小，其色赤
黑而肉白，不甚辛，炊炒可食。

实

【气味】咸，微寒，无毒。

【主治】消渴，去热明目益气。别录。

花

【主治】散血，消积，止痛。时珍

天蓼别录。〔时珍曰〕此指茎叶也。

【气味】辛，有毒。

【主治】恶疮，去痹气。别录。根茎：除恶疮肿，水气脚气，煮浓汁渍之。苏颂。

毛 蓼

毛蓼（拾遗）

【集解】〔藏器曰〕毛蓼生山足，似马蓼，叶上有毛，冬根不死。〔时珍曰〕此即蓼之生于山麓者，非泽隰之蓼也。

茎叶

【气味】辛，温，有毒。

【主治】痈肿疽瘘瘰疬，杵碎纳疮中，引脓血，生肌。亦作汤洗，兼濯足，治脚气。藏器。

海根（拾遗）

【集解】〔藏器曰〕生会稽海畔山谷，茎赤，叶似马蓼，根似菝葜而小，胡人蒸而用之也。

根

【气味】苦，小温，无毒。

【主治】霍乱中恶心腹痛，鬼气疰忤飞刀，喉痹蛊毒，痈疽恶肿，赤白游疹，蛇咬犬毒。酒及水磨服，并敷之。藏器。

火炭母草

南恩州

火炭母草（宋图经）

【集解】〔颂曰〕生恩州原野中。茎赤而柔，似细蓼。叶端尖，近梗形方。夏有白花。秋实如椒，青黑色，味甘可食。

叶

【气味】酸，平，有毒。

【主治】去皮肤风热，流注骨节，痈肿疼痛。不拘时采，于钳器中捣烂，以盐酒炒，傅肿痛处，经宿一易之。苏颂。

三白草 （唐本草）

【释名】〔弘景曰〕叶上有三白点，俗因以名。又见下。

【集解】〔恭曰〕三白草生池泽畔，高尺许。叶似水荭，亦似蕺，又似菝葜。叶上有三黑点，非白也。古人秘之，稳黑为白尔。根如芹根，黄白色而粗大。〔藏器曰〕此草初生无白，入夏叶端半白如粉。农人候之莳田，三叶白则草便秀，故谓之三白。若云三黑点，苏未识矣。其叶如薯蓣，亦不似水荭。〔保升曰〕今出襄州，二月、八月采根用。〔时珍曰〕三白草生田泽畔，八月生苗，高二三尺。茎如蓼，叶如章陆及青葙。四月其颠三叶面上，三次变作白色，余叶仍青不变。俗云：一叶白，食小麦；二叶白，食梅杏；三叶白，食黍子。五月开花成穗，如蓼花状，而色白微香。结细实。根长白虚软，有节须，状如泥菖蒲根。造化指南云。五月采花及根，可制雄黄。苏恭言似水荭，有三黑点者，乃马蓼，非三白也。藏器所说虽是，但叶亦不似薯蓣。

三 白 草

【气味】甘、辛，寒，有小毒。

【主治】水肿脚气，利大小便，消痰破癖，除积聚，消疔肿。唐本。捣绞汁服，令人吐逆，除疟及胸膈热痰，小儿痞满。藏器。根：疗脚气风毒胫肿，捣酒服，亦甚有验。又煎汤，洗癣疮。时珍。

蚕蛊草 （拾遗）

【集解】〔藏器曰〕生湿地，如蓼大，茎赤花白。东土亦有之。

【气味】辛，平，无毒。

【主治】诸虫如蚕类咬人，恐毒入腹，煮服之。亦捣傅诸疮。藏器。

蛇蛊草 （拾遗）

【集解】〔藏器曰〕生平地，叶似苦枝而小，节赤，高一二尺，种之辟蛇。又一种草，茎圆似芋，亦傅蛇毒。〔慎微曰〕按百一方云：东关有草状如芋，茎方节赤，挼傅蛇毒，如摘却然，名蛇蛊草。又有鼠蛊草，即后莽草。

【主治】蛇虺毒虫等螫。取根叶捣傅咬处，当下黄水。藏器。

虎杖 （别录中品）

【释名】苦杖拾遗、大虫杖药性、斑杖日华、酸杖　〔时珍曰〕杖言其茎，虎言其斑也。或云一名杜牛膝者，非也。一种斑杖似蒴藋者，与此同名异物。

虎杖

【集解】〔弘景曰〕田野甚多，状如大马蓼，茎斑而叶圆。〔保升曰〕所在有之。生下湿地，作树高丈余，其茎赤根黄，二月、三月采根，日干。〔颂曰〕今出汾州、越州、滁州，处处有之。三月生苗，茎如竹笋状，上有赤斑点，初生便分枝子，叶似小杏叶。七月开花，九月结实。陌中出者，无花。根皮黑色，破开即黄，似柳根。亦有高丈余者。尔雅云：藻，虎杖。郭璞注云：似荭草而粗大，有细刺，可以染赤。是也。〔宗奭曰〕此草药也。蜀本言作木高丈余者，非矣。大率皆似寒菊，然花叶茎蕊差大为异。仍茎叶有淡黑斑。六七月旋旋开花，至九月中方已，花片四出，其色如桃花，差大而外微深。陕西山麓水次甚多。〔敩曰〕凡使勿误用天蓝及斑袖根，二味根形味皆相似也。〔机曰〕诸注或云似荭、似杏、似寒菊，各不相侔，岂所产有不同耶？〔时珍曰〕其茎似荭蓼，其叶圆似杏，其枝黄似柳，其花状似菊，色似桃花。合而观之，未尝不同也。

根

【修治】〔敩曰〕采得细锉，却用叶包一夜，晒干用。

【气味】微温。〔权曰〕甘，平，无毒。〔宗奭曰〕味微苦。今天下暑月多煎根汁为饮。不得甘草，则不堪饮。本文不言味。药性论云：甘。是甘草之味，非虎杖味也。

【主治】**通利月水，破留血癥结。**别录。**渍酒服，主暴瘕。**弘景。**风在骨节间，及血瘀，煮汁作酒服之。**藏器。**治大热烦躁，止渴利小便，压一切热毒。**甄权。**治产后血运，恶血不下，心腹胀满，排脓，主疮疖，扑损瘀血，破风毒结气。**大明。**烧灰，贴诸恶疮。焙研炼蜜为丸，陈米饮服，治肠痔下血。**苏颂。**研末酒服，治产后瘀血血痛，及坠扑昏闷有效。**时珍。

【发明】〔权曰〕暑月以根和甘草同煎为饮，色如琥珀可爱，甚甘美。瓶置井中，令冷澈如冰，时人呼为冷饮子，啜之且尊于茗，极解暑毒。其汁染米作糜糕益美。捣末浸酒常服，破女子经脉不通。有孕人勿服。〔时珍曰〕孙真人千金方：治女人月经不通，腹内积聚，虚胀雷鸣，四肢沉重，亦治丈夫积聚，有虎杖煎：取高地虎杖根，锉二斛，水二石五斗，煮取一斗半，去滓，入醇酒五升，煎如饧。每服一合，以知为度。又许学士本事方：治男妇诸般淋疾。用苦杖根洗净，挫一合，以水五合煎一盏，去滓，入乳香、麝香少许服之。鄞县尉耿梦得内人患沙石淋，已十三年。每漩痛楚不可忍，溺器中小便下沙石剥剥有声。百方不效，偶得此方服之，一夕而愈。乃予目击者。

莸（拾遗）

【校正】并入有名未用别录马唐。

【释名】**马唐**别录、**马饭**别录、**羊麻**别录、**羊粟**别录、**蔓于**尔雅、**轩于**〔藏器曰〕马食之如糖如饭，故名马唐、马饭。〔时珍曰〕羊亦食之，故曰羊麻、羊粟。其气瘕臭，故谓之莸。莸者瘕也，朽木臭也。此草茎颇似蕙而臭。故左传云，一薰一莸，十年尚犹有臭，是也。孙升谈圌以为香薷者，误矣。即别录马唐也，今并为一。

【集解】〔别录曰〕马唐生下湿地，茎有节生根，五月采。〔藏器曰〕生南方废稻田中，节上有根，着土如结缕草，堪饲马。又曰：莸生水田中，状如结缕草而叶长，马食之。

【气味】甘，寒，无毒。〔藏器曰〕大寒。

【主治】马唐：调中，明耳目。别录。煎取汁，明目润肺。又曰：莸消水气湿痹，脚气顽痹虚肿，小腹急，小便赤涩，并合赤小豆煮食，勿与盐。绞汁服，止消渴。捣汁，傅毒肿。藏器。

篇蓄（音楄畜 本经下品）

【释名】扁竹弘景、扁辨吴普、扁蔓吴普、粉节草纲目、道生草〔时珍曰〕许慎说文作扁筑，与竹同音，节间有粉，多生道旁，故方士呼为粉节草、道生草。

【集解】〔别录曰〕篇蓄生东莱山谷，五月采，阴干。〔弘景曰〕处处有之，布地而生，花节间白，叶细绿，人呼为扁竹。〔颂曰〕春中布地生道旁，苗似瞿麦，叶细绿如竹，赤茎如钗股，节间花出甚细，微青黄色，根如蒿根，四五月采苗阴干。蜀图经云：二月日干。郭璞注尔雅云：似小藜赤茎节，好生道旁，可食杀虫，是也。或云：尔雅王刍即此也。〔时珍曰〕其叶似落帚叶而不尖，弱茎引蔓，促节。三月开细红花，如蓼蓝花，结细子，炉火家烧灰炼霜用。一种水扁筑，名薄（音督），出说文。

【气味】苦，平，无毒。〔权曰〕甘、涩。

【主治】浸淫疥瘙疽痔，杀三虫。本经。疗女子阴蚀。别录。煮汁饮小儿，疗蛔虫有验。甄权。治霍乱黄疸，利小便，小儿𩩹病。时珍。

荩草（音烬 本经下品）

【释名】黄草吴普、菉竹唐本、菉蓐唐本、荩草纲目、盭草（音戾）、王刍尔雅、鸱脚莎〔时珍曰〕此草绿色，可染黄，故曰黄、曰绿也。盭，乃北人呼绿字音转也。古者贡草入染人，故谓之王刍，而进忠者谓之荩臣也。诗云：终朝采绿，不盈一掬。许慎说文云：荩草可以染黄。汉书云：诸候盭绶。晋灼注云：盭草出琅琊，似艾可染，因以名绶。皆谓此草也。〔禹锡曰〕尔雅：菉，王刍。孙炎注云：菉，即菉蓐草也。今呼为鸱脚莎。诗云：菉竹猗猗，是也。

【集解】〔别录曰〕荩草生青衣川谷，九月、十月采，可以染作金色。〔普曰〕生太山山谷。〔恭曰〕青衣县名，在益州西。今处处平泽溪涧侧皆有。叶似竹而细薄，茎亦圆小。荆襄人煮以染黄，色极鲜好。俗名菉蓐草。

【气味】苦，平，无毒。〔权曰〕神农、雷公：苦。〔之才曰〕畏鼠负。

【主治】久咳上气喘逆，久寒惊悸，痂疥白秃疡气，杀皮肤小虫。本经。治身热邪气，小儿身热。吴普。洗一切恶疮，有效。大明。

蒺藜 (本经上品)

【释名】茨尔雅、旁通本经、屈人本经、止行本经、体羽本经、升推〔弘景曰〕多生道上及墙上，叶布地，子有刺，状如菱而小。长安最饶，人行多着木履。今军家乃铸铁作之，以布敌路，名铁蒺藜。易云：据于蒺藜，言其凶伤。诗云：墙有茨，不可扫也，以刺梗秽。方用甚稀。〔时珍曰〕蒺，疾也；藜，利也；茨，刺也。其刺伤人，甚疾而利也。屈人、止行，皆因其伤人也。

【集解】〔别录曰〕蒺藜子生冯翊平泽或道旁，七月、八月采实，暴平。〔颂曰〕冬月亦采之，黄白色。郭璞注尔雅云：布地蔓生，细叶；子有三角，刺人，是也。又一种白蒺藜，今生同州沙苑，牧马草地最多，而近道亦有之。绿叶细蔓，绵布沙上。七月开花黄紫色，如豌豆花而小。九月结实作荚，子便可采。其实味甘而微腥，褐绿色，与蚕种子相类而差大。又与马藻子醋相类，但马藻子微大，不堪入药，须细辨之。〔宗奭曰〕蒺藜有二等：一等杜蒺藜，即今之道旁布地而生者。开小黄花，结芒刺。一种白蒺藜，出同州沙苑牧马处。子如羊内肾，大如黍粒，补肾药，今人多用。风家惟用刺蒺藜也。〔时珍曰〕蒺藜叶如初生皂荚叶，整齐可爱。刺蒺藜状如赤根菜子及细菱，三角四刺，实有仁。其白蒺藜结荚长寸许，内子大如脂麻，状如羊肾而带绿色，今人谓之沙苑蒺藜。以此分别。

蒺藜

沙苑蒺藜

子

【修治】〔敩曰〕凡使拣净蒸之，从午至酉，日干，木臼舂令刺尽，用酒拌再蒸，从午至酉，日干用〔大明曰〕入药不计丸散，并炒去刺用。

【气味】苦，温，无毒。〔别录曰〕辛，微温。〔权曰〕甘，有小毒。〔志曰〕其性宣通，久服不冷而无壅热，当以性温为是。〔之才曰〕乌头为之使。

【主治】恶血，破癥积聚，喉痹乳难。久服长肌肉，明目轻身。本经。身体风痒，头痛，咳逆伤肺肺痿，止烦下气。小儿头疮，痈肿阴溃，可作摩粉。别录。治诸风疬疡，疗吐脓，去燥热。甄权。治奔豚肾气，肺气胸膈满，催生堕胎，益精，疗水藏冷，小便多，止遗沥泄精溺血肿痛。大明。痔漏阴汗，妇人发乳带下。苏颂。治风秘，及蛔虫心腹痛。时珍。

白蒺藜

【气味】甘，温，无毒。

【主治】补肾，治腰痛泄精，虚损劳乏。时珍。

【发明】〔颂曰〕古方皆用有刺者，治风明目最良。神仙方亦有单服蒺藜法，云不同黑白，但取坚实者，春去刺用。〔时珍曰〕古方补肾治风，皆用刺蒺藜。后世补肾多用沙苑蒺藜，或以熬膏和药，恐其功亦不甚相远也。刺蒺藜炒黄去刺，磨面作饼，或蒸食，可以救荒。

花

【主治】阴干为末，每温酒服二三钱，治白癜风。宗奭。

苗

【主治】煮汤，洗疥癣风疮作痒。时珍。

谷精草 （宋开宝）

谷精草

【释名】戴星草开宝、**文星草**纲目、**流星草**〔时珍曰〕谷田余气所生，故曰谷精。〔志曰〕白花似星，故有戴星诸名。

【集解】〔颂曰〕处处有之。春生于谷田中，叶茎俱青，根花并白色。二月、三月采花用，花白小圆似星。可喂马令肥，主虫颡毛焦病。又有一种，茎梗长有节，根微赤，出秦陇间。〔时珍曰〕此草收谷后，荒田中生之，江湖南北多有。一科丛生，叶似嫩谷秧。抽细茎，高四五寸，茎头有小白花，点点如乱星。九月采花，阴干。云二三月采者，误也。

花

【气味】辛，温，无毒。〔藏器曰〕甘、平。〔大明曰〕可结水银成砂子。

【主治】喉痹，齿风痛，诸疮疥。开宝。头风痛，目盲翳膜，痘后生翳，止血。时珍。

【发明】〔时珍曰〕谷精体轻性浮，能上行阳明分野。凡治目中诸病，加而用之，甚良。明目退翳之功，似在菊花之上也。

海金沙 （宋嘉祐）

海金沙

【释名】竹园荽　〔时珍曰〕其色黄如细沙也。谓之海者，神异之也。俗名竹园荽，象叶形也。

【集解】〔禹锡曰〕出黔中郡，湖南亦有。生作小株，高一二尺。七月收其全科，于日中暴之，小干，以纸衬承，以杖击之，有细沙落纸上，且暴且击，以尽为度。〔时珍曰〕江浙、湖湘、川陕皆有之，生山林下。茎细如线，引于竹木上，高尺许。其叶细如园荽叶而甚薄，背面皆青，上多皱文。皱处有沙子，状如蒲黄粉，黄赤色，不开花，细根坚强。其沙及草皆可入药。方士采其草取汁，煮砂、缩贺。

【气味】甘，寒，无毒。

【主治】通利小肠。得栀子、马牙硝、蓬沙，疗伤寒热狂。或丸或散。嘉祐。治湿热肿满，小便热淋、膏淋、血淋、石淋茎痛，解热毒气。时珍。

【发明】〔时珍曰〕海金沙，小肠、膀胱血分药也。热在二经血分者宜之。

地杨梅

地杨梅（拾遗）

【集解】〔藏器曰〕生江东湿地，苗如莎草，四五月有子，似杨梅也。

【气味】辛，平，无毒。

【主治】赤白痢，取茎、子煎汤服。藏器。

水杨梅

水杨梅（纲目）

【释名】地椒

【集解】〔时珍曰〕生水边，条叶甚多，生子如杨梅状。庚辛玉册云：地椒一名水杨梅，多生近道阴湿处，荒田野中亦有之。丛生，苗叶似菊，茎端开黄花，实类椒而不赤。实可结伏三黄、白矾，制丹砂、粉霜。

【气味】辛，温，无毒。

【主治】疔疮肿毒。时珍。

地蜈蚣草

地蜈蚣草（纲目）

【集解】〔时珍曰〕生村落塍野间。左蔓延右，右蔓延左。其叶密而对生。如蜈蚣形，其穗亦长，俗呼过路蜈蚣。其延上树者，呼飞天蜈蚣。根、苗皆可用。

【气味】苦，寒，无毒。

【主治】解诸毒，及大便不通，捣汁。疗痈肿，捣涂，并末服；能消毒排脓。蜈蚣伤者，入盐少许捣涂，或末傅之。时珍。

半边莲

半边莲（纲目）

【集解】〔时珍曰〕半边莲，小草也。生阴湿塍堑边。就地细梗引蔓，节节而生细叶。秋开小花，淡红紫色，止有半边，如莲花状，故名。又呼急解索。

【气味】辛，平，无毒。

【主治】蛇虺伤，捣汁饮，以滓围涂之。又治寒齁气喘，及疟疾寒热，同雄黄各二钱，捣泥，碗内覆之，待色青，以饭丸梧子大。每服九丸，空心盐汤下。时珍。寿域方。

紫花地丁 （纲目）

【释名】箭头草纲目独行虎纲目羊角子秘韫、米布袋。

【集解】〔时珍曰〕处处有之。其叶似柳而微细，夏开紫花结角。平地生者起茎，沟壑边生者起蔓。普济方云：乡村篱落生者，夏秋开小白花，如铃儿倒垂，叶微似木香花之叶。此与紫花者相戾，恐别一种也。

【气味】苦、辛，寒，无毒。

【主治】一切痈疽发背，疔肿瘰疬，无名肿毒恶疮。时珍。

鬼针草 （拾遗）

【释解】〔藏器曰〕生池畔，方茎，叶有丫，子作钗脚，着人衣如针。北人谓之鬼针，南人谓之鬼钗。

【气味】苦，平，无毒。

【主治】蜘蛛、蛇咬，杵汁服，并傅。藏器。涂蝎虿伤。时珍。

独用将军 （唐本草）

【集解】〔恭曰〕生林野中，节节穿叶心生苗，其叶似楠，不时采根、叶用。

【气味】辛，无毒。

【主治】毒肿乳痈，解毒，破恶血。恭。

【附录】留军待〔恭曰〕生剑州山谷，叶似楠而细长，采无时。味辛，温，无毒。主肢节风痛，折伤瘀血，五缓挛痛。

筠州

见肿消 （宋图经）

【集解】〔颂曰〕生筠州。春生苗叶，茎紫色，高一二尺，叶似桑而光，面青紫赤色，采无时。

【气味】酸，涩，有微毒。

【主治】消痈肿及狗咬，捣叶贴之。颂。

攀倒甑 宜州

攀倒甑（图经）

【释解】〔颂曰〕生宜州郊野，茎叶如薄荷。一名斑杖，一名接骨。〔时珍曰〕斑杖名同虎杖，接骨名同蒴藋，不知是一类否？

【气味】苦，寒，无毒。

【主治】解利风热，烦渴狂躁，捣汁服，甚效。苏颂。

水甘草（图经）

水甘草 武当

【集解】〔颂曰〕生筠州，多在水旁。春生苗，茎青，叶如柳，无花。土人七月、八月采，单用，不入众药。

【气味】甘，寒，无毒。

【主治】小儿风热丹毒，同甘草煎饮。颂。

第十七卷草部六目录

草之六 （毒草类四十七种）

第十七卷草部六

草之六 (毒草类四十七种)

大黄 (本经下品)

【释名】黄良本经、**将军**当之、**火参**吴普、**肤如**吴普。〔弘景曰〕大黄,其色也。将军之号,当取其骏快也。〔杲曰〕推陈致新,如戡定祸乱,以致太平,所以有将军之号。

【集解】〔别录曰〕大黄生河西山谷及陇西。二月、八月采根,火干。〔普曰〕生蜀郡北郡或陇西。二月卷生黄赤,其叶四四相当,茎高三尺许。三月花黄,五月实黑,八月采根。根有黄汁,切片阴干。〔弘景曰〕今采益州北部汶山及西山者,虽非河西、陇西,好者犹作紫地锦色,味甚苦涩,色至浓黑。西川阴干者胜。北部日干,亦有火干者,皮小焦不如,而耐蛀堪久。此药至劲利,粗者便不中服。〔恭曰〕叶、子、茎并似羊蹄,但茎高六七尺而脆,味酸堪生啖,叶粗长而厚。根红者亦似宿羊蹄,大者乃如碗,长二尺。其性湿润而易蛀坏,火干乃佳。作时烧石使热,横寸截着石上煿之,一日微燥,以绳穿眼干。今出宕州、凉州、西羌、蜀地者皆佳。幽并以北者渐细,气力不及蜀中者。陶言蜀地不及陇西,误矣。〔藏器曰〕凡用当分别之。若取和及深沉,能攻病者,可用蜀中似牛舌片紧硬者;若取泻泄骏快、推陈去热者,当取河西锦文者。〔颂曰〕今蜀川、河东、陕西州郡皆有之,以蜀川锦六者佳。其次秦陇来者,谓之土番大黄。正月内生青叶,似蓖麻,大者如扇。根如芋,大者如碗,长一二尺。其细根如牛蒡,小者亦如芋。四月开黄花,亦有青红似荞麦花者。茎青紫色,形如竹。二、八月采根,去黑皮,切作横片,火干。蜀大黄乃作紧片如牛舌形,谓之牛舌大黄。二者功用相等。江淮出者曰土大黄,二月开花,结细实。〔时珍曰〕宋祁益州方物图,言蜀大山中多有之,赤茎大叶,根巨若碗,药市以大者为枕,紫地锦文也。今人以庄浪出者为最,庄浪即古径原陇西地,与别录相合。

【正误】〔颂曰〕鼎州出一种羊蹄大黄,治疗瘰甚效。初生苗叶,累年长大,即叶似商陆而狭尖。四月内抽条出穗,五七茎相合,花叶同色。结实如荞麦而轻小,五月熟即黄色,呼为金荞麦。三月采苗,五月采实,阴干。九月采根,破之亦有锦文。亦呼为土大黄。〔时珍曰〕苏说即老羊蹄根也。因其似大黄,故谓之羊蹄大黄,实非一类。又一种酸模,乃山大黄也。状似羊蹄而生山上,所谓土大黄或指此,非羊蹄也。俱见本条。

根

【修治】〔敩曰〕凡使细切，以文如水旋斑紧重者，锉片蒸之，从巳至末，晒干，又洒腊水蒸之，从未至亥，如此凡七次。晒干，却洒淡蜜水再蒸一伏时，其大黄必如乌膏样，乃晒干用之。〔承曰〕大黄采时，皆以火石煿干货卖，更无生者，用之亦不须更多炮炙蒸煮。

【气味】苦，寒，无毒。〔别录曰〕大寒。〔普曰〕神农、雷公：苦，有毒。扁鹊：苦，无毒。李当之：大寒。〔元素曰〕味苦气寒，气味俱厚，沉而降，阴也。用之须酒浸煨熟者，寒因热用。酒浸入太阳经，酒洗入阳明经，余经不用酒。〔杲曰〕大黄苦峻下走，用之于下必生用。若邪气在上，非酒不至，必用酒浸引上至高之分，驱热而下。如物在高巅，必射以取之也。若用生者，则遗至高之邪热，是以愈后或目赤，或喉痹，或头肿，或膈上热疾生也。〔时珍曰〕凡病在气分，及胃寒血虚，并妊娠产后，并勿轻用。其性苦寒，能伤元气、耗阴血故也。〔之才曰〕黄芩为之使，无所畏。〔权曰〕忌冷水，恶干漆。

【主治】下瘀血血闭，寒热，破癥瘕积聚，硬箔底积聚，留饮宿食，荡涤肠胃，推陈致新，通利水谷，调中化食，安和五脏。本经。平胃下气，除痰实，肠间结热，心腹胀满，女子寒血闭胀，小腹痛，诸老血留结。别录。通女子经候，利水肿，利大小肠，贴热肿毒，小儿寒热时疾，烦热蚀脓。甄权。通宣一切气，调血脉，利关节，泄壅滞水气，温瘴热疟。大明。泻诸实热不通，除下焦湿热，消宿食，泻心下痞满。元素。下痢赤白，里急腹痛，小便淋沥，实热燥结，潮热谵语，黄疸诸火疮。时珍。

【发明】〔之才曰〕得芍药、黄芩、牡蛎、细辛、茯苓，疗惊恚怒，心下悸气。得消石、紫石英、桃仁，疗女子血闭。〔宗奭曰〕张仲景治心气不足，吐血衄血，泻心汤，用大黄、黄芩、黄连。或曰心气既不足，而不用补心汤，更用泻心何也？答曰：若心气独不足，则当不吐衄也。此乃邪热因不足而客之，故令吐衄。以苦泄其热，以苦补其心，盖一举而两得之。有是证者，用之无不效，惟在量其虚实而已。〔震亨曰〕大黄苦寒善泄，仲景用之泻心汤者，正因少阴经不足，本经之阳亢甚无辅，以致阴血妄行飞越。故用大黄泻去亢甚之火，使之平和，则血归经而自安。夫心之阴气不足，非一日矣，肺与肝俱各受火而病作。故黄芩救肺，黄连救肝。肺者阴之主，肝者心之母、血之合也。肝肺之火既退，则阴血复其旧矣。寇氏不明说而云邪热客之，何以明仲景之意而开悟后人也？〔时珍曰〕大黄乃足太阴、手足阳明、手足厥阴五经血分之药。凡病在五经血分者，宜用之。若在气分用之，是谓诛伐无过矣。泻心汤治心气不足吐血衄血者，乃真心之气不足，而手厥阴心包络、足厥阴肝、足太阴脾、足阳明胃之邪火有余也。虽曰泻心，实泻四经血中之伏火也。又仲景治心下痞满、按之软者，用大黄黄连泻心汤主之。此亦泻脾胃之湿热，非泻心也。病发于阴而反下之，则作痞满，乃寒伤营血，邪气乘虚结于上焦。胃之上脘在于心，故曰泻心，实泻脾也。素问云，太阴所至为痞满，又云浊气在上，则生䐜胀，是矣。病发于阳而反下之，则成结胸，乃热邪陷入血分，亦在上脘分野。仲景大陷胸汤、丸皆用大黄，亦泻脾胃血分之邪，而降其浊气也。若结胸在气分，则只用小陷胸汤；痞满在气分，则用半夏泻心汤矣。成无己注释伤寒论，亦不知分别此义。〔成无己曰〕热淫所胜，以苦泄之。大黄之苦，以荡涤瘀热，下燥结而泄胃强。〔颂曰〕本草称大黄推陈致新，其效最神，故古方下积滞多用之，张仲景治伤寒用处尤多。古人用毒药攻病，必随人之虚实寒热而处置，非一切轻用也。梁武帝因发热欲服大黄。姚僧垣曰：大黄乃是快药，至尊年高，不可轻用。帝弗从，几至委顿。梁元帝常有心腹疾。诸医咸谓宜用平药，可渐宣通。僧垣曰：脉洪而实，此有宿妨，非用大黄无瘥理。帝从之，遂愈。以此言之，今医用一毒药而攻众病，其偶中，便谓此方神奇；其差误，则不言用药之失，可不戒哉？

叶

【气味】酸，寒，无毒。

【主治】置荐下，辟虱虫。相感志。

商陆 （本经下品）

【释名】蓫荡（音逐汤）、**当陆**开宝、**章柳**图经、**的昌**开宝、**马尾**广雅、**夜呼**本经。〔时珍曰〕此物能逐荡水气，故曰蓫荡。讹为商陆，又讹为当陆，北音讹为章柳。或云枝枝相值，叶叶相当，故曰当陆。或云多当陆路而生也。

【集解】〔别录曰〕商陆生咸阳川谷。如人形者有神。〔恭曰〕此有赤白二种：白者入药用，赤者见鬼神，甚有毒。〔保升曰〕所在有之。叶大如牛舌而厚脆，赤花者根赤，白花者根白。二月、八月采根，日干。〔颂曰〕俗名章柳根，多生于人家园圃中。春生苗，高三四尺，青叶如牛舌而长。茎青赤，至柔脆。夏秋开红紫花，作朵。根如萝卜而长，八九月采之。尔雅谓之蓫荡，广雅谓之马尾，易经谓之苋陆。〔敩曰〕一种赤昌，苗叶绝相类，不可服之，有伤筋骨消肾之毒。惟花白年多者，仙人采之作脯，可下酒也。〔时珍曰〕商陆昔人亦种之为蔬，取白根及紫色者擘破，作畦栽之，亦可种子。根苗茎可洗蒸食，或用灰汁煮过亦良，服丹砂、乳石人食之尤利。其赤与黄色者有毒，不可食。按周宪王救荒本草云：章柳干粗似鸡冠花干，微有线楞，色微紫赤，极易生植。

根

【修治】〔敩曰〕取花白者根，铜刀刮去皮，薄切，以东流水浸两宿，漉出，架甑蒸，以黑豆叶一重，商陆一重，如此蒸之，从午至亥，取出去豆叶，暴干锉用。无豆叶，以豆代之。

【气味】辛，平，有毒。〔别录曰〕酸。〔权曰〕甘，有大毒。忌犬肉。〔大明曰〕白者苦冷，得大蒜良。赤者有毒，能伏硇砂、砒石、雌黄，拔锡。〔恭曰〕赤者但可贴肿，服之伤人，痢血不已杀人，令人见鬼神。〔张仲景曰〕商陆以水服，杀人。〔杲曰〕商陆有毒，阳中之阴。其味酸辛，其形类人。其用疗水，其效如神。

【主治】水肿疝瘕痹，熨除痈肿，杀鬼精物。本经。疗胸中邪气，水肿痿痹，腹满洪直，疏五脏，散水气。别录。泻十种水病。喉痹不通，薄切醋炒，涂喉外，良。甄权。通大小肠，泻蛊毒，堕胎，炒肿毒，敷恶疮。大明。

【发明】〔弘景曰〕方家不甚用，惟疗水肿，切生根，杂鲤鱼煮作汤服。道家乃散用之，及

商　陆

煎酿服，皆能去尸虫，见鬼神。其实子亦入神药。化名苈花，尤良。〔颂曰〕古方术家多用之，亦可单服。五月五日采根，竹篓盛，挂屋东北角阴干百日捣筛，井华水调服，云神仙所秘法也。〔时珍曰〕商陆苦寒，沉也，降也，阴也。其性下行，专行水，与大戟、甘遂，盖异性而同功，胃气虚弱者不可用。方家治肿满、小便不利者，以赤根捣烂，入麝香三分，贴于脐心，以帛束之，得小便利即肿消。又治湿水，以指画肉上，随散不成文者。用白商陆、香附子炒干，出火毒，以酒浸一夜，日干为末。每服二钱，米饮下。或以大蒜同商陆煮汁服亦可。其茎叶作蔬食，亦治肿疾。〔嘉谟曰〕古赞云：其味酸辛，其形类人。疗水贴肿，其效如神。斯言尽之矣。

苈花

【主治】人心昏塞，多忘喜误，取花阴干百日，捣末，日暮水服方寸匕，乃卧思念所欲事，即于眠中醒悟也。苏颂。

狼毒 （本经下品）

【释名】〔时珍曰〕观其名，知其毒矣。

【集解】〔别录曰〕狼毒生秦亭山谷及奉高。二月、八月采根，阴干。陈而沉水者良。〔弘景曰〕宕昌亦出之。乃言止有数亩地生，蝮蛇食其根，故为难得。亦用太山者。今用出汉中及建平。云与防葵同根，但置水中沉者是狼毒，浮者是防葵。俗用亦稀，为疗腹内要药耳。〔恭曰〕今出秦州成州，秦亭原在二州之界。秦陇地寒，元无蝮蛇。此物与防葵都不同类，生处又别，太山、汉中亦不闻有，陶说谬矣。〔志曰〕狼毒叶似商陆及大黄，茎叶上有毛，根皮黄。肉白。以实重者为良，轻者为力劣。秦亭在陇西，奉高是太山下县。陶云，沉者是狼毒，浮者是防葵，此不足为信。假使防葵秋冬采者坚实，得水皆沉；狼毒春夏采者轻虚，得水皆浮。且二物全别，不可比类。此与麻黄、橘皮、半夏、枳实、吴茱萸为六陈也。〔保升曰〕根似玄参，惟浮虚者为劣也。〔颂曰〕今陕西州郡及辽、石州亦有之。状如马志所说。〔时珍曰〕狼毒出秦、晋地。今人往往以草蔺茹为之，误矣。见蔺茹下也。

根

【气味】辛，平，有大毒。〔甄权曰〕苦，辛，有毒。〔之才曰〕大豆为之使，宜醋炒，恶麦句姜，畏占斯、密陀僧也。

【主治】咳逆上气，破积聚饮食，寒热水气，恶疮鼠瘘疽蚀，鬼精蛊毒，杀飞鸟走兽。本经。除胸下积癖。别录。治痰饮癥瘕，亦杀鼠。大明。合野葛纳耳中，治聋。抱朴子。

防葵 （本经上品）

【释名】房苑别录、梨盖本经、利茹吴普。又名爵离、方盖、农果。〔恭曰〕根叶似葵花子根，香味似防风，故名防葵。

防葵 襄州

【集解】〔别录曰〕防葵生临淄川谷，及嵩高、太山、少室。三月三日采根，暴干。〔普曰〕茎叶如葵，上黑黄。二月生根，根大如桔梗根，中红白。六月花白，七月、八月实白。三月采根。〔恭曰〕此物亦稀有，襄阳、望楚、山东及兴州西方有之。兴州者乃胜南者，为邻蜀地也。〔颂曰〕今惟出襄阳地，他郡不闻也。其叶似葵，每茎兰叶，一本十数茎，中发一干，其端开花，如葱花、景天辈而色白，六月开花即结实。根似防风，香味亦如之，依时采者乃沉水。今乃用枯朽狼毒当之，极为谬矣。〔时珍曰〕唐时陇西成州贡之。苏颂所说，详明可据。

【正误】〔弘景曰〕防葵今用建平者。本与狼毒同根，犹如三建，其形亦相似，但置水中不沉尔。而狼毒陈久者，亦不能沉矣。〔敩曰〕凡使防葵，勿误用狼毒，缘真相似，而验之有异，效又不能，切须审之，恐误人疾。其防葵在蔡州沙土中生，采得二十日便生蚰，用之惟轻为妙。〔恭曰〕狼毒与防葵都不同类，生处亦别。〔藏器曰〕二物一是上品，善恶不同，形质又别。陶氏以浮沉为别，后人因而用之，将以防葵破坚积为下品之物，与狼毒同功。今古因循，遂无甄别，殊为谬误。

根

【修治】〔敩曰〕凡使须拣去蚰末，用甘草汤浸一宿，漉出暴干，用黄精自然汁一二升拌了，土器中炒至汁尽用。

【气味】辛，寒，无毒。〔别录曰〕甘、苦。〔普曰〕神农：辛、寒。桐君、扁鹊：无毒。岐伯、雷公、黄帝：辛、苦，无毒。〔权曰〕有小毒。

【主治】疝瘕肠泄，膀胱热结，溺不下，咳逆湿痹，癫痫惊邪狂走。久服坚骨髓，益气轻身。本经。疗五脏虚气，小腹支满胪胀，口干，除肾邪，强志。中火者不可服，令人恍惚见鬼。别录。久服主邪气惊狂。苏恭。主疰癖气块，膀胱宿水，血气瘤大如碗者，悉能消散。治鬼疰，百邪鬼魅精怪，通气。甄权。

【发明】〔时珍曰〕防葵乃神农上品药，黄帝、岐伯、桐君、雷公、扁鹊、吴普皆言其无毒；独别录言中火者服之，令人恍惚见鬼。陈延之小品方云：防葵多服，令人迷惑恍惚如狂。按难经云，重阳者狂，脱阳者见鬼，是岂上品养性所宜乎？是岂寒而无毒者乎？不然，则本经及苏恭所列者，是防葵功用；而别录所列者，乃似防葵之狼毒功用，非防葵也。狼毒之乱防葵，其来亦远矣，不可不辨。古方治蛇瘕、鳖瘕大方中，多用防葵，皆是狼毒也。

狼牙 (本经下品)

【释名】牙子本经、狼齿别录、狼子别录、犬牙吴普、抱牙吴普、支兰李当之。〔弘景曰〕其牙似兽之齿牙，故有诸名。

【集解】〔别录曰〕狼牙生淮南川谷及冤句。八月采根，暴干。中湿腐烂生衣者，杀人。〔普曰〕叶青，根黄赤，六七月华，八月实黑，正月、八月采根。〔保升曰〕所在有之。苗似蛇莓而厚大，深绿色。根黑，若兽之牙。三月、八月采根，日干。〔颂曰〕今江东、汴东州郡多有之。〔时珍曰〕范子计然云：出建康及三辅，色白者善。

根

【气味】苦，寒，有毒。〔别录曰〕酸。〔普曰〕神农、黄帝：苦，有毒。桐君：辛。岐伯、雷公、扁鹊：苦，无毒。〔之才曰〕芜荑为之使，恶地榆、枣肌。

【主治】邪气热气，疥瘙恶疡疮痔，去白虫。本经。治浮风瘙痒，煎汁洗恶疮。甄权。杀腹脏一切虫，止赤白痢，煎服。大明。

狼牙

蔺茹（本经下品）

【释名】离娄别录、掘据（音结居）、白者名草蔺茹。〔时珍曰〕蔺茹本作藘藘，其根牵引之貌。掘据，当作拮据，诗云，予手拮据，手口共作之状也。

蔺茹

【集解】〔别录曰〕蔺茹生代群川谷。五月采根阴干。黑头者良。〔普曰〕草高四五尺，叶圆黄，四四相当。四月华，五月实黑。根黄，有汁亦黄色。三月采叶，四月、五月采根。〔弘景曰〕今第一出高丽，色黄。初断时汁出凝黑如漆，故云漆头。次出近道，名草蔺茹，色白，皆烧铁烁头令黑，以当漆，非真也。〔颂曰〕今河阳、淄、齐州亦有之。一月生苗，叶似大戟而花黄色。根如萝卜，皮赤黄，肉白。初断时，汁出凝黑如漆。三月开浅红花，亦淡黄色，不着子。陶隐居谓出高丽者，此近之。又有一种草蔺茹，色白。古方两用之，故姚僧垣治痈疽生恶肉，有白蔺茹散，傅之看肉尽便停止，但傅诸膏药。若不生肉，又傅黄芪散。恶肉仍不尽者，可以漆头赤皮蔺茹为散半钱，和白蔺茹散三钱和傅之。观此，则赤白皆可用也。〔时珍曰〕范子计然云：蔺茹出武都，黄色者善。草蔺茹出建康，白色，今亦处处有之，生山原中。春初生苗，高二三尺。根长大如萝卜、蔓菁状，或有岐出者，皮黄赤，肉白色，破之有黄浆汁。茎叶如大戟，而叶长微阔，不甚尖，折之有白汁。抱茎有短叶相对，团而出尖。叶中出茎，茎中分二三小枝。二三月开细紫花，结实如豆大，一颗三粒相合，生青熟黑，中有白仁如续随子之状。今人往往皆呼其根为狼毒，误矣。狼毒叶似商陆、大黄辈，根无浆汁。

根

【气味】辛，寒，有小毒。〔别录曰〕酸。〔普曰〕神农：辛。岐伯：酸、咸，有毒。李当之：大寒。〔之才曰〕甘草为之使，恶麦门冬。

【主治】蚀恶肉败疮死肌，杀疥虫，排脓恶血，除大风热气，善忘不寐。本经。去热痹，破癥瘕，除息肉。别录。

【发明】〔宗奭曰〕治马疥尤善，服食方用至少。〔时珍曰〕素问治妇人血枯痛，用乌鲗骨、蔺茹二物丸服，方见乌鲗鱼下。王冰言蔺茹取其散恶血。又齐书云：郡王子隆年二十，身体过充。徐嗣伯合蔺茹丸服之自消。则蔺茹亦可服食，但要斟酌尔。孟诜必效方：治甲疽生于脚趾边肿烂。用蔺茹三两，黄芪二两，苦酒浸一宿，以猪脂五合合前，取膏三合。日三涂之，即消。又圣惠方，治头风旋眩，鸱头丸中亦用之。

大戟（本经下品）

【释名】邛钜尔雅、下马仙纲目。〔时珍曰〕其根辛苦，戟人咽喉，故名。今俚人呼为下马仙，言利人甚速也。郭璞注尔雅云：荞，邛钜，即大戟也。

【集解】〔别录曰〕大戟生常山。十二月采根，阴干。〔保升曰〕苗似甘遂而高大，叶有白汁，花黄。根似细苦参，皮黄，肉黄白。五月采苗，二月、八月采根用。〔颂曰〕近道多有之。春生红芽，渐长丛，高一尺以来。叶似初生杨柳小团。三月、四月开黄紫花，团圆似杏花，又似芫黄。根似细苦参，秋冬采根阴干。淮甸出者茎圆，高三四尺，叶黄，叶至心亦如百合苗。江南生者叶似芍药。〔时珍曰〕大戟生平泽甚多。直茎高二三尺，中空，折之有白浆。叶长狭如柳叶而不团，其梢叶密攒而上。杭州紫大戟为上，江南土大戟次之。北方绵大戟色白，其根皮柔韧如绵，甚峻利，能伤人。弱者服之，或至吐血，不可不知。

北大戟

南大戟
信州

根

【修治】〔敩曰〕凡使勿用附生者，误服令人泄气不禁，即煎荠苨汤解之。采得后，于槐砧上细锉，与海芋叶拌蒸，从巳至申，去芋叶，晒干用。〔时珍曰〕凡采得以浆水煮软，去骨，晒干用。海芋叶麻而有毒，恐不可用也。

【气味】苦，寒，有小毒。〔别录曰〕甘，大寒。〔权曰〕苦、辛，有大毒。〔元素曰〕苦、甘、辛，阴中微阳。泻肺，损真气。〔时珍曰〕得枣即不损脾。〔之才曰〕反甘草，用菖蒲解之。〔恭曰〕畏菖蒲、芦苇、鼠屎。〔大明曰〕赤小豆为之使。恶薯蓣。

【主治】蛊毒，十二水，腹满急痛积聚，中风皮肤疼痛，吐逆。本经。颈腋痈肿，头痛，发汗，利大小便。别录。泻毒药，泄天行黄病温疟，破癥结。大明。下恶血癖块，腹内雷鸣，通月水，堕胎孕。甄权。治隐疹风，及风毒脚肿，并煮水，日日热淋，取愈。苏颂。

【发明】〔成无己曰〕大戟、甘遂之苦以泄水者，肾所主也。〔好古曰〕大戟与甘遂同为泄水之药，湿胜者苦燥除之也。〔时珍曰〕痰涎之为物，随气升降，无处不到。入于心，则迷窍而成癫痫。妄言妄见；入于肺，则塞窍而成咳唾稠粘，喘急背冷；入于肝，则留伏蓄聚，而成胁痛干呕，寒热往来；入于经络，则麻痹疼痛；入于筋骨，则颈项胸背腰胁手足牵引隐痛。陈无择三因方，并以控涎丹主之，殊有奇效。此乃治痰之本。痰之本，水也，湿也。得气与火，则凝滞而为痰、为饮、为涎、为涕、为癖。大戟能泄脏腑之水湿，甘遂能行经隧之水湿，白芥子能散皮里膜外之痰气，惟善用者，能收奇功也。又钱仲阳谓肾为真水，有补无泻，而复去痘疮变黑归肾一证，用百祥膏下之以泻肾，非泻肾也，泻其腑则脏自不实。愚按百祥惟用大戟一味，大戟能行水，故曰泻其腑则脏自不实，腑者膀胱也。窃谓百祥非独泻腑，正实则泻其子也，肾邪实而泻其肝也。大戟味苦涩，浸水色青绿，肝胆之药也。故百祥膏又治嗽而吐青绿水。夫青绿者，少阳风木之色也。仲景亦云：心下痞满，引胁下痛，干呕短气者，十枣汤主之。其中亦有大戟。夫干呕胁痛，非肝胆之病乎？则百祥之泻肝胆也明矣。肝乃东方，宜泻不宜补。况泻青、泻黄皆泻其子，同一泻也，何独肾只泻腑乎？洁古老人治变黑归肾证，用宣风散代百祥膏，亦是泻子之意。盖毒胜火炽则水益涸，风挟火势则土受亏。故津血内竭，不能化脓，而成青黑干陷之证。泻其风火之毒，所以救肾扶脾也。或云脾虚肾旺，故泻肾扶脾者，非也。肾之真水不可泻，泻其陷伏之邪毒尔。

泽漆（本经下品）

【释名】漆茎本经、猫儿眼睛草纲目、绿叶绿花草纲目、五凤草　〔弘景曰〕是大戟苗。生时摘叶有白汁，故名泽漆，亦啮人。余见下。

【集解】〔别录曰〕泽漆，大戟苗也。生太山川泽。三月三日、七月七日，采茎叶阴干。〔大明曰〕此即大戟花也。川泽中有。茎梗小，花黄色，叶似嫩菜，五月采之。〔颂曰〕今冀州、鼎州、明州及近道皆有之。〔时珍曰〕别录、陶氏皆言泽漆是大戟苗，日华子又言是大戟花，其苗可食。然大戟苗泄人，不可为菜。今考土宿本草及定藏论诸书，并云泽漆是猫儿眼睛草，一名绿叶绿花草，一名五凤草。江湖原泽平陆多有之。春生苗，一科分枝成丛，柔茎如马齿苋，绿叶如苜蓿叶，叶圆而黄绿，颇似猫睛，故名猫儿眼。茎头凡五叶中分，中抽小茎五枝，每枝开细花青绿色，复有小叶承之，齐整如一，故又名五凤草、绿叶绿花草。掐茎有白汁粘人，其根白色有硬骨。或以此为大戟苗者，误也。五月采汁，煮雄黄，伏钟乳，结草砂，据此，则泽漆是猫儿眼睛草，非大戟苗也。今方家用治水蛊、脚气有效，尤与神农本文相合。自汉人集别录，误以为大戟苗，故诸家袭之尔。用者宜审。

泽漆　猫儿眼

茎叶

【气味】苦，微寒，无毒。〔别录曰〕辛。〔大明曰〕冷、有小毒。〔之才曰〕小豆为之使，恶薯蓣。

【主治】皮肤热，大腹水气，四肢面目浮肿，丈夫阴气不足。本经。利大小肠，明目轻身。别录。主蛊毒。苏恭。止疟疾，消痰退热。大明。

【发明】〔时珍曰〕泽漆利水，功类大戟，故人见其茎有白汁，遂误以为大戟。然大戟根苗皆有毒泄人，而泽漆根硬不可用，苗亦无毒，可作菜食而利丈夫阴气，甚不相侔也。

甘遂（本经下品）

【释名】甘藁别录、陵藁吴普、陵泽别录、甘泽吴普、重泽别录、苦泽吴普、白泽吴普、主田别录、鬼丑吴普。〔时珍曰〕诸名义多未详。

【集解】〔别录曰〕甘遂生中山川谷。二月采根，阴干。〔普曰〕八月采。〔弘景曰〕中山在代郡。第一本出太山、江东。比来用京口者，大不相似。赤皮者胜，白皮者都下亦有，名草甘遂，殊恶，盖赝伪者也。〔恭曰〕甘遂苗似泽漆，其根皮赤肉白，作连珠实重者良。草甘遂乃是蚤休，疗体全别，苗亦不同，俗名重台，叶似鬼臼、蓖麻，根皮白色。〔大明曰〕西京者上，汴、沧、吴者次之，形似和皮甘草节。〔颂曰〕今陕西、江东亦有之。苗似泽漆，茎短小而叶有汁，根皮赤肉白，作连珠，大如指头。

根

【修治】〔敩曰〕凡采得去茎，于槐砧上细锉，用生甘草汤、荠苨自然汁二味，搅浸三日，其水如墨汁，乃漉出，用东流水淘六七次，令水清为度。漉出，于土器中熬脆用之。〔时珍曰〕今人多以面煨熟用，以去其毒。

【气味】苦，寒，有毒，〔别录曰〕甘，大寒。〔普曰〕神农、桐君：苦，有毒。岐伯、雷公：甘，有毒。〔元素曰〕纯阳也。〔之才曰〕瓜蒂为之使，恶远志，反甘草。

【主治】六腹疝瘕，腹满；面目浮肿，留饮宿食，破癥坚积聚，利水谷道。本经。下五水，散膀胱多热，皮中痞，热气肿满。别录。能泻十二种水疾，去痰水。甄权。泻肾经及隧道水湿，脚气，阴囊肿坠，痰迷癫痫，噎膈痞塞。时珍。

【发明】〔宗奭曰〕此药专于行水，攻决为用。〔元素曰〕味苦气寒。苦性泄，寒胜热，直达水气所结之处，乃泄水之圣药。水结胸中，非此不能除，故仲景大陷胸汤用之。但有毒不可轻用。〔时珍曰〕肾主水，凝则为痰饮，溢则为肿胀。甘遂能泄肾经湿气，治痰之本也。不可过服，但中病则止可也。张仲景治心下留饮，与甘草同用，取其相反而立功也。刘河间保命集云：凡水肿服药未全消者，以甘遂末涂腹，绕脐令满，内服甘草水，其肿便去。又王璆百一选方云：脚气上攻，结成肿核，及一切肿毒。用甘遂末，水调傅肿处，即浓煎甘草汁服，其肿即散。二物相反，而感应如此。清流韩泳病脚疾用此，一服病去七八，再服而愈也。

续随子 <small>（宋开宝）</small>

【释名】千金子开宝、千两金日华、菩萨豆日华、拒冬开宝、联步 〔颂曰〕叶中出叶，数数相续而生，故名，冬月始长，故又名拒冬。

【集解】〔志曰〕续随子生蜀郡，处处亦有之。苗如大戟。〔颂曰〕今南中多有，北土差少。苗如大戟，初生一茎，茎端生叶，叶中复出叶。花亦类大戟，自叶中抽干而生，实青有壳。人家园亭中多种以为饰。秋种冬长，春秀秋实。〔时珍曰〕茎中亦有白汁，可结水银。

【修治】〔时珍曰〕凡用去壳，取色白者，以纸包，压去油，取霜用。

【气味】辛，温，有毒。

【主治】妇人血结月闭，瘀血癥瘕疝癖，除蛊毒鬼疰，心腹痛，冷气胀满，利大小肠，下恶滞物。开宝。积聚痰饮，不下食，呕逆，及腹内诸疾。研碎酒服，不过三颗，当下恶物。蜀本。宣一切宿滞，治肺气水气，日服十粒。泻多，以酸浆水或薄醋粥吃，即止。又涂疥癣疮。大明。

【发明】〔颂曰〕续随下水最速。然有毒损人，不可过多。〔时珍曰〕续随与大戟、泽漆、甘遂茎叶相似，主疗亦相似，其功皆长于利水。惟在用之得法，亦皆要药也。

叶及茎中白汁

【主治】剥人面皮，去黯黵。开宝。傅白癜疬疡。大明。捣叶，傅蝎螫立止。时珍。

续随子 千金子

莨菪（音浪荡　本经下品）

【释名】天仙子图经、横唐本经、行唐　〔时珍曰〕莨菪一作蔺砀。其子服之，令人狂浪放宕，故名。

【集解】〔别录曰〕莨菪子生海滨川谷及雍州。五月采子。〔弘景曰〕今处处有之。子形颇似五味核而极小。〔保升曰〕所在皆有之。叶似菘蓝，茎叶皆有细毛。花白色。子壳作罂状，结实扁细，若粟米大，青黄色。六月、七月采子，日干。〔颂曰〕处处有之。苗茎高二三尺。叶似地黄、王不留行、红蓝等，而阔如三指。四月开花，紫色。茎英有白毛。五月结实，有壳作罂子状，如小石榴。房中子至细，青白色，如粟米粒。〔敩曰〕凡使勿用苍耳子，其形相似，只是微赤，服之无效，时人多以杂之。〔时珍曰〕张仲景金匮要略，言菜中有水莨菪，叶圆而光，有毒，误食令人狂乱，状如中风，或吐血，以甘草汁解之。

【修治】〔敩曰〕修事莨菪子十两，以头醋一镒，煮干为度。却用黄牛乳汁浸一宿，至明日乳汁黑，即是真者。晒干捣筛用。

【气味】苦，寒，无毒。〔别录曰〕甘。〔权曰〕苦、辛，微热，有大毒。〔藏器曰〕性温不寒。〔大明曰〕温，有毒。服之热发，以绿豆汁、甘草、升麻、犀角并解之。〔敩曰〕有大毒。误服之，冲人心，大烦闷，眼生遍火。〔颂曰〕本经言性寒，后人多云大热。而史记淳于意传云：淄川王美人怀子不乳，饮以浪药一撮，以酒饮，旋乳。且不乳岂热药所治？又古方主卒癫狂亦多单用莨菪，岂果性寒耶？

【主治】齿痛出虫，肉痹拘急。久服轻身，使人健行，走及奔马，强志益力，通神见鬼。多食令人狂走。本经。疗癫狂风痫，颠倒拘挛。别录。安心定志，聪明耳目，除邪逐风，变白，主痃癖。取子洗晒，隔日空腹，水下一指捻。亦可小便浸令泣尽，暴干，如上服。勿令子破，破则令人发狂。藏器。炒焦研末，治下部脱肛，止冷痢，主蛀牙痛，咬之虫出。甄权。烧熏虫牙，及洗阴汗。大明。

【发明】〔弘景曰〕入疗癫狂方用，然不可过剂。久服自无嫌，通神健行，足为大益，而仙经不见用。〔权曰〕以石灰清煮一伏时，掬出，去芽暴干，以附子、干姜、陈橘皮、桂心、厚朴为丸服。去一切冷气，积年气痹，甚温暖也。不可生服，伤人见鬼，拾针狂乱。〔时珍曰〕莨菪之功，未见如所说，而其毒有甚焉。煮一二日而芽方生，其为物可知矣。莨菪、云实、防葵、赤商

莨菪 天仙子

陆皆能令人狂惑见鬼者，昔人未有发其义者。盖此类皆有毒，能使痰迷心窍，蔽其神明，以乱其视听故耳。唐安禄山诱奚契丹，饮以莨菪酒，醉而坑之。又嘉靖四十三年二月，陕西游僧武如香，挟妖术至昌黎县民张柱家，见其妻美。设饭问，呼其全家同坐，将红散人饭内食之。少顷举家昏迷，任其奸污。复将魔法吹入柱耳中。柱发狂惑，见举家皆是妖鬼，尽行杀死，凡一十六人，并无血迹。官司执柱囚之。十余日柱吐痰二碗许，闻其故，乃知所杀者皆其父母兄嫂妻子姊侄也。柱与如香皆论死。世宗肃皇帝命榜示天下。观此妖药，亦是莨菪之流尔。方其痰迷之时，视人皆鬼矣。解之之法，可不知乎？

根

【气味】苦、辛，有毒。

【主治】邪疟，疥癣，杀虫。时珍。

云实 <small>（本经上品）</small>

【释名】员实别录、**云英**别录、**天豆**吴普、**马豆**图经、**羊石子**图经、**苗名草云母**唐本、**臭草**图经、**粘刺**纲目。〔时珍曰〕员亦音云，其义未详。豆以子形名。羊石当作羊矢，其子肖之故也。

云 实 粘刺

【集解】〔别录曰〕云实生河间川谷。十月采，暴干。〔普曰〕茎高四五尺，大叶中空。叶如麻，两两相值。六月花，八月、九月实，十月采。〔弘景曰〕处处有之。子细如葶苈子而小黑，其实亦类莨菪。烧之致鬼，未见其法术。〔恭曰〕云实大如黍及大麻子等，黄黑似豆，故名天豆。丛生泽旁，高五六尺。叶如细槐，亦如苜蓿。枝间微刺。俗谓苗为草云母。陶云似葶苈者，非也。〔保升曰〕所在平泽有之。叶似细槐，花黄白色，其荚如豆，其实青黄色，大若麻子。五月、六月采实。〔颂曰〕叶如槐而狭长，枝上有刺。苗名臭草，又名羊石子草。实名马豆。三月、四月采苗，十月采实，过时即枯落也。〔时珍曰〕此草山原甚多，俗名粘刺。赤茎中空，有刺，高者如蔓。其叶如槐。三月开黄花，累然满枝。荚长三寸许，状如肥皂荚。内有子五六粒，正如鹊豆，两头微尖，有黄黑斑纹，厚壳白仁，咬之极坚，重有腥气。

实

【修治】〔敩曰〕凡采得，粗捣，相对拌浑颗橡实，蒸一日，拣出暴干。

【气味】辛，温，无毒。〔别录曰〕苦。〔普曰〕神农：辛，小温。黄帝：咸。雷公。苦

【主治】泄痢肠澼，杀虫蛊毒，去邪恶结气、止痛，除寒热。本经。**消渴。**别录。**治疟多用。**苏颂。**主下䘌脓血。**时珍。

花

【主治】见鬼精。多食令人狂走。久服轻身通神明。本经。**杀精物，下水。烧之致鬼。**别录。

【发明】〔时珍曰〕云实花既能令人见鬼发狂，岂有久服轻身之理，此古书之讹也。

【主治】骨哽及咽喉痛。研汁咽之。时珍。

蓖麻（蓖音卑　唐本草）

【释名】〔颂曰〕叶似大麻，子形宛如牛蝉，故名。〔时珍曰〕蓖亦作蝇。蝇，牛虱也。其子有麻点，故名蓖麻。

【集解】〔恭曰〕此人间所种者，叶似大麻叶而甚大，结子如牛蝉。今胡中来者，茎赤，高丈余，子大如皂荚核，用之益良。〔保升曰〕今在处有之。夏生苗，叶似葎草而大厚。茎赤有节如甘蔗，高丈余。秋生细花，随便结实，壳上有刺，状类巴豆，青黄斑褐。夏采茎叶，秋采实，冬采根，日干用。〔时珍曰〕其茎有赤有白，中空。其叶大如瓠叶，叶凡五尖。夏秋间丫里抽出花穗，累累黄色。每枝结实数十颗，上有刺，攒簇如猬毛而软。凡三四子合成一颗，枯时劈开，状如巴豆，壳内有子大如豆。壳有斑点，状如牛蝇。再去斑壳，中有仁，娇白如续随子仁，有油可作印色及油纸。子元刺者良，子有刺者毒。

子

【修治】〔敩曰〕凡使勿用黑夭赤利子，缘在地蒌上，是颗两头尖有毒。其蓖麻子，节节有黄黑斑。凡使以盐汤煮半日，去皮取子研用。〔时珍曰〕取蓖麻油法：用蓖麻仁五升捣烂，以水一斗煮之，有沫撇起，待沫尽乃止。去水，以沫煎至点灯不炸、滴水不散为度。

【气味】甘、辛，平，有小毒。〔时珍曰〕凡服蓖麻者，一生不得食炒豆，犯之必胀死。其油能伏丹砂、粉霜。

【主治】水癥。以水研二十枚服之，吐恶沫，加至三十枚，三日一服，瘥则止。又主风虚寒热，身体疮痒浮肿，尸疰恶气，榨取油涂之。唐本。研傅疮痍疥癞。涂手足心，催生。大明。治瘰疬。取子炒熟去皮，每卧时嚼服二三枚，渐加至十数枚，有效。宗奭。主偏风不遂，口眼㖞斜，失音口噤，头风耳聋，舌胀喉痹，齁喘脚气，毒肿丹瘤，汤火伤，针刺入肉，女人胎衣不下，子肠挺出，开通关窍经络，能止诸痛，消肿追脓拔毒。时珍。

【发明】〔震亨曰〕蓖麻属阴，其性善收，能追脓取毒，亦外科要药。能出有形之滞物，故取胎产胞衣、剩骨胶血者用之。〔时珍曰〕蓖麻仁甘辛有毒热，气味颇近巴豆，亦能利人，故下水气。其性善走，能开通诸窍经络，故能治偏风、失音口噤、口目㖞斜、头风七窍诸病，不止于出有形之物而已。盖鹎鶒油能引药气入内，蓖麻油能拔病气出外，故诸膏多用之。一人病偏风，手足不举。时珍用此油同羊脂、麝香、鲮鲤甲等药，煎作摩膏，日摩数次，一月余渐复。兼服搜风化痰养血之剂，三月而愈。一人病手臂一块肿痛，亦用蓖麻捣膏贴之，一夜而愈。一人病气郁偏头痛，用此同乳香、食盐捣炒太阳穴，一夜痛止。一妇产后子肠不收，捣仁贴其丹田，一夜而上。此药外用屡奏奇勋，但内服不可轻率尔。或言捣膏以箸点于鹅马六畜舌根下，即不能食，或点肛内，即下血死，其毒可知矣。

博落回

似蓖麻子有刺

叶

【气味】有毒。

【主治】脚气风肿不仁，蒸捣裹之，日二三易即消。又油涂炙热，熨囟上，止鼻衄，大验。苏恭。治痰喘咳嗽。时珍。

【附录】搏落回拾遗〔藏器曰〕有大毒。主恶疮瘿根，瘤赘息肉，白癜风，蛊毒精魅，溪毒疮瘘。和百丈青、鸡桑灰等分，为末傅之。蛊毒精魅当别有法。生江南山谷。茎叶如蓖麻。茎中空，吹之作声如搏落回。折之有黄汁，药入立死，不可轻用入口。

常山（本经下品） 蜀漆（同上）

【释名】恒山吴普、互草本经、鸡屎草日华、鸭尿草日华。〔时珍曰〕恒亦常也。恒山乃北岳名，在今定州。常山乃郡名，亦今真定。岂此药始产于此得名欤？蜀漆乃常山苗，功用相同，今并为一。

【集解】〔别录曰〕常山生益州川谷及汉中。二月、八月采根，阴干。又曰：蜀漆生江林山川谷及蜀汉中，常山苗也。五月采叶，阴干。〔弘景曰〕常山出宜都、建平。细实黄者，呼为鸡骨常山，用之最胜。蜀漆是常山苗而所出又异者，江林山即益州江阳山名，故是同处尔。彼人采得，萦结作丸，得时燥者佳。〔恭曰〕常山生山谷间。茎圆有节，高者不过三四尺。叶似茗而狭长，两两相当。二月生白花，青萼。五月结实青圆，三子为房。其草暴燥色青白，堪用。若阴干便黑烂郁坏矣。〔保升曰〕今出金州，房州，梁州中江县。树高三四尺，根似荆根，黄色而破。五六月采叶，名蜀漆也。〔李含光曰〕蜀漆是常山茎，八月、九月采之。〔颂曰〕今汴西、淮浙、湖南州郡亦有之，并如上说。而海州出者，叶似楸叶，八月有花，红白花，子碧色，似山楝子而小。今天台山出一种草，名土常山，苗叶极甘。人用为饮，甘味如蜜，又名蜜香草，性凉益人，非此常山也。

【修治】〔敩曰〕采时连根苗收。如用茎叶，临时去根，以甘草细锉，同水拌湿蒸之。临时去甘草，取蜀漆细挫，又拌甘草水匀，再蒸，日干用。其常山，凡用以酒浸一宿，漉出日干，熬捣用。〔时珍曰〕近时有酒浸蒸熟或瓦炒熟者，亦不甚吐人。又有醋制者，吐人。

常山

【气味】苦，寒，有毒。〔别录曰〕辛，微寒。〔普曰〕神农、岐伯：苦。桐君：辛，有毒。李当之：大寒。〔权曰〕苦，有小毒。〔炳曰〕得甘草，吐疟。〔之才曰〕畏玉札。〔大明曰〕忌葱菜及菘菜。伏砒石。

【主治】伤寒寒热，热发温疟鬼毒，胸中痰结吐逆。本经。疗鬼蛊往来，水胀，洒洒恶寒，鼠瘘。别录。治诸疟，吐痰涎，治项下瘤瘿。甄权。

蜀漆

【气味】辛，平，有毒。〔别录曰〕微温。〔权曰〕苦，有小毒。〔元素曰〕辛，纯阳。〔炳曰〕桔梗为之使。〔之才曰〕栝楼为之使。恶贯众。

【主治】疟及咳逆寒热，腹中癥坚痞，积聚邪气，蛊毒鬼疰。本经。疗胸中邪结气，吐去之。别录。治鬼疟多时，温疟寒热，下肥气。甄权。破血，洗去腥，与苦酸同用，导胆邪。元素。

【发明】〔敩曰〕蜀漆春夏用茎叶，秋冬用根。老人久病，切忌服之。〔颂曰〕常山、蜀漆为治疟之最要。不可多进，令人吐逆。〔震亨曰〕常山性暴悍，善驱逐，能伤真气。病人稍近虚怯，不可用也。外台乃用三两作一服，殊味雷公老人久病切忌之戒。〔时珍曰〕常山、蜀漆有劫痰截疟之功，须在发散表邪及提出阳分之后。用之得宜，神效立见；用失其法，真气必伤。夫疟有六经疟、五脏疟、痰湿食积瘴疫鬼邪诸疟，须分阴阳虚实，不可一概论也。常山、蜀漆生用则上行必吐，酒蒸炒熟用则气稍缓，少用亦不致吐也。得甘草则吐，得大黄则利，得乌梅、鲮鲤甲则入肝，得小麦、竹叶则入心，得秫米、麻黄则入肺，得龙骨、附子则入肾，得草果、槟榔则入脾。盖无痰不作疟，二物之功，亦在驱逐痰水而已。杨士瀛直指方云：常山治疟，人皆薄之。疟家多蓄痰涎黄水，或停潴心下，或结澼胁间，乃生寒热。法当吐痰逐水，常山岂容不用？水在上焦，则常山能吐之；水在胁下，则常山能破其澼而下其水。但须行血药品佐助之，必收十全之功。其有纯热发疟或蕴热内实之证，投以常山，大便点滴而下，似泄不泄者。须用北大黄为佐，泄利数行，然后获愈也。又待制李焘云：岭南瘴气寒热所感，邪气多在营卫皮肉之间。欲去皮肤毛孔中瘴气根本，非常山不可。但性吐人，惟以七宝散冷服之，即不吐，且验也。

【附录】杜茎山图经。〔颂曰〕叶味苦，寒。主温瘴寒热作止不定，烦渴头痛心躁。杵烂，新酒浸，绞汁服，吐出恶涎甚效。生宜州。茎高四五尺，叶似苦荬叶。秋有花，紫色。实如拘杞子，大而白。土红山〔颂曰〕叶甘，微寒，无毒。主骨节疼痛，劳热瘴疟。生南恩州山野中。大者高七八尺。叶似枇杷而小，元毛。秋生白花如粟粒，不实。福州生者作细藤，似芙蓉叶，其叶上青下白，根如葛头。土人取根米泔浸一宿，以清水再浸一宿，炒黄为末。每服一钱，水一盏，生姜一片，同煎服。亦治劳瘴甚效。〔时珍曰〕杜茎山即土恒山。土红山又杜茎山之类，故并附之。

黎芦 （本经下品）

【释名】山葱别录葱苒同葱葵（音毯）、葱葵普、丰芦普、憨葱纲目、鹿葱 〔时珍曰〕黑色曰黎，其芦有黑皮裹之，故名。根际似葱，俗名葱管黎芦是矣。北人谓之憨葱，南人谓之鹿葱。

【集解】〔别录曰〕黎芦生太山山谷。三月采根，阴干。〔普曰〕大叶，小根相连。〔弘景曰〕近道处处有之。根下极似葱而多毛。用之止剔取根，微炙之。〔保升曰〕所在山谷皆有。叶似郁金、秦艽、蘘荷等，根若龙胆，茎下多毛。夏生冬凋，八月采根。〔颂曰〕今陕西、山南东西州郡皆有之，辽州、均州、解州者尤佳。三月生苗。叶似初出棕心，又似车前。茎似葱白，青紫色，高五六寸。上有黑皮裹茎，似棕皮。有花肉红色。根似马肠根，生四五寸许，黄白色。二月、三月采根阴干。此有二种：一种水黎芦，茎叶大同，只是生在近水溪涧石上，根须百余茎，不中药用。今用者名葱白黎芦，根须甚少，只是三二十茎，生高山者为佳，均州土俗亦呼为鹿葱。范子计然云：出河东，黄白者善。

根

藜　芦

【修治】〔雷敩曰〕凡采得去头，用糯米泔汁煮之，从巳至未，晒干用。

【气味】辛，寒，有毒。〔别录曰〕苦，微寒。〔普曰〕神农、雷公：辛，有毒。岐伯：咸，有毒。李当之：大寒，大毒。扁鹊：苦，有毒。〔之才曰〕黄连为之使。反细辛、芍药、人参、沙参、紫参、丹参、苦参。恶大黄。〔时珍曰〕畏葱白。服之吐不止，饮葱汤即止。

【主治】蛊毒咳逆，泄痢肠澼，头疡疥瘙恶疮，杀诸虫毒，去死肌。本经。疗哕逆，喉痹不通，鼻中息肉，马刀烂疮。不入汤用。别录。主上气，去积年脓血泄痢。权。吐上膈风涎，暗风痫病，小儿𪔝𪔠痰疾。颂。末，治马疥癣。宗奭。

【发明】〔颂曰〕藜芦服钱匕一字则恶吐人，又用通顶令人嚏，而别本云治哕逆，其效未详。〔时珍曰〕哕逆用吐药，亦反胃用吐法去痰积之义。吐药不一：常山吐疟痰，瓜丁吐热痰，乌附尖吐湿痰，莱菔子吐气痰，藜芦则吐风痰者也。按张子和儒门事亲云：一妇病风痫。自六七年得惊风后，每一二年一作；至五七年，五七作；三十岁至四十岁则日作，或甚至一日十余作。遂昏痫健忘，求死而已。值岁大饥，采百草食。于野中见草若葱状，采归蒸熟饱食。至五更，忽觉心中不安，吐涎如胶，连日不止，约一二斗，汗出如洗，甚昏困。三日后，遂轻健，病去食进，百脉皆和。以所食葱访人，乃憨葱苗也，即本草藜芦是矣。图经言能吐风病，此亦偶得吐法耳。我朝荆和王妃刘氏，年七十，病中风，不省人事，牙关紧闭。群医束手。先考太医吏目月池翁诊视，药不能入，自午至子。不获已，打去一齿，浓煎藜芦汤灌之。少顷，臆气一声，遂吐痰而苏，调理而安。药弗瞑眩，厥疾弗瘳，诚然。

【附录】山慈石〔别录有名未用曰〕苦，平，无毒。主女子带下。生山之阳。正月生叶如藜芦，茎有衣。一名爱韭。参果根〔又曰〕苦，有毒。主鼠瘘。生百余根，根有衣裹茎。三月三日采根。一名百连，一名乌蓼，一名鼠茎，一名鹿蒲。马肠根宋图经。〔颂曰〕苦、辛，寒，有毒。主蛊除风。叶：疗疮疥。生秦州。叶似桑。三月采叶，五月、六月采根。

木藜芦 (拾遗)

【释名】黄藜芦纲目、鹿骊。

【集解】〔藏器曰〕陶弘景注漏芦云：一名鹿骊。山南人用苗，北人用根。按鹿骊乃木藜芦，非漏芦也。乃树生，如茱萸树，高二尺，有毒。〔时珍曰〕鹿骊，俚人呼为黄藜芦，小树也。叶如樱桃叶，狭而长，多皱文。四月开细黄花。五月结小长子，如小豆大。

【气味】甘、辛，温，有毒。

【主治】疥癣，杀虫。藏器。

附子 (本经下品)

【释名】其母名乌头。〔时珍曰〕初种为乌头，象乌之头也。附乌头而生者为附子，如子附母也。乌头如芋魁，附子如芋子，盖一物也。别有草乌头、白附子，故俗呼此为黑附子、川乌头以别之。诸家不分乌头有川、草两种，皆混杂注解，今悉正之。

【集解】〔别录曰〕附子生犍为山谷及广汉。冬月采为附子，春月采为乌头。〔弘景曰〕乌头与附子同根。附子八月采，八角者良。乌头四月采。春时茎初生有脑头，如乌鸟之头，故谓之乌头。有两岐，其蒂状如牛角者，名乌喙。取汁煎为射罔。天雄似附子，细而长，乃至三四寸。侧子即附子边角之大者。并是同根，而本经附子出犍为，天雄出少室，乌头出朗陵，分生三处，当各有所宜也，今则无别矣。〔恭曰〕天雄、附子、乌头，并以蜀道绵州、龙州者佳，以八月采造。余处虽有造得者，力弱，都不相似。江南来者，全不堪用。〔大明曰〕天雄大而长，少角刺而实；附子大而短，有角平稳而实。乌喙似天雄，乌头次于附子，侧子小于乌头，连聚生者名为虎掌，并是天雄一窠，子母之类，气力乃有殊等，即宿根与嫩者尔。〔敩曰〕乌头少有茎苗，身长而乌黑，少有旁

乌头附子

尖。乌喙皮上苍色，有尖头，大者孕八九个，周围底陷，黑如乌铁。天雄身全矮，无尖，周匝四面有附子，孕十一个，皮苍色。侧子只是附子旁，有小颗如枣核者。木鳖子是喙、附、乌、雄、侧中毗患者，不入药用。〔保升曰〕正者为乌头，两岐者为乌喙，细长三四寸者为天雄，根旁如芋散生者为附子，旁连生者为侧子，五物同出而异名。苗高二尺许，叶似石龙芮及艾。〔宗奭曰〕五者皆一物，但依大小长短以象而名之尔。〔颂曰〕五者今并出蜀土，都是一种所产，其种出于龙州。冬至前，先将陆田耕五七遍，以猪粪粪之，然后布种，逐月耘籽，至次年八月后方成。其苗高三四尺，茎作四棱，叶如艾，其花紫碧色作穗，其实细小如桑椹状，黑色。本只种附子一物，至成熟后乃有四物。以长二三寸者为天雄，割削附子旁尖角为侧子，附子之绝小者亦名侧子，元种者为乌头。其余大小者皆为附子，以八角者为上。绵州彰明县多种之，惟赤水一乡者最佳。然收采时月与本草不同。谨按本草冬采为附子，春采为乌头。博物志言：附子、乌头、天雄一物也，春秋冬夏采之各异。而广志云：奚毒，附子也。一岁为侧子，二年为乌喙，三年为附子，四年为乌头，五年为天雄。今一年种之，便有此五物。岂今人种莳之法，用力倍至，故尔繁盛乎？〔时珍曰〕乌头有两种：出彰明者即附子之母，今人谓之川乌头是也。春末生子，故曰春采为乌头。冬则生子已成，故曰冬采为附子。其天雄、乌喙、侧子，皆是生子多者，因象命名，若生子少及独头者，即无此数物也。其产江左、山南等处者，乃本经所列乌头，今人谓之草乌头者是也。故曰其汁煎为射罔。陶弘景不知乌头有二，以附子之乌头，注射罔之乌头，逐致诸家疑贰；而雷敩之说尤不近理。宋人杨天惠著附子记甚悉，今撮其要，读之可不辩而明矣。其说云：绵州乃故广汉地，领县八，惟彰明出附子。彰明领乡二十，惟赤水、廉水、昌明、会昌四乡产附子，而赤水为多。每岁以上田熟耕作垄，取种于龙安、龙州、齐归、木门、青堆、小坪诸处。十一月播种，春月生苗。其茎类野艾而泽，其叶类地麻而厚。其花紫瓣黄蕤，长苞而圆。七月采者，谓之早水，拳缩而小，盖未长成也。九月采者乃佳。其品凡七，本同而末异。其初种之化者为乌头，附乌头而旁生者为附子，又左右附而偶生者为鬲子，附而长者为天雄，附而尖者为天锥，附而上出者为侧子，附而散生者为漏蓝子，皆脉络连贯，如子附母，而附子以贵，故专附名也。凡种一而子六七以上，则皆小；种一而子二三，则稍大；种一而子特生，则特大。附子之形，以蹲坐正节角少者为上，有节多鼠乳者次之，形不正而伤缺风皱者为下。本草言附子八角为良，其角为侧子之说，甚谬矣。附子之色，以花白者为上，铁色者次之，青绿者为下。天雄、

乌头、天锥，皆以丰实盈握者为胜。漏篮、侧子，则园人以乞役夫，不足数也。谨按此记所载漏篮，即雷敩所谓木鳖子，大明所谓虎掌者也。其冐子，即乌喙也。天锥即天雄之类，医方亦无此名，功用当相同尔。

【修治】〔保升曰〕附子、乌头、天雄、侧子、乌喙，采得，以生熟汤浸半日，勿令灭气，出以白灰裛之，数易使干。又法：以米粥及糟曲等淹之。并不及前法。〔颂曰〕五物收时，一处造酿。其法：先于六月内，造大小面曲。未采前半月，用大麦煮成粥，以曲造醋，候熟去糟。其醋不用太酸，酸则以水解之。将附子去根须，于新瓮内淹七日，日搅一遍，捞出以疏筛摊之，令生白衣。乃向慢风日中晒之百十，以透干为度；若猛日，则皱而皮不附肉。〔时珍曰〕按附子记云：此物最多，不能常熟。或种美而苗不茂，或苗秀而根不充，或以酿而腐，或以曝而挛，若有神物阴为之者。故园人常祷于神，目为药妖。其酿法：用醋醅安密室中，淹覆弥月，乃发出晾干。方出酿时，其大有如拳者，已走辄不盈握，故及一两者极难得。土人云：但得半两以上者皆良。蜀人饵者少，惟秦陕闽浙人宜之。然秦才入市其下者，闽浙才得其中者，其上品则皆贵人得之矣。〔弘景曰〕凡用附子、乌头、天雄，皆热灰微炮令皱拆，勿过焦。惟姜附汤生用之。俗方每用附子，须甘草、人参、生姜相配者，正制其毒故也。〔敩曰〕凡使乌头，宜文武火中炮令公皱拆，擘破用。若用附子，须底平有九角如铁色，一个重一两者，即是气全。勿用杂木火，只以柳木灰火中炮令皱拆，以刀刮去上孕子，并去底尖，擘破，于屋下午地上掘一土坑安之，一宿取出，焙干用。若阴制者，生去皮尖底，薄切，以东流水并黑豆浸五日夜，漉出，日中晒用。〔震亨曰〕凡乌、附、天雄，须用童子小便浸透煮过，以杀其毒，并助下行之力，入盐少许尤好。或以小便浸二七日，拣去坏者，以竹刀每个切作四片，井水淘净，逐日换水，再浸七日，晒干用。〔时珍曰〕附子生用则发散，熟用则峻补。生用者，须如阴制之法，去皮脐入药。熟用者，以水浸过，炮令发拆，去皮脐，乘热切片再炒，令内外俱黄，去火毒入药。又法：每一个，用甘草二钱、盐水、姜汁、童尿各半盏，同煮熟，出火毒一夜用之，则毒去也。

【气味】辛，温，有大毒。〔别录曰〕甘，大热。〔普曰〕神农：辛。岐伯、雷公：甘，有毒。李当之：苦，大温，有大毒。〔元素曰〕大辛大热，气厚味薄，可升可降，阳中之阴，浮中沉，无所不至，为诸经引用之药。〔好古曰〕入手少阴三焦命门之剂，其性走而不守，非若干姜止而不行。〔赵嗣真曰〕熟附配麻黄，发中有补，仲景麻黄附子细辛汤、麻黄附子甘草汤是也。生附配干姜，补中有发，仲景干姜附子汤、通脉四逆汤是也。〔戴原礼曰〕附无干姜不热，得甘草则性缓，得桂则补命门。〔李杲曰〕附子得生姜则能发散，以热攻热，又导虚热下行，以除冷病。〔之才曰〕地胆为之使。恶蜈蚣。畏防风、黑豆、甘草、人参、黄芪。〔时珍曰〕畏绿豆、乌韭、童溲、犀角。忌豉汁。得蜀椒、食盐，下达命门。

【主治】风寒咳逆邪气，寒湿踒躄，拘挛膝痛，不能行步，破癥坚积聚血瘕，金疮。本经。腰脊风寒，脚气冷弱，心腹冷痛，霍乱转筋，下痢赤白，温中强阴，坚肌骨，又堕胎，为百药长。别录。温暖脾胃，除脾湿肾寒，补下焦之阳虚。元素。除脏腑沉寒，三阳厥逆，湿淫腹痛，胃寒蛔动，治经闭，补虚散壅。李杲。督脉为病，脊强而厥。好古。治三阴伤寒，阴毒寒疝，中寒中风，痰厥气厥，柔痉癫痫，小儿慢惊，风湿麻痹，肿满脚气，头风，肾厥头痛，暴泻脱阳，久痢脾泄，寒疟瘴气，久病呕哕，反胃噎膈，痈疽不敛，久漏冷疮。合葱涕，塞耳治聋。时珍。

乌头即附子母。

【主治】诸风，风痹血痹，半身不遂；除寒冷，温养脏腑，去心下坚痞，感寒腹痛。元素。除寒湿，行经，散风邪，破诸积冷毒。李杲。补命门不足，肝风虚。好古。助阳退阴，功同附子而稍缓。时珍。

【发明】〔宗奭曰〕补虚寒须用附子，风家即多用天雄，大略如此。其乌头、乌喙、附子，则量其材而用之。〔时珍曰〕按王氏究原方云：附子性重滞，温脾逐寒。川乌头性轻疏，温脾去风。若是寒疾即用附子，风疾即用川乌头。一云：凡人中风，不可先用风药及乌附。若先用气药，后用乌附乃宜也。又凡用乌附药，并宜冷服者，热因寒用也。盖阴寒在下，虚阳上浮。治之以寒，则阴气益甚而病增；治之以热，则拒格而不纳。热药冷饮，下嗌之后，冷休既消，热性便发，而病气随愈。不违其情而致大益，此反治之妙也。昔张仲景治寒疝内结，用蜜煎乌头。近效方治喉痹，用蜜炙附子，含之咽汁。朱丹溪治疝气，用乌头、厄予。并热因寒用也。李东垣治冯翰林侄阴盛格阳伤寒，面赤目赤，烦渴引饮，脉来七八至，但按之则散。用姜附汤加入参，投半斤服之，得汗而愈。此则神圣之妙也。〔吴绶曰〕附子乃阴证要药。凡伤寒传变三阴，及中寒夹阴，虽身大热而脉沉者，必用之。或厥冷腹痛，脉沉细，甚则唇青囊缩者，急须用之，有退阴回阳之力，起死回生之功。近世阴证伤寒，往往疑似，不敢用附子，直待阴极阳竭而用之，已迟矣。且夹阴伤寒，内外皆阴，阳气顿衰。必须急用人参，健脉以益其原，佐以附子，温经散寒。舍此不用，将何以救之？〔刘完素曰〕俗方治麻痹多用乌附，其气暴能冲开道路，故气愈麻；及药气尽而正气行，则麻病愈矣。〔张元素曰〕附子以白术为佐，乃除寒湿之圣药。湿药宜少加之引经。又益火之原，以消阴翳，则便溺有节，乌附是也。〔虞抟曰〕附子禀雄壮之质，有斩关夺将之气。能引补气药行十二经，以追复散失之元阳；引补血药入血分，以滋养不足之真阴；引发散药开腠理，以驱逐在表之风寒；引温暖药达下焦，以祛除在里之冷湿。〔震亨曰〕气虚热甚者，宜少用附子，以行参者。肥人多湿，亦宜少加乌附行经。仲景八味丸用为少阴响导，后世因以附子为补药，误矣。附子走而不守，取其健悍走下之性，以行地黄之滞，可致远尔。乌头、天雄皆气壮形伟，可为下部药之佐；无人表其害人之祸，相习用为治风之药及补药，杀人多矣。〔王履曰〕仲景八味丸，兼阴火不足者设。钱仲阳六味地黄丸，为阴虚者设。附子乃补阳之药，非为行滞也。〔好古曰〕乌附非身凉而四肢厥者不可用。服附子以补火，必妨涸水。〔时珍曰〕乌附毒药，非危病不用，而补药中少加引导，其功甚捷。有人才服钱匕，即发燥不堪，而昔人补剂用为常药，岂古今运气不同耶？荆府都昌王，体瘦而冷，无他病。日以附子煎汤饮，兼嚼硫黄，如此数岁。蕲州卫张百户，平生服鹿茸、附子药，至八十余，康健倍常。宋张杲医说载：赵府耽酒色，每日煎干姜熟附汤吞硫黄金液丹百粒，乃能健啖，否则倦弱不支，寿至九十。他人服一粒即为害。若此数人，皆其脏腑禀赋之偏，服之有益无害，不可以常理概论也。又琐碎录言：滑台风土极寒，民啖附子如啖芋栗。此则地气使然尔。

乌头附子尖

【主治】为末，茶服半钱，吐风痰癫痫。时珍。

【发明】〔时珍曰〕乌附用尖，亦取其锐气直达病所尔，无他义也。保幼大全云：小儿慢脾惊风，四肢厥逆。用附子尖一个，硫黄枣大一个，蝎梢七个，为末，姜汁面糊丸黄米大。每服十丸，米饮下。亦治久泻尪羸。凡用乌附，不可执为性热。审其手足冷者，轻则用汤，甚则用丸，重则用膏，候手足暖，阳气回，即为佳也。按此方乃和剂局方碧霞丹变法也，非真慢脾风不可辄用，故初虞世有金虎碧霞之戒。

天雄（本经下品）

【释名】白幕本经。〔时珍曰〕天雄乃种附子而生出或变出，其形长而不生子，故曰天雄。其长而尖者，谓之天锥，象形也。

【集解】〔别录曰〕天雄生少室山谷。二月采根，阴干。〔弘景曰〕今采用八月中旬。天雄似附子细而长，乃至三四寸许。此与乌头、附子三种，本出建平，故谓之三建。今宜都山者最好，谓为西建。钱塘间者谓之东建，气力小弱，不相似，故曰西水犹胜东白也。其用灰杀之，时有水强者，不佳。〔恭曰〕天雄、附子、乌头，并以蜀道绵州、龙州出者佳。余处纵有，力弱不相似。陶以三物俱出建平故名之者，非也。乌头苗名堇，音靳。尔雅云：芨，堇草是也。今讹堇为建，遂以建平译之矣。〔承曰〕天雄诸说悉备。但始种而不生附子、侧子，经年独长大者是也。蜀人种之，尤忌生此，以为不利，如养蚕而成白僵之意。〔时珍曰〕天雄有二种：一种是蜀人种附子而生出长者，或种附子而尽变成长者，即如种芋形状不一之类；一种是他处草乌头之类，自生成者，故别录注乌喙云，长三寸已上者为天雄是也。入药须用蜀产曾经酿制者。或云须重一两半有象眼者乃佳。余见附子下。

【修治】〔敩曰〕宜炮皱去皮尖底用，或阴制如附子法亦得。〔大明曰〕凡丸散炮去皮用，饮药即和皮生使甚佳。〔时珍曰〕熟用一法：每十两以酒浸七日。掘土坑，用炭半秤煅赤，去火，以醋二升沃之，候干，乘热入天雄在内，小盆合一夜，取出，去脐用之。

【气味】辛，温，有大毒。〔别录曰〕甘，大温。〔权曰〕大热。宜干姜制之。〔之才曰〕远志为之使。恶腐婢。忌豉汁。

【主治】大风，寒湿痹，历节痛，拘挛缓急，破积聚邪气，金疮，强筋骨，轻身健行。本经。疗头面风去来疼痛，心腹结聚，关节重，不能行步，除骨间痛，长阴气，强志，令人武勇力作不倦。别录。〔禹锡曰〕按淮南子云：天雄雄鸡志气益。注云：取天雄一枚，纳雄鸡肠中，捣生食之，令人勇。治风痰冷痹，软脚毒风，能止气喘促急，杀禽虫毒。甄权。治一切风，一切气，助阳道，暖水脏，补腰膝，益精明目，通九窍，利皮肤，调血脉，四肢不遂，下胸膈水，破痃癖痃结，排脓止痛，续骨消瘀血，背脊伛偻，霍乱转筋，发汗，止阴汗。炮食，治喉痹。大明。

【发明】〔宗奭曰〕补虚寒须用附子。风家多用天雄，亦取其大者，以其尖角多，热性不肯就下，故取其敷散也。〔元素曰〕非天雄不能补上焦之阳虚。〔震亨曰〕天雄、乌头，气壮形伟，可为下部之佐。〔时珍曰〕乌附天雄，皆是补下焦命门阳虚之药，补下所以益上也。若是上焦阳虚，即属心肺之分，当用参芪，不当用天雄也。且乌附天雄之尖，皆是向下生者，其气下行。其脐乃向上生苗之处。寇宗奭言其不肯就下，张元素言其补上焦阳虚，皆是误认尖为上尔。惟朱震亨以为下部之佐者得之，而未发出此义。雷公炮炙论序云，咳逆数数，酒服熟雄，谓以天雄炮研酒服一钱也。

侧子（别录下品）

【释名】萴子 〔时珍曰〕生于附子之侧，故名。许慎说文作萴子。

【集解】〔弘景曰〕此附子边角之大者，削取之。昔时不用，比来医家以疗脚气多验。〔恭曰〕侧子、附子，皆是乌头下旁出者。以小者为侧子，大者为附子。今以附子角为侧子，理必不然。若当阳以下、江左、山南、嵩高、齐鲁间，附子时复有角如大豆许。夔州以上剑南所出者，附子之角，但如黍粟，岂可充用？比来都下皆用细附子有效，未尝取角也。〔保升曰〕今附子边，果有角如大枣核及槟榔以来者，形状自是一颗，且不小。乃乌头旁出附子，附子旁出侧子，甚明。〔时珍曰〕侧子乃附子旁粘连小者尔，故吴普、陶弘景皆指为附子角之大者。其又小于侧子者，即漏篮子矣。故杨氏附子记言，侧子、漏篮，园人皆不重之，以乞役夫。

【修治】同附子。

【气味】辛，大热，有大毒。〔普曰〕神农、岐伯：有大毒。八月采。畏恶与附子同。

【主治】痈肿，风痹历节，腰脚疼冷，寒热鼠瘘。又堕胎。别录。疗脚气，冷风湿痹，大风筋骨挛急。甄权。冷酒调服，治遍身风疹神妙。雷敩。

【发明】〔机曰〕乌头乃原生之脑，得母之气，守而不移，居乎中者也。侧子散生旁侧，休无定在，其气轻扬，宜其发散四肢，充达皮毛，为治风之药。天雄长而尖，其气亲上，宜其补上焦之阳虚。木鳖子则余气所结，其形摧残，宜其不入汤服，令人丧目也。〔时珍曰〕唐元希声侍郎，治瘫痪风，有侧子汤，见外台秘要，药多不录。

漏篮子（纲目）

【释名】木鳖子炮炙论虎掌日华。〔时珍曰〕此乃附子之琐细未成者，小而漏篮，故名。南星之最小者名虎掌。此物类之，故亦同名。大明会典载：四川成都府，岁贡天雄二十对，附子五十对，乌头五十对，漏篮二十斤。不知何用？

【气味】苦、辛，有毒。〔敩曰〕服之令人丧目。

【主治】恶痢冷漏疮，恶疮疠风。时珍。

【发明】〔时珍曰〕按杨士瀛直指方云：凡漏疮年久者，复其元阳，当用漏篮子辈，加减用之。如不当用而轻用之，又恐热气乘虚变移结核，而为害尤甚也。又按类编云：一人两足生疮，臭溃难近。夜宿五夫人祠下，梦神授方：用漏篮子一枚，生研为末，入腻粉少许，井水调唾。依法治之，果愈。盖此物不堪服饵，止宜入疮科也。

乌头（本经下品）

【校正】并入拾遗独白草。

【释名】乌喙本经（即两头尖）、草乌头纲目、土附子日华、奚毒本经、耿子吴普、毒公吴普（又名帝秋）、金鸦纲目、苗名茛（音艮）、芨（音及）、堇（音近）、独白草拾遗、鸳鸯菊纲目；汁煎名射罔。〔普曰〕乌头，形如乌之头也。有两岐相合如乌之喙者，名曰乌喙。喙即乌之口也。〔恭曰〕乌喙，即乌头异名也。此有三岐者，然两岐者少。若乌头两岐名乌喙，则天雄、附子之两岐者，复何以名之？〔时珍曰〕此即乌头之野生于他处者，俗谓之草乌头，亦曰竹节乌头，出江北者曰淮乌头，日华子所谓土附子者是也。乌喙即偶生两岐者，今俗呼为两头尖，因形而名，其实乃一物也。附子、天雄之偶生两岐者，亦谓之乌喙，功亦同于天雄，非此乌头也。苏恭不知此义，故反疑之。草乌头取汁，晒为毒药，射禽兽，故有射罔之称。后魏书言辽东塞外秋收乌头为毒药射禽兽，陈藏器所引续汉五行志，言西国生独白草，煎为药，敷箭射人即死者，皆此乌头，非川乌头也。菊谱云鸳鸯菊，即乌喙苗也。

射罔

草乌头

【集解】〔别录曰〕乌头、乌喙生朗陵山谷。正月、二月采，阴干。长三寸以上者为天雄。〔普曰〕正月始生，叶厚，茎方中空，叶四四相当，与蒿相似。〔弘景曰〕今采用四月，亦以八月采。捣笮茎汁，日煎为射罔。猎人以傅箭，射禽兽十步即倒，中人亦死，宜速解之。朗陵属汝南郡。〔大明曰〕土附子生去皮捣，滤汁澄清，旋添晒干取膏，名为射罔，以作毒箭。〔时珍曰〕处处有之，根苗花实并与川乌头相同，但此系野生，又无酿造之法，其根外黑内白，皱而枯燥为异尔，然毒则甚焉。段成式酉阳杂俎言：雀芋状如雀头，置干地反湿，湿地反干，飞鸟触之堕，走兽遇之僵。似亦草乌之类，而毒更甚也。又言：建宁郡乌勾山有牧靡草，乌鹊误食乌喙中毒，必急食此草以解之。牧靡不知何药也？

【修治】〔时珍曰〕草乌头或生用，或炮用，或以乌大豆同煮熟，去其毒用。

乌头

【气味】辛，温，有大毒。〔别录曰〕甘，大热，大毒。〔普曰〕神农、雷公、桐君、黄帝：甘，有毒。〔权曰〕苦、辛，大热，有大毒。〔大明曰〕味苦、辛，热，有毒。〔之才曰〕莽草、远志为之使。反半夏、栝楼、贝母、白敛、白及。恶藜芦。〔时珍曰〕伏丹砂、砒石。忌豉汁。畏饴糖、黑豆、冷水，能解其毒。

【主治】中风恶风，洗洗出汗，除寒湿痹，咳逆上气，破积聚寒热。其汁煎之名射罔，杀禽兽。本经。消胸上痰冷，食不下，心腹冷痰，脐间痛，不可俯仰，目中痛，不可久视。又堕胎。别录。主恶风憎寒，冷痰包心，肠腹疠痛，痃癖气块，齿痛，益阳事，强志。甄权。治头风喉痹，痈肿疔毒。时珍。

乌喙，一名两头尖。

【气味】辛，微温，有大毒。〔普曰〕神农、雷公、桐君、黄帝：有毒。〔权曰〕苦、辛，大热。畏恶同乌头。

【主治】风湿，丈夫肾湿阴囊痒，寒热历节，掣引腰痛，不能行步，痈肿脓结。又堕胎。别录。男子肾气衰弱，阴汗，瘰疬岁月不消。甄权。主大风顽痹。时珍。

射罔

【气味】苦，有大毒。〔之才曰〕温。〔大明曰〕人中射罔毒，以甘草、蓝汁、小豆叶、浮萍、冷水、荠苨，皆可一味御之。

【主治】尸疰癥坚，及头中风痹。别录。瘘疮疮根，结核瘰疬毒肿及蛇咬。先取涂肉四畔，渐渐近疮，习习逐病至骨。疮有热脓及黄水，涂之；若无脓水，有生血，及新伤破，即不可涂。立杀人。藏器。

【发明】〔时珍曰〕草乌头、射罔，乃至毒之药。非若川乌头，附子，人所栽种，加以酿制，杀其毒性之比。自非风顽急疾，不可轻投。甄权药性论言其益阳事，治男子肾气衰弱者，未可遽然也。此类止能搜风胜湿，开顽痰，治顽疮，以毒攻毒而已，岂有川乌头、附子补右肾命门之功哉？吾蕲郝知府自负知医，因病风癣，服草乌头、木鳖子药过多、甫入腹而麻痹，遂至不救，可不慎乎？〔机曰〕乌喙形如乌嘴，其气锋锐。宜其通经络，利关节，寻溪达径，而直抵病所。煎为射罔，能杀禽兽。非气之锋锐捷利，能如是乎？〔杨清叟曰〕凡风寒湿痹，骨内冷痛，及损伤入骨，年久发痛，或一切阴疽肿毒。并宜草乌头、南星等分，少加肉桂为末，姜汁热酒调涂。未破者能内消，久溃者能去黑烂。二药性味辛烈，能破恶块，逐寒热，遇冷即消，遇热即溃。

白附子（别录下品）

【释名】见后发明下。

【集解】〔别录曰〕白附子生蜀郡。三月采。〔弘景曰〕此物久绝，无复真者。〔恭曰〕本出高丽，今出凉州以西，蜀郡不复有。生砂碛下湿地，独茎似鼠尾草，细叶周匝，生于穗间，根形似天雄。〔珣曰〕徐表南州异物记云：生东海、新罗国及辽东。苗与附子相似。〔时珍曰〕根正如草乌头之小者，长寸许，干者皱文有节。

白附子

【气味】辛、甘，大温，有小毒。〔保升曰〕甘、辛，温。〔大明曰〕无毒。〔珣曰〕小毒。入药炮用。〔杲曰〕纯阳。引药势上行。

【主治】心痛血痹，面上百病，行药势。别录。中风失音，一切冷风气，面皯瘢疵。大明。诸风冷气，足弱无力，疥癣风疮，阴下湿痒，头面痕，入面脂用。李珣。补肝风虚。好古。风痰。震亨。

【发明】〔时珍曰〕白附子乃阳明经药，因与附子相似，故得此名，实非附子类也。按楚国先贤传云：孔休伤颊有瘢。王莽赐玉屑白附子香，与之消瘢。

虎掌（本经下品） 天南星（宋开宝）

【释名】虎膏纲目、鬼蒟蒻日华。〔恭曰〕其根四畔有圆牙。看如虎掌，故有此名。〔颂曰〕天南星即本草虎掌也，小者名由跋。古方多用虎掌，不言天南星。南星近出唐人中风痰毒方中用之，乃后人采用，别立此名尔。〔时珍曰〕虎掌因叶形似之，非根也。南星因根圆白，形如老人星状，故名南星，即虎掌也。苏颂说甚明白。宋开宝不当重出南星条。今并入。

【集解】〔别录曰〕虎掌生汉中山谷及冤句。二月、八月采，阴干。〔弘景曰〕近道亦有。形

似半夏，但大而四边有子如虎掌。今用多破作三四片。方药不甚用也。〔恭曰〕
此是由跋宿根。其苗一茎，茎头一叶，枝丫扶茎。根大者如拳，小者如鸡卵，
都似扁柿。四畔有圆牙，看如虎掌。由跋是新根，大如半夏二三倍，四畔无子
牙。陶说似半夏，乃由跋也。〔保升曰〕茎头有八九叶，花生茎间。〔藏器曰〕
天南星生安东山谷，叶如荷，独茎，用根。〔颂曰〕虎掌今河北州郡有之。初
生根如豆大，渐长大似半夏而扁，年久者根圆及寸，大者如鸡卵。周匝生圆牙
三四枚或五六枚。三四月生苗，高尺余。独茎上有叶如爪，五六出分布，尖而
圆。一窠生七八茎，时出一茎作穗，直上如鼠尾。中生一叶如匙，裹茎作房，
旁开一口，上下尖。中有花，微青褐色。结实如麻子大，熟即白色，自落布
地，一子生一窠。九月苗残取根。今冀州人菜圃中种之，呼为天南星。又曰：
天南星，处处平泽有之。二月生苗，似荷梗，其茎高一尺以来。叶如蒟蒻，两枝相抱。五月开花
似蛇头，黄色。七月结子作穗似石榴子，红色。二月、八月采根，似芋而圆扁，与蒟蒻相类，人
多误采，了不可辨。但茹蒻茎斑花紫，南星根小，柔腻肌细，炮之易裂，为可辨尔。南星即本经
虎掌也。大者四边皆有牙子，采时削去之。江州一种草，叶大如掌，面青背紫，四畔有牙如虎
掌，生三四叶为一本，冬青，不结花实，治心疼寒热积气，亦与虎掌同名，故附见之。〔时珍曰〕
大者为虎掌、南星，小者为由跋，乃一种也。今俗又言大者为鬼曰，小者为南星，殊为谬误。

【修治】〔颂曰〕九月采虎掌根，去皮脐，入器中汤浸五七日，日换三四遍，洗去涎，暴干
用。或再火炮裂用。〔时珍曰〕凡天南星须用一两以上者佳。治风痰，有生用者，须以温汤洗净，
仍以白矾汤，或入皂角汁，浸三日夜，日日换水，暴干用。若熟用者，须于黄土地掘一小坑，深
五六寸，以炭火烧赤，以好酒沃之。安南星于内、瓦盆覆之，灰泥固济，一夜取出用。急用，即
以湿纸包，于塘灰火中炮裂也。一法：治风热痰，以酒浸一宿，桑柴火蒸之，常洒酒入甑内，令
气猛。一伏时取出，竹刀切开，味不麻舌为熟。未熟再蒸，至不麻乃止，脾虚多痰，则以生姜渣
和黄泥包南星煨熟，去泥焙用。造南星曲法：以姜汁、矾汤，和南星末作小饼子，安蓝内，楮叶
包盖，待上黄衣，乃取晒收之。造胆星法：以南星生研末，腊月取黄牯牛胆汁和剂，纳入胆中，
系悬风处干之。年久者弥佳。

【气味】苦，温，有大毒。〔别录曰〕微寒。〔普曰〕虎掌神农、雷公：苦，有毒。岐伯、
桐君：辛，有毒。〔大明曰〕辛烈，平。〔杲曰〕苦、辛，有毒。阴中之阳，可升可降，乃肺经之
本药。〔震亨曰〕欲其下行，以黄引之。〔之才曰〕蜀漆，为之使。恶莽草。〔大明曰〕畏附子、干
姜、生姜。〔时珍曰〕得防风则不麻，得牛胆则不燥，得火炮则不毒。生能伏雄黄、丹砂、焰硝。

【主治】心痛，寒热结气，积聚伏梁，伤筋痿拘缓，利水道。本经。除阴下湿，
风眩。别录。主疝瘕肠痛，伤寒时疾，强阴。甄权。天南星：主中风麻痹，除痰下
气，利胸膈，攻坚积，消痈肿，散血堕胎。开宝。金疮折伤瘀血，捣傅之。藏器。蛇
虫咬，疥癣恶疮。大明。去上焦痰及眩运。元素。主破伤风，口噤身强，李杲。补肝
风虚，治痰功同半夏。好古。治惊痫，口眼歪斜，喉痹，口舌疮糜，结核，解颅。
时珍。

【发明】〔时珍曰〕虎掌、天南星，乃手足太阴脾肺之药。味辛而麻，故能治风散血；气温
而燥，故能胜湿除涎；性紧而毒，故能攻积拔肿而治口歪舌糜。杨士瀛直指方云：诸风口噤，宜

虎掌天南星

用南星，更以人参、石菖蒲佐之。

由跋 （本经下品）

【集解】〔恭曰〕由跋是虎掌新根，人于半夏一二倍，四畔木有子牙，其宿根即虎掌。〔藏器曰〕由跋生林下，苗高一尺，似蒟蒻，根如鸡卵。〔保升曰〕春抽一茎，茎端有八九叶，根圆扁而肉白。〔时珍曰〕此即天南星之小者，其气未足，不堪服食，故医方罕用。惟重八九钱至一两余者，气足乃佳。正如附子之侧子，不如附子之义也。

【正误】〔弘景曰〕由跋本出始兴，今人亦种之，状如乌翣而布地，花紫色，根似附子。苦酒摩涂肿，亦效。〔恭曰〕陶氏所说，乃鸢尾根，即鸢头也。又言虎掌似半夏，是以鸢尾为由跋，以由跋为半夏，非惟不识半夏，亦不识鸢尾与由跋也。今南人犹以由跋为半夏。〔时珍曰〕陈延之小品方，亦以东海鸢头为由跋，则其讹误久矣。

【气味】辛、苦，温，有毒。

【主治】毒肿结热。本经。

由 跋

蒟蒻 （宋开宝）

【释名】蒻头开宝、鬼芋图经、鬼头

【集解】〔志曰〕蒻头出吴、蜀。叶似由跋、半夏，根大如碗，生阴地，雨滴叶下生子。又有斑杖，苗相似，至秋有花直出，生赤子。根如蒻头。毒猛不堪食。虎杖亦名斑杖，与此不同。〔颂曰〕江南吴中出白蒟蒻，亦曰鬼芋，生平泽极多。人采以为天南星，了不可辨，市中所收往往是此。但南星肌细腻，而蒟蒻茎斑花紫，南星茎无斑，花黄，为异尔。〔时珍曰〕蒟蒻出蜀中，施州亦有之，呼为鬼头，闽中人亦种之。宜树阴下掘坑积粪，春时生苗，至五月移之。长一二尺，与南星苗相似，但多斑点，宿根亦自生苗。其滴露之说，盖不然。经二年者，根大如碗及芋魁，其外理白，味亦麻人。秋后采根，须净擦，或捣或片段，以酽灰汁煮十余沸，以水淘洗，换水更煮五六遍，即成冻子，切片。以苦酒五味淹食，不以灰汁则不成也。切作细丝，沸汤沟过，五味调食，状如水母丝。马志言其苗似半夏，杨慎丹铅言茹酱即此者，皆误也。王帧农书云，救荒之法，山有粉葛、蒟蒻、橡栗之利，则此物亦有益于民者也。其斑杖，即天南星之类有斑者。

根

【气味】辛，寒，有毒。〔李廷飞曰〕性冷，甚不益人，冷气人少食之。生则戟人喉出血。

【主治】痈肿风毒，摩傅肿上。捣碎，以灰汁煮成饼，五味调食，主消渴。开宝。

蒟 蒻
蒻头

【发明】〔机曰〕按三元延寿书云：有人患瘵，百物不忌，见邻家修蒟蒻，求食之美，遂多食而瘵愈。又有病腮痈者数人，多食之，亦皆愈。

【附录】**菩萨草**宋图经。〔颂曰〕生江浙州郡。凌冬不凋，秋冬有花直出，赤子如蓖头。冬月采根用，味苦，无毒。主中诸毒食毒，酒研服之。又诸虫伤，捣汁饮，并傅之。妇人妊娠咳嗽，捣筛蜜丸服神效。

半夏（本经下品）

【释名】**守田**本经、**水玉**本经、**地文**别录、**和姑**本经。〔时珍曰〕礼记月令：五月半夏生。盖当夏之半也，故名。守田会意，水玉因形。

【集解】〔别录曰〕半夏生槐里川谷。五月、八月采根，暴干。〔普曰〕生微丘或生野中，二月始生叶，三三相偶。白花圆上。〔弘景曰〕槐里属扶风。今第一出青州，吴中亦有，以肉白者为佳，不厌陈久。〔恭曰〕所在皆有。生平泽中者，名羊眼半夏，圆白为胜。然江南者大乃径寸，南人特重之。顷来互用，功状殊异。其苗似是由跋，误以为半夏也。〔颂曰〕在处有之，以齐州者为佳。二月生苗一茎，茎端三叶，浅绿色，颇似竹叶，而生江南者似芍药叶，根下相重，上大下小，皮黄肉白。五月、八月采根，以灰裹二日，汤洗暴干。蜀图经云：五月采则虚小，八月采乃实大。其平泽生者甚小，名羊眼半夏。由跋绝类半夏，而苗不同。〔敩曰〕白傍子真似半夏，只是咬着微酸，不入药用。

半 夏

【修治】〔弘景曰〕凡用，以汤洗十许过，令滑尽。不尔，有毒戟人咽喉。方中有半夏必须用生姜者，以制其毒故也。〔敩曰〕修事半夏四两，用白芥子末二两，酽醋二两，搅浊，将半夏投中，洗三遍用之。若洗涎不尽，令人气逆，肝气怒满。〔时珍曰〕全治半夏，惟洗去皮垢，以汤泡浸七日。逐日换汤，晾干切片，姜汁拌焙入药。或研为末，以姜汁入汤浸澄三日，沥去涎水，晒干用，谓之半夏粉。或研末以姜汁和作饼子，日干用，谓之半夏饼。或研末以姜汁、白矾汤和作饼，楮叶包置篮中，待生黄衣，日干用，谓之半夏曲。白飞霞医通云：痰分之病，半夏为主，造而为曲尤佳。治湿痰以姜汁、白矾汤和之，治风痰以姜汁及皂荚煮汁和之，治火痰以姜汁、竹沥或荆沥和之，治寒痰以姜汁、矾汤入白芥子末和之，此皆造曲妙法也。

根

【气味】辛，平，有毒。〔别录曰〕生微寒，熟温。生令入吐，熟令人下。汤洗尽滑用。〔元素曰〕味辛、苦，性温，气味俱薄，沉而降，阴中阳也。〔好古曰〕辛厚苦轻，阳中阴也。入手阳明、太阴、少阴三经。〔之才曰〕射干为之使。恶皂荚。畏雄黄、生姜、干姜、秦皮、龟甲。反乌头。〔权曰〕柴胡为之使。忌羊血、海藻、饴糖。〔元素曰〕热痰佐以黄芩，风痰佐以南星，寒痰佐以干姜，痰痞佐以陈皮、白术。多用则泻脾胃。诸血证及口渴者禁用，为其燥津液也。孕妇忌之，用生姜则无害。

【主治】**伤寒寒热，心下坚，胸胀咳逆，头眩，咽喉肿痛，肠鸣，下气止汗。**本经。**消心腹胸膈痰热满结，咳嗽上气，心下急痛坚痞，时气呕逆，消痈肿，疗痿黄，**

悦泽面目，堕胎。别录。消痰，下肺气，开胃健脾，止呕吐，去胸中痰满。生者：摩痈肿，除瘤瘿气。甄权。治吐食反胃，霍乱转筋，肠腹冷，痰疟。大明。治寒痰，及形寒饮冷伤肺而咳，消胸中痞，膈上痰，除胸寒，和胃气，燥脾湿，治痰厥头痛，消肿散结。元素。治眉棱骨痛。震亨。补肝风虚。好古。除腹胀，目不得瞑，白浊梦遗带下。时珍。

【发明】〔权曰〕半夏使也。虚而有痰气，宜加用之。〔颂曰〕胃冷呕哕，方药之最要。〔成无己曰〕辛者散也，润也。半夏之辛，以散逆气结气，除烦呕，发音声，行水气，而润肾燥。〔好古曰〕经云，肾主五液，化为五湿。自入为唾，入肝为泣，入心为汗，入脾为痰，入肺为涕。有痰曰嗽，无痰曰咳。痰者，因咳而动脾之湿也。半夏能泄痰之标，不能泄痰之本。泄本者，泄肾也。咳无形，痰有形；无形则润，有形则燥，所以为流湿润燥也。俗以半夏为肺药，非也。止呕吐为足阳明，除痰为足太阴。柴胡为之使，故小柴胡汤中用之，虽为止呕，亦助柴胡、黄芩主往来寒热，是又为足少阳、阳明也。〔宗奭曰〕今人惟知半夏去痰，不言益脾，盖能分水故也。脾恶湿，湿则濡困，困则不能治水。经云：水胜则泻。一男子夜数如厕，或教以生姜一两，半夏、大枣各三十枚，水一升，瓷瓶中慢火烧为熟水，时呷之，便已也。〔赵继宗曰〕丹溪言二陈汤治一身之痰，世医执之，凡有痰者皆用。夫二陈内有半夏，其性燥烈，若风痰、寒痰、湿痰、食痰则相宜；至于劳痰、失血诸痰，用之反能燥血液而加病，不可不知。〔机曰〕俗以半夏性燥有毒，多以贝母代之。贝母乃太阴肺经之药，半夏乃太阴脾经、阳明胃经之药，何可代也？夫咳嗽吐痰，虚劳吐血，或痰中见血，诸郁，咽痛喉痹，肺痈肺痿，痈疽，妇人乳难，此皆贝母为向导，半夏乃禁用之药。若涎者脾之液，美味膏粱炙煿，皆能生脾胃湿热，故涎化为痰，久则痰火上攻，令人昏愦口噤，偏废僵仆，蹇涩不语，生死旦夕，自非半夏、南星，曷可治乎？若以贝母代之，则翘首待毙矣。〔时珍曰〕脾无留湿不生痰，故脾为生痰之源，肺为贮痰之器。半夏能主痰饮及腹胀者，为其体滑而味辛性温也。涎滑能润，辛温能散亦能润，故行湿而通大便，利窍而泄小便。所谓辛走气，能化液，辛以润之是矣。洁古张氏云：半夏，南星治其痰，而咳嗽自愈。丹溪朱氏云：二陈汤能使大便润而小便长。聊摄成氏云：半夏辛而散，行水气而润肾燥。又和剂局方，用半硫丸治老人虚秘，皆取其滑润也。世俗皆以南星、半夏为性燥，误矣。湿去则土燥，痰涎不生，非二物之性燥也。古方治咽痛喉痹，吐血下血，多用二物，非禁剂也。二物亦能散血，故破伤打扑皆主之。惟阴虚劳损，则非湿热之邪，而用利窍行湿之药，是乃重竭其津液，医之罪也，岂药之咎哉？甲乙经用治夜不眠，是果性燥者乎？岐伯云：卫气行于阳，阳气满，不得入于阴，阴气虚，故目不得瞑。治法：饮以半夏汤一剂，阴阳既通，其卧立至。方用流水千里者八升，扬之万遍，取清五升，煮之。炊以苇薪，大沸，入秫米一升，半夏五合，煮一升半，饮汁一杯，日三，以知为度。病新发者，覆杯则卧，汗出则已。久者，三饮而已。

茎涎

【主治】炼取涂发眉，堕落者即生。雷敩。

蚤休（本经下品）

【释名】蚩休别录、螫休日华、紫河车图经、重台唐本、重楼金钱唐本、三层草纲目、**七叶一枝花**蒙筌、**草甘遂**唐本、**白甘遂** 〔时珍曰〕虫蛇之毒，得此治之即休，故有蚤休、螫休诸名。重台、三层，因其叶状也。金线重楼，因其花状也。甘遂，因其根状也。紫河车，因其功用也。

蚤休 紫河车

【集解】〔别录曰〕蚤休生山阳川谷及冤句。〔恭曰〕今谓重楼金线者是也：一名重台，南人名甘遂。一茎六七叶，似王孙、鬼臼、蓖麻辈，叶有二三层。根如肥大菖蒲，细肌脆白。〔保升曰〕叶似鬼臼、牡蒙，年久者二三重。根如紫参，皮黄肉白。五月采根，日干。〔大明曰〕根如尺二蜈蚣，又如肥紫菖蒲。〔颂曰〕即紫河车也。今河中、河阳、华、凤、文州及江淮间亦有之。叶似王孙、鬼臼等，作二三层。六月开黄紫花，蕊赤黄色，上有金丝垂下。秋结红子。根似肥姜，皮赤肉白。四月、五月采之。〔宗奭曰〕蚤休无旁枝，止一茎挺生，高尺余，颠有四五叶。叶有岐，似苦杖。中心又起茎，亦如是生叶。惟根入药用。〔时珍曰〕重楼金线处处有之，生于深山阴湿之地。一茎独上，茎当叶心。叶绿色似芍药，凡二三层，每一层七叶。茎头夏月开花，一花七瓣，有金丝蕊，长三四寸。王屋山产者至五七层。根如鬼臼、苍术状，外紫中白，有粳、糯二种。外丹家采制三黄、砂、汞。入药洗切焙用。俗谚云：七叶一枝花，深山是我家。痈疽如遇者，一似手拈拿。是也。

根

【气味】苦，微寒，有毒。〔大明曰〕冷，无毒。伏雄黄、丹砂、蓬砂及盐。

【主治】惊痫，摇头弄舌，热气在腹中。本经。癫疾，痈疮除蚀，下三虫，去蛇毒。别录。生食一升，利水。唐本。治胎风手足搐，能吐泄瘰疬。大明。去疟疾寒热。时珍。

【发明】〔恭曰〕摩醋，傅痈肿蛇毒，甚有效。〔时珍曰〕紫河车，足厥阴经药也。凡本经惊痫、疟疾、瘰疬、痈肿者宜之。而道家有服食法，不知果有益否也？

鬼臼（本经下品）

【校正】并入图经琼田草。

【释名】**九臼**本经、**天臼**别录、**鬼药**纲目、**解毒**别录、**爵犀**本经、**马目毒公**本经、**害母草**图经、**羞天花**纲目、**术律草**纲目、**琼田草**纲目、**独脚莲**土宿本草、**独荷草**土宿山、**荷叶**纲目、**旱荷**纲目、**八角盘**纲目、**唐婆镜** 〔弘景曰〕鬼臼根如射干，白而味甘，九臼相连，有毛者良，故名。〔时珍曰〕此物有毒，而臼如马眼，故名马目毒公。杀蛊解毒，故有犀名。其叶如镜、如盘、如荷，而新苗生则旧苗死，故有镜、盘、荷、莲、害母诸名。苏东坡诗集云：琼田草俗号唐婆镜，即本草鬼臼也。岁生一臼，如黄精根而坚瘦，可以辟谷。宋祁剑南方物赞云：羞天花，蜀地处处有之。依茎缀花，蔽叶自隐，俗名羞天，予改为羞寒花，即本草鬼臼也。赞云：冒寒而茂，茎修叶广。附茎作花，叶蔽其上。以其自蔽，若有羞状。别有羞天草与此不同，即海芋也。

【集解】〔别录曰〕鬼臼生九具山谷及冤句。二月、八月采根。〔弘景曰〕鬼臼生山谷中。八月采，阴干。似射干，术辈，又似钩吻。有两种：出钱塘、近道者，味甘，上有丛毛，最胜；出会稽、吴兴者，大而味苦，无丛毛，力劣。今马目毒公状如黄精根，其臼处似马眼而柔润。今方家多用鬼臼而少用毒公，不知此那复乖越如此？〔恭曰〕鬼臼生深山岩石之阴。叶如蓖麻、重楼辈。生一茎，茎端一叶，亦有两歧者。年长一茎，茎枯则为一臼。假令生来二十年，则有二十臼，岂惟九臼耶？根肉皮须并似射干，今俗用多是射干。而江南别送一物，非真者。今荆州当阳县、硖州远安县、襄州荆山县山中并贡之，亦极难得。〔颂曰〕今江宁府、滁、舒、商、齐、杭、襄、峡州、荆门军亦有之，并如苏恭所说。花生茎间，赤色，三月开后结实。又一说：鬼臼生深山阴地，叶六出或五出，如雁掌。茎端一叶如伞，且时东向，及暮则西倾，盖随日出没也。花红紫如荔枝，正在叶下，常为叶所蔽，未常见日。一年生一茎，既枯则为一臼，及八九年则八九臼矣。然一年一臼生而一臼腐，盖陈新相易也，故俗名害母草。如芋魁、乌头辈亦然，新苗生则旧苗死，前年之臼腐矣。而本草注谓全似射干，今射干体状虽相似，然臼形浅薄，与鬼臼大异。鬼臼如八九个南星侧比相叠，而色理正如射干。用者当使人求苗采之，市中不复有也。〔时珍曰〕鬼臼根如天南星相叠之状，故市人道谓小者为南星，大者为鬼臼，殊为谬误。按黄山谷集云：唐婆镜叶底开花，俗名羞天花，即鬼臼也。岁生一臼，满十二岁，则可为药。今方家乃以鬼灯为鬼臼，误矣。又郑樵通志云：鬼臼叶如小荷，形如鸟掌，年长一茎，茎枯则根为一臼，亦名八角盘，以其叶似之也。据此二说，则似是今人所谓独脚莲者也。

重叶鬼臼

七叶鬼臼 羞天花

又名山荷叶、独荷草、旱荷叶、八角镜。南方处处深山阴密处有之，北方惟龙门山、至屋山有之。一茎独上，茎生叶心而中空。一茎七叶，圆如初生小荷叶，面青背紫，揉其叶作瓜李香。开花在叶下，亦有无花者。其根全似苍术、紫河车。丹炉家采根制三黄、砂、汞。或云其叶八角者更灵。或云其根与紫河车一样，但以白色者为河车，赤色者为鬼臼。恐亦不然。而庚辛玉册谓蚤休阳草，旱荷阴草，亦有分别。陶弘景以马目毒公与鬼臼为二物。殊不知正是一物而有二种也。又唐独孤滔丹房镜源云：术律草有二种，根皆似南星，赤茎直上，茎端生叶。一种叶凡七瓣，一种叶作数层。叶似蓖麻，面青背紫而有细毛。叶下附茎开一花，状如铃铎倒垂，青白色，黄蕊中空，结黄子。风吹不动，无风自摇。可制砂汞。按此即鬼臼之二种也。其说形状甚明。

根

【气味】辛，温，有毒。〔别录曰〕微温。〔弘景曰〕甘，温，有毒，〔权曰〕苦。〔之才曰〕畏垣衣。

【主治】杀蛊毒鬼疰精物，辟恶气不祥，逐邪，解百毒。本经。杀大毒，疗咳嗽喉结，风邪烦惑，失魄妄见，去目中肤翳。不入汤。别录。主尸疰殗殜，劳疾传尸瘦疾。甄权。下死胎，治邪疟痈疽，蛇毒射工毒。时珍。

【发明】〔颂曰〕古方治五尸鬼疰、百毒恶气多用之。又曰。今福州人三月采琼田草根叶，焙干捣末，蜜丸服，治风疾。

射干 （本经下品）

【释名】乌扇本经、乌翣别录、乌吹别录、乌蒲本经、凤翼拾遗、鬼扇土宿、扁竹纲目、仙人掌土宿、紫金牛土宿、野萱花纲目、草姜别录、黄远吴普。〔弘景曰〕射干方书多音夜。〔颂曰〕射干之形，茎梗疏长，正如射之长竿之状，得名由此尔。而陶氏以夜音为疑，盖古字音多通呼，若汉官仆射，主射事，而亦音夜，非有别义也。〔时珍曰〕其叶丛生，横铺一面，如乌翅及扇之状，故有乌扇、乌妥、凤翼、鬼扇、仙人掌诸名，俗呼扁竹，谓其叶扁生而根如竹也。根叶又如蛮姜，故曰草姜。翣音所甲切，扇也。

【集解】〔别录曰〕射干生南阳山谷田野。三月三日采根，阴干。〔弘景曰〕此是乌翣根，黄色，庭台多种之。人言其叶是鸢尾，而复有鸢头，此若相似尔，恐非乌翣也。又别有射干，相似而花白茎长，似射人之执竿者。故阮公诗云：射干临层城。此不入药用。〔恭曰〕鸢尾叶都似射干，而花紫碧色，不抽高茎，根似高良姜而肉白，名鸢头。〔保升曰〕射干高二三尺，花黄实黑，很多须，皮黄黑，肉黄赤。所在皆有，二月、八月采根，去皮日干。〔藏器曰〕射干、鸢尾二物相似，人多不分。射干即人间所种为花草名凤翼者，叶如乌翅，秋生红花，赤点。鸢尾亦入间所种，苗低下于射干，状如鸢尾，夏生紫碧花者是也。〔大明曰〕射干根润，形似高良姜大小，赤黄色淡硬，五六七八月采。〔颂曰〕今在处有之。

射干鸢尾

人家种之，春生苗，高一二尺。叶大类蛮姜，而狭长横张，疏如翅羽状，故名乌妥。叶中抽茎，似萱草茎而强硬。六月开花。黄红色，瓣上有细文。秋结实作房，中子黑色。一说：射干多生山崖之间，其茎虽细小，亦类木。故荀子云，五方有木，名曰射干，茎长四寸，生于高山之上，是也。陶弘景所说花白者，自是射干之类。〔震亨曰〕根为射干，叶为乌翣，紫花者是，红花者非。〔机曰〕按诸注则射干非一种，有花白者，花黄者，花紫者，花红者。丹溪独取紫花者，必曾试有验也。〔时珍曰〕射干即今扁竹也。今人所种，多是紫花者，呼为紫蝴蝶。其花三四月开，六出，大如萱花。结房大如拇指，颇似泡桐子，一房四隔，一隔十余子。子大如胡椒而色紫，极硬，咬之不破。七月始枯。陶弘景谓射干、鸢尾是一种。苏恭、陈藏器谓紫碧花者是鸢尾，红花者是射干。韩保升谓黄花者是射干。苏颂谓花红黄者是射干，白花者亦其类。朱震亨谓紫花者是射干，红花者非，各执一说，何以凭依？谨按张揖广雅云：鸢尾，射干也。易卦通验云：冬至射干生。土宿真君本草云：射干即扁竹，叶扁生，如侧手掌形，茎亦如之，青绿色。一种紫花，一种黄花，一种碧花。多生江南、湖广、川、浙平陆间。八月取汁，煮雄黄，伏雌黄，制丹砂，能拒火。据此则鸢尾、射干本是一类，但花色不同。正如牡丹、芍药、菊花之类，其色各异，皆是同属也。大抵入药功不相远。〔藏器曰〕射干之名有三：佛经射干貌撅，此是恶兽，似青黄狗，食人，能绿木；阮公云，射干临层城者，是树，殊有高大者；本草射干是草，即今人所种者也。

根

【修治】〔敩曰〕凡采根，先以米泔水浸一宿，漉出，然后以篁竹叶煮之，从午至亥，日干用。

【气味】苦，平，有毒。〔别录曰〕微温。久服令人虚。〔保升曰〕微寒。〔权曰〕有小毒。

〔元素曰〕苦，阳中阴也。〔时珍曰〕寒。多服泻人。

【主治】咳逆上气，喉痹咽痛，不得消息。散结气，腹中邪逆，食饮大热。本经。疗老血在心脾间，咳唾，言语气臭，散胸中热气。别录。苦酒摩涂毒肿。弘景。治疰气，消瘀血，通女人月闭。甄权，消痰，破癥结，胸膈满腹胀，气喘疹癖，开胃下食，镇肝明目。大明。治肺气喉痹为佳。宗奭。去胃中痈疮。元素。利积痰疝毒，消结核。震亨。降实火，利大肠，治疟母。时珍。

【发明】〔震亨曰〕射干属金，有木与火，行太阴、厥阴之积痰，使结核自消甚捷。又治便毒，此足厥阴湿气，因疲劳而发。取射干三寸，与生姜同煎，食前服、利三两行，甚效。〔时珍曰〕射干能降火。故古方治喉痹咽痛为要药。孙真人千金方，治喉痹有乌翣膏。张仲景金匮玉函方，治咳而上气，喉中作水鸡声，有射干麻黄汤。又治疟母鳖甲煎丸，亦用乌扇烧过。皆取其降厥阴相火也。火降则血散肿消，而痰结自解，癥瘕自除矣。

鸢尾 （本经下品）

【释名】乌园本经根名鸢头。〔时珍曰〕并以形命名。乌园当作乌鸢。

【集解】〔别录曰〕乌鸢生九疑山谷。五月采。〔弘景曰〕方家言是射干苗，而主疗亦异，当别是一种。方用鸢头，当是其根，疗体相似，而本草不题。〔恭曰〕此草所在有之，人家亦种。叶似射干而阔短，不抽长茎，花紫碧色。根似高良姜，皮黄肉白，嚼之戟人咽喉，与射干全别。射干花红，抽茎长，根黄有白。〔保升曰〕草名鸢尾，根名鸢头，亦谓之鸢根。叶似射干，布地生。黑根似高良姜而节大，数个相连。九月十月采根，日干。〔时珍曰〕此即射干之苗，非别一种也。肥地者茎长根粗，瘠地者茎短根瘦。其花自有数色。诸家皆是强分。陈延之小品方，言东海鸢头即由跋者，亦讹也。东海出之故耳。

【气味】苦，平，有毒。〔恭曰〕有小毒。

【主治】蛊毒邪气，鬼疰诸毒，破癥瘕积聚去水，下三虫。本经。杀鬼魅，疗头眩。别录。

玉簪 （纲目）

【释名】白鹤仙 〔时珍曰〕并以花象命名。

【集解】〔时珍曰〕玉簪处处人家栽为花草。二月生苗成丛，高尺许，柔茎如白菘。其叶大如掌，团而有尖，叶上纹如车前叶，青白色，颇娇莹。六七月抽茎，茎上有细叶。中出花朵十数枚，长二三寸，本小末大。未开时，正如白玉搔头簪形，又如羊肚蘑菇之状；开时微绽四出，中吐黄蕊，颇香，不结子。其根连生，如鬼臼、射干、生姜辈，有须毛。旧茎死则根有一臼，新根生则旧根腐。亦有紫花者，叶微狭。皆鬼臼、射干之属。

根

【气味】甘，辛，寒，有毒。

【主治】捣汁服，解一切毒，下骨哽，涂痈肿。时珍。

叶

【气味】同根。

【主治】蛇虺螫伤，捣汁和酒服，以渣傅之，中心留孔泄气。时珍。

凤仙（纲目）

【释名】**急性子**救荒、**旱珍珠**纲目、**金凤花**纲目、**小桃红**救荒、**夹竹桃**救荒、**海蒳**
（音纳）、**染指甲草**救荒、**菊婢** 〔时珍曰〕其花头翅尾足俱，具翘然如凤状，
故以名之。女人采其花及叶包染指甲，其实状如小桃，老则迸裂，故有指甲、急
性、小桃诸名。宋光宗李后讳凤，宫中呼为好女儿花。张宛丘呼为菊婢。韦君呼
为羽客。

【集解】〔时珍曰〕风仙人家多种之，极易生。二月下子，五月可再种。苗
高二三尺，茎有红白二色，其大如指，中空而脆。叶长而尖，似桃柳叶而有锯
齿。丫间开花，或黄或白，或红或紫，或碧或杂色，亦自变易，状如飞禽，自夏
初至秋尽，开谢相续。结实累然，大如樱桃，其形微长，色如毛桃，生青熟黄，
犯之即自裂，皮卷如拳，苞中有子似萝卜子而小，褐色。人采其肥茎沦瀹，以
充莴笋。嫩叶渫浸一宿，亦可食。但此草不生虫蠹，蜂蝶亦不近，恐亦不能无毒也。

子

【气味】微苦，温，有小毒。

【主治】产难，积块噎膈，下骨哽，透骨通窍。时珍

【发明】〔时珍曰〕凤仙子其性急速，故能透骨软坚。庖人烹鱼肉硬者，投数粒即易软烂，
是其验也。缘其透骨，最能损齿，与玉簪根同，凡服者不可着齿也。多用亦戟人咽。

花

【气味】甘，滑，温，无毒。

【主治】蛇伤，擂酒服即解。又治腰胁引痛不可忍者，研饼晒干为末，空心每酒
服三钱，活血消积。时珍。

根、叶

【气味】苦、甘、辛，有小毒。

【主治】鸡鱼骨哽，误吞铜铁，杖扑肿痛，散血通经，软坚透骨。时珍。

坐拿草（宋图经）

【集解】〔颂曰〕生江西及滁州。六月开紫花结实。采其苗入药，江西甚易得。后因人用有

效，今颇贵重。〔时珍曰〕按一统志云：出吉安永丰县。

【气味】辛，热。有毒。

【主治】风痹，壮筋骨，兼治打扑伤损。苏颂。

【发明】〔颂曰〕神医普救方，治风药中已有用者。〔时珍曰〕危氏得效方，麻药煮酒方中用之。圣济录治膈上虚热，咽喉噎塞，小便赤涩，神困多睡，有坐拿丸。用坐拿草、大黄、赤芍药、木香、升麻、麦门冬、黄芪、木通、酸枣仁、薏苡仁、枳壳等分，为末，蜜丸梧子大。每服二十丸，麦门冬汤下。

【附录】押不芦〔时珍曰〕按周密癸辛杂志云：漠北回回地方有草名押不芦。土人以少许磨酒饮，即通身麻痹而死，加以刀斧亦不知。至三日，则以少药投之即活。御药院中亦储之。贪官污吏罪甚者，则服百日丹，皆用此也。昔华陀能剖肠涤胃，岂不有此等药耶？

曼陀罗花 (纲目)

【释名】风茄儿纲目、山茄子　〔时珍曰〕法华经言佛说法时，天雨曼陀罗花。又道家北斗有陀罗星使者，手执此花。故后人因以名花。曼陀罗，梵言杂色也。前乃因叶形尔。姚伯声花品呼为恶客。

【集解】〔时珍曰〕曼陀罗生北土，人家亦栽之。春生夏长，独茎直上，高四五尺，生不旁引，绿茎碧叶，叶如茄叶。八月开白花，凡六瓣，状如牵牛花而大。攒花中折，骈叶外包，而朝开夜合。结实圆而有丁拐，中有小子。八月采花，九月采实。

花、子

【气味】辛，温，有毒。

【主治】诸风及寒湿脚气，煎汤洗之。又主惊痫及脱肛，并入麻药。时珍。

【发明】〔时珍曰〕相传此花笑采酿酒饮，令人笑；舞采酿酒饮，令人舞。予尝试之，饮须半酣，更令一人或笑或舞引之，乃验也。八月采此花，七月采火麻子花，阴干，等分为末。热酒调服三钱，少顷昏昏如醉。割疮灸火，宜先服此，则不觉苦也。

羊踯躅 (本经下品)

【释名】黄踯躅纲目、黄杜鹃蒙筌、羊不食草拾遗、闹羊花纲目、惊羊花纲目、老虎花纲目、玉枝别录。〔弘景曰〕羊食其叶，踯躅而死，故名。闹当作恼。恼，乱也。

【集解】〔别录曰〕羊踯躅生太行山川谷及淮南山。三月采花，阴干。〔弘景曰〕近道诸山皆有之。花黄似鹿葱，不可近眼。〔恭曰〕花亦不似鹿葱，正似旋花色黄者也。〔保升曰〕小树高二尺，叶似桃叶，花黄似瓜花。三月、四月采花，日干。〔颂曰〕所在有之。春生苗似鹿葱，叶似红花，茎高三四尺。夏开花似凌霄花、山石榴辈，正黄色，羊食之则死。今岭南、蜀道山谷遍生，皆深红色如锦绣。然或云此种不入药。〔时珍曰〕韩保升所说似桃叶者最的。其花五出，蕊瓣皆黄，气味皆恶。苏颂所谓深红色者，即山石榴名红踯躅者，无毒，与此别类。张揖广雅谓踯躅一名决光者，误矣。决光，决明也。按唐李绅文集言：骆谷多山枇杷，毒能杀人，其花明艳，与杜鹃花相似，樵者识之。其说似羊踯躅，未知是否？要亦其类耳。

羊踯躅

闹羊花

花

【气味】辛，温，有大毒。〔权曰〕恶诸石及面，不入汤使，伏丹砂、硇砂、雌黄，畏厄子。

【主治】贼风在皮肤中淫淫痛，温疟，恶毒诸痹。本经。**邪气鬼疰蛊毒**。别录。

【发明】〔颂曰〕古之大方多用踯躅。如胡洽治时行赤散，及治五嗽四满丸之类，并治风诸酒方皆杂用。又治百病风湿等，鲁王酒中亦用踯躅花。今医方捋脚汤中多用之。南方治蛊毒下血，有踯躅花散，云甚胜。〔时珍曰〕此物有大毒，曾有人以其根入酒饮，遂至于毙也。和剂局方治中风瘫痪伏虎丹中亦用之，不多服耳。

【附录】**山踯躅** 〔时珍曰〕处处山谷有之。高者四五尺，低者一二尺。春生苗叶，浅绿色。枝少而花繁，一枝数萼。二月始开花如羊踯躅，而蒂如石榴花，有红者、紫者、五出者、千叶者。小儿食其花，味酸无毒。一名红踯躅，一名山石榴，一名映山红，一名杜鹃花。其黄色者，即有毒羊踯躅也。羊不吃草拾遗。〔藏器曰〕生蜀川山谷，叶细长，在诸草中羊不吃者，是也。味苦、辛，温，无毒。主一切风血补益，攻诸病。煮之，亦浸酒服。〔时珍曰〕此草似羊踯躅而云无毒，盖别有此也。

芫花（本经下品）

【校正】自木部移入此。

【释名】**杜芫**别录、**赤芫**吴普；**去水**本经、**毒鱼**别录、**头痛花**纲目、**儿草**吴普、**败华**吴普、**根名黄大戟**吴普、**蜀桑**别录。〔时珍曰〕芫或作杬，其义未详。去水言其功，毒鱼言其性，大戟言其似也。俗人因其气恶，呼为头痛花。山海经云，首山其草多芫，是也。

芫花

【集解】〔别录曰〕芫花生淮源川谷。三月三日采花，阴干。〔普曰〕芫根生邯郸。二月生叶，青色，加厚则黑。华有紫、赤、白者。三月实落尽，叶乃生。三月采花，五月采叶，八月、九月采根，阴干。〔保升曰〕近道处处有之。苗高二三尺，叶似白前及柳叶，根皮黄似桑根。正月、二月花发，紫碧色，叶未生时收采日干。叶生花落，即不堪用也。〔颂曰〕在处有之。宿根旧枝茎紫，长一二尺。根入土深三五寸，白色，似榆根。春生苗叶，小而尖，似杨柳枝叶。二月开紫花，颇似紫荆而作穗，又似藤花而细。今绛州出者花黄，谓之黄芫花。〔时珍曰〕顾野王玉篇云：杬木出豫章，煎汁藏果及卵不坏。洪迈容斋随笔云：今饶州处处有之。茎干不纯是木。小人争斗者，取叶按擦皮肤，辄作赤肿如被伤，以诬人。至和盐擦卵，则又染其外若赭色也。

【修治】〔弘景曰〕用当微熬。不可近眼。〔时珍曰〕芫花留数年陈久者良。用时以好醋煮十数沸，去醋，以水浸一宿，晒干用，则毒灭也。或以醋炒者次之。

【气味】根同。辛，温，有小毒。〔别录曰〕苦，微温。〔普曰〕神农、黄帝、雷公：苦，有毒。扁鹊、岐伯：苦。李当之：有大毒，多服令人泄。〔之才曰〕决明为之使。反甘草。

【主治】咳逆上气，喉鸣喘，咽肿短气，虫毒鬼疟，疝瘕痈肿。杀虫鱼。本经。消胸中痰水，喜唾，水肿，五水在五脏皮肤及腰痛，下寒毒肉毒。根：疗疥疮。可用毒鱼。别录。治心腹胀满，去水气寒痰，涕唾如胶，通利血脉，治恶疮风痹湿，一切毒风，四肢挛急，不能行步。甄权。疗咳嗽瘴疟。大明。治水饮痰澼，胁下痛，时珍。

【发明】〔时珍曰〕张仲景治伤寒太阳证，表不解，心下有水气，干呕发热而咳，或喘或利者，小青龙汤主之。若表已解，有时头痛出汗，恶寒，心下有水气，干呕，痛引两胁，或喘或咳者，十枣汤主之。盖小青龙治未发散表邪，使水气自毛窍而出，乃内经所谓开鬼门法也。十枣汤驱逐里邪，使水气自大小便而泄，乃内经所谓洁净府、去陈莝法也。夫饮有五，皆由内吸水浆，外受湿气，郁蓄而为留饮。流于肺则为支饮，令人喘咳寒热，吐沫背寒；流于肺下，则为悬饮，令人咳唾，痛引缺盆两胁；流于心下则为伏饮，令人胸满呕吐，寒热眩运；流于肠胃，则为痰饮，令人腹鸣吐水，胸胁支满，或作泄泻，忽肥忽瘦；流于经络，则为溢饮，令人沉重注痛，或作水气肘肿。芫花、大戟、甘遂之性，逐水泄湿，能直达水饮窠囊隐僻之处。但可徐徐用之，取效甚捷。不可过剂，泄人真元也。陈言三因方，以十枣汤药为末，用枣肉和丸，以治水气喘急浮肿之证，盖善变通者也。杨士瀛直方指云：破癖须用芫花，行水后便养胃可也。〔好古曰〕水者，肺、肾、脾三经所主，有五脏六腑十二经之部分。上而头，中而四肢，下而腰脚；外而皮毛，中而肌肉，内而筋骨。脉有尺寸之殊，浮沉之别，不可轻泻。当知病在何经何脏，方可用之。若误投之，则害深矣。芫花与甘草相反，而胡洽居士方，治痰癖饮癖，以甘遂、大戟、芫花、大黄、甘草同用。盖欲其大吐以泄湿，因相反而相激也。

【正误】〔慎微曰〕三国志云：魏初平中，有青牛先生，常服芫花。年百余岁，常如五六十人。〔时珍曰〕芫花乃下品毒物，岂堪久服？此方外迂怪之言。不足信也。

荛花 <small>（音饶　本经下品）</small>

【释名】〔时珍曰〕荛者，饶也。其花繁饶也。

【集解】〔别录曰〕荛花生咸阳川谷及河南中牟。六月采花，阴干。〔弘景曰〕中牟者，时从河上来，形似芫花而极细，白色。〔恭曰〕苗似胡荽，茎元刺。花细，黄色，四月、五月收，与芫花全不相似也。〔保升曰〕所在有之，以雍州者为好，生冈原上。苗高二尺许。〔宗奭曰〕今京洛间甚多。〔时珍曰〕按苏颂图经言：绛州所上芫花黄色，谓之黄芫花。其图小株，花成簇生，恐即此荛花也。生时色黄，干则如白，故陶氏言细白也。或言无荛花，似桃花代之，取其利耳。

【气味】苦，寒，有毒。〔别录曰〕辛，微寒，有毒。

【主治】伤寒温疟，下十二水，破积聚大坚癥瘕，荡涤肠中留癖饮食寒热邪气，利水道。本经。疗痰饮咳嗽。别录。治咳逆上气，喉中肿满，痈气蛊毒，疝瘕气块。甄权。

【发明】〔宗奭曰〕张仲景伤寒论以芫花治利者，取其行水也。水去则利止，其意如此。今用之当斟酌，不可过使与不及也。须有是证乃用之。〔好古曰〕仲景小青龙汤云：若微利，去麻黄，加芫花如鸡子大，熬令赤色。用之盖利水也。〔时珍曰〕莞花盖亦芫花之类，气味主治大略相近。

醉鱼草（纲目）

【释名】闹鱼花纲目、鱼尾草纲目、槐木。

【集解】〔时珍曰〕醉鱼草南方处处有之。多在堑岸边，作小株生，高者三四尺。根状如枸杞。茎似黄荆，有微棱，外有薄黄皮。枝易繁衍。叶似水杨，对节而生，经冬不凋。七八月开花成穗，红紫色，严如芫花一样。结细子。渔人采花及叶以毒鱼，尽圉圉而死，呼为醉鱼儿草。池沼边不可种之。此花色状气味并如芫花，毒鱼亦同，但花开不同时为异尔。按中山经云：熊耳山有草焉，其状如苏而赤华，名曰葶，可以毒鱼。其此草之类欤？

花、叶

【气味】辛、苦，温，有小毒。【主治】痰饮成齁，遇寒便发，取花研末，和米粉作果，炙熟食之，即效。又治误食石斑鱼子中毒，吐不止，及诸鱼骨鲠着，捣汁和冷水少许咽之，吐即止，骨即化也。久疟成癖者，以花填鲫鱼腹中，湿纸裹煨熟，空心食之。仍以花和海粉捣贴，便消。时珍。

莽草（本经下品）

【校正】自木部移入此。

【释名】茵草（音冈）、芒草山海经、鼠莽〔弘景曰〕莽本作茵字，俗讹呼尔。〔时珍曰〕此物有毒，食之令人迷罔，故名。山人以毒鼠，谓之鼠莽。

【正误】〔别录曰〕一名葞，一名春草。〔禹锡曰〕按尔雅云：葞，春草。孙炎注云：药草也，俗呼为茵草。郭璞注云：一名芒草。所见异也。〔时珍曰〕葞，音尾，白薇也。薇、葞字音相近尔。别录白薇下云，一名春草，而此又以为茵草，盖因孙炎之误也。今正之。

【集解】〔别录曰〕莽草生上谷山谷及冤句。五月采叶，阴干。〔弘景曰〕今东间处处皆有。

叶青辛烈者良。又用捣以和陈粟米粉，纳水中，鱼吞即死浮出，人取食之无妨。〔颂曰〕今南中州郡及蜀川皆有之。木若石南而叶稀，无花实。五月七月采叶，阴干。一说：藤生，绕木石间。既谓之草，乃藤生者是也。〔宗奭曰〕莽草诸家皆谓之草，而本草居木部。今世所用皆木，叶如石南叶，枝梗干则皱，揉之其臭如椒。〔敩曰〕凡用叶，勿用尖及挛生者。〔时珍曰〕范子计然云：莽草出三辅，青色者善。

莽草

叶

【修治】〔敩曰〕凡使取叶细锉，以生甘草、水蓼二味同盛入生稀绢袋中，甑中蒸一日，去二件，晒干用。

【气味】辛，温，有毒。〔普曰〕神农：辛。雷公、桐君：苦，有毒。〔时珍曰〕莽草制雌黄、雄黄而有毒，误食害人。惟紫河车磨水服，及黑豆煮汁服，可解。豆汁浇其根即烂，性相制也。

【主治】风头痛肿，乳痈疝瘕，除结气疥瘙。杀虫鱼。本经。**疗喉痹不通，乳难。头风痒，可用沐，勿令入眼。**别录。**治风疽，疝气肿坠凝血，治瘰疬，除湿风，不入汤服。主头疮白秃杀虫。与白蔹、赤小豆为末，鸡子白调如糊，协毒肿，干更易上。**甄权。**治皮肤麻痹，煎浓汤淋。风虫牙痛。**大明。

【发明】〔颂曰〕古方治风毒痹厥诸酒，皆用莽草。今医家取叶煎汤，热含少顷吐之，治牙齿风虫及喉痹甚效。〔宗奭曰〕浓煎汤，淋渫皮肤麻痹。周礼煎氏掌除蠹物，以莽草熏之则死。〔时珍曰〕古方治小儿伤寒，有莽草汤。又琐碎录云：思村王氏之子，生七日而两肾缩入。二医云：此受寒气而然也。以硫黄、茱萸、大蒜研涂其腹，以莽草、蛇床子烧烟，熏其下部而愈也。

茵芋（本经下品）

【释名】莞草别录、**卑共**别录。〔时珍曰〕茵芋本作因预，未详其义。莞草与莆莞名同。

【集解】〔别录曰〕茵芋生太山川谷。三月三日采叶，阴干。〔弘景曰〕好者出彭城，今近道亦有。茎叶状似莽草而细软，连细茎采之。方用甚稀，惟合疗风酒。〔大明曰〕出自海盐。形似石南，树生，叶厚，五六七月采。〔颂曰〕今雍州、绛州、华州、杭州亦有之。春生，苗高三四尺，茎赤。叶似石榴而短厚，又似石南叶。四月开细白花，五月结实。三月、四月、七月采茎叶，日干。

茵芋

茎、叶

【气味】苦，温，有毒。〔别录曰〕微温，有毒。〔权曰〕苦，辛，有小毒。

【主治】五脏邪气，心腹寒热，羸瘦如疟状，发作有时，诸关节风湿痹痛。本经。**疗久风湿，走四肢，脚弱。**别录。**治男子女人软脚毒风，拘急挛痛。**甄权。**一切冷风，筋骨怯弱羸颤。入药炙用。**大明。

【发明】〔时珍曰〕千金、外台诸古方，治风痫有茵芋丸，治风痹有茵芋酒，治妇人产后中风有茵芋膏，风湿诸方多用之。茵芋、石南、莽草皆古人治风妙品，而近世罕知，亦医家疏缺也。

石龙芮（本经中品）

【校正】并入菜部水堇。

【释名】**地椹**本经、**天豆**别录、**石能**别录、**鲁果能**别录、**水堇**吴普（音谨，又音芹）、**苦堇**尔雅、**堇葵**郭璞、**胡椒菜**救荒、**彭根**别录。〔弘景曰〕生于石上，其叶芮芮短小，故名，〔恭曰〕实如桑椹，故名地椹。〔禹锡曰〕尔雅云：啮，苦堇也。郭璞云：即苦堇也。本草言味甘，而此云苦者，古人语倒，犹甘草谓之大苦也。〔时珍曰〕芮芮，细貌。其椹之子细芮，故名。地椹以下，皆子名也。水堇以下，皆苗名也。苗作蔬食，味辛而滑，故有椒、葵之名。唐本草菜部水堇系重出，今依吴普本草合并为一。

【集解】〔别录曰〕石龙芮生太山川泽石边。五月五日采子，二月、八月采皮，阴干。〔弘景曰〕今出近道。子形粗似蛇床子而扁，非真好者，人言是茜菜子也。东山石上所生者，其叶芮芮短小，其子状如葶苈，黄色而味小辛，此乃是真也。〔恭曰〕今用者，俗名水堇。苗似附子，实如桑椹，生下湿地，五月熟，叶、子皆味辛。山南者粒大如葵子。关中、河北者细如葶苈，气力劣于山南者。陶以细者为真，未为通论。又曰：堇菜野生，非人所种。叶似蕺，花紫色。〔藏器曰〕尔雅云：芨，堇草。注云：乌头苗也。苏恭注天雄亦云，石龙芮叶似堇草，故名水堇。据此，则堇草是乌头苗，水堇定是石龙芮，更非别草也。〔颂曰〕今惟出兖州。一丛数茎，茎青紫色，每茎三叶，其叶短小多刻缺，子如葶苈而色黄。苏恭所说乃水堇，非石龙芮也；兖州所上者，正与本草及陶氏说合，为得其真。〔宗奭曰〕石龙芮有两种：水中生者叶光而子圆，陆地生者叶毛而子锐。入药须水生者。陆生者又谓之天灸，而补不足，茎冷失精。〔时珍曰〕苏恭言水堇即石龙芮，苏颂非之非矣。按汉吴普本草石龙芮一名水堇，其说甚明。唐本草菜部所出水堇，言其苗也。本经石龙芮，言其子也。寇宗奭所言陆生者，乃是毛堇，有大毒，不可食。水堇即俗称胡椒菜者，处处有之，多生近水下湿地。高者尺许，其根如荠。二月生苗，丛生。圆茎分枝，一枝三叶。叶青而光滑，有三尖，多细缺。江淮人三四月采苗，瀹过，晒蒸黑色为蔬。四五月开细黄花。结小实，大如豆，状如初生桑椹，青绿色。搓散则子甚细，如葶苈子，即石龙芮也。宜半老时采之。范子计然云：石龙芮出三辅，色黄者善。

子根皮同。

【气味】苦，平，无毒。〔普曰〕神农：苦，平。岐伯：酸。扁鹊：大寒。雷公：咸，无毒。〔之才曰〕大戟为之使。畏茱萸、蛇蜕皮。

【主治】风寒湿痹，心腹邪气，利关节，止烦满。久服轻身明目不老。本经。平肾胃气，补阴气不足，失精茎冷。令人皮肤光泽有子。别录。逐诸风，除心热燥。大明。

【发明】〔时珍曰〕石龙芮乃平补之药，古方多用之。其功与枸杞、覆盆子相埒，而世人不知用，何哉？

水堇

【气味】甘，寒，无毒。〔时珍曰〕微辛、苦，涩。

【主治】捣汁，洗马毒疮，并服之。又涂蛇蝎毒及痈肿。唐本。久食除心下烦热。主寒热鼠瘘，瘰疬生疮，结核聚气，下瘀血，止霍乱。又生捣汁半升服，能杀鬼毒，即吐出。孟诜。

【发明】〔诜曰〕堇叶止霍乱，与香茙同功。香茙即香薷也。

毛茛 (音艮　拾遗)

【校正】并入毛建草。

【释名】毛建草拾遗、水茛纲目、毛堇（音芹）、天灸衍义，自灸纲目、猴蒜 〔时珍曰〕茛乃草乌头之苗，此草形状及毒皆似之，故名。肘后方谓之水茛。又名毛建，亦茛字音讹也。俗名毛堇，似水堇而有毛也。山人截疟，采叶贴寸口，一夜作泡如火燎，故呼为天灸、白灸。

【集解】〔藏器曰〕陶注钩吻云：或是毛堇。苏恭云：毛茛是有毛石龙芮也。有毒，与钩吻无干。葛洪百一方云：菜中有水茛，叶圆而光，生水旁，有毒，蟹多食之，人误食之，狂乱如中风状，或吐血，以甘草汁解之。又曰：毛建草，生江东地，田野泽畔。叶如芥而大，上有毛。花黄色。子如葵蓁。〔时珍曰〕毛建、毛茛即今毛堇也，下湿处即多。春生苗，高者尺余，一枝三叶，叶有三尖及细缺。与石龙芮茎叶一样，但有细毛为别。四五月开小黄花，五出，甚光艳。结实状如欲绽青桑椹，如有尖峭，与石龙芮子不同。人以为鹅不食草者，大误也。方士取汁煮砂伏硫。沈存中笔谈所谓石龙芮有两种：水生者叶光而末圆，陆生者叶毛而末锐。此即叶毛者，宜辨之。

毛 茛

有毛石龙芮即毛芹

【附录】海姜、阴命〔藏器曰〕陶注钩吻云：海姜生海中，赤色，状如石龙芮。有大毒。又曰：阴命生海中，赤色，着木悬其子，有大毒。今无的识者。

叶及子

【气味】辛，温，有毒。

【主治】恶疮痈肿，疼痛未溃，捣叶傅之，不得入疮令肉烂，又患疟人，以一握微碎，缚于臂上，男左女右，勿令近肉，即便成疮。和姜捣涂腹，破冷气。藏器。

牛扁 (本经下品)

【释名】扁特唐本、扁毒唐本。

【集解】〔别录曰〕牛扁生桂阳川谷。〔弘景曰〕今人不复识此。〔恭曰〕此药似堇草、石龙芮

本草纲目

六四二

牛扁

潞州

辈，根如秦艽而细，生平泽下地。田野人名为牛扁，疗牛虱甚效。太常名扁特，或名扁毒。〔保升曰〕今出宁州。叶似石龙芮、附子等。二月、八月采根，日干。〔颂曰〕今潞州一种便特。六月有花，八月结实。采其根苗，捣末油调，杀虮虱。主疗大都相似，疑即扁特也，但声近而字讹耳。

【气味】苦，微寒，无毒。

【主治】身皮疮热气，可作浴汤。杀牛虱小虫，又疗牛病。本经。

【附录】虱建草拾遗。〔藏器曰〕苦，无毒。主虮虱。捼汁沐头虱尽死。人有误吞虱成病者，捣汁服一小合。亦主诸虫疮。生山足湿地。发叶似山丹，微赤，高一二尺。又有水竹叶，生水中。叶如竹叶而短小，可生食，亦去虱。

荨麻

荨麻（荨音寻 宋图经）

【释名】毛蘝〔时珍曰〕荨字本作蘝。杜子美有除蘝草诗，是也。

【集解】〔颂曰〕荨麻生江宁府山野中。〔时珍曰〕川黔诸处甚多。其茎有刺，高二三尺。叶似花桑，或青或紫，背紫者入药。上有毛芒可畏，触人如蜂虿螫蠚，以人溺濯之即解。有花无实，昌冬不凋。捋投水中，能毒鱼。

【气味】辛、苦，寒，有大毒。吐利人不止。

【主治】蛇毒，捣涂之。苏颂。风疹初起，以此点之，一夜皆失。时珍。

格注草

济南

格注草（唐本草）

【集解】〔恭曰〕出齐鲁山泽间，叶似蕨。根紫色，若紫草根，一株有二寸许。二月、八月采根，五月、六月采苗，日干用。

【气味】辛、苦，温，有大毒。

【主治】蛊疰诸毒疼痛等。唐本。

海芋（纲目）

【释名】观音莲纲目、羞天草玉册、天荷纲目、隔河仙见下。

【集解】〔时珍曰〕海芋生蜀中。今亦处处有之。春生苗，高四五尺。大叶如芋叶而有干。夏秋间，抽茎开花，如一瓣莲花，碧色。花中有蕊，长作穗，如观音像在圆光之状，故俗呼为观音莲。方士号为隔河仙，云可变金。其根似芋魁，大者如升碗，长六七寸，盖野芋之类也。庚辛玉册云：羞天草，阴草也。生江广深谷涧边。其叶极大，可以御雨，叶背紫色。花如莲花。恨叶皆有大毒，可煅粉霜、朱砂。小者名野芋。宋祁海芋赞云：木干芋叶，拥肿盘戾。农经弗载，可以治病。

【气味】辛，有大毒。

【主治】疟瘴毒肿风癞。伏硇砂。时珍。

【附录】透山根〔时珍曰〕按峋嵝神书云：透山根生蜀中山谷。草类蘼芜，可以点铁成金。昔有人采药，误研此草，刀忽黄软成金也。又庚辛玉册云：透山根出武都。取汁点铁，立成黄金。有大毒，人误食之，化为紫水。又有金英草，亦生蜀中。状如马齿苋而色红，模铁成金。亦有大毒，入口杀人，须臾为紫水也。又何远春渚纪闻云：刘均父吏部罢官归成都，有水银一筐，过峡筐漏，急取渡旁丛草塞之，久而开视，尽成黄金矣。宋初有军士在泽州泽中割马草归，镰皆成金。以草燃釜，亦成黄金。又临安僧法坚言：有客过于潜山中，见一蛇腹胀，啮一草以腹磨之而消，念此草必能消胀，取置箧中。夜宿旅馆，闻邻房有人病腹胀呻吟，以釜煎药一杯与服。顷之不复闻声，念已安矣。至旦视之，其人血肉俱化为水，独骸骨在床尔。视其釜，则通体成金矣。观何氏所载，即是透山根及金英草之类。如此毒草，不可不知，故备载之耳。

海芋

观音莲

钩吻（本经下品）

【释名】野葛本经、毒根吴普、胡蔓草图经、断肠草纲目、黄藤纲目、火把花〔弘景曰〕言其入口则钩人喉吻也。或言：吻当作挽字，牵挽人肠而绝之也。〔时珍曰〕此草虽名野葛，非葛根之野者也。或作冶葛。王充论衡云：冶，地名也，在东南。其说甚通。广人谓之胡蔓草，亦曰断肠草。人人畜腹内，即粘肠上，半日则黑烂，又名烂肠草，滇人谓之火把花，因其花红而性热如火也。岳州谓之黄藤。

【集解】〔别录曰〕。钩吻生传高山谷及会稽东野。折之青烟出者，名固活。二月、八月采。〔普曰〕秦钩吻一名除辛，生南越山及寒石山，或益州。叶如葛，赤茎大如箭而方，根黄色，正月采之。〔恭曰〕野葛生桂州以南，村墟间巷间皆有。彼人通名钩吻，亦谓苗为钩吻，根名野葛。蔓生。其叶如柿。其根新采者，皮白骨黄。宿根似地骨，嫩根如汉防己，皮节断者良。正与白花藤相类，不深别者，颇亦惑之。新者折之无尘气。经年以后则有尘起，从骨之细孔中出。今折枸杞根亦然。本草言折之青烟起者名固活为良，亦不达之言也。人误食其叶者致死，而羊食其苗大肥，物有相伏如此。博物志云，钩吻蔓生，叶似凫葵，是也。〔时珍曰〕嵇含南方草木状云：野葛蔓生，叶如罗勒，光而厚，一名胡蔓草。人以杂生蔬中毒人，半日辄死。段成式酉阳杂俎云：胡蔓草生邕州、容州之间。丛生。花扁如厄子而稍大，不成朵，色黄白。其叶稍黑。又按岭南卫生方云：胡蔓草叶如茶，其花黄而小。一叶入口，百窍溃血，人无复生也。时珍又访之南人云：钩吻即胡蔓草，今人谓之断肠草是也。蔓生，叶圆而光。春夏嫩苗毒甚，秋冬枯老稍缓。五六月开花似榉柳花，数十朵作穗。生岭南者花黄。生滇南者花红，呼为火把花。此数

钩吻

断肠草

说皆与吴普、苏恭说相合。陶弘景等别生分辨，并正于下。

【正误】〔弘景曰〕五符经亦言钩吻是野葛。核事而言，似是两物。野葛是根，状如牡丹，所生处亦有毒，飞鸟不得集，今人用合膏服之无嫌。钩吻别是一物，叶似黄精而茎紫，当心抽花，黄色，初生极类黄精，故人采多惑之，遂致死生之反。或云钩吻是毛茛，参错不同，未详云何？〔敩曰〕凡使黄精勿用钩吻，真似黄精，只是叶有毛钩子二个。黄精叶似竹叶。又曰：凡使钩吻，勿用地精，茎苗相同。钩吻治人身上恶毒疮，其地精杀人也。〔恭曰〕钩吻蔓生，叶如柿。陶言飞鸟不集者，妄也。黄精直生，叶似柳及龙胆草，殊非比类。毛茛乃有毛石龙芮，与钩吻何干？〔颂曰〕江南人说黄精茎苗稍类钩吻。但钩吻叶头极大而根细，与苏恭所说不同，恐南北之产异也。〔禹锡曰〕陶说钩吻似黄精者，当是。苏说似柿叶者，别是一物也。又言苗名钩吻，根名野葛者，亦非通论。〔时珍曰〕神农本草钩吻一名野葛，一句已明。草木状又名胡蔓草，显是藤生。吴普、苏恭所说正合本文。陶氏以藤生为野葛，又指小草为钩吻，复疑是毛茛，乃祖雷敩之说。诸家遂无定见，不辨其蔓生、小草，相去远也。然陶、雷所说亦是一种有毒小草，但不得指为钩吻尔。昔天姥对黄帝言：黄精益寿，钩吻杀人。乃是以二草善恶比对而言。陶氏不审，疑是相似，遂有此说也。余见黄精下。

【气味】辛，温，大有毒。〔普曰〕神农：辛。雷公：有毒杀人。〔时珍曰〕其性大热。本草毒药止云有大毒，此独变文曰大有毒，可见其毒之异常也。〔之才曰〕半夏为之使，恶黄芩。

【主治】金疮乳痓，中恶风，咳逆上气，水肿，杀鬼疰蛊毒。本经。破癥积，除脚膝痹痛，四肢拘挛，恶疮疥虫，杀鸟兽。捣汁入膏中，不入汤饮。别录。主喉痹咽塞，声音变。吴普。

【发明】〔藏器曰〕钩吻食叶，饮冷水即死，冷水发其毒也。彼土毒死人悬尸树上，汁滴地上生菌子，收之名菌药，烈于野葛也。蕹菜捣汁，解野葛毒。取汁滴野葛苗即萎死。南人先食蕹菜，后食野葛，二物相伏，自然无苦。魏武帝啖野葛至尺，先食此菜也。〔时珍曰〕按李石续博物志云：胡蔓草出二广。广人负债急，每食此草而死，以诬人。以急水吞即死急，慢水吞死稍缓。或取毒蛇杀之，覆以此草，浇水生菌，为毒药害人。葛洪肘后方云：凡中野葛毒口不可开者。取大竹筒洞节，以头拄其两胁及脐中。灌冷水人筒中，数易水。须臾口开，乃可下药解之。惟多饮甘草汁、人屎汁。白鸭或白鹅断头沥血，入口中。或羊血灌之。岭南卫生方云：即时取鸡卵抱未成雏者，研烂和麻油灌之。吐出毒物乃生，稍迟即死也。

第十八卷草部七目录

草之七 （蔓草类七十三种附十九种）

忍冬别录 （即金银花）

甘藤嘉祐 甜藤、甘露附

含水藤海药

天仙藤图经

紫金藤图经

南藤开宝 烈节附

清风藤图经

百棱藤图经

省藤拾遗

紫藤开宝

落雁木唐本 折伤木、风延母、每始王木附

千里及拾遗 （即千里光）

藤黄拾遗

上附方旧一百三十七，新三百二十八

【附录】诸藤二十九种

第十八卷草部七

草之七 （蔓草类七十三种附一十九种）

菟丝子 （本经上品）

【释名】**菟缕**别录、**菟累**别录、**菟芦**本经、**兔丘**广雅、**赤纲**别录、**玉女**尔雅、**唐豪**尔雅、**火焰草**纲目、**野狐丝**纲目、**金线草** 〔禹锡曰〕按吕氏春秋云：或谓菟丝无根也。其根不属地，茯苓是也。抱朴子云：菟丝之草，下有伏菟之根。无此菟，则丝不得生于上，然实不属也。伏菟抽则菟丝死。又云菟丝初生之根，其形似兔。握故割其血以和丹服，立能变化。则菟丝之名因此也。〔弘景曰〕旧言下有茯苓，上有菟丝。不必尔也。〔颂曰〕抱朴所说今未见，岂别一类乎？孙炎释尔雅云：唐也，蒙也，女萝也，菟丝也，一物四名，而本草唐蒙为一名。诗云：茑与女萝。毛苌云：女萝，菟丝也。而本草菟丝无女萝之名，惟松萝一名女萝。岂二物皆是寄生同名，而本草脱漏乎？〔震亨曰〕菟丝未尝与茯苓共类，女萝附松而生，不相关涉，皆承讹而言也。〔时珍曰〕毛诗注女萝即菟丝。吴普本草菟丝一名松萝，陆佃言在木为女萝，在草为菟丝，二物殊别，皆由尔雅释诗误以为一物故也。张揖广雅云：菟丘，菟丝也。女萝，松萝也。陆玑诗疏言菟丝蔓草上，黄赤如金；松萝蔓松上，生枝正青，无杂蔓者，皆得之。详见木部松萝下。又菟丝茯苓说，见茯苓下。

【集解】〔别录曰〕菟丝子生朝鲜川泽田野，蔓延草木之上。九月采实，暴干。色黄而细者为赤纲，色浅而大者为菟累。功用并同。〔弘景曰〕田野墟落中甚多，皆浮生蓝、纻、麻、蒿上，其实仙经俗方并以为补药，须酒浸一宿用，宜丸不宜煮。〔大明曰〕苗茎似黄丝，无根株，多附田中，草被缠死，或生一叶，开花结子不分明，子如碎黍米粒，八月、九月以前采之。〔颂曰〕今近道亦有之，以冤句者为胜。夏生苗，初如细丝，遍地不能自起。得他草梗则缠绕而生，其根渐绝于地而寄空中。或云无根。假气而生，信然。〔时珍曰〕按宁献王庚辛玉册云：火焰草即菟丝子，阳草也。多生荒园古道。其子入地，初生有根，及长延草物，其根自断。无叶有花，白色微红，香亦袭人。结实如秕豆而细，色黄，生于梗上尤佳，惟怀孟林中多有之，入药更良。

子

【修治】〔敩曰〕凡使勿用天碧草子，真相似，只是味酸涩并粘也。菟丝采得，去壳了，用

菟丝子

苦酒浸二日。漉出，以黄精自然汁相对，浸一宿。至明，用微火煎至干。入臼中，烧热铁杵，一去三千余杵，成粉用之。〔时珍曰〕凡用以温水淘去沙泥，酒浸一宿。曝干捣之。不尽者，再浸曝捣，须臾悉细。又法：酒浸四五日，蒸曝四五次，研作饼，焙干再研末。或云：曝干时，入纸条数枚同捣，即刻成粉，且省力也。

【气味】辛、甘，平，无毒。〔之才曰〕得酒良。薯蓣、松脂为之使。恶藋菌。

【主治】续绝伤，补不足，益气力，肥健人。本经。养肌强阴，坚筋骨，主茎中寒，精自出，溺有余沥，口苦燥渴，寒血为积。久服明目轻身延年。别录。治男女虚冷，添精益髓，去腰疼膝冷，消渴热中。久服去面䵟，悦颜色。甄权。补五劳七伤，治鬼交泄精，尿血，润心痹。大明。补肝脏风虚。好古。

【发明】〔敩曰〕菟丝子禀中和凝正阳之气，一茎从树感枝而成，从中春上阳结实，故偏补人卫气，助人筋脉。〔颂曰〕抱朴子仙方单服法：取实一斗，酒一斗浸，曝干再浸又曝，令酒尽乃止，捣筛。每酒服二钱，日二服。此药治腰膝去风，兼能明目。久服令人光泽，老变为少。十日外，饮啖如汤沃雪也。

苗

【气味】甘，平，无毒。玉册云：汁伏三黄、硫、汞，结草砂。

【主治】研汁涂面，去面䵟。本经。碎煎汤，浴小儿，疗热肺。弘景。

【附录】难火兰拾遗〔藏器曰〕味酸，温，无毒。主冷气风痹，开胃下食，去腹胀。久服明目。生巴中胡国。状似菟丝子而微长。

五味子 (本经上品)

【释名】荎藸尔雅（音知除）、玄及别录、会及　〔恭曰〕五味，皮肉甘、酸，核中辛、苦，都有咸味，此则五味具也。本经但云味酸，当以木为五行之先也。

【集解】〔别录曰〕五味子生齐山山谷及代郡。八月采实，阴干。〔弘景曰〕今第一出高丽，多肉而酸甜；次出青州、冀州，味过酸，其核并似猪肾。又有建平者，少肉，核形不相似，味苦，亦良。此药多膏润，烈日暴之，乃可捣筛。〔恭曰〕蔓生木上。其叶似杏而大。子作房如落葵，大如蘡子。出蒲州及蓝田山中，今河中府岁贡之。〔保升曰〕蔓生。茎赤色，花黄、白，子生青熟紫，亦具五色。味甘者佳。〔颂曰〕今河东、陕西州郡尤多，杭越间亦有之。春初生苗，引赤蔓于高木，其长六七尺。叶尖圆似杏叶。三四月开黄白花，类莲花状。七月成实，丛生茎端，如豌豆许大，生青熟红紫，入药生曝不去子。今有数种，大抵相近。雷敩言小颗皮皱泡者，有白扑盐霜一重，其味酸咸苦辛甘皆全者为真也。〔时珍曰〕五味今有南北之分，南产者色红，北产者色黑，入滋补药必用北产者乃良。亦可取根种之，当年就旺；若二月种子，次年乃旺，须以架引之。

五味子

【修治】〔敩曰〕凡用以铜刀劈作两片，用蜜浸蒸，从巳至申，却以浆浸一宿，焙干用。〔时珍曰〕入补药熟用，入嗽药生用。

【气味】酸，温无毒。〔好古曰〕味酸，微苦、咸。味厚气轻，阴中微阳，入手太阴血分、足少阴气分。〔时珍曰〕酸咸入肝而补肾，辛苦入心而补肺，甘入中宫益脾胃。〔之才曰〕苁蓉为之使。恶葳蕤。胜乌头。

【主治】益气，咳逆上气，劳伤羸瘦，补不足，强阴，益男子精。本经。养五脏，除热，生阴中肌。别录。治中下气，止呕逆，补虚劳，令人体悦泽。甄权。明目，暖水脏，壮筋骨，治风消食。反胃霍乱转筋，痃癖奔豚冷气，消水肿心腹气胀，止渴，除烦热，解酒毒。大明。生漳止渴，治泻痢，补元气不足，收耗散之气，瞳子散大。李杲。治喘咳燥嗽，壮水镇阳。好古。

【发明】〔成无己曰〕肺欲收，急食酸以收之，以酸补之。芍药、五味之酸，以收逆气而安肺。〔杲曰〕收肺气，补气不足，升也。酸以收逆气，肺寒气逆，则宜此与干姜同治之。又五味子收肺气，乃火热必用之药，故治嗽以之为君。但有外邪者不可骤用，恐闭其邪气，必先发散而后用之乃良。有痰者，以半夏为佐；喘者，阿胶为佐，但分两少不同耳。〔宗奭曰〕今华州以西至秦州多产之。方红熟时，彼人采得，蒸烂，研滤汁，熬成稀膏，量酸甘入蜜炼匀，待冷收器中。肺虚寒人，作汤时时饮之。作果可以寄远。本经言其性温，今食之多致虚热，小儿益甚。药性论谓其除热气，日华子谓其暖水脏，烦热，后学至此多惑。今既用治肺虚寒，则更不取其除热之说。〔震亨曰〕五味大能收肺气，宜其有补肾之功。收肺气，非除热乎？补肾，非暖水脏乎？乃火热嗽必用之药。寇氏所谓食之多致虚热者，盖收补之骤也，何惑之有？又黄昏嗽乃火气浮入肺中，不宜用凉药，宜五味子、倍子敛而降之。〔思邈曰〕五六月宜常服五味子汤，以益肺金之气，在上则滋源，在下则补肾。其法：以五味子一大合，木臼捣细，瓷瓶中，以百沸汤投之，入少蜜，封置火边良久，汤成任饮。〔元素曰〕孙真人千金月令言：五月常服五味，以补五脏之气。遇夏月季夏之间，困乏无力，元气以动。与黄芪、麦门冬，少减生黄柏，煎汤服之。使人精神顿加，两足筋力涌出也。盖五味子之酸，辅人参，能泻丙火而补庚金，收敛耗散之气。〔好古曰〕张仲景八味丸，用此补肾，亦兼述类象形也。〔机曰〕五味治喘嗽，须分南北。生津止渴，润肺补肾，劳嗽，宜用北者；风寒在肺，宜用南者。〔慎微曰〕抱朴子云：五味者，五行之精，其子有五味。淮南公羡门子服之十六年，面色如玉女，入水不沾，入火不灼。

蓬蘽（音累　本经本品）

【校正】自果部移入此。

【释名】覆盆别录陵蘽别录、阴蘽别录、寒莓会编、割田藨（音苞）。〔时珍曰〕蓬蘽与覆盆同类，故别录谓一名覆盆。此种生于丘陵之间，藤叶繁衍，蓬蓬累累，异于覆盆，故曰蓬蘽、陵蘽，即藤也。其实八月始熟。俚人名割田。

【集解】〔别录曰〕蓬蘽生荆山平泽及冤句。〔弘景曰〕蓬蘽是根名，方家不用，乃昌容所服，以易颜者也。覆盆是实名。李当之云：是人所食莓子。以津汁为味，其核微细。今药中用覆盆小异。未详孰是？〔恭曰〕覆盆、蓬蘽，乃一物异名，本谓实，非根也。李云莓子者，近之矣。然生处不同，沃地则子大而甘，瘠地则子细而酸。此乃子有酸味，根无酸味，陶以根酸子甘。列入果部，重出二条，殊为孟浪。〔志曰〕蓬蘽乃覆盆之苗茎，覆盆用蓬蘽之子也。按切韵：莓音茂，其子覆盆也。蘽者藤也，则蓬蘽明是藤蔓矣。陶言蓬蘽是根，苏言是子，一物异名，皆非矣。〔颂曰〕蓬蘽是覆盆苗，处处有之，秦吴尤多。苗短不过尺，茎叶皆有刺，花白，子赤黄，如半弹丸大，而下有蒂承之，如柿蒂，小儿多食之。五月采实，其苗叶采无时。江南谓之莓，然其地所生差晚，三月始有苗，八九月花开，十月实，用则同。〔士良曰〕今观采取之家说，蓬蘽似蚕莓子，红色而大，其味酸甘，叶似野蔷薇，有刺。覆盆子小，其苗各别。诸家本草不识。故皆说蓬蘽是覆盆子之根。〔大明曰〕莓子是蓬蘽子也。树莓是覆盆子也。〔宗奭曰〕蓬蘽非覆盆也，别是一种，虽枯败而枝梗不散，今人不见用此。〔藏器曰〕其类有三种，惟四月熟，状如覆盆，而味甘美者，为是覆盆子。余不堪入药。〔机曰〕蓬蘽，徽人谓之寒莓。

蓬蘽

沿堑作丛蔓生，茎小叶密多刺。其实四五十颗作一朵，一朵大如盏面，霜后始红。苏颂图经以此注覆盆，误矣。江南覆盆，亦四五月熟，何尝差晚耶？覆盆茎粗叶疏，结实大而疏散；不似寒莓、茎细叶密，结实小而成朵。一则夏熟，一则秋熟，岂待同哉？〔时珍曰〕此类凡五种。予尝亲采，以尔雅所列者校之。始得其的。诸家所说，皆未可信也。一种藤蔓繁衍，茎有倒刺，逐节生叶，叶大如掌，状类小葵叶，面青背白，厚而有毛，六七月开小白花，就蒂结实，三四十颗成簇，生则青黄，熟则紫黯，微有黑毛，状如熟椹而扁，冬月苗叶不雕者，俗名割田黎，即本草所谓蓬蘽也。一种蔓小于蓬蘽，亦有钩刺，一枝五叶，叶小而面背皆青，光薄而无毛，开白花，四五月实成，子亦小于蓬蘽而稀疏，生则青黄，熟则乌赤，冬月苗雕者，俗名插田藨，即本草所谓覆盆子，尔雅所谓茥，缺盆也。此二者俱可入药。一种蔓小于蓬蘽，一枝三叶，叶面青，背淡白而微有毛，开小白花，四月实熟，其色红如樱桃者，俗名藨田藨，即尔雅所谓藨者也。故郭璞注云：藨即莓也。子似覆盆而大，赤色，酢甜可食。此种不入药用。一种树生者，树高四五尺，叶似樱桃叶而狭长，四月开小白花，结实与覆盆子一样，但色红为异，俗亦名藨，即尔雅所谓山莓，陈藏器本草所谓悬钩子者也。详见本条。一种就地生蔓，长数寸，开黄花，结实如覆盆而鲜红，不可食者，本草所谓蛇莓也。见本条。如此辨析，则蓬蘽、覆盆自定矣。李当之、陈士良、陈藏器、寇宗奭、汪机五说近是，而欠明悉。陶弘景以蓬蘽为根，覆盆为子；马志、苏颂以蓬蘽为苗，覆盆为子；苏恭以为一物；大明以树生者为覆盆，皆臆说，不可据。

【气味】酸，平，无毒。〔别录曰〕咸。〔士良曰〕甘、酸，微热。

【主治】安五脏，益精气，长阴令人坚，强志倍力，有子。久服轻身不老。本经。疗暴中风，身热大惊。别录。益颜色，长发，耐寒湿。恭。

【发明】见覆盆子下。

苗、叶同覆盆。

覆盆子〔别录上品〕

【校正】自果部移入此。

【释名】蒛尔雅（音奎）、缺盆尔雅、西国草图经、毕楞伽图经、大麦莓（音母）、插田藨（音苞）、乌藨子纲目。〔当之曰〕子似覆盆之形，故名之。〔宗奭曰〕益肾脏，缩小便，服之当覆其溺器。如此取名也。〔时珍曰〕五月子熟，其色乌赤，故俗名乌藨、大麦莓、插田藨，亦曰栽秧藨。甄权本草一名马瘘，一名陆荆，殊无义意。

【集解】〔别录曰〕五月采。〔藏器曰〕佛说苏密那花点灯，正言此花也。此有三种，以四月熟，状如覆盆子，味甘美者为是，余不堪入药。今人取茅莓当覆盆，误矣。〔宗奭曰〕处处有之，秦州、永兴、华州尤多。长条，四五月红熟，山中人及时采来卖，其味酸甘，外如荔枝，大如樱桃，软红可爱。失时则就枝生蛆，食之多热。收时五六分熟便可采，烈日曝干。今人取汁作煎为果。采时著水，则不堪煎。〔时珍曰〕蓬蘽子以八九月熟，故谓之割田蘽。覆盆以四五月熟，故谓之插田蘽，正与别录五月采相合。二蘽熟时色皆乌赤，故能补肾。其四五月熟而色红者，乃薅田蘽也，不入药用。陈氏所谓以茅莓当覆盆者，盖指此也。

覆盆子

【正误】〔诜曰〕覆盆江东名悬钩子，大小形状气味功力同。北土元悬钩，南地无覆盆，是土地有前后生，非两种物也。〔时珍曰〕南土覆盆极多。悬钩是树生，覆盆是藤生，子状虽同，而覆盆色乌赤，悬钩色红赤，功亦不同，今正之。

【修治】〔敩曰〕覆盆子五月采之，烈日曝干。不尔易烂。〔雷曰〕凡使用东流水淘去黄叶并皮蒂，取子以酒拌蒸一宿，以东流水淘两遍，又晒干方用。〔时珍曰〕采得捣作薄饼，晒干密贮，临时以酒拌蒸尤妙。

【气味】甘，平，无毒。〔权曰〕甘、辛，微热。

【主治】益气轻身，令发不白。别录。补虚续绝，强阴健阳，悦泽肌肤，安和五脏，温中益力，疗痨损风虚，补肝明目。并宜捣筛，每旦水服三钱。马志。男子肾精虚竭，阴痿能令坚长。女子食之有子。权。食之令人好颜色。榨汁涂发不白。藏器。益肾脏，缩小便。取汁同少蜜煎为稀膏，点服，治肺气虚寒。宗奭。

【发明】〔时珍曰〕覆盆、蓬蘽，功用大抵相近，虽是二物，其实一类而二种也。一早熟，一晚熟，兼用无妨，其补益与桑椹同功。若树莓则不可混采者也。

叶

【气味】微酸、咸，平，无毒。

【主治】捼绞取汁，滴目中，去肤赤，出虫如丝线。藏器。明目止泪，收湿气。时珍。

【发明】〔颂曰〕按崔元亮海上集验方：治目暗不见物，冷泪浸淫不止，及青盲、天行目暗等疾。取西国草，一名毕楞伽，一名覆盆子，日曝干，捣极细，以薄绵裹之，用饮男乳汁浸，如人行八九里久。用点目中，即仰卧。不过三四日，视物如少年。禁酒、面、油物。〔时珍曰〕按洪迈夷坚志云：潭州赵太尉母病烂弦痔眼二十年。有老媪云：此中有虫，吾当除之。入山取草蔓叶，咀嚼，留汁入筒中。还以皂纱蒙眼，滴汁渍下弦。转盼间虫从纱上出，数日下弦干。复如法滴上弦，又得虫数十而愈。后以治人多验，乃覆盆子叶也，盖治眼妙品。

根

【主治】痘后目翳，取根洗捣，澄粉日干，蜜和少许，点于翳丁上，日二三次自散。百日内治之，久即难疗。时珍。活幼口议。

悬钩子（拾遗）

【校正】自果部移入此。

【释名】沿钩子日用、**莥**尔雅（音箭）、**山莓**尔雅、**木莓**郭璞、**树莓**日华。〔藏器曰〕茎上有刺如悬钩，故名。

【集解】〔藏器曰〕生江淮林泽间。茎生有刺。其子如梅子酸美，人多食之。〔机曰〕树莓枝梗柔软有刺，颇类金樱。四五月结实如覆盆子，采之擎蒂而中实，味酸；覆盆则蒂脱而中虚，味甘，为异。〔时珍曰〕悬钩树生，高四五尺。其茎白色，有倒刺。其叶有细齿，青色无毛，背后淡青，颇似樱桃叶而狭长，又似地棠花叶。四月开小白花。结实色红，今人亦通呼为薦子。尔雅云：箭，山莓也。郭璞注云：今之木莓也。实似薦莓而大，可食。孟诜、大明并以此为覆盆，误矣。

悬钩子

【气味】酸，平，无毒。

【主治】醒酒止渴，除痰，去酒毒。藏器。**捣汁服，解射工、沙虱毒。**时珍。

叶

【主治】烧研水眼，主喉中塞。藏器。

根、皮

【气味】苦，平，无毒。

【主治】子死腹中不下，破血，妇人赤带下，久患赤白痢脓血，腹痛，杀虫毒，卒下血。并浓煮汁饮之。藏器。

蛇莓（别录下品）

【释名】蛇蘑（音苞）、**地莓**会编、**蚕莓**〔机曰〕近地而生，故曰地莓。〔瑞曰〕蚕老时熟红于地，其中空者为蚕莓；中实极红者为蛇残莓，人不啖之，恐有蛇残也。

【集解】〔弘景曰〕蛇莓园野多有之。子赤色极似莓子，而不堪啖，亦无以此为药者。〔保升曰〕所在有之，生下湿地。茎头三叶，花黄子赤，俨若覆盆子，根似败酱。四月、五月采子，二月、八月采根。〔宗奭曰〕田野道旁处处有之。附地生叶，如覆盆子，但光洁而小，微有皱纹。花黄，比葵蒉花差大。春末夏初，结红子如荔枝色。〔机曰〕蛇莓茎长不盈尺，茎端惟结实二颗，小而光洁，误食胀人。非若覆盆，苗长大而结实数颗，微有黑毛也。〔时珍曰〕此物就地引细蔓，节节生根。每枝三叶，叶有齿刻。四五月开小黄花，五出。结实鲜红，状似覆盆，而面与蒂不同也。其根甚细，本草用汁，当是取其茎叶并根也。仇远稗史讹作蛇缪草，言有五叶、七叶者。又言俗传食之能杀人，亦不然，止发冷涩耳。

蛇　莓

汁

【气味】甘、酸，大寒，有毒。

【主治】胸腹大热不止。别录。**伤寒大热，及溪毒、射工毒，甚良。**弘景。**通月经，协疮肿，傅蛇伤。**大明。**主孩子口噤，以汁灌之。**孟诜。**傅汤火伤，痛即止。**时珍。

使君子（宋开宝）

【释名】留求子　〔志曰〕俗传潘州郭使君疗小儿多是独用此物，后医家因号为使君子也。〔时珍曰〕按嵇含南方草木状谓之留求子，疗婴孺之疾，则自魏、晋已用，但名异耳。

【集解】〔志曰〕生交、广等州。形如栀子，棱瓣深而两头尖，似诃梨勒而轻。〔颂曰〕今岭南州郡皆有之，生山野中及水岸。其茎作藤，如手指大。其叶如两指头，长二寸。三月生花淡红色，久乃深红，有五瓣。七八月结子如拇指大，长一寸许，大类栀子而有五棱，其壳青黑色，内有仁白色，七月采之。〔宗奭曰〕其仁味如椰子。医家亦兼用壳。〔时珍曰〕原出海南、交趾。今闽之邵武。蜀之眉州，皆栽种之，亦易生。其藤如葛，绕树而上。叶青如五加叶。五月开花，一簇一二十葩，红色轻盈如海棠。其实长寸许，五瓣合成，有棱。先时半黄，老则紫黑。其中仁长如榧仁，色味如栗。久则油黑，不可用。

【气味】甘，温，无毒。

【主治】小儿五疳，小便白浊，杀虫，疗泻痢。开宝。健脾胃、除虚热，治小儿百病疮癣。时珍。

【发明】〔时珍曰〕凡杀虫药多是苦辛，惟使君子、榧子甘而杀虫，亦异也。凡大人小儿有虫病，但每月上旬侵晨空腹食使君子仁数枚，或以壳煎汤咽下，次日虫皆死而出也。或云：七生七煨食亦良。忌饮热茶，犯之即泻。此物味甘气温，既能杀虫，又益脾胃，所以能敛虚热而止泻痢，为小儿诸病要药。俗医乃谓杀虫至尽，无以消食，鄙俚之言也。树有蠹，屋有蚁，国有盗，福耶祸耶？修养者先去三尸，可类推矣。

木鳖子（宋开宝）

【校正】自木部移入此。

【释名】木蟹　〔志曰〕其核似鳖、蟹状，故以为名。

【集解】〔志曰〕出朗州及南中。七八月采实。〔颂曰〕今湖、广诸州及杭、越、全、岳州皆有之。春生苗，作藤生。叶有五丫，状如山药，青色面光。四月生黄花。六月结实，似栝楼而极大。生青，熟红黄色，肉上有软刺。每一实有核三四十枚，其状扁而如鳖，八九月采之。岭南人取嫩实及苗叶作茹蒸食。〔宗奭曰〕木鳖子蔓岁一枯，但根不死，春旋生苗。叶如蒲萄。其子一头尖者为雄。凡植时须雌雄相合，麻缠定。及其生也，则去雄者，方结实。〔时珍曰〕木鳖核形扁碨石可，大如围棋子。其仁青绿色，入药去油者。

仁

【气味】甘，温，无毒。〔时珍曰〕苦、微甘，有小毒。

【主治】折伤，消结肿恶疮，生肌，止腰痛，除粉刺䵟蹭，妇人乳痈，肛门肿痛。开宝。醋摩，消肿毒。大明。治疳积痞块，利大肠泻痢，痔瘤瘰疬。时珍。

【发明】〔机曰〕按刘绩霏雪录云：木鳖子有毒，不可食，昔蓟门有人生二子，恣食成痞。其父得一方，以木鳖子煮猪肉食之。其幼子当夜，长子明日死。友人马文诚方书亦载此方。因著此为戒。〔时珍曰〕南人取其苗及嫩实食之无恙，则其毒未应至此。或者与猪肉不相得，或犯他物而然，不可尽咎木鳖也。

番木鳖（纲目）

番木鳖

【释名】马钱子纲目 苦实把豆纲目 火失刻把都 〔时珍曰〕状似马之连钱，故名马钱。

【集解】〔时珍曰〕番木鳖生回回国，今西土邛州诸处皆有之。蔓生，夏开黄花。七八月结实如栝楼，生青熟赤，亦如木鳖。其核小于木鳖而色白。彼人言治一百二十种病，每证各有汤引。或云以豆腐制过用之良。或云能毒狗至死。

仁

【气味】苦，寒，无毒。

【主治】伤寒热病，咽喉痹痛，消痞块。并含之咽汁，或磨水噙咽。时珍。

马兜铃（宋开宝）

马兜铃

独行根

【校正】并入唐本草独行根。

【释名】都淋藤肘后、独行根唐本、土青木香唐本、云南根纲目、三百两银药〔宗奭曰〕蔓生附木而上，叶脱时其实尚垂，状如马项之铃，故得名也。〔时珍曰〕其根吐利人，微有香气，故有独行、木香之名。岭南人用治盅，隐其名为三百两银药。肘后方作都淋，盖误传也。

【集解】〔志曰〕独行根生古堤城旁，所在平泽丛林中皆有之。山南名为土青木香，一名兜铃根。蔓生，叶似萝藦而圆且涩，花青白色。其子大如桃李而长，十月以后枯，则头开四系若囊，其中实薄扁似榆荚。其根扁而长尺许，作葛根气，亦似汉防己。二月、八月采根。〔颂曰〕马兜铃今关中、河东、河北、江、淮、夔、浙州郡皆有之。春生苗，作蔓绕树而生。叶如山蓣叶，而厚大背白。六月开黄紫花，颇类枸杞花。七月结实如大枣，状似铃，作四五瓣。其根各云南根，微似木香，大如小指，赤黄色。七八月采实。暴干。

实

【修治】〔敩曰〕凡采得实，去叶及蔓，以生绢袋盛于东屋角畔，待干劈开，去革膜，只取净子焙用。

【气味】苦，寒，无毒。〔权曰〕平。〔时珍曰〕微苦、辛。〔杲曰〕味厚气薄，阴中微阳，入手太阴经。

【主治】肺热咳嗽，痰结喘促，血痔瘘疮。开宝。肺气上急，坐息不得，咳逆连连不止。甄权。**清肺气，补肺，去肺中湿热。**元素。

【发明】〔时珍曰〕马兜铃体轻而虚，熟则悬而四开，有肺之象，故能入肺。气寒味苦微辛，寒能清肺热，苦辛能降肺气。钱乙补肺阿胶散用之，非取其补肺，乃取其清热降气也，邪去则肺安矣。其中所用阿胶、糯米，则正补肺之药也。汤剂中用多亦作吐，故崔氏方用以吐蛊。其不能补肺，又可推矣。

独行根

【气味】辛、苦，冷，有毒。〔大明曰〕无毒。〔志曰〕有毒。不可多服，吐利不止。

【主治】**鬼疰积聚，诸毒热肿，蛇毒。水磨为泥封之，日三四次，立瘥。水煮一二两，取汁服。吐蛊毒。又捣末水调，涂疔肿，大效。**唐本。**治血气。**大明。**利大肠，治头风瘙痒秃疮。**时珍。出精义。

榼藤子 （宋开宝）

【校正】自木部移入此。

【释名】象豆开宝、榼子日华、合子拾遗。〔时珍曰〕其子象榼形，故名之。

【集解】〔藏器曰〕按广州记云：榼藤子生广南山林间。作藤着树，如通草藤。其实三年方熟，角如弓袋，子若鸡卵，其外紫黑色。其壳用贮丹药，经年不坏。取其中仁入药，炙用。〔时珍曰〕子紫黑色，微光，大一二寸，圆而扁。人多剔去肉作药瓢，垂于腰间也。

榼藤子

仁

【气味】涩，甘，平，无毒。

【主治】**五痔蛊毒，飞尸喉痹。以仁为粉，微熬，水服一二匕。亦和大豆澡面，去䵟𪒟。**藏器。**治小儿脱肛血痢泻血，并烧灰服。或以一枚割瓢熬研，空腹热酒服二钱。不过三服，必效。**开宝。**解诸药毒。**时珍。草木状。

【附录】合子草拾遗。〔藏器曰〕子及叶有小毒。主蛊毒及蛇咬，捣傅疮上。蔓生岸旁，叶尖花白，子中有两片如合子。

预知子 （宋开宝）

【释名】圣知子日华、圣先子日华、合子日华、仙沼子日华。〔志曰〕相传蛊取子二枚缀衣领上，遇有益毒，则闻其有声，当预知之，故有诸名。〔时珍曰〕仙沼，疑是仙枣之讹。

【集解】〔志曰〕预知子有皮壳，其实如皂荚子。〔颂曰〕旧不著所出州土，今淮、蜀、黔、壁诸州皆有之。作蔓生，依大木上。叶绿，有三角，面深背浅。七月、八月有实作房，生青，熟深红色。每房有子五七枚，如皂荚子，斑褐色，光润如飞蛾。今蜀人极贵重之，云亦难得。采无时。其根冬月采之，阴干。治蛊，其功胜于子也。山民目为圣无忧。

子仁

【气味】苦，寒，无毒。〔大明曰〕温。双仁者可带。

【主治】杀虫疗蛊，治诸毒。去皮研服，有效。开宝。治一切风，补五劳七伤，其功不可备述。治痃癖气决，消宿食，止烦闷，利小便，催生，中恶失音，发落，天行温疾，涂一切蛇虫蚕咬，治一切病，每日吞二七粒，不过三十粒，永瘥。大明。

根

【气味】苦，冷，无毒。

【主治】解蛊毒。石臼捣筛，每用三钱，温水服，立已。苏颂。

牵牛子 （别录下品）

【释名】黑丑纲目草金铃炮炙论盆甑草纲目狗耳草救荒〔弘景曰〕此药始出田野人牵牛谢药，故以名之。〔时珍曰〕近人隐其名为黑丑，白者为白丑，盖以丑属牛也。金铃象子形，盆甑、狗耳象叶形。段成式西阳杂俎云：盆甑草蔓如薯蓣，结实后断之，状如盆甑是矣。

【集解】〔弘景曰〕牵牛作藤生花，状如扁豆，黄色。子作小房实黑色，形如棣子核。〔恭曰〕此花似旋花，作碧色，不黄，亦不似扁豆。〔颂曰〕处处有之。二月种子，三月生苗，作藤蔓绕篱墙，高者或二三丈。其叶青，有三尖角。七月生花，微红带碧色，似鼓子花而大。八月结实，外有白皮裹作毬。每毬内有子四五枚，大如荞麦，有三棱，有黑白二种，九月后收之。〔宗奭曰〕花朵如鼓子花，但碧色，日出开，日西萎。其核如木猴梨子而色黑，谓子似荞麦非也。〔时珍曰〕牵牛有黑白二种，黑者处处野生尤多。其蔓有白毛，断之有白汁。叶有三尖，如枫叶。花不作瓣，如旋花而大。其实有蒂裹之。生青枯白。其核与棠棣子核一样，但色深黑尔。白者人多种之。其蔓微红，无毛有柔刺，断之有浓汁。叶团有斜尖，并如山药茎叶。其花小于黑牵牛花，浅碧带红色。其实蒂长寸许，生青枯白。其核白色，稍粗。人亦采嫩实蜜煎为果食，呼为天茄，因其蒂似茄也。

子

【修治】〔敩曰〕凡采得子，晒干，水淘去浮者，再晒，拌酒蒸，从巳至未，晒干收之。临期春去黑皮。〔时珍曰〕今多只碾取头末，去皮麸不用。亦有半生半熟用者。

【气味】苦，寒，有毒。〔权曰〕甘，有小毒。〔诜曰〕多食稍冷。〔杲曰〕辛热雄烈，泄人元气。〔大明曰〕味苦。得青木香、干姜良。

【注治】下气，疗脚满水肿，除风毒，利小便。别录。治痃癖气块，利大小便，除虚肿，落胎。甄权。取腰痛，下冷脓，泻蛊毒药，并一切气壅滞。大明。和山茱萸服，去水病。孟诜。除气分湿热，三焦壅结。李杲。逐痰消饮，通大肠气秘风秘，杀虫，达命门。时珍。

【发明】〔宗奭曰〕牵牛丸服，治大肠风秘壅结。不可久服，亦行脾肾气故也。〔好古曰〕牵牛以气药引则人气，以大黄引则入血。利大肠，下水积。色白者，泻气分湿热上攻喘满，破血中之气。〔震亨曰〕牵牛属火善走，黑者属水，白者属金。若非病形与证俱实，不胀满、不大便秘者，不可轻用。驱逐致虚，先哲深戒。〔杲曰〕牵牛非神农药也。名医续注云：味苦寒，能除湿气，利小便，治下注脚气。此说气味主治俱误矣。何也？凡用牵牛，少则动大便，多则泄下如水，乃泻气之药。其味辛辣，久嚼猛烈雄状，所谓苦寒安在哉？夫湿者水之别称，有形者也。若肺先受湿，湿气不得施化，致大小便不通，则宜用之。盖牵牛感南方热火之化所生，火能平金而泄肺，湿去则气得周流。所谓五脏有邪，更相平也。今不问有湿无湿，但伤食或有热证，俱用牵牛克化之药，岂不误哉？况牵牛止能泄气中之湿热，不能除血中之湿热。湿从下受之，下焦主血，血中之湿，宜苦寒之味，反以辛药泄之，伤人元气。且牵牛辛烈，比之诸辛药，泄气尤甚，其伤人必矣。经云：辛泄气，辛走气，辛泄肺，气病者无多食辛。况饮食失节，劳役所伤，是胃气不行，心火乘之。肠胃受火邪，名曰热中。脾胃主血，当血中泄火。以黄芩之苦寒泄火，当归身之辛温和血，生地黄之苦寒凉血益血，少加红花之辛温以泄血络，桃仁之辛温除燥润肠。仍不可专用，须于补中益气泄阴火之药内加而用之。何则？上焦元气已自虚弱，若反用牵牛大辛热气味俱阳之药，以泄水泄元气，利其小便，竭其津液，是谓重虚，重则必死，轻则夭人。故张文懿云：牵牛不可耽嗜，脱人元气。见人有酒食病痞者，多服牵牛丸散，取快一时。药过仍痞，随服随效，效后复痞。以致久服脱人元气，犹不知悔也。张仲景治七种湿热，小便不利，无一药犯牵牛者？仲景岂不知牵牛能泄湿利小便乎？为湿病之根在下焦，是血分中气病。不可用辛辣之药，泄上焦太阴之气。是血病泻气，使气血俱损也。经云，毋盛盛，毋虚虚，毋绝人长命，此之谓也，用者戒之。白牵牛亦同。〔时珍曰〕牵牛自宋以后，北人常用取快。及刘守真、张子和出，又倡为通用下药。李明之目击其事，故著此说极力辟之。然东汉时此药未入本草，故仲景不知。假使知之，必有用法，不应捐弃，况仲景未用之药亦多矣。执此而论，盖矫枉在过中矣。牵牛治水气在肺，喘满肿胀，下焦郁遏，腰背胀重，及大肠风秘气秘，卓有殊功。但病在血分，及脾胃虚弱而痞满者，则不可取快一时，及常服暗伤元气也。一宗室夫人，年几六十。平生苦肠结病，旬日一行，甚于生产。服养血润燥药则泥膈不快，服硝黄通利药则若罔知，如此三十余年矣。时珍诊其人体肥膏粱而多忧郁，日吐酸痰碗许乃宽，又多火病。此乃三焦之气壅滞，有升无降，津液皆化为痰饮，不能下滋肠腑，非血燥比也。润剂留滞，硝黄徒人血分，不能通气，俱为痰阻，故无效也。乃用牵牛末皂荚膏丸与服。即便通利。自是但觉肠结，一服就顺，亦不妨食，且复精爽。盖牵牛能走气分，通三焦。气顺则痰逐饮消，上下通快矣。外甥柳乔，素多酒色。病下极胀痛，二便不通，不能坐卧，立哭呻吟者七昼夜。医用通利药不效。遣人叩予。予思此乃湿热之邪在精道，壅胀隧路，病在二阴之间，故前阻小便，后阻大便，病不在大肠、膀胱也。乃用楝实、茴香、穿山甲诸药，入牵牛加倍，水煎服。一服而减，三服而平。牵牛能达右肾命门，走精隧。人所不知，惟东垣李明之知之。故明之治下焦阳虚天真丹，用牵牛以盐水炒黑，入佐沉香、杜仲、破故纸、官桂诸药，深得补泻兼施之妙。方见医学发明。又东垣治脾湿太过，通身浮肿，喘不得卧，腹如鼓，海金沙散，亦以牵牛为君。则东垣未尽弃牵牛不用，但贵施之得道耳。

白牵牛

旋花（本经上品）

【释名】旋菖苏恭、**筋根**本经、**续筋根**图经、**鼓子花**图经、**豚肠草**图经、**美草**别录、**天剑草**纲目、**缠枝牡丹**　〔恭曰〕旋花即平泽旋菖也。其根似筋，故一名筋根。〔炳曰〕旋菖当作菖旋，音福旋，用根入药。别有旋覆，音璇伏，用花入药。今云旋菖，误矣。〔颂曰〕别录言其根主续筋，故南人呼为续筋根。一名豚肠草，象形也。〔宗奭曰〕世俗谓之鼓子花，言其花形肖也。〔时珍曰〕其花不作瓣状，如军中所吹鼓子，故有旋花、鼓子之名。一种干叶者，色似粉红牡丹，俗呼为缠枝牡丹。

【集解】〔别录曰〕旋花生豫州平泽。五月采，阴干。〔保升曰〕此旋菖花也。所在川泽皆有。蔓生，叶似薯蓣而狭长，花红色。根无毛节，蒸煮堪啖，味甘美，名筋根。二月、八月采根，日干。〔宗奭曰〕今河北、汴西、关陕田野中甚多，最难锄艾，治之又生。四五月开花。其根寸截，置土灌溉，涉旬苗生。韩保升说是矣。〔时珍曰〕旋花田野塍堑皆生，逐节延蔓。叶如波菜叶而小。至秋开花，如白牵牛花，粉红色。亦有千叶者。其根白色，大如筋。不结子。〔颂曰〕黔南施州出一种旋花，粗茎大叶无花，不作蔓，恐别是一物也。

旋花
鼓子花

【正误】〔别录曰〕花一名金沸。〔弘景曰〕旋花东人呼为山姜。南人呼为美草，根似杜若，亦似高良姜。腹中冷痛，煮服甚效。作丸散服，辟谷止饥。近有人从江南还，用此术与人断谷，皆得半百日不饥不瘦。但志浅嗜深，不能久服尔。其叶似姜，花赤色，味辛，状如豆蔻，此旋花即其花也。今山东甚多。又注旋覆花曰：别有旋菖根，出河南，来北国亦有，形似芎䓖，惟合旋菖膏用之，余无所入。〔恭曰〕旋花乃旋菖花也，陶说乃山姜尔。山姜味辛，都非此类。又因旋覆花名金沸，遂作此花别名，皆误矣。又云从北国来者根似芎䓖，与高良姜全无仿佛，亦误也。

【气味】花：甘。根：辛，温，无毒。〔时珍曰〕花、根、茎、叶并甘滑微苦，能制雄黄。

【主治】**面皯黑色，媚好益气。根：主腹中寒热邪气。**本经。**利小便，久服不饥轻身，续筋骨，合金疮。**别录。**捣汁服，主丹毒热。**藏器。**补劳损，益精气。**时珍。

【发明】〔时珍曰〕凡藤蔓之属，象人之筋，所以多治筋病。旋花根细如筋可啖，故别录言其久服不饥。时珍自京师还，见北土车夫每载之。云暮归煎汤饮，可补损伤。则益气续筋之说，尤可征矣。

紫葳（本经中品）

【校正】自木部移入此。

【释名】**凌霄**苏恭、**陵苕**本经、**陵时**郭璞、**女葳**甄权、**茇华**本经、**武威**吴普、**瞿陵**吴普、**鬼目**吴氏。〔时珍曰〕俗谓赤艳曰紫葳葳，此花赤艳，故名。附木而上，高数丈，故曰凌霄。

【正误】〔弘景曰〕是瞿麦根，方用至少。博物志云：郝晦行太行山北，得紫葳华。必当奇异，今瞿麦处处有之，不应乃在太行山。〔恭曰〕紫葳、瞿麦皆本经药，体性既乖，生处亦不相关。尔雅云：苕，一名陵苕。郭璞注云：一名陵时，又名凌霄。此为真也。〔颂曰〕孔颖达诗疏亦云：苕，一名陵时。今本草无陵时之名，惟鼠尾草有之。岂所传不同，抑陶、苏之误耶？〔时珍曰〕按吴氏本草：紫葳一名瞿陵。陶弘景误作瞿麦字尔。鼠尾止名陵翘，无陵时，苏颂亦误矣。并正之。

【集解】〔别录曰〕紫葳生西海川谷及山阳。〔恭曰〕此凌霄花也，连茎叶用。诗云：有苕之华，云其黄矣。尔雅云：陵苕：黄华，蔈；白华，茇。山中亦有白花者。〔颂曰〕今处处皆有，多生山中，人家园圃亦或栽之，初作蔓生，依大木，久延至巅。其花黄赤，夏中乃盈。今医家多采花干之，入女科药用。〔时珍曰〕凌霄野生，蔓才数尺，得木而上，即高数丈，年久者藤大如杯。春初生枝，一枝数叶，尖长有齿，深青色。自夏至秋开花，一枝十余朵，大如牵牛花，而头开五瓣，赭黄色，有细点，秋深更赤。八月结荚如豆荚，长三寸许，其子轻薄如榆仁、马兜铃仁。其根长亦如兜铃根状，秋后采之，阴干。

花根同。

【气味】酸，微寒，无毒。〔普曰〕神农、雷公、岐伯：辛。扁鹊：苦、咸。黄帝：甘，无毒。〔权曰〕畏卤碱。〔时珍曰〕花不可近鼻闻，伤脑。花上露入目，令人昏蒙。

【主治】妇人产乳余疾，崩中，癥瘕血闭寒热羸瘦，养胎。本经。产后奔血不定，淋沥，主热风风痫，大小便不利，肠中结实。甄权。酒齄热毒风刺妇风，人血膈游风，崩中带下。大明。

茎叶

【气味】苦，平，无毒。

【主治】痿躄，益气。别录：热风身痒，游风风疹，瘀血带下。花及根功同。大明。治喉痹热痛，凉血生肌。时珍。

【发明】〔时珍曰〕凌霄花及根，甘酸而寒，茎叶带苦，手足厥阴经药也，行血分，能去血中伏火。故主产乳崩漏诸疾，及血热生风之证也。

营实、墙蘼（音眉　本经上品）

【释名】蔷薇别录、山棘别录、**牛棘**本经、**牛勒**别录、**刺花**纲目。〔时珍曰〕此草蔓柔靡，依墙援而生，故名墙蘼。其茎多棘刺勒人，牛喜食之，故有山棘、牛勒诸名。其子成簇而生，如营星然，故谓之营实。

【集解】〔别录曰〕营实生零陵川谷及蜀郡。八月、九月采。阴干。〔弘景曰〕营实即墙薇子也，以白花者为良。茎叶可煮作饮，其根亦可煮酿酒。〔保升曰〕所在有之。蔓生，茎间多刺。其花有百叶，八出六出，或赤或白。子若杜棠子。〔时珍曰〕蔷薇野生林堑间。春抽嫩藁，小儿掐去皮刺食之。既长则成丛似蔓，而茎硬多刺。小叶尖薄有细齿。四五月开花，四出，黄心，有白色，粉红二者。结子成簇，生青熟红。其核有白毛，如金樱子核，八月采之。根采无时。人家栽玩者，茎粗叶大，延长数丈。花亦厚大，有白、黄、红、紫数色。花最大者名佛见笑，小者名木香，皆香艳可人，不入药用。南番有蔷薇露，云是此花之露水，香馥异常。

营实

【气味】酸，温，无毒。〔别录曰〕微寒。

【主治】痈疽恶疮，结肉跌筋，败疮热气，阴蚀不瘳，利关节。本经。久服轻身益气。别录。治上焦有热，好眠。时珍。

根

【气味】苦涩，冷，无毒。

【主治】止泄痢腹痛，五脏客热，除邪逆气，疽癞诸恶疮，金疮伤挞，生肉复肌。别录。治热毒风，除邪气，止赤白痢。肠风泻血，通结血，治牙齿痛，小儿疳虫肚痛，痈疽疥癣。大明。头疮白秃。甄权。除风热湿热，缩小便，止消渴。时珍。

【发明】〔时珍曰〕营实、蔷薇根，能入阳明经，除风热湿热，生肌杀虫，故痈疽疮癣古方常用，而泄痢、消渴、遗尿、好眠，亦皆阳明病也。

叶

【主治】下疳疮。焙研，洗敷之。黄花者更良。摄生方。

月季花（纲目）

【释名】月月红见下、胜春、瘦客、斗雪红

【集解】〔时珍曰〕处处人家多栽插之，亦蔷薇类也。青茎长蔓硬刺，叶小于蔷薇，而花深红，千叶厚瓣，逐月开放，不结子也。

【气味】甘，温，无毒。

【主治】活血，消肿，敷毒。时珍

栝楼（本经中品）

【校正】并入图经天花粉。

【释名】果赢（音裸）、瓜蒌纲目、天瓜别录、黄瓜别录、地楼本经、泽姑别录、根名白药图经、天花粉图经、瑞雪　〔时珍曰〕赢与蓏同。许慎云：木上曰果，地下曰蓏。此物蔓生附木，故得兼名。诗云：果赢之实，亦施于宇，是矣。栝楼即果赢二字音转也，亦作菰蒌，后人又转为瓜蒌，愈转愈失其真矣。古者瓜姑同音，故有泽姑之名。齐人谓之天瓜，象形也。雷敩炮炙论，以圆者为栝，长者为楼，亦出牵强，但分雌雄可也。其根作粉，洁白如雪，故谓之天花粉。苏颂图经重出天花粉，谬矣。今削之。

【集解】〔别录曰〕栝楼生弘农川谷及山阴地。根入土深者良。生卤地者有毒。二月、八月采根曝干，三十日成。〔弘景曰〕出近道。藤生，状如土瓜而叶有叉。入土六七尺，大二三围者，服食亦用之。实人摩膏用。〔恭曰〕出陕州者，白实最佳。〔颂曰〕所在有之。三四月生苗，引藤

蔓。叶如甜瓜叶而窄，作叉，有细毛。七月开花，似壶芦花，浅黄色。结实在
花下，大如拳，生青，至九月熟，赤黄色。其形有正圆者，有锐而长者，功用
皆同。根亦名白药，皮黄肉白。〔时珍曰〕其根直下生，年久者长数尺。秋后
掘者结实有粉。夏月掘者有筋无粉，不堪用。其实圆长，青时如瓜，黄时如熟
柿，山家小儿亦食之。内有扁子，大如丝瓜子，壳色褐，仁色绿，多脂，作青
气。炒干捣烂，水熬取油，可点灯。

实

【修治】〔敩曰〕凡使皮子茎根，其效各别。其栝，圆黄皮厚蒂小；楼则
形长赤皮蒂粗。阴人服楼，阳人服栝。并去壳皮革膜及油。用根亦取大二三围
者，去皮捣烂，以水澄粉用。〔时珍曰〕栝楼古方全用，后世乃分子瓤各用。

【气味】苦，寒，无毒。〔时珍曰〕味甘，不苦。

【主治】胸痹，悦泽人面。别录。润肺燥，降火，治咳嗽，涤痰结，利咽喉，止
消渴，利大肠，消痈肿疮毒。时珍。子炒用，补虚劳口干，润心肺，治吐血，肠风
泻血，赤白痢，手面皱。大明。

【发明】〔震亨曰〕栝楼实治胸痹者，以其味甘性润。甘能补肺，润能降气。胸中有痰者，
乃肺受火逼，失其降下之令。今得甘缓润下之助，则痰自降，宜其为治嗽之要药也。且又能洗涤
胸膈中垢腻郁热，为治消渴之神药也。〔时珍曰〕张仲景治胸痹痛引心背，咳唾喘息；及结胸满痛，
皆用栝楼实。乃取其甘寒不犯胃气，能降上焦之火，使痰气下降也。成元己不知此意，乃云苦寒
以泻热。盖不尝其味原不苦，而随文傅会尔。

根

【修治】天花粉〔周宪王曰〕秋冬采根，去皮寸切，水浸，逐日换水，四五日取出，捣泥，
以绢衣滤汁澄粉，晒干用。

【气味】苦，寒，无毒。〔时珍曰〕甘，微苦、酸，微寒。〔之才曰〕枸杞为之使。恶干
姜。畏牛膝、干漆。反乌头。

【主治】消渴身热，烦满大热，补虚安中，续绝伤。本经。除肠胃中痼热，八疸
身面黄，唇干口燥短气，止小便利。通月水。别录。治热狂时疾，通小肠，消肿毒，
乳痈发背，痔瘘疮疖，排脓生肌长肉，消扑损瘀血。大明。

【发明】〔恭曰〕用根作粉，洁白美好，食之大宜虚热人。〔杲曰〕栝楼根纯阴，解烦渴，行
津液。心中枯涸者，非此不能除。与辛酸同用，导肿气。〔成无己曰〕津液不足则为渴。栝楼根
味苦微寒，润枯燥而通行津液，是为渴所宜也。〔时珍曰〕栝楼根味甘微苦酸。其茎叶味酸。酸
能生津，感召之理，故能止渴润枯。微苦降火，甘不伤胃。昔人只言其苦寒，似未深察。

茎、叶

【气味】酸，寒，无毒。

【主治】中热伤暑。别录。

王瓜 （本经中品）

【释名】土瓜本经、钩䕛郭璞、老鸦瓜图经、马瓟瓜（瓟音雹）、赤雹子衍义、野甜

瓜纲目、**师姑草**土宿、**公公须** 〔颂曰〕月令：四月王瓜生。即此也。均房间人呼为老鸦瓜，亦曰菟瓜。按尔雅云：黄，菟瓜。郭璞注云：似土瓜。而土瓜自谓之蔢姑，又名钩蒌，则菟瓜别是一物也。又曰：芴、菲，亦谓之土瓜。别是一物，非此土瓜也。异类同名甚多，不可不辨。〔时珍曰〕土瓜其根作土气，其实似瓜也。或云根味如瓜，故名土瓜。王字不知何义？瓜似雹子，熟则色赤，鸦喜食之，故俗名赤雹、老鸦瓜。一叶之下一须，故俚人呼为公公须。与地黄苗名婆婆奶，可为属对。

【集解】〔别录曰〕生鲁地平泽田野，及人家垣墙间。三月采根，阴干。〔弘景曰〕今土瓜生篱院间，子熟时赤如弹丸。其根不入大方，正单行小小尔。郑玄注月令四月王瓜生，以为菝葜，殊谬矣。〔恭曰〕四月生苗延蔓，叶似栝楼叶，但无叉缺，有毛刺。五月开黄花。花下结子如弹丸，生青熟赤。根似葛，而细多糁，谓之土瓜根。北间者，其实累累相连，大如枣，皮黄肉白。苗子相似，但根状不同。若疗黄疸破血，南者大胜也。〔宗奭曰〕王瓜其壳径寸，长二寸许，上微圆，下尖长，七八月熟，红赤色。壳中子如螳螂头者，今人又谓之赤雹子。其根即土瓜根也。于细根上又生淡黄根，三五相连，如大指许。根与子两用。〔时珍曰〕王瓜三月生苗，其蔓多须，嫩时可茹。其叶圆如马蹄而有尖，面青背淡，涩而不光。六七月开五出小黄花成簇。结子累累，熟时有红黄二色，皮亦粗涩。根不似葛，但如栝楼根之小者，澄粉甚白腻，须深掘二三尺乃得正根。江西人栽之沃土，取根作蔬食，味如山药。

王 瓜

根

【气味】苦，寒，无毒。〔权曰〕平。〔藏器曰〕有小毒，能吐下人。取汁制雄、汞。

【主治】消渴内痹，瘀血月闭，寒热酸疼，益气愈聋。本经。疗诸邪气，热结鼠瘘，散痈肿留血，妇人带下不通，下乳汁，止小便数不禁，逐四肢骨节中水，治马骨刺人疮。别录。天行热疾，酒黄病，壮热心烦闷，热劳，排脓，消扑损瘀血，破癥癖，落胎。大明。主蛊毒，小儿闪癖，痞满痰疟。并取根及时捣汁，少少服，当吐下。藏器。利大小便，治面黑面疮。时珍。

子

【气味】酸、苦，平，无毒。

【主治】生用：润心肺，治黄病。炒用：治肺痿吐血，肠风泻血，赤白痢。大明。主蛊毒。甄权。反胃吐食。时珍。

葛（本经中品）

【校正】并入开宝葛粉。

【释名】**鸡齐**本经、**鹿藿**别录、**黄斤**别录。〔时珍曰〕葛从曷，谐声也。鹿食九草，此其一种，故曰鹿藿。黄斤未详。

【集解】〔别录曰〕葛根生汶山山谷，五月采根，曝干。〔弘景曰〕即今之葛根，人皆蒸食之。当取入土深大者，破而日干之。南康、庐陵间最胜，多肉而少筋，甘美，但为药不及耳。〔恭曰〕

葛虽除毒，其根入土五六寸已上者，名葛胪；胪者颈也，服之令人吐，以有微毒也，本经葛谷，即是其实也。〔颂曰〕今处处有之，江浙犹多。春生苗，引藤蔓，长一二丈，紫色。叶颇似楸叶而小，色青。七月着花，粉紫色，似豌豆花，不结实。根形大如手臂，紫黑色，五月五日午时采根，曝干，以入土深者为佳，今人多作粉食。〔宗奭曰〕澧、鼎之间，冬月取生葛，捣烂入水中，揉出粉，澄成垛，入沸汤中良久，色如胶，其体甚韧，以蜜拌食，掺入生姜少许尤妙。又切入茶中待宾，虽甘而无益。又将生葛根煮熟，作果实卖，吉州、南安亦然。〔时珍曰〕葛有野生，有家种。其蔓延长，取治可作絺绤。其根外紫内白，长者七八尺。其叶有三尖，如枫叶而长，而青背淡。其花成穗，累累相缀，红紫色。其荚如小黄豆荚，亦有毛。其子绿色，扁扁如盐梅子核，生嚼腥气，八九月采之，本经所谓葛谷是也。唐苏恭亦言葛谷是实，而宋苏颂谓葛花不结实，误矣。其花晒干亦可炸食。

葛　根

葛根

【气味】甘、辛，平，无毒。〔别录曰〕生根汁：大寒。〔好古曰〕气平味甘，升也，阳也。阳明经行经药也。

【主治】**消渴，身大热，呕吐，诸痹，起阴气，解诸毒**。本经。**疗伤寒中风头痛，解肌发表出汗，开腠理，疗金疮，止胁风痛**。别录。**治天行上气呕逆，开胃下食，解酒毒**。甄权，**治胸膈烦热发狂，止血痢，通小肠，排脓破血**。傅蛇虫啮，**署毒箭伤**。大明。杀野葛、巴豆、百药毒。之才。生者：堕胎。蒸食消酒毒，可断谷不饥。作粉犹妙。藏器。**作粉止渴，利大小便，解酒，去烦热，压丹石，傅小儿热疮。捣汁饮，治小儿热痞**。开宝。**狮狗伤，捣汁饮，并末傅之**。苏恭。**散郁火**。时珍。

【发明】〔弘景曰〕生葛捣汁饮，解温病发热。五月五日日中时，取根为屑，疗金疮断血为要药，亦疗疟及疮，至良。〔颂曰〕张仲景治伤寒有葛根汤，以其主大热，解肌、发腠理故也。〔元素曰〕升阳生津。脾虚作渴者，非此不除。勿多用，恐伤胃气。张仲景治太阳阳明合病，桂枝汤内加麻黄、葛根，又有葛根黄芩黄连解肌汤，是用此以断太阳入阳明之路，非即太阳药也。头颅痛如破，乃阳明中风，可用葛根葱白汤，为阳明仙药。若太阳初病，未入阳明而头痛者，不可便服升麻、葛根发之，是反引邪气入阳明，为引贼破家也。〔震亨曰〕凡癍痘已见红点，不可用葛根升麻汤，恐表虚反增斑烂也。〔杲曰〕干葛其气轻浮，鼓舞胃气上行，生津液，又解肌热，治脾胃虚弱泄泻圣药也。〔徐用诚曰〕葛根气味俱薄，轻而上行，浮而微降，阳中阴也。其用有四：止渴一也，解酒二也，发散表邪三也，发疮疹难出四也。〔时珍曰〕本草十剂云：轻可去实，麻黄、葛根之属。盖麻黄乃太阳经药，兼入肺经，肺主皮毛；葛根乃阳明经药，兼入脾经，脾主肌肉。所以二味药皆轻扬发散，而所入迥然不同也。

葛谷

【气味】甘，平，无毒。

【主治】**下痢十岁以上**。本经。**解酒毒**。时珍。

葛花

【气味】同谷。

【主治】**消酒**。别录。〔弘景曰〕同小豆花干末酒服，饮酒不醉也。**肠风下血**。时珍。

叶

【主治】金疮止血。揉傅之。别录。

蔓

【主治】卒喉痹。烧研，水服方寸匕。苏恭。消痈肿。时珍。

【附录】铁葛拾遗〔藏器曰〕根：味甘，温，无毒。主一切风，血气羸弱，令人性健。久服，治风缓偏风。生山南峡中。叶似枸杞，根如葛，黑色。

黄环 （本经下品）狼跋子（别录下品）

【释名】凌泉本经、大就本经、就葛唐本、生刍吴普、根韭吴普、实名狼跋子别录、度谷唐本。〔时珍曰〕此物叶黄而圆，故名黄环，如萝藦呼白环之义。亦是葛类，故名就葛。跋乃狼足名，其荚似之，故曰狼跋子。

【集解】〔别录曰〕黄环生蜀郡山谷。三月采根，阴干。〔普曰〕蜀黄环一名生刍。二月生苗，正赤，高二尺。叶黄圆端大，经日叶有汁黄白。五月实圆。三月采根，黄色从理，如车辐解。〔弘景曰〕似防己，亦作车辐理解。蜀都赋云，青珠黄环，即此。或云是大戟花，定非矣。用甚稀，市人鲜有识者。又曰：狼跋子出交广，形扁扁。制捣以杂木投水中，鱼无大小皆浮出而死。〔恭曰〕黄环惟襄阳大有，余处虽有亦稀，巴西人谓之就葛，今园庭亦种之。作藤生，大者茎径六七寸，根亦葛类。陶云似防己者，近之。取葛根误食之，吐利不止，土浆解之。此真黄环也。今太常收剑南来者，乃鸡屎葛根，非黄环也。其花紫色，其子名狼跋子，角生似皂荚。交广送入太常者，正是黄环子也。花实与葛同时。〔时珍曰〕吴普所说甚详，而唐宋本草不收何也？范子计然云：黄环出魏郡，以黄色者为善。

黄 环

狼跋子

黄环根也。

【气味】苦，平，有毒。〔普曰〕神农、黄帝：有毒。桐君、扁鹊：苦。〔权曰〕大寒，有小毒。〔之才曰〕鸢尾为之使。恶茯苓、防己、干姜。

【主治】蛊毒鬼疰鬼魅，邪气在脏中，除咳逆寒热。本经。治上气急及百邪。甄权。治痰嗽，消水肿，利小便。时珍。

狼跋子

【气味】苦，寒，有小毒。

【主治】恶疮蜗疥。杀虫鱼。别录。苦酒摩，涂疮疥效。弘景。

天门冬 （本经上品）

【释名】颠冬（音门）颠勒本经、颠棘尔雅、天棘纲目、万岁藤 〔禹锡曰〕按尔雅云：蘠蘼，颠冬。注云：门冬也，一名满冬。抱朴子云：一名颠棘，或名地门冬，或名筵门冬。

在东岳名淫羊藿，在中岳名天门冬，在西岳名管松，在北岳名无不愈，在南岳名百部，在京陆山阜名颠勒，在越人名浣草。虽处处有之，其名不同，其实一也。别有百部草，其根有百许如一，而苗小异，其苗似菝葜，惟可治咳，不中服食，须分别之。〔时珍曰〕草之茂者为虋，俗作门。此草蔓茂，而功同麦门冬，故曰天门冬，或曰天棘。尔雅云：虋，颠棘也。因其细叶如虋，有细棘也。颠、天，音相近也。按救荒本草云：俗名万岁藤，又名婆萝树。其形与治肺之功颇同百部，故亦名百部也。蔷蘼乃营实苗，而尔雅指为门冬，盖古书错简也。

【集解】〔别录曰〕天门冬生奉高山谷。二月、三月、七月、八月采根，曝干。〔弘景曰〕奉高，泰山下县名也。今处处有之，以高地大根味甘者为好。桐君药录云：蔓生，叶有刺，五月花白，十月实黑，根数十枚。张华博物志云：天门冬茎间有逆刺。若叶滑者，名緰体，一名颠棘。捋根入汤，可以浣缣，素白如绒（纻类也）。今越人名为浣草，胜于用灰。此非门冬，乃相似尔。按此说与桐君之说相乱。今人所采皆是有刺者，本名颠勒，亦粗相似，用此浣衣则净，不复更有门冬。恐门冬自一种，或即是浣草耶？又有百部，根亦相类，但苗异尔。〔恭曰〕此有二种：一种苗有刺而涩，一种无刺而滑，皆是门冬。俗云颠棘、浣草者，形貌黎之。虽作数名，终是一物。二根浣垢俱净，门冬、浣草，互名也。諔音命，目之也。〔颂曰〕处处有之。春生藤蔓，大如钗股，高至丈余。叶如茴香，极尖细而疏滑，有逆刺；亦有涩而无刺者，其叶如丝杉而细散，皆名天门冬。夏生细白花，亦有黄色及紫色者。秋结黑子，在其根枝旁。入伏后无花，暗结子。其根白或黄紫色，大如手指，圆实而长二三寸，大者为胜，一科一二十枚同撮，颇与百部根相类。洛中出者，大叶粗干，殊不相类。岭南者无花，余无他异。〔禹锡曰〕抱朴子言：生高地，根短味甜气香者为上；生水侧下地，叶细似蕴而微黄，根长而味多苦气臭者次之。若以服食，令人下气，为益又迟。入山便可蒸煮，啖之断谷。或为散，仍取汁作酒，服散犹佳。〔时珍曰〕生苗时，亦可以沃地栽种。子亦堪种。但晚成耳。

根

【修治】〔弘景曰〕门冬采得蒸，剥去皮食之，甚甘美，止饥。虽曝干，犹脂润难捣，必须曝干日中或火烘之。今人呼苗为棘刺，煮作饮宜人，而终非真棘刺也。〔颂曰〕二、三、七、八月采根，蒸剥去皮，四破去心，曝干用。〔敩曰〕采得去皮心，用柳木甑及柳木柴蒸一伏时，洒酒令遍，更添火蒸。作小架去地二尺，摊于上，曝干用。

【气味】苦，平，无毒。〔别录曰〕甘，大寒。〔好古曰〕气寒，味微苦而辛。气薄味厚，阳中之阴。入手太阴、足少阴经气分之药。〔之才曰〕垣衣、地黄、贝母为之使。畏曾青。〔损之曰〕服天门冬，禁食鲤鱼。误食中毒者，浮萍汁解之。捣汁，制雄黄、硇砂。

【主治】诸暴风湿偏痹，强骨髓，杀三虫，去伏尸。久服轻身益气延年。不饥。本经。保定肺气，去寒热，养肌肤，利小便，冷而能补。别录。肺气咳逆，喘息促急，肺萎生痈吐脓，除热，通肾气，止消渴，去热中风，治湿疥，宜久服。煮食之，令人肌体滑泽白净，除身上一切恶气不洁之疾。甄权。镇心、润五脏，补五劳七伤，吐血，治嗽消痰；去风热烦闷。大明。主心病，嗌干心痛，渴而欲饮，痿蹶嗜卧，足下热而痛。好古。润燥滋阴，清金降火。时珍。阳事不起，宜常服之。思邈。

【发明】〔权曰〕天门冬冷而能补，患人五虚而热者，宜加用之。和地黄为使，服之耐老头不白。〔宗奭曰〕治肺热之功为多。其味苦，专泄而不专收，寒多人禁服之。〔元素曰〕苦以泄滞血，甘以助元气，及治血妄行，此天门冬之功也。保定肺气，治血热侵肺，上气喘促，宜加人参、黄芪为主，用之神效。〔嘉谟曰〕天、麦门冬并入手太阴，驱烦解渴，止咳消痰。而麦门冬兼行手少阴，清心降火，使肺不犯邪，故止咳立效。天门冬复足少阴，滋肾助元，全其母气，故清痰殊功。盖肾主津液，燥则凝而为痰，得润剂则化，所谓治疾之本也。〔好古曰〕手太阴、足少阴经。营卫枯涸，宜以湿剂润之。天门冬、人参、五味、枸杞子同为生脉之剂，此上焦独取寸口之意。〔赵继宗曰〕五药虽为生脉之剂，然生地黄、贝母为天门冬之使，地黄、车前为麦门冬之使，茯苓为人参之使。若有君无使，是独行无功也。故张三丰与胡濙尚书长生不老方，用天门冬三斤，地黄一斤，乃有君而有使也。〔禹锡曰〕抱朴子言：入山便可以天门冬蒸煮啖之，取足以断谷。若有力可饵之，或作散、酒服，或捣汁作液、膏服。至百日丁壮兼倍，快于术及黄精也。二百日强筋髓，驻颜色。与炼成松脂同蜜丸服，尤善。杜紫微服之，御八十妾，一百四十岁，日行三百里。〔慎微曰〕列仙传云：赤须子食天门冬，齿落更生，细发复出。太原甘始服天门冬，在人间三百余年。圣化经云：以天门冬、茯苓等分，为末，日服方寸匕。则不畏寒，大寒时单衣汗出也。〔时珍曰〕天门冬清金降火，益水之上源，故能下通肾气，入滋补方合群药用之有效。若脾胃虚寒人，单饵既久，必病肠滑，反成痼疾。此物性寒而润，能利大肠故也。

百部 (别录中品)

【释名】 婆妇草日华野天门冬纲目。〔时珍曰〕其很多者百十连属，如部伍然，故以名之。

【集解】〔弘景曰〕山野处处有之。其根数十相连，似天门冬而苦强，但苗异尔。博物志云：九真一种草似百部，但长大尔。悬火上令干，夜取四五寸切短，含咽汁，主暴嗽甚良，名为嗽药。疑此即百部也。其土肥润，是以长大也。〔藏器曰〕天门冬根有十余茎，圆短，实润味甘；百部多者五六十茎，长尖内虚，味苦不同，苗蔓亦别。今人以门冬当百部，说不明也。〔颂曰〕今江、湖、淮、陕、齐、鲁州郡皆有。春生苗，作藤蔓。叶大而尖长，颇似竹叶，面青色而光。根下一撮十五六枚，黄白色，二、三、八月采。曝干用。〔时珍曰〕百部亦有细叶如茴香者，其茎青，肥嫩时亦可煮食。其根长者近尺，新时亦肥实，但干则虚瘦无脂润尔。生时擘开去心曝之。郑樵通志言叶如薯蓣者，谬矣。

百 部
大叶 小叶

根

【修治】〔敩曰〕凡采得以竹刀劈，去心皮花，作数十条，悬檐下风干，却用酒浸一宿，漉出焙干，锉用。或一窠八十三条者，号曰地仙苗。若修事饵之，可千岁也。

【气味】 甘，微温，无毒。〔权曰〕甘，无毒，〔大明曰〕苦，无毒。〔恭曰〕微寒，有小毒。〔时珍曰〕苦、微甘，无毒。

【主治】 咳嗽上气，火炙酒渍饮之。别录。治肺热，润肺。甄权。治传尸骨蒸劳，治疳，杀蛔虫、寸白、蛲虫，及一切树木蛀虫，烬之即死。杀虱及蝇蠓。大明。〔弘景曰〕作汤洗牛犬，去虱。火炙酒浸空腹饮，治疥癣，去虫蚕咬毒。藏器。

【发明】〔时珍曰〕百部亦天门冬之类，故皆治肺病杀虫。但百部气温而不寒，寒嗽宜之；

天门冬性寒而不热，热嗽宜之，此为异耳。

【附录】白并〔别录曰〕味苦，无毒。主肺咳上气，行五藏，令百病不起。一名王富，一名箭杆。生山陵。叶如小竹，根黄皮白。三月、四月采根，曝干。〔时珍曰〕此物气味主治俱近百部，故附之。

何首乌 (宋开宝)

【释名】**交藤**本传、**夜合**本传、**地精**本传、**陈知白**开宝、**马肝石**纲目、**桃柳藤**日华、**九真藤**纲目、**赤葛**斗门、**疮帚**纲目、**红内消**　〔大明曰〕其药本草无名，因何首乌见藤夜交，便即采食有功，因以采人为名尔。〔时珍曰〕汉武时，有马肝石能乌人发，故后人隐此名，亦曰马肝石。赤者能消肿毒，外科呼为疮帚、红内消。斗门方云：取根若获九数者，服之乃仙。故名九真藤。

【集解】〔颂曰〕何首乌本出顺州南河县，今在处有之，岭外、江南诸州皆有，以西洛、嵩山及河南柘城县者为胜。春生苗，蔓延竹木墙壁间，茎紫色。叶叶相对如薯蓣，而不光泽。夏秋开黄白花，如葛勒花。结子有棱，似荞麦而杂小，才如粟大。秋冬取根，大者如拳，各有五棱瓣，似小甜瓜。有赤白两种：赤者雄，白者雌。一云：春采根，秋采花。九蒸九曝，乃可服。此药本名交藤，因何首乌服而得名也。唐元和七年，僧文象遇茅山老人，遂传此事。李翱乃著何首乌传云：何首乌者，顺州南河县人。祖名能嗣，又名延秀。能嗣本名田儿，生而阉弱，年五十八，无妻子，常慕道术，随师在山。一日醉卧山野，忽见有藤二株，相去三尺余，苗蔓相交，久而方解，解了又交。田儿惊讶其异，至旦遂掘其根归。问诸人，无识者。后有山老忽来。示之。答曰：子既无嗣，其藤乃异，此恐是神仙之药，何不服之？遂杵为末，空心酒服一钱。七日而思人道，数月似强健，因此常服，又加至二钱。经年旧疾皆痊，发乌容少。十年之内，即生数男，乃改名能嗣。又与其子延秀服，皆寿百六十岁。延秀生首乌。首乌服落，亦生数子，年百三十岁，发犹黑。有李安期者，与首乌乡里亲善，窃得方服，其寿亦长，遂叙其事传之云。何首乌，味甘性温无毒，茯苓为使，治五痔腰膝之病，冷气心痛，积年劳瘦痰癖，风虚败劣，长筋力，益精髓，壮气驻颜，黑发延年，妇人恶血痿黄，产后诸疾，赤白带下，毒气入腹，久痢不止，其功不可具述。一名野苗，二名交藤，三名夜合，四名地精，五名何首乌。本出处州，江南诸道皆有。苗如木藁，叶有光泽，形如桃柳，其背偏，皆单生不相对。有雌雄：雄者苗色黄白，雌者黄赤。根远不过三尺，夜则苗蔓相交，或隐化不见。春末、夏中、秋初三时，候晴明日兼雌雄采之。乘润以布帛拭去泥土，勿损皮，烈日曝干，密器贮之，每月再曝。用时去皮为末，酒下最良。遇有疾，即用茯苓汤下为使。凡服用偶日二、四、六、八日，服讫，以衣覆汗出，导引尤良。忌猪肉血、羊血、无鳞鱼，触药无力。其根形大如拳连珠，其有形如鸟兽山岳之状者，珍也。掘得去皮生吃，得味甘甜，可休粮。讚曰：神效胜道，著在仙书。雌雄相交，夜合昼疏。服之去谷，日居月诸。返老还少，变安病躯。有缘者遇，最尔自如。明州刺史李远附录云：何首乌以出南河县及岭南恩州、韶州、潮州、贺州、广州、潘州四会县者为上，邕州、桂州、康州、春州、高州、勒州、循州晋兴县出者次之，真仙草也。五十年者如拳大，号山奴，服之一年，发髭青黑；一百年者，如碗大，号山哥，服之一年，颜色红悦；

何首乌

一百五十年者，如盆大，号山伯，服之一年，齿落更生；二百年者，如斗栲栳大，号山翁，服之一年，颜如童子，行及奔马；三百年者，如三斗栲栳大，号山精，纯阳之体，久服成地仙也。〔时珍曰〕凡诸名山、深山产者，即大而佳也。

根

【修治】〔志曰〕春夏秋采其根，雌雄并用。乘湿以布拭去土，曝干。临时以苦竹刀切，米泔浸经宿，曝干，木杵臼捣之。忌铁器。〔慎微曰〕方用新采者，去皮，铜刀切薄片，入甑内，以瓷锅蒸之。旋以热水从上淋下，勿令满溢，直候元气息，乃取出曝干用。〔时珍曰〕近时治法：用何首乌赤白各一斤，竹刀刮去粗皮，米泔浸一夜，切片。用黑豆三斗，每次用三升三合三勺，以水泡过。砂锅内铺豆一层，首乌一层，重重铺尽，蒸之。豆熟，取出去豆，将何首乌晒干，再以豆蒸。如此九蒸九晒，乃用。

【气味】苦、涩，微温，无毒。〔时珍曰〕茯苓为之使。忌诸血、无鳞鱼、萝卜、蒜、葱、铁器，同于地黄。能伏朱砂。

【主治】瘰疬，消痈肿，疗头面风疮，治五痔，止心痛，益血气，黑髭发，悦颜色。久服长筋骨，益精髓，延年不老。亦治妇人产后及带下诸疾。开宝。久服令人有子，治腹脏一切宿疾，冷气肠风。大明。泻肝风。好古。

【发明】〔时珍曰〕何首乌，足厥阴、少阴药也。白者入气分，赤者入血分。肾主闭藏，肝主疏泄。此物气温，味苦涩。苦补肾，温补肝，能收敛精气。所以能养血益肝，固精益肾，健筋骨，乌发，为滋补良药。不寒不燥，功在地黄、天门冬诸药之上。气血太和，则风虚痈肿瘰疬诸疾可知矣。此药流传虽久，服者尚寡。嘉靖初，邵应节真人，以七宝美髯丹方上进。世宗肃皇帝服饵有效，连生皇嗣。于是何首乌之方，天下大行矣。宋怀州知州李治，与一武臣同官。怪其年七十余而轻健，面如渥丹，能饮食。叩其术，则服何首乌丸也。乃传其方。后治得病，盛暑中半体无汗，已二年，窃自忧之。造丸服至年余，汗遂浃体。其活血治风之功，大有补益。其方用赤白何首乌各半斤，米泔浸三夜，竹刀刮去皮，切焙，石臼为末，炼蜜丸梧子大。每空心温酒下五十丸。亦可末服。

茎、叶

【主治】风疮疥癣作痒，煎汤洗浴，甚效。时珍。

萆薢（别录中品）

【释名】赤节别录、百枝吴普、竹木炮炙论、白菝葜〔时珍曰〕萆薢名义未详。日华本草言时人呼为白菝葜，象形也。赤节、百枝、与狗脊同名。

【集解】〔别录曰〕萆薢生真定山谷。二月、八月采根，曝干。〔弘景曰〕今处处有之。根似菝葜而小异，根大，不甚有角节，色小浅。〔恭曰〕此有二种：茎有刺者根白实，无刺者根虚软，软者为胜。蔓生，叶似薯蓣。〔颂曰〕今河、陕、汴东、荆、蜀诸郡皆有之。作蔓生，苗叶俱青。叶作三叉，似山薯，又似绿豆叶。花有黄、红、白数种，亦有无花结白子者。根黄白色，多节，三指许大。春秋采根，曝干。今成德军所产者，根亦如山薯而体硬，其苗引蔓，叶似荞麦，子三棱，不拘时月采根，利刀切片，曝干用。〔时珍曰〕萆薢蔓生，叶似菝葜而

萆薢

大如碗，其根长硬，大者如商陆而坚。今人皆以土茯苓为草薢，误矣。茎叶根苗皆不同。吴普本草又以草薢为狗脊，亦误矣。详狗脊下。宋史以怀庆草薢充贡。

根

【气味】苦，平，无毒。〔别录曰〕甘。〔之才曰〕薏苡为之使。畏葵根、大黄、柴胡、前胡。

【主治】腰脊痛强，骨节风寒湿周痹，恶疮不瘳，热气。本经。伤中恚怒，阴痿失溺，老人五缓，关节老血。别录。冷风瘫痹，腰脚瘫缓不遂，手足惊掣，男子肾腰痛，久冷，肾间有膀胱宿水。甄权。头旋痫疾，补水脏，坚筋骨，益精明目，中风失音。大明。补肝虚。好古。治白浊茎中痛，痔瘘坏疮。时珍。

【发明】〔时珍曰〕草薢，足阴明、厥阴经药也。厥阴主筋属风，阳明主肉属湿。草薢之功，长于去风湿，所以能治缓弱痹遗浊恶疮诸病之属风湿者。草薢、菝葜、土茯苓三物，形虽不同，而主治之功不相远，岂亦一类数种乎？雷敩炮炙论序云：囊皴漩多，夜煎竹木。竹木，草薢也。漩多白浊，皆是湿气下流。草薢能除阳明之湿而固下焦，故能去浊分清。杨倓家藏方，治真元不足，下焦虚寒，小便频数，白浊如膏，有草薢分清饮，正此意也。又杨子建万全护命方云：凡人小便频数，不计度数，便时茎内痛不可忍者。此疾必先大腑秘热不通，水液只就小肠，大腑愈加干竭，甚则浑身热，心躁思凉水，如此即重证也。此疾本因贪酒色，积有热毒腐物瘀血之类，随虚水入于小肠，故便时作痛也。不饮酒者、必平生过食辛热荤腻之物，又因色伤而然。此乃小便频数而痛，与淋证涩而痛者不同也。宜用草薢一两，水浸少时，以盐半两同炒，去盐为末。每服二钱，水一盏，煎八分，和滓服之，使水道转入大肠。仍以葱汤频洗谷道，令气得通，则小便数及痛自减也。

菝葜 （上蒲八切 下弃八切 别录中品）

【释名】菝蔸（同葜）、金刚根日华、铁菱角纲目、王瓜草日华。〔时珍曰〕菝蔸犹扱蔸也。扱蔸，短也。此草茎蔓强坚短小，散名菝蔸。而江浙人谓之菝葜根，亦曰金则根，楚人谓之铁菱角，皆状其坚而有尖刺也。郑樵通志云：其叶颇近王瓜，故名王瓜草。

【集解】〔别录曰〕生山野。二月、八月采根，曝干。〔弘景曰〕此有三种，大略根苗并相尖。菝葜茎紫而短少，多刺，小减草薢而色深，人用作饮。〔恭曰〕陶云三种，乃狗脊、菝葜、草薢相类，非也。草薢有刺者，叶粗相类，根不相类。草薢细长而白色，菝葜根作块结，黄赤色，殊非狗脊之流。〔颂曰〕今近道及江浙州郡多有之。苗茎成蔓，长二三尺，有刺。其叶如冬青、乌药叶而差大。秋生黄花，结黑子如樱桃大。其根作块，人呼金钢根。〔时珍曰〕菝葜山野中甚多。其茎似蔓而坚强，植生有刺。其叶团大，状如马蹄，光泽似柿叶，不类冬青。秋开黄花，结红子。其根甚硬，有硬须如刺。其叶煎饮酸涩。野人采其根叶，入染家用，名铁菱角。吴普本草以菝葜为狗脊，非矣。详见狗脊下。

菝葜

根

【气味】甘、酸，平、温，无毒。

【主治】腰背寒痛，风痹，益血气，止小便利。别录。治时疾瘟瘴。大明。补肝经风虚。好古。治消渴，血崩，下痢。时珍

【发明】〔时珍曰〕菝葜，足厥阴、少阳药。气温味酸，性涩而收，与萆薢仿佛。孙真人元旦所饮辟邪屠苏酒中亦用之。〔颂曰〕取根浸赤汁，煮粉食，辟瘴。

土茯苓（纲目）

【校正】并入拾遗禹余粮。

【释名】土萆薢纲目、刺猪苓图经、山猪粪纲目、草禹余粮拾遗、仙遗粮纲目、冷饭团纲目、硬饭纲目、山地栗纲目。〔时珍曰〕按陶弘景注石部禹余粮云：南中平泽有一种藤，生叶如菝葜，根作块，有节，似菝葜而色赤，味如薯蓣，亦名禹余粮。言昔禹行山乏食，采此充粮而弃其余，故有此名。观陶氏此说，即今土茯苓也。故今尚有仙遗粮、冷饭团之名，亦其遗意。陈藏器本草草禹余粮，苏颂图经猪苓下刺猪苓，皆此物也，今皆并之。茯苓、猪苓、山地栗，皆象形也。俗又名过冈龙，谬称也。

【集解】〔藏器曰〕草禹余粮生海畔山谷。根如盏连缀，半在土上，皮如茯苓，肉赤味涩。人取以当谷食，不饥。〔颂曰〕施州一种刺猪苓，蔓生。春夏采根，削皮焙干。彼土人用傅疮毒，殊效。〔时珍曰〕土茯苓，楚、蜀山箐中甚多。蔓生如莼，茎有细点。其叶不对，状颇类大竹叶而质厚滑，如瑞香叶而长五六寸。其根状如菝葜而圆，其大若鸡鸭子，连缀而生，远者离尺许，近或数寸，其肉软，可生啖。有赤白二种，入药用白者良。按东山经云：鼓镫之山有草焉，名曰荣草，其叶如柳，其本如鸡卵，食之已风。恐即此也。昔人不知用此。近时弘治、正德间，因杨梅疮盛行，率用轻粉药取效，毒留筋骨，溃烂终身，至人用此，遂为要药。诸医无从考证，往往指为萆薢及菝葜。然其根苗迥然不同，宜参考之。但其功用亦颇相近，盖亦萆薢、菝葜之类也。

根

【气味】甘、淡，平，无毒。〔时珍曰〕忌茶茗。

【主治】食之当谷不饥，调中止泄，健行不睡。藏器。健脾胃，强筋骨，去风湿。利关节，止泄泻，治拘挛骨痛，恶疮痈肿。解汞粉、银朱毒。时珍。

【发明】〔机曰〕近有好淫之人，多病杨梅毒疮，药用轻粉，愈而复发，久则肢体拘挛，变为痈漏，延绵岁月，竟致废笃。惟锉土萆薢三两，或加皂荚、牵牛各一钱，水六碗，煎三碗，分三服，不数剂，多瘥。盖此疾始由毒气干于阳明而发，加以轻粉燥烈，久而水衰，肝挟相火来凌脾土。土属湿，主肌肉，湿热郁蓄于肌腠，故发为痈肿，甚则拘挛，内经所谓湿气害人皮肉筋骨是也。土萆薢甘淡而平，能去脾湿，湿去则营卫从而筋脉柔，肌肉实而拘挛痈漏愈矣。初病服之不效者，火盛而湿未郁也。此药长于去湿，不能去热，病久则热衰气耗而湿郁为多故也。〔时珍曰〕杨梅疮古方不载，亦无病者。近时起于岭表，传及四方。盖岭表风土卑炎，岚瘴熏蒸，饮啖辛热，男女淫猥。湿热之邪积畜既深，发为毒疮，遂致互相传染，自南而北，遍及海宇，然皆淫邪之人病之。其类有数种，治之则一也。其证多属厥阴、阳明二经，而兼乎他经。邪之所在、侧

先发出，如兼少阴、太阴则发于咽喉，兼太阳、少阳则发于头耳之类。盖相火寄于厥阴，肌肉属于阳明故也。医用轻粉、银朱劫剂，五七日即愈。盖水银性走而不守，加以盐、矾升为轻粉、银朱，其性燥烈，善逐痰涎。涎乃脾之液，此物入胃，气归阳明，故涎被劫，随火上升，从喉颊齿缝而出，故疮即干痿而愈。若服之过剂，及用不得法，则毒气窜入经络筋骨之间，莫之能出。痰涎既去，血液耗涸，筋失所养，营卫不从。变为筋骨挛痛，发为痈毒疳漏。久则生虫为癣，手足皲裂，遂成废痼。惟土茯苓气平味甘而淡，为阳明本药。能健脾胃，去风湿。脾胃健则营卫从。风湿去则筋骨利，故诸症多愈，此亦得古人未言之妙也。令医家有搜风解毒汤，治杨梅疮，不犯轻粉。病深者月余，浅者半月即愈。服轻粉药筋骨挛痛、瘫痪不能动履者，服之亦效。其方用土茯苓一两，薏苡仁、金银花、防风、木瓜、木通，白鲜皮各五分，皂荚子四分，气虚加人参七分，血虚加当归七分，水二大碗煎饮，一日三服。惟忌饮茶及牛、羊、鸡、鹅、鱼肉、烧酒、法面、房劳。盖秘方也。

白敛 （本经下品）

【释名】白草本经、**白根**别录、**兔核**别录、**猫儿卵**纲目、**昆仑**别录。〔宗曰〕白敛，服饵方少用，惟敛疮方多用之，故名白敛。〔时珍曰〕兔核、猫儿卵，皆象形也。昆仑，言其皮黑也。

【集解】〔别录曰〕白敛生衡山山谷。二月、八月采根，曝干。〔弘景曰〕近道处处有之。作藤生，根如白芷，破片竹穿，日干。〔恭曰〕根似天门冬，一株下有十许根，皮赤黑，肉白，如芍药，不似白芷。蔓生，枝端有五叶，所在有之。〔颂曰〕今江淮及荆、襄、杯、孟、商、齐诸州皆有之。二月生苗，多在林中作蔓，赤茎，叶如小桑。五月开花，七月结实。根如鸡鸭卵而长，三五枚同一窠，皮黑肉白。一种赤敛，花实功用皆同，但表里俱赤尔。

根

【气味】苦、平，无毒。〔别录曰〕甘，微寒。〔权曰〕有毒。〔之才曰〕代赭为之使。反乌头。

【主治】痈肿疽疮，散结气，止痛除热，目中赤，小儿惊痫温疟，女子阴中肿痛，带下赤白。本经。**杀火毒。**别录。**治发背瘰疬，面上疱疮，肠风痔漏，血痢，刀箭疮，扑损，生肌止痛。**大明。**解狼毒毒。**时珍。

【发明】〔弘景曰〕生取根捣，傅痈肿，有效。〔颂曰〕今医治风及金疮、面药方多用之。往往与白及相须而用。

女萎 （李当之本草）

【集解】〔恭曰〕女萎叶似白敛，蔓生，花白子细。荆襄之间名为女萎，亦名蔓楚。用苗不用根。与萎蕤全别，今太常谬以为白头翁者是也。〔时珍曰〕诸家误以女萎解萎蕤，正误见萎蕤下。

【修治】〔敩曰〕凡采得阴干，去头并白蕊，槐砧上锉，拌豆淋酒蒸之，从巳至未出，晒干。

【气味】辛，温，无毒。

【主治】止下痢，消食。当之。风寒洒洒，霍乱泄痢肠鸣，游气上下无常，惊痫寒热百病，出汗。唐本。

赭魁（本经下品）

赭魁

【释名】〔时珍曰〕其根如魁，有汁如赭，故名。魁乃酒器名。

【集解】〔别录曰〕生山谷中。二月采。〔弘景曰〕状如小芋，肉白皮黄，近道亦有。〔恭曰〕赭魁大者如斗，小者如升。蔓生草木上，叶似杜衡，陶所说乃土卵也。土卵不堪药用，梁汉人蒸食之，名黄独，非赭魁也。〔保升曰〕苗蔓延生，叶似萝藦，根若菝葜，皮紫黑，肉黄赤，大者轮囷如升，小者如拳，所在有之。〔时珍曰〕赭魁闽人用人染青缸中，云易上色。沈括笔谈云：本草所谓赭魁，皆未详审。今南中极多，肤黑肌赤，似何首乌。切破中有赤理如槟榔，有汁赤如赭，彼人以染皮制靴。闽人谓之余粮。本草石部禹余粮陶氏所引，乃此物也。谨按沈氏所说赭魁甚明，但谓是禹余粮者，非矣。禹余粮乃今之土茯苓，可食，故得粮名；赭魁不可食，岂得积粮耶？土卵即土芋也，见菜部。

根

【气味】甘，平，无毒。〔恭曰〕有小毒。

【主治】心腹积聚，除三虫。本经。

鹅抱（宋图经）

鹅抱
宣州

【集解】〔颂曰〕生宜州山林下。附石而生，作蔓，似大豆。其根形似莱菔，大者如三升器，小者如拳。二月、八月采根，切片阴干用。

【气味】苦，寒，无毒。

【主治】风热上壅，咽喉肿痛，及解蛮箭药毒，捣末酒服有效。亦消风热结毒。酒摩涂之，立愈。苏颂。

伏鸡子根（拾遗）

伏鸡子
天台

【释名】承露仙。

【集解】〔藏器曰〕生四明天台山。蔓延生，叶圆薄似钱，根似鸟形者良。

【气味】苦，寒，无毒。

【主治】解百药毒，诸热烦闷，急黄，天行黄疸，疟瘴中恶，寒热头痛，痎疟。马黄牛疫。水磨服之，新者尤佳。亦傅痈肿，与陈家白药同功。藏器。

【附录】仰盆拾遗〔藏器曰〕味辛，温，有小毒。水磨服少许，治蛊飞尸喉痹。亦磨傅皮肤恶肿。生东阳山谷。苗似承露仙，根圆如仰盆状，大如鸡卵。人肝藤拾遗。〔藏器曰〕主解诸药毒游风，手脚软痹。并生研服之，涂之。生岭南山石间。引蔓而生，叶有三丫，花紫色。与伏鸡子同名承露仙，而伏鸡子叶圆。〔时珍曰〕以根三两，磨汁或煎浓汁服。并解蛊毒。

千金藤 (宋开宝)

【校正】自木部移入此。

【集解】〔藏器曰〕千金藤有数种，南北名模不同，大略主疗相似，或是皆近于藤也。生北地者，根大如指，色似漆；生南土者，黄赤如细辛。舒、庐间有一种藤似木蓼，又有乌虎藤，绕树生，冬青，亦名千金藤。江西林间有草生叶，头有瘿子，似鹤膝，叶如柳，亦名千金藤。又一种似荷叶、只大如钱许，亦呼为千金藤，又名古藤，主痢及小儿大腹。千金者，以贵为名。岂俱一物，亦状异而名同耶？若取之称，未知孰是？又岭南有陈思岌，亦名千金藤。

【主治】一切血毒诸气，霍乱中恶，天行虚劳疟瘴，痰嗽不利，痈肿大毒，药石发，癫痫，悉主之。藏器。

【附录】陈思岌拾遗〔藏器曰〕出岭南山野。蔓生如小豆，根及叶辛香。一名石黄香，一名千金藤。其根味辛，平，无毒。解诸药毒热毒，丹毒痈肿，天行壮热，喉痹蛊毒，并煮汁服之。亦涂疮肿。〔珣曰〕味苦，平。浸酒服，治风。补益轻身。

九仙子 (纲目)

【释名】仙女娇。

【集解】〔时珍曰〕九仙子，出均州太和山。一根连缀九枚，大者如鸡子，小者如半夏，白色。二月生苗，蔓高六七尺，茎细而光。叶如乌桕叶，而短扁不团。每叶丫生子枝，或一或二，袅袅下垂。六七月开碎青黄色花，随即结实。碎子丛簇，如谷精草子状。九月采根。

【气味】苦，凉，无毒。

【主治】咽痛喉痹，散血。以新汲水或醋磨汁含咽，甚良。时珍。

九仙子 武当

山豆根 (宋开宝)

【释名】解毒纲目、黄结纲目、中药 〔颂曰〕其蔓如大豆，因以为各。

【集解】〔颂曰〕山豆根，生剑南及宜州、果州山谷，今广西亦有，以忠州、万州者为佳。苗蔓如豆，叶青，经冬不凋，八月采根。广南者如小槐，高尺余，石鼠食其根。故岭南人捕鼠，取肠胃曝干，解毒攻热效。

【气味】甘，寒，无毒。〔时珍曰〕按沈括笔谈云：山豆根味极苦，本草言味甘，大误矣。

【主治】解诸药毒，止痛，消疮肿毒，发热咳嗽，治人及马急黄，杀小虫。开宝。含之咽汁，解咽喉肿毒，极妙。苏颂。研末汤服五分，治腹胀喘满。酒服三钱，治女人血气腹胀，又下寸白诸虫。丸服，止下痢。磨汁服，止卒患热厥心腹痛，五种痔痛。研汁涂诸热肿秃疮，蛇狗蜘蛛伤。时珍。

黄药子（宋开宝）

【校正】自木部移入此。

【释名】木药子纲目、大苦纲目、赤药图经、红药子 〔时珍曰〕按沈括笔谈云：本草甘草注，引郭璞注尔雅云，蘦大苦者，云即甘草也。蔓生，叶似薄荷而色青黄，茎赤有节，节有枝相当。此乃黄药也，其味极苦，故曰大苦，非甘草也。

【集解】〔颂曰〕黄药原出岭南，今夔、陕州郡及明、越、秦、陇山中亦有之，以忠州、万州者为胜。藤生，高三四尺，根及茎似小桑，十月采根。秦州出者谓之红药子，施州谓之赤药，叶似荞麦，枝梗赤色，七月开白花，其根湿时红赤色，曝干即黄。本经有药实根，云生蜀郡山谷。苏恭云：即药子也，用其核仁。疑即黄药之实，但言叶似杏，其花红白色，子肉味酸，此为不同。〔时珍曰〕黄药子今处处人栽之。其茎高二三尺，柔而有节，似藤实非藤也。叶大如拳，长三寸许，亦不似桑。其根长者尺许，大者围二三寸，外褐内黄，亦有黄赤色者，肉色颇似羊蹄根。人皆捣其根入染蓝缸中，云易变色也。唐苏恭言，药实根即药子，宋苏颂遂以为黄药之实，然今黄药冬枯春生，开碎花无实。苏恭所谓药子，亦不专指黄药。则苏颂所以言，亦未可凭信也。

根

【气味】苦，平，无毒。〔大明曰〕凉。治马心肺热疾。

【主治】诸恶肿疮瘘喉痹，蛇犬咬毒。研水服之，亦含亦涂。开宝。凉血降火，消瘿解毒。时珍。

【发明】〔颂曰〕孙思邈千金月令方：疗忽生瘿疾一二年者。以万州黄药子半斤，须紧重者为上。如轻虚，即是他州者，力慢，须用加倍。取无灰酒一斗，投药入中，固济瓶口。以糠火烧一复时，待酒冷乃开，时时饮一杯。不令绝酒气。经三五日后，常把镜自照，觉消即停饮，不尔便令人项细也。刘禹锡传信方亦著其效，云得之邕州从事张岩。岩目击有效，复试其验如神。其方并同，惟小有异处，是烧酒候香出外，瓶头有津出即止，不待一宿，火不可过猛耳。

解毒子 <small>（唐本草）</small>

【释名】地不容唐本、苦药子图经。

【集解】〔恭曰〕地不容生川西山谷，采无时，乡人呼为解毒子也。〔颂曰〕出戎州。蔓生，叶青如杏叶而大，厚硬，凌冬不凋，无花实。根黄白色，外皮微粗褐，累累相连，如药实而圆大，采无时。又开州、兴元府出苦药子，大抵与黄药相类，春采根，曝干，亦入马药用。〔时珍曰〕四川志云：苦药子出忠州。性寒，解一切毒。川蜀诸处皆有。即解毒子也。或云，邓州苦药子即黄药，方言称呼不同耳。理亦近之。

根

【气味】苦，大寒，无毒。

【主治】解蛊毒，止烦热，辟瘴疠，利喉闭及痰毒。唐本。治五脏邪气，清肺压热。苏颂。消痰降火，利咽喉，退目赤。时珍。

【附录】奴会子海药〔珣曰〕味辛，平，无毒。主小儿无辜冷疳，虚渴脱肛，骨立瘦损，脾胃不磨。刘五娘方，用为煎服。生西国诸戎。大小如苦药子。**药实根** 〔本经曰〕味辛，温，无毒。主邪气诸痹疼酸，续绝伤，补骨髓。一名连木。〔别录曰〕生蜀郡山谷。采无时。〔恭曰〕此药子也，当今盛用，胡名那疏，出通州、渝州。其子味辛，平，无毒。主破血止痢消肿，除蛊疰蛇毒。树生，叶似杏，花药白色，子肉味酸，止用其仁。本经误载根字。〔时珍曰〕此药子虽似黄药、苦药子，而稍有不同。二药子不结子，此则树之子也。葛洪肘后方云：婆罗门名那疏树子，中国人名药子。去皮取中仁，细研服，治诸病也。

白药子 <small>（唐本草）</small>

【集解】〔恭曰〕白药子出原州。三月生苗，叶似苦苣。四月抽赤茎，长似壶卢蔓。六月开白花。八月结子，亦名瓜蒌。九月叶落枝折，采根洗切，日干，根皮黄色，名白药子。〔颂曰〕今夔、施、合州、江西、岭南亦有之。江西出者，叶似乌桕，子如绿豆，至六月变成赤色，治马热方用之。

根

【气味】辛，温，无毒。〔权曰〕苦、冷。

【主治】金疮生肌。唐本。消肿毒喉痹，消痰止嗽。治渴并吐血。大明。治喉中热塞不通，咽中常痛肿。甄权。解野葛、生金、巴豆、药毒。刀斧折伤，干末傅之，能止血、痛。马志。散血除火，消痰解毒。时珍。

【附录】陈家白药拾遗〔藏器曰〕味苦，寒，无毒。主解诸药毒，水研服之。入腹与毒相攻，必吐出。未尽更服，亦去心胸烦热，天行瘟瘴。出苍梧陈家，故有陈家之号。明山有之。蔓及根并似土瓜，叶如钱，根似防己，紧小者良，人亦采食之。与婆罗门白药及赤药，功用并相似。〔时珍曰〕按刘恂岭表录云：陈家白药善解毒，诸药皆不及之，救人甚多。封州、康州有种之者，广府每岁充土贡。按此药当时充贡，今无复有。或有之，古今名谓不同耳。**甘家白药**拾遗〔藏器曰〕味苦，大寒，有小毒。解诸药毒，水研服，即吐出。未尽再吐。与陈家白药功相似。二物性冷，与霍乱下利人相反。出龚州以南，生阴处，叶似车前，根如半夏，其汁饮之如蜜，因人而名。岭南多毒物，亦多解毒物，岂天资之乎？**会州白药**拾遗〔藏器曰〕主金疮，生肤止血，碎末傅之。出会州，叶如白敛。**冲洞根**拾遗〔藏器曰〕味苦，平，无毒。主热毒，蛇犬虫痈疮等毒。出岭南恩州。取根阴干。功用同陈家白药，而苗蔓不相似。〔珣曰〕苗蔓如土瓜，根亦相似。味辛，温。主平完毒气及蛇伤。取根磨水服之，诸毒悉皆吐出也。**突厥白**宋开宝〔藏器曰〕味苦。主金疮，生血止血，补腰续筋。出突厥。色白如灰，乃云石灰共诸药合成者。〔志曰〕今所用者，出潞州。其根黄白色，状似茯苓而虚软。苗高三四尺，春夏叶如薄荷，花似牵牛而紫，上有白棱。二月、八月采根，曝干。

白药子

威灵仙（宋开宝）

【释名】〔时珍曰〕威，言其性猛也。灵仙，言其功神也。

【集解】〔志曰〕出商州上洛山及华山并平泽，以不闻水声者良。生先于众草，方茎，数叶相对。冬月丙丁戊己日采根用。〔恭曰〕九月末至十二月，采根阴干。余月并不堪采。〔颂曰〕今陕西及河东、河北、汴东、江湖州郡皆有之。初生作蔓，茎如钗股，四棱。叶如柳叶，作层，每层六七叶，如车轮，有六层至七层者。七月内生花六出，浅紫或碧白色。作穗似莆台子，亦有似菊花头者。实青色。根稠密多须似谷，每年朽败，九月采根。〔时珍曰〕其根每年旁引，年深转茂。一根丛须数百条，长者二尺许。初时黄黑色，干则深黑，俗称铁脚威灵仙以此。别有数种，根须一样，但色或黄或白，皆不可用。

威灵仙

根

【气味】苦，温，无毒。〔元素曰〕味甘纯阳，入太阳经。〔杲曰〕可升可降，阴中阳也。〔时珍曰〕味微辛、咸，不苦。忌茗、面汤。

【主治】诸风，宣通五脏，去腹内冷滞，心膈痰水，久积癥瘕，痃癖气块，膀胱宿脓恶水，腰膝冷疼，疗折伤。久服无有温疾疟。开宝。推新旧积滞，消胸中痰唾，散皮肤大肠风邪。李杲。

【发明】〔颂曰〕唐贞元中，嵩阳子周君巢作威灵仙传云：威灵仙去众风，通十二经脉，朝服暮效。疏宣五脏冷脓宿水变病，微利，不泻人。服此四肢轻健，手足微暖，并得清凉。先时，商州有人病手足不遂，不履地者数十年。良医弹技莫能疗。所亲置之道旁，以求救者。遇一新罗僧见之，告曰：此疾一药可活，但不知此土有否？因为之入山求索，果得，乃威灵仙也。使服之，数日能步履。其后山人邓思齐知之，遂传其事。此药治丈夫妇人中风不语，手足不遂，口眼歪斜，言语蹇滞，筋骨节风，绕脐风，胎风头风，暗风心风，风狂大风，皮肤风痒，白癜风，热毒风疮，头旋目眩，手足顽痹，腰膝疼痛，久立不得，曾经损坠，臂腰痛，肾脏风壅，伤寒瘴气，憎寒壮热，头痛流涕，黄疸黑疸，头面浮肿，腹内宿滞，心头痰水，膀胱宿脓，口中涎水，冷热气壅，肚腹胀满，好吃茶浮，心痛，注气膈气，冷气攻冲，脾肺诸气，痰热咳嗽气急，坐卧不安，气冲眼赤，攻耳成脓，阴汗盗汗，大小肠秘，服此立通，气痢痔疾，瘰疬疥癣，妇人月水不来，动经多日，气血冲心，产后秘塞，孩子无辜，并皆治之。其法：采得根阴干，月余捣末。温酒调一钱匕，空腹服之。如人本性杀药，可加及六钱。利过两行则减之，病除乃停服。其性甚善，不触诸药，但恶茶及面汤，以甘草、厄子代饮可也。又以一味洗焙为末，以好酒和令微温，入在竹筒内紧塞，九蒸九曝。如干，添酒洒之。以白蜜和丸梧子大。每服二十至三十丸，温酒下。崔元亮海上集验方著其详如此。〔恭曰〕腰肾脚膝积聚，肠内诸冷病，积年不瘥者，服之无不立效。〔宗奭曰〕其性快，多服疏人五脏真气。〔震亨曰〕威灵仙属木，治痛风之要药也，在上下者皆宜，服之尤效。其性好走，亦可横行，故崔元亮言其去众风，通十二经脉，朝服暮效。凡采得闻流水声者，知其性好走也，须不闻水声者乃佳。〔时珍曰〕威灵仙气温，味微辛咸。辛泄气，咸泄水。故风湿痰饮之病，气壮者服之有捷效。其性大抵疏利，久服恐损真气，气弱者亦不可服之。

茜草 <small>（本经上品）</small>

【校正】并入有名未用别录苗条。

【释名】 儶（音茜）、**茅蒐**（音搜）、茹藘（音如阎）、**地血**别录、**染绯草**蜀本、**血见愁**土宿、**风车草**土宿、**过山龙**补遗、**牛蔓**〔时珍曰〕按陆佃云：许氏说文言蒐乃人血所化，则草鬼为蒐以此也。陶隐居本草言东方有而少，不如西方多，则西草为茜，又以此也。陆玑云：齐人谓之茜，徐人谓之牛蔓。又草之盛者为儶，牵引为茹，连覆为藘，则儶、茹藘之名，又取此义也。人血所化之说，恐未必然耳。土宿真君本草云：四补草，其根茜草也，一名西天王草，一名四岳近阳草，一名铁塔草、风车儿草。〔藏器曰〕有名未用，苗根，即茜根也。茜、苗二字相似，传写之误尔。宜并之。

【集解】〔别录曰〕茜根生乔山山谷。二月、三月采根曝干。又曰：苗根生山阴谷中。蔓草木上，茎有刺，实如椒。〔弘景曰〕此即今染绯茜草也。东间诸处乃有而少，不如西多。诗云茹藘在阪者是也。〔保升曰〕染绯草，叶似枣叶，头尖下阔，茎叶俱涩，四五叶对生节间，蔓延草木上。根紫赤色，所在皆有，八月采。〔颂曰〕今圃人亦作畦种莳。故史记云，千亩卮、茜，其人与千户侯等，言其利厚也。〔时珍曰〕茜草十二月生苗，蔓延数尺。方茎中空有筋，外有细刺，数寸一节。每节五叶，叶如乌药叶而糙涩，面青背绿。七八月开花，结实如小椒大，中有细子。

根

【修治】〔敩曰〕凡使，用铜刀于槐砧上锉，日干，勿犯铅铁器。勿用赤柳草根，真相似，只是味酸涩。误服令人患内障眼，速服甘草水止之，即毒气散。

【气味】苦，寒，无毒〔权曰〕甘。〔大明曰〕酸。入药炒用。〔震亨曰〕热。〔元素曰〕微酸、咸，温，阴中之阴。〔别录曰〕苗根：咸，平，无毒。〔之才曰〕畏鼠姑。汁，制雄黄。

【主治】寒湿风痹，黄疸，补中。本经。**止血，内崩下血，膀胱不足，踦跌蛊**

茜草

毒。久服益精气，轻身。可以染绛。又苗根主痹及热中伤跃折。别录。治六极伤心肺，吐血泻血。甄权。止鼻洪尿血，产后血运，月经不止，带下，扑损淤血，泄精，痔瘘疮疖排脓，酒煎服。大明。通经脉，治骨节风痛，活血行血。时珍。

【发明】〔藏器曰〕茜草主蛊毒，煮汁服。周礼：庶氏掌除蛊毒，以嘉草攻之。嘉草者，襄荷与茜也，主蛊为最。〔震亨曰〕俗人治痛风，用草药取速效。如石丝为君，过山龙等佐之。皆性热而燥，不能养阴，却能燥湿病之浅者。湿痰得燥而开，淤血得热而行，故亦暂效。若病深而血少者，则愈劫愈虚而病愈深矣。〔时珍曰〕茜根色赤而气温，味微酸而带咸。色赤入营，气温行滞，味酸入肝而成走血，手足厥阴血分之药也，专于行血活血。俗方用治女子经水不通，以一两煎酒服之，一日即通，甚效。名医别录言其久服益精气轻身，日华子言其泄精，殊不相合，恐未可凭。

【附录】血藤宋图经〔颂曰〕生信州。叶如蓬蒿叶，根如大拇指，其色黄。彼人五月采用，攻血治气块。〔时珍曰〕按虞抟云，血藤即过山龙，理亦相近，未知的否？姑附之。

剪草（日华）

【集解】〔藏器曰〕剪草生山泽间，叶如茗而细，江东用之。〔颂曰〕生润州。二月、三月采，曝干用。〔时珍曰〕按许叔微本事方言。剪草状如茜草，又如细辛。婺、台二州皆有之，惟婺州者可用。其说殊详，今遍询访无识者。或云即茜草也，未有的据。

根

【气味】苦，凉，无毒。〔颂曰〕平。

【主治】诸恶疮疥癣风瘙，瘘蚀有虫，浸酒服。大明。主一切失血。时珍。

【发明】〔元素曰〕上部血，须用剪草、牡丹皮、天门冬、麦门冬。〔时珍曰〕许学士本事方云：剪草治痨瘵吐血损肺及血妄行，名曰神传膏。其法，每用一斤净洗，晒为末，入生蜜二斤，和为膏，以器盛之，不得犯铁器，一日一蒸，九蒸九曝乃止。病人五更起，面东坐，不得语言，以匙抄药四匙食之，良久以稀粟米饮压之。药只冷服，米饮亦勿大热，或吐或否不妨。如久病肺损咯血，只一服愈。寻常嗽血妄行，每服一匙可也。有一贵妇病瘵，得此方，九日药成。前一夕，病者梦人戒令翌日勿乱服药。次日将服药。屋上土坠器中，不可用。再合成，将服，为籍覆器，又不得食。再合未就，而夫人卒矣。此药之异有如此。若小小血妄行，只一啜而愈也。此药绝妙若此，而世失传，惜哉！

防己（本经中品）

【释名】解离本经、石解 〔时珍曰〕按东垣李杲云：防己如险健之人，幸灾乐祸，能首为乱阶；若善用之，亦可御敌。其名或取此义。解离，因其纹解也。

【集解】〔别录曰〕防己生汉中川谷。二月、八月采根，阴干。〔当之曰〕其茎如葛蔓延。其根外白内黄，如桔梗，内有黑纹如车辐解者，良。〔弘景曰〕今出宜都、建平。大而青白色、虚软者好，黑点木强者不佳。服食亦须之。〔颂曰〕今黔中亦有之。但汉中出者，破之文作车辐解，黄实而香，茎梗甚嫩，苗叶小类牵牛。折其茎，一头吹之，气从中贯，如木通然。他处者青白虚软，又有腥气，皮皱，上有丁足子，名木防己。苏恭言木防己不任用。而古方张仲景治伤寒有增减木防己汤，及防己地黄汤、五物防己汤、黄芪六物等汤。孙思邈治遗尿小便涩，亦有三物木防己汤。〔藏器曰〕如陶所说，汉木二防己，即是根苗为名。

【修治】〔敩曰〕凡使勿用木条，色黄、腥、皮皱、上有丁足子，不堪用。惟要心有花文黄色者，细锉，以车前草根相对蒸半日，晒干取用。〔时珍曰〕今人多去皮锉，酒洗晒干用。

防　己

【气味】辛，平，无毒。〔别录曰〕苦，温。〔普曰〕神农：辛。黄帝、岐伯、桐君：苦，无毒。李当之：大寒。〔权曰〕苦，有小毒。〔元素曰〕大苦、辛，寒。阴也，泄也。〔之才曰〕殷蘖为之使。杀雄黄毒。恶细辛。畏萆薢、女菀、卤碱。伏消石。

【主治】风寒温疟，热气诸痫，除邪，利大小便。本经。疗水肿风肿，去膀胱熟，伤寒热邪气，中风手脚挛急，通腠理，利九窍，止泄，散痈肿恶结，诸㿔疥癣虫疮。别录。治湿风，口面㖞斜，手足拘痛，散留痰，肺气喘嗽。甄权。治中下湿热肿，泄脚气，行十二经。元素。木防己主治男子肢节中风，毒风不语，散结气痈肿，温疟风水肿，治膀胱热。甄权。

【发明】〔弘景曰〕防己是疗风不要药。〔藏器曰〕治风用木防己，治水用汉防己。〔元素曰〕去下焦湿肿及痛，并泄膀胱火邪，必用汉防己、草龙胆为君，黄柏、知母、甘草佐之，防己乃太阳本经药也。〔杲曰〕本草十剂云：通可去滞，通草、防己之属是也。夫防己大苦寒，能泻血中湿热，通其滞塞，亦能泻大便，补阴泻阳，助秋冬、泻春夏之药也。比之于人，则险而健者也。幸灾乐祸，能首为乱阶。然善用之，亦可敌凶突险。此瞑眩之药也，故圣人存而不废。大抵闻其臭则可恶，下咽则令人身心烦乱，饮食减少。至于十二经有湿热壅塞不通，及下注脚气，除膀胱积热而庇其基本，非此药不可，真行经之仙药，无可代之者。若夫饮食劳倦，阴虚生内热，元气谷食已亏，以防己泄大便，则重亡其血，此不可用一也。如人大渴引饮，是热在上焦肺经气分，宜渗泄，而防己乃下焦血分药，此不可用二也。外伤风寒，邪传肺经，气分湿热，而小便黄赤，乃至不通，此上焦气病，禁用血药，此不可用三也。大抵上焦湿热者皆不可用。下焦湿热流入十二经，致二阴不通者，然后审而用之。

实

【主治】脱肛。焙研，煎饮代茶。肘后。

通草 (本经中品)

【释名】木通土良、附支本经、丁翁吴普、万年藤甄权、子名燕覆〔时珍曰〕有细细孔，两头皆通，故名通草。即今所谓木通也。今之通草，乃古之通脱木也。宋本草混注为一，名实相乱，今分出之。

【集解】〔别录曰〕通草生石城山谷及山阳。正月、二月采枝，阴干。〔弘景曰〕今出近道。绕树藤生，汁白。茎有细孔，两头皆通。含一头吹之，则气出彼头者良。或云即菖藤茎也。〔恭曰〕此物大者径三寸，每节有二三枝，枝头有五叶。子长三四寸，核黑瓤白，食之甘美。南人谓为燕覆子，或名乌覆子。遇七八月采之。〔藏器曰〕江东人呼为畜葍子，江西人呼为拿子，如算袋，瓤黄子黑，食之去皮。苏云色白者，乃猴葍也。〔颂曰〕今泽、潞、汉中、江淮、湖南州郡亦有之。藤生，蔓大如指，其茎干大者径三寸。一枝五叶，颇类石韦，又似芍药，三叶相对。夏秋开紫花，亦有白花者。结实如小木瓜，食之甘美，即陈士良本草所谓桴梭子也。其枝今人谓之木通，而俗间所谓通草，乃通脱木也。古方所用通草，皆今之木通，其通脱木稀有用者。或以木通为葡萄苗者，非矣。按张氏燕吴行纪载：扬州甘泉东院两廊前有通草，其形如椿，少叶，子垂梢际，如苦楝。与今所说不同，或别一物也。〔时珍曰〕今之木通，有紫、白二色：紫者皮厚味辛，白者皮薄味淡。本经言味辛，别录言味甘，是二者皆能通利也。

通草即木通

【气味】辛，平，无毒。〔别录曰〕甘。〔权曰〕微寒。〔普曰〕神农、黄帝：辛。雷公：苦。〔杲曰〕味甘而淡，气平味薄。降也，阳中阴也。

【主治】除脾胃寒热，通利九窍血脉关节，令人不忘，去恶虫。本经。疗脾疸，常欲眠，心烦哕，出音声，治耳聋，散痈肿诸结不消，及金疮恶疮，鼠瘘踒折。鼻息肉，堕胎，去三虫。别录。治五淋，利小便，开关格，治人多睡，主水肿浮大。甄权。利诸经脉寒热不通之气。诜。理风热，小便数急疼，小腹虚满，宜煎汤并葱饮，有效。士良。安心除烦，止渴退热，明耳目，治鼻塞，通小肠，下水，破积聚血块，排脓，治疮疖，止痛，催生下胞，女人血闭，月候不匀，天行时疾，头痛目眩，羸劣乳结，及下乳。大明。利大小便，令人心宽，下气。藏器。主诸瘘疮，喉痹咽痛。浓煎含咽。通经利窍，导小肠火。杲。

【发明】〔杲曰〕本草十剂，通可去滞，通草、防己之属是也。夫防己大苦寒，能泻血中湿热之滞，又通大便。通草甘淡，能助西方秋气下降，利小便，专泻气滞也。肺受热邪，津液气化之原绝，则寒水断流；膀胱受湿热，癃闭约缩，小便不通，宜此治之。其症胸中烦热，口燥舌干，咽干，大渴引饮，小便淋沥，或闭塞不通，胫酸脚热，并宜通草主之。凡气味与之同者，茯苓、泽泻、灯草、猪苓、琥珀、瞿麦、车前子之类，皆可以渗湿利小便，泄其滞气也。又曰：木通下行，泄小肠火，利小便，与琥珀同功，无他药可比。〔时珍曰〕木通手厥阴心包络、手足太阳小肠、膀胱之药也。故上能通心清肺，治头痛，利九窍；下能泄湿热，利小便，通大肠，治遍身拘痛。本经及别录皆不言及利小便治淋之功，甄权、日华子辈始发扬之。盖其能泄丙丁之火，则肺不受邪，能通水道。水源既清，则津液自化，而诸经之湿与热，皆由小便泄去。故古方导赤散用之，亦泻南补北、扶西抑东之意。杨仁斋直指方言：人遍身胸腹隐热，疼痛拘急，足冷，皆是伏热伤血。血属于心，宜木通以通心窍，则经络流行也。

根

【主治】项下瘿瘤。甄权。

子

【气味】甘，寒，无毒。〔诜曰〕平。南人多食之，北人不知其功。

【主治】厚肠胃，令人能食，下三焦恶气，续五脏断绝气，使语声足气，通十二经脉。和核食之。孟诜。除三焦客热，胃口热闭，胃不下食。士良。止渴，利小便。时珍。

通脱木（法象）

【释名】通草纲目、**活莌**（音夺）、**离南** 〔颂曰〕尔雅：离南，活莌。即通脱也。山海经名寇脱又名倚商。〔杲曰〕阴窍涩而不利，水肿闭而不行，用之立通，因有通草之名。与木通同功。〔嘉谟曰〕白瓤中藏，脱木得之，故名通脱。

【集解】〔藏器曰〕通脱木生山侧。叶似蓖麻。其茎空心，中有白瓤，轻白可爱，女人取以饰物，俗名通草。〔颂曰〕郭璞言：生江南，高丈许，大叶似荷而肥，茎中瓤正白。今园圃亦有种莳者，或作蜜煎充果，食之甘美。〔时珍曰〕蔓生山中，茎大者围数寸。

【气味】首，淡，寒，无毒。〔杲曰〕甘，平。降也，阳中阴也。

【主治】利阴窍，治五淋，除水肿癃闭，泻肺。李杲。**解诸毒虫痛。**苏颂。**明目退热，下乳催生。**汪机。

【发明】〔杲曰〕通草泻肺利小便，甘平以缓阴血也。与灯草同功。宜生用之。〔时珍曰〕通草色白而气寒，味淡而体轻，故人太阴肺经，引热下降而利小便；入阳明胃经，通气上达而下乳汁。其气寒，降也；其味淡，升也。

花上粉
【主治】诸虫瘘恶疮痔疾，纳之。藏器。**疗瘰疬，及胸中伏气攻胃咽。**苏颂。

【附录】天寿根图经〔颂曰〕出台州，每岁土贡。其性凉，治胸膈烦热，土人常用有效。

天 寿 根
天台

钓藤（别录下品）

【校正】自木部移入此。

【释名】〔弘景曰〕出建平。亦作吊藤。疗小儿，不入余方。〔时珍曰〕其刺曲如钓钩，故名。或作吊，从简耳。

【集解】〔恭曰〕钩藤出梁州。叶细长，其茎间有刺，若钓钩。〔颂曰〕今秦中兴元府有之。三月采。〔宗奭曰〕湖南、湖北、江南、江西山中皆有之。藤长八九尺或一二丈，大如拇指，其中空。小人用致酒瓮中，盗取酒，以气吸之，涓涓不断。〔时珍曰〕状如葡萄藤而有钩，紫色。古方多用皮，后世多用钩，取其力锐尔。

【气味】甘，微寒，无毒。〔保升曰〕苦。〔权曰〕甘，平。〔时珍曰〕初微甘，后微苦，平。

【主治】小儿寒热，十二惊痫。别录。**小儿惊啼，瘛疭热拥，客忤胎风。**权。大

钓 藤

人头旋目眩，平肝风，除心热，小儿内钓腹痛，发斑疹。时珍。

【发明】〔时珍曰〕钩藤，手足厥阴药也。足厥阴主风，手厥阴主火。惊痫眩运，皆肝风相火之病。钩藤通心包于肝木，风静火息，则诸证自除。或云：人数寸于小麦中蒸熟，喂马易肥。

【附录】**倒挂藤**拾遗〔藏器曰〕味苦，无毒。主一切老血，及产后诸疾，结痛，血上欲死，煮汁服之。生深山，有逆刺如悬钩，倒挂于树，叶尖而长。

黄藤 （纲目）

【集解】〔时珍曰〕黄藤生岭南，状若防己。俚人常服此藤，纵饮食有毒，亦自然不发。席辨刺史云：甚有效。

【气味】甘、苦，平，无毒。

【主治】**饮食中毒，利小便，煮汁频服即解。**时珍。

白兔藿 （本经上品）

【释名】**白葛**普。

【集解】〔别录曰〕生交州山谷。〔弘景曰〕此药解毒，莫之与敌，而人不复用，不闻识者。〔恭曰〕荆襄山谷大有之。蔓生，山南人谓之白葛。苗似萝藦，叶圆厚，茎有白毛，与众草异，用藿疗毒有效。而交广又有白花藤，亦解毒，用根不用苗。〔保升曰〕蔓生，叶圆若莼。今襄州北、汝州南冈上有。五月、六月采苗，日干。

【气味】苦，平，无毒。

【主治】**蛇虺蜂虿猘狗菜肉蛊毒，鬼疰，风疰。诸大毒不可入口者，皆消除之。又去血，可末着痛上，立清。毒入腹者，煮汁饮即解。**本经。**风邪热极，煮汁饮。捣末，傅诸毒妙。**李珣。

白菟藿
交州

白花藤
交州

白花藤 （唐本草）

【集解】〔恭曰〕生岭南、交州、广州平泽。苗似野葛。叶似女贞，茎叶俱无毛而白花。其根似葛而骨柔，皮厚肉白，大疗毒，用根不用苗。〔保升曰〕蔓生白花，叶有细毛，根似牡丹，骨柔皮白而厚，凌冬不凋。〔敩曰〕凡使勿用菜花藤，真相似，只是味酸涩。白花藤味甘，采得去根细锉，阴干用。

【气味】苦，寒，无毒。

【主治】**解诸药、菜、肉中毒。渍酒，主虚劳风热。**唐本。

【发明】〔时珍曰〕苏言用根，雷言用苗，都可用尔。按葛洪肘后方云：席辨刺史在岭南日久，言俚人皆因饮食入毒，多不即觉，渐不能食，或心中渐胀，先寒似瘴。急含白银，一宿变色者即是也。银青是蓝药，银黄赤是菌药。菌音混，草名也。但取白花藤四两，出襄州者为上，不得取近野葛生者，洗切，同干蓝实四两，水七升，煮取半，空腹顿服。少闷勿怪，其毒即解。

白英（本经上品）

【校正】并入别录鬼目。

【释名】**穀菜**别录、**白草**同上、**白幕**拾遗、**排风**同上、**子名鬼目**〔时珍曰〕白英谓其花色，菌菜象其叶文，排风言其功用，鬼目象其子形。别录有名采用，复出鬼目，虽苗子不同，实一物也。故并之。

【集解】〔别录曰〕白英生益州山谷。春采叶，夏采茎，秋采花，冬采根。〔又曰〕鬼目一名来甘。实赤如五味，十月采。〔弘景曰〕鬼目俗人呼为白草子，是矣。又曰白英方药不复用。此有斛菜，生水中，可蒸食，非是此类。有白草，作羹饮，甚疗劳，而不用根花。益州乃有苦菜，土人专食之，充健而无病，疑或是此。〔恭曰〕白英，鬼目草也。蔓生，叶似王瓜，小长而五丫。实圆者龙葵子，生青，熟紫黑。东人谓之白草。陶云白草，似识之，而不力辨。〔藏器曰〕白英，鬼目菜也。蔓生，三月延长。尔雅名荷。郭璞云：似葛，叶有毛，子赤色如耳珰珠。若云子黑，误矣。江东夏月取其茎叶，煮粥食，极解热毒。〔时珍曰〕此俗名排风子是也。正月生苗，白色，可食。秋开小白花。子如龙葵子，熟时紫赤色。吴志云：孙皓时有鬼目菜，绿枣树，长丈余，叶广四寸，厚三分，人皆异之。即此物也。又羊蹄草一名鬼目。岭南有木果亦名鬼目，叶似楮，子大如鸭子，七八月熟，黄色，味酸可食。皆与此同名异物也。

野猪尾 施州

根苗

【气味】甘，寒，无毒。

【主治】寒热入疸，消渴，补中益气。久服轻身延年。本经。叶：作羹饮，甚疗劳。弘景。烦热，风疹丹毒，瘴疟寒热，小儿结热，煮汁饮之。藏器。

鬼目子也。

【气味】酸，平，无毒。

【主治】明目。别录。

萝藦（唐本草）

【校正】并入拾遗斫合子。

【释名】**蘿芦**本经（音贯）、**芄兰**诗疏、**白环藤**拾遗；**实名雀瓢**陆玑、**斫合子**拾遗、**羊婆奶**纲目、**婆婆针线包**〔藏器曰〕汉高帝用子傅军士金疮，故名斫合子。〔时珍曰〕白环，即芄字之讹也。其实嫩时有浆，裂时如瓢，故有雀瓢、羊婆奶之称。其中一子有一条白绒，长二寸许，故俗呼婆婆针线包，又名婆婆针袋儿也。

【集解】〔弘景曰〕萝藦作藤生，摘之有白乳汁，人家多种之，叶厚而大，可生啖，亦蒸煮食之。谚云：去家千里，勿食萝藦、枸杞。言其补益精气，强盛阴道，与枸杞叶同也。〔恭曰〕按陆玑诗疏云：萝藦一名芄兰，幽州谓之雀瓢。然雀瓢是女青别名也。萝藦叶似女青，故亦名雀瓢。女青叶似萝藦，两叶相对。子似瓢形，大如枣许，故名雀瓢。根似白微。茎叶并臭。生平泽。别录云：叶嫩时似萝藦，圆端，大茎，实黑。〔藏器曰〕萝藦东人呼为白球，藤生篱落间，折之有白汁，一名雀瓢。其女青终非白环，二物相似，不能分别。〔又曰〕斫合子作藤生，蔓延篱落间。至秋霜合子如柳絮。一名鸡肠，一名薰桑。〔时珍曰〕斫合子即萝藦子也。三月生苗，蔓延篱垣，极易繁衍。其根白软。其叶长而后大前尖。根与茎叶，断之皆有白乳如构汁。六七月开小长花，如铃状，紫白色。结实长二三寸，大如马兜铃，一头尖。其壳青软，中有：白绒及浆。霜后枯裂则子飞，其子轻薄，亦如兜铃子。商人取其绒作坐褥代绵，云甚轻暖。诗云：芄兰之支，童子佩䩸。芄兰之叶，童子佩䩸。䩸音畦，解结角锥也。此物实尖，垂于支间似之。䩸音涉，张弓指弝也。此叶后弯似之。故以比兴也。一种茎叶及花皆似萝藦，但气臭根紫，结子圆大如豆，生青熟赤为异。此则苏恭所谓女青似萝藦。陈藏器所谓二物相似者也。苏恭言其根似白薇，子似瓢形，则误矣。当从陈说。此乃藤生女青，与蛇衔根之女青，名同物异，宜互考之。

萝藦斫合子

婆婆针袋

子叶同。

【气味】甘、辛，温，无毒。〔时珍曰〕甘、微辛。

【主治】虚劳，补益精气，强阴道。叶煮食，功同子。唐本。捣子，傅金疮，生肤止血。捣叶，傅肿毒。藏器。取汁，傅丹毒赤肿，及蛇虫毒，即消。蜘蛛伤，频治不愈者，捣封二三度，能烂丝毒，即化作脓也。时珍。

赤地利（唐本草）

【校正】并入拾遗五毒草。

【释名】**赤薛荔**纲目**五青草**拾遗**五戟**拾遗**蛇两**拾遗**山荞麦**图经〔时珍曰〕并未详。

【集解】〔恭曰〕所在山谷有之。蔓生，叶似萝藦。根皮赤黑，肉黄赤。二月、八月采根，日干。〔颂曰〕所在皆有，今惟华山有之。春夏生苗，作蔓绕草木上，茎赤。叶青，似荞麦叶。七有开白花，亦如荞麦。结子青色。根若菝葜，皮紫赤，肉黄赤，八月采根，晒干收。〔藏器曰〕五毒草生江东平地。花叶并如荞麦。根紧硬似狗脊。亦名蛇罔，名同物异。〔时珍曰〕五毒草即赤地利，今并为一。

赤地利

五毒草

根

【修治】〔敩曰〕凡采得细挫，用蓝叶并根，同入生绢袋盛之，蒸一伏时，去蓝晒用。

【气味】苦，平，无毒。〔藏器曰〕酸，平。伏丹砂。

【主治】赤白冷热诸痢，断血破血，带下赤白，生肌肉。唐本。主痈疽恶疮毒肿，赤白游疹，虫蚕蛇犬咬，并醋摩傅之，亦捣茎叶傅之。恐毒入腹，煮汁饮。藏器。

【发明】〔时珍曰〕唐张文仲备急方，治青赤黄白等痢，鹿茸丸方中用之。则其功长于凉血解毒，可知矣。

紫葛 （唐本草）

【集解】〔恭曰〕生山
谷中。苗似葡萄，长丈许。根紫色，大者径二三寸。〔保升曰〕所在皆有，今出
雍州。叶似蘡薁。其根皮肉俱紫色。三、八月采根皮，日干。〔大明曰〕紫葛有
二种，此是藤生者。〔颂曰〕今惟江宁府及台州上之。春生冬枯，似葡萄而紫色。

根皮

【气味】甘、苦，寒，无毒。〔大明曰〕苦、滑，冷。烧灰，制硝石。

【主治】痈肿恶疮，捣末醋和封之。恭。主瘫缓挛急，并热毒风，通小肠。大明。
生肌散血。时珍。

乌敛莓 （唐本草）

【释名】五叶莓弘景、茏草同、拔尔雅、茏葛同、赤葛纲目、五爪龙同、赤泼藤
〔时珍曰〕五叶如白敛，故曰乌敛，俗名五爪龙。江东呼龙尾，亦曰虎葛。曰龙、曰葛，并取蔓
形。赤泼与赤葛及拔音相近。

【集解】〔弘景曰〕五叶莓生篱援间，作藤。捣根傅痈疖有效。〔恭曰〕蔓
生平泽，叶似白敛，四月、五月采之。〔保升曰〕茎端五叶，开花青白色，所
在之，夏采苗用。〔时珍曰〕塍堑间甚多。其藤柔而有棱，一枝一须，凡五
叶。叶长而光，有疏齿，面青背淡。七八月结苞成簇，青白色。花大如粟，黄
色四出。结实大如龙葵子，生育熟紫，内有细子。其根白色，大者如指，长一
二尺，捣之多涎滑。傅滋医学集成谓即紫葛，杨起简便方谓即老鸦眼睛草，斗
门方谓即何首乌，并误矣。

【气味】酸、苦，寒，无毒。

【主治】痈疖疮肿虫咬，捣根傅之。弘景。风毒热肿游丹，捣傅
并饮汁。恭。凉血解毒，利小便。根擂酒服，消疖肿，神效。时珍。

葎草 （唐本草）

【校正】并入有名未用勒草。

【释名】勒草别录、葛勒蔓蜀图经、来莓草别本。〔时珍曰〕此草茎有细刺，善勒人肤，
故名勒草。讹为葎草，又讹为来莓，皆方音也。别录勒草即此，今并为一。

【集解】〔恭曰〕葎草生故墟道旁。叶似蓖麻而小且薄，蔓生，有细刺。亦名葛葎蔓。古方

亦时用之。〔保升曰〕野处多有之。叶似大麻，花黄白色，子若大麻子。俗名葛勒蔓。夏采茎叶，曝干用。〔别录曰〕勒草生山谷，如栝楼。〔时珍曰〕二月生苗，茎有细刺。叶对节生，一叶五尖，微似蓖麻而有细齿。八九月开细紫花成簇。结子状如黄麻子。

【气味】甘、苦，寒，无毒。

【主治】勒草：主瘀血，止精益盛气。别录。葎草：主五淋，利小便，止水痢，除疟虚热渴。煮汁或生捣汁服。恭。生汁一合服，治伤寒汗后虚热。宗奭。疗膏淋，久痢，疥癞。颂。润三焦，消五谷，益五脏，除九虫，辟温疫，傅蛇蝎伤。时珍。

葎草 勒草

羊桃（本经下品）

【释名】鬼桃本经、羊肠同、苌楚尔雅、銚弋（音姚弋或作御弋）、细子。并未详。

【集解】〔别录曰〕羊姚生山林川谷及田野。二月采，阴干。〔弘景曰〕山野多有。胜似家桃，又非山桃。花甚赤。子小细而苦，不堪食。诗云，隰有苌楚，即此。方药不复用。〔保升曰〕生平泽中，处处有之。苗长而弱，不能为树。叶花皆似桃，子细如枣核，今人呼为细子，其根似牡丹。郭璞云：羊桃叶似桃，其花白色，子如小麦，亦似桃形。陆玑诗疏云：叶长而狭，花紫赤色。其枝茎弱，过一尺引蔓于草上。今人以为汲灌。重而善没，不如杨柳也。近下根，刀切其皮，着热灰中脱之，可韬笔管也。〔时珍曰〕羊桃茎大如指，似树而弱如蔓，春长嫩条柔软。叶大如掌，上绿下白，有毛，状似苎麻而团。其条浸水有涎滑。

羊桃

茎根

【气味】苦，寒，有毒。〔藏器曰〕甘，无毒。

【主治】熛热，身暴赤色，除小儿热，风水积聚，恶疡。本经。去五脏五水，大腹，利小便，益气，可作浴汤。别录。煮汁，洗风痒及诸疮肿，极效。恭。根浸酒服，治风热羸老。藏器。

络石（本经上品）

【释名】石鲮（吴普作鱼鲮石）、石龙藤别录、悬石同、耐冬恭、云花普、云英普、云丹普、石血恭、云珠。别录又名略石、领石、明石、石磋。〔恭曰〕俗名耐冬。以其包络石木而生，故名络石。山南人谓之石血，疗产后血结，大良也。

【集解】〔别录曰〕络石生太山川谷，或石山之阴，或高山岩石上，或生人间。五月采。〔弘景曰〕不识此药，方法无用者。或云是石类，既生人间，则非石，犹如石斛系石为名耳。〔恭曰〕此物生阴湿处，冬夏常青，实黑而圆，其茎蔓延绕树石侧。若在石间者，叶细厚而圆短；绕树生者，叶大而薄。人家亦种之为饰。〔保升曰〕所在有之，生木石间，凌冬不凋，叶似细橘叶。茎节着处，即生根须，包络石旁。花白子黑。六月、七月采茎叶，日干。〔藏器曰〕在石者良，在木者随木性有功，与薜荔相似。更有石血、地锦等十余种藤，并是其类。大略皆主风血，暖腰脚，变白不老。苏恭言石血即络石，殊误矣。络石叶圆正青。石血叶尖，一头赤色。〔时珍曰〕络石贴石而生。其蔓折之有白汁。其叶小于指头，厚实木强，面青背淡，涩而不光。有尖叶、圆叶二种，功用相同，盖一物也。苏恭所说不误，但欠详耳。

络 石

茎叶

【修治】〔雷曰〕凡采得，用粗布揩去毛了，以熟甘草水浸一伏时，切晒用。

【气味】**苦，温，无毒。**〔别录曰〕微寒。〔普曰〕神农：苦，小温。雷公：苦，平，无毒。扁鹊、桐君：甘，无毒。〔当之曰〕大寒。药中君也。采无时。〔时珍曰〕味甘、微酸，不苦。〔之才曰〕杜仲、牡丹为之使。恶铁落。畏贝母、菖蒲。杀殷孽毒。

【主治】**风热死肌痈伤，口干舌焦，痈肿不消，喉舌肿闭，水浆不下。**本经；**大惊入腹，除邪气，养肾，主腰髋痛，坚筋骨，利关节。久服轻身明目，润泽好颜色，不老延年。通神。**别录。**主一切风，变白宜老。**藏器。**蝮蛇疮毒，心闷，服汁并洗之。刀斧伤疮，傅之立瘥。**恭。

【发明】〔时珍曰〕络石性质耐久，气味平和。神农列之上品，李当之称为药中之君。其功主筋骨关节风热痈肿，变白耐老。而医家鲜知用者，岂以其近贱而忽之耶？服之当浸酒耳。仁存堂方云：小便白浊，缘心肾不济，或由酒色，遂至已甚，谓之上淫。盖有虚热而肾不足，故土邪干水。史载之言夏则土燥水浊，冬则土坚水清，即此理也。医者往往峻补，其疾反甚。惟服博金散。则水火既济，源洁而流清矣。用络石、人参、茯苓各二两，龙骨煅一两，为末。每服二钱，空心米饮下，日二服。

木莲 <small>（拾遗）</small>

【释名】**薜荔**拾遗、**木馒头**纲目、**鬼馒头**〔时珍曰〕木莲、馒头，象其实形也。薜荔音壁利，未详。山海经作草荔。

【集解】〔藏器曰〕薜荔夤缘树木，三五十年渐大，枝叶繁茂。叶长二三寸，厚若石韦。生子似莲房，打破有白汁，停久如漆。中有细子，一年一熟。子赤入药，采无时。〔颂曰〕薜荔、络石极相类，茎叶粗大如藤状。木莲更大于络石，其实若莲房。〔时珍曰〕木莲延树木垣墙而生，四时不凋，厚叶坚强，大于络石。不花而实，实大如杯，微似莲蓬而稍长，正如无花果之生者。六七月，实内空而红。八月后，则满腹细子，大如秤子，一子一须。其味微涩，其壳虚轻，乌鸟童儿皆食之。

叶

【气味】**酸，平，无毒。**

【主治】**背痈，干末服之，下利即愈。**颂。**主风血，暖腰脚，变白不衰。**器。**治血淋痛涩。藤叶一握，甘草炙一分，日煎服之。**时珍。

【发明】〔慎微曰〕图经言薛荔治背疮。近见宜兴县一老举人，年七十余，患发背。村中无医药，急取薛荔叶烂研绞汁，和蜜饮数升，以滓傅之，后用他药傅贴遂愈。其功实在薛荔，乃知图经之言不妄。

藤汁

【主治】白癜风，疬疡风，恶疮疥癣，涂之。大明。

木莲

【气味】甘，平，涩，无毒。〔时珍曰〕岭南人言：食之发瘴。

【主治】壮阳道，尤胜。颂。固精消肿，散毒止血，下乳，治久痢肠痔，心痛阴㿗。时珍。

【附录】地锦拾遗。〔藏器曰〕味甘，温，无毒。主破老血，产后血结，妇人瘦损，不能饮食，腹中有块，淋沥不尽，赤白带下，天行心闷。并煎服之，亦浸酒。生淮南林下，叶如鸭掌，藤蔓着地，节处有根，亦缘树石，冬月不死。山人产后用之，一名地噤。〔时珍曰〕别有地锦草，与此不同，见草之六。

扶芳藤 （拾遗）

【释名】滂藤。

【集解】〔藏器曰〕生吴郡。藤苗小时如络石，蔓延树木。山人取枫树上者用，亦如桑上寄生之意。忌采冢墓间者。隋朝稠禅师作青饮进炀帝止渴者，即此。

茎叶

【气味】苦，小温，无毒。

【主治】一切血，一切气，一切冷，大主风血腰脚，去百病。久服延年，变白不老。锉细，浸酒饮。藏器。

常春藤 （拾遗）

【释名】土鼓藤拾遗、龙鳞薛荔日华。〔藏器曰〕小儿取其藤，于地打作鼓声，故名土鼓。李邕改为常春藤。

【集解】〔藏器曰〕生林薄间，作蔓绕草木上。其叶头尖。结子正圆，熟时如珠，碧色。

【气味】茎叶：苦。子：甘，温，无毒。

【主治】风血羸老，腹内诸冷血闭，强腰脚，变白。煮服、浸酒皆宜。藏器。凡一切痈疽肿毒初起，取茎叶一握，研汁和酒温服—利下恶物，去其根本。时珍。外科精要。

千岁虆 （别录上品）

【校正】并入有名未用别录黎根。

千岁蔂

【释名】黎芜别录、苣瓜拾遗。〔藏器曰〕此藤冬只凋叶，大者盘薄，故曰千岁蔂。

【集解】〔别录曰〕千岁蔂生太山川谷。〔弘景曰〕藤生如葡萄，叶似鬼桃，蔓延木上，汁白。今俗人方药都不识用，仙经数处须之。〔藏器曰〕蔓似葛，叶下白，其子赤，条中有白汁。陆玑草木疏云：一名苣瓜。连蔓而生，蔓白，子赤可食，酢而不美。幽州人谓之推黎。毛诗云葛蔂，注云似葛之草。苏恭谓为蘡薁，深是妄言。〔颂曰〕处处有之。藤生，蔓延木上，叶如葡萄而小。四月摘其茎，汁白而味甘。五月开花。七月结实。八月采子，青黑微赤。冬惟凋叶。春夏间取汁用。陶、陈二氏所说得之。〔宗奭曰〕唐开元末，访隐民姜抚，年几百岁。召至集贤院，言服常春藤使白发还黑，长生可致。藤生太湖、终南。帝遣使多取，以赐老臣。诏天下使自求之。擢抚银青光禄大夫，号冲和先生。又言终南山有旱藕，饵之延年，状类葛粉。帝取之作汤饼，赐大臣。右骁骑将军甘守诚云：常春藤乃千岁蔂也。旱藕乃牡蒙也。方家久不用，故抚易名以神之。民以酒渍藤饮之，多暴死，乃止。抚内惭，乃请求药牢山，遂逃去。今书此以备世疑。〔时珍曰〕按千岁蔂，原无常春之名。惟陈藏器本草土鼓藤下言李邕名为常春藤，浸酒服，羸老变白。则抚所用乃土鼓藤也。其叶与千岁蔂不同，或名同耳。

【正误】见果部蘡薁下。

【气味】甘，平，无毒。

【主治】补五脏，益气，续筋骨，长肌肉，去诸痹。久服，轻身不饥耐老，通神明。别录。

黎根

【主治】缓筋，令不痛。别录。

忍冬 (别录上品)

【释名】金银藤纲目、鸳鸯藤纲目、鹭鸶藤纲目、老翁须纲目、左缠藤纲目　金钗股纲目、通灵草土宿、蜜桶藤。〔弘景曰〕处处有之。藤生，凌冬不雕，故名忍冬。〔时珍曰〕其花长瓣垂须，黄白相半，而藤左缠，故有金银、鸳鸯以下诸名。金钗股，贵其功也。土宿真君云：蜜桶藤，5阴草也。取汁能伏硫制汞，故有通灵之称。

忍冬金银花

【集解】〔别录曰〕忍冬，十二月采，阴干。〔恭曰〕藤生，绕覆草本上。茎苗紫赤色，宿蔓有薄皮膜之，其嫩蔓有毛。叶似胡豆，亦上下有毛。花白蕊紫。今人或以络石当之，非矣。〔时珍曰〕忍冬在处有之。附树延蔓，茎微紫色，对节生叶。叶似薜荔而青，有涩毛。三四月开花，长寸许，一蒂两花二瓣，一大一小，如半边状，长蕊。花初开者，蕊瓣俱白；经二三日，则色变黄。新旧相参，黄白相映，故呼金银花，气甚芬芳。四月采花，阴干；藤叶不拘时采，阴干。

【气味】甘，温，无毒。〔权曰〕辛。〔藏器曰〕小寒。云温者，非也。

【主治】寒热身肿。久服轻身长年益寿。别录。治腹胀满，能上气下辟。甄权。热毒血痢水痢，浓煎服。藏器。治飞尸遁尸，风尸沉尸，尸注鬼击，一切风湿气，及诸肿毒，痈疽疥癣，杨梅诸恶疮，散热解毒。时珍。

【发明】〔弘景曰〕忍冬，煮汁酿酒饮，补虚疗风。此既长年益寿，可常采服，而仙经少用。凡易得之草，人多不肯为之，更求难得者，贵远贱近，庸人之情也。〔时珍曰〕忍冬，茎叶及花，功用皆同。昔人称其治风除胀，解痢逐尸为要药，而后世不复知用；后世称其消肿散毒治疮为要药，而昔人并未言及。乃知古今之理，万变不同，未可一辙论也。按陈自明外科精要云：忍冬酒，治痈疽发背，初发便当服此，其效甚奇，胜于红内消。洪内翰迈、沈内翰括诸方，所载甚详。如扬医丹阳僧、江西僧鉴清、金陵王淇、王尉子骏、海州刘秀才纯臣等，所载疗痈疽发背经效奇方，皆是此物。故张相公云，谁知至贱之中，乃有殊常之效，正此类也。

甘藤 （宋嘉祐）

【校正】自木部移入此。

【释名】甜藤嘉祐、感藤〔时珍曰〕甘，感音相近也。又有甜藤、甘露藤，皆此类，并附之。忍冬一名甜藤，与此不同。

【集解】〔藏器曰〕生江南山谷。其藤大如鸡卵，状如木防己。斫断吹之，气出一头。其汁甘美如蜜。

汁

【气味】甘，平，无毒。

【主治】调中益气，通血气，解诸热，止渴。藏器。除烦闷，利五脏，治肾钓气。其时研傅蛇虫咬。大明。解热痢及膝肿。时珍。

【附录】甘露藤嘉祐。〔藏器曰〕生岭南。藤蔓如箸。人服之得肥，一名肥藤。味甘，温，无毒。主风血气诸病，久服，调中温补，令人肥健，好颜色。〔大明曰〕止消渴，润五脏，除腹内诸冷。甜藤拾遗。〔藏器曰〕生江南山林下。蔓如葛。味甘，寒，无毒。主热烦解毒，调中气，令人肥健。捣汁和米粉，作糗饵食，甜美，止泄。又治剥马血毒入肉，及狂犬牛马热黄。傅蛇咬疮。又有小叶尖长，气辛臭者，捣傅小儿腹中闪癖。

含水藤 （海药）

【校正】自木部移入此，并入拾遗大瓠藤。

【释名】大瓠藤。

【集解】〔敩曰〕按刘欣期交州记云：含水藤生岭南及北海边山谷。状若葛，叶似枸杞。多在路旁，行人乏水处便吃此藤，故以为名。〔藏器曰〕越南、朱崖、儋耳无水处，皆种大瓠藤，取汁用之。藤状如瓠。断之水出，饮之清美。〔时珍曰〕顾微广州记云：水藤去地一丈，断之更生，根至地水不绝。山行口渴。断取汁饮之。陈氏所谓大瓠藤，盖即此物也。

藤中水

【气味】甘，平，无毒。〔藏器曰〕寒。

【主治】解烦渴心躁。瘴疠丹石发动，亦宜服之。李珣。止渴，润五脏，去湿痹，天行时气，利小便。其叶捣，傅中水烂疮皮皱。藏器。治人体有损痛，沐发令长。时珍。广州记。

【附录】鼠藤拾遗。〔珣宗曰〕顾微广州记云：鼠爱食此藤，故名。其咬处人取为药。〔藏器曰〕生南海海畔山谷。作藤绕树，茎叶滑净似枸杞，花白，有节心虚，苗头有毛。彼人食之如甘蔗。味甘，温，无毒。主丈夫五劳七伤，阴痿，益阳道，小便数白，腰脚痛冷，除风气，壮筋骨，补衰老，好颜色。浓煮服之，取微汗。亦浸酒服。性温，稍令人闷，无苦也。

天仙藤 （宋图经）

【集解】〔颂曰〕生江淮及浙东山中。春生苗蔓作藤。叶似葛叶，圆而小，有白毛，四时不凋。根有须。夏月采取根苗。南人多用之。

【气味】苦，温，无毒。

【主治】解风劳。同麻黄，治伤寒，发汗。同大黄，堕胎气。苏颂。流气活血，治心腹痛。时珍。

紫金藤 （宋图经）

【释名】山甘草。

【集解】〔颂曰〕生福州山中。春初单生叶青色，至冬凋落，其藤似枯条，采皮晒干。

【主治】丈夫肾气。苏颂。消损伤淤血。捣傅恶疮肿毒。时珍。

南藤 （宋开宝）

【校正】自木部移入此，并入有名未用别录丁公寄、图经石南藤。

【释名】石南藤图经、丁公藤开宝、丁公寄别录、丁父别录、风藤。〔志曰〕生依南树，故号南藤。〔藏器曰〕丁公寄，即丁公藤也。始因丁公用有效，因以得名。

【集解】〔别录曰〕丁公寄生石间，蔓延木上，叶细，大枝赤茎，母大如磺黄有汁。七月七日采。〔颂曰〕南藤，即丁公藤也。生南山山谷，今泉州、荣州有之。生依南木。茎如马鞭，有节紫褐色，叶如杏叶而尖。采无时。又曰：天台石南藤，四时不凋。土人采叶，治腰痛。〔时珍曰〕今江南、湖南诸大山有之，细藤圆腻，紫绿色，一节一叶。叶深绿色，似杏叶而微短厚。其茎贴树处，有小紫瘤疣，中有小孔。四时不凋，茎叶皆臭而极辣。白花蛇食其叶。

南藤

【气味】辛，温，无毒，〔别录曰〕甘。

【主治】金疮痛。延年。别录。主风血，补衰老；起阳，强腰脚，除痹，变白，逐冷气，排风邪。煮汁服，冬月浸酒服。藏器。煮汁服，治上气咳嗽。时珍。

【发明】〔志曰〕按南史云：解叔谦，雁门人。母有疾，夜祷，间空中语云：得丁公藤治之即瘥。访医及本草皆无此药，至宜都山中，见上翁伐木，云是丁公藤，疗风。乃拜泣求。翁并示以渍酒法。受毕，失翁所在。母服之遂愈也。〔时珍曰〕近俗医治诸风，以南藤和诸药熬膏市之，号南藤膏。白花蛇喜食其叶，故治诸风犹捷。

【附录】烈节 宋图经〔颂曰〕生荣州，多在林箐中。春生蔓苗，茎叶俱似丁公藤，而纤细无花实。九月采茎，晒干。味辛，温，无毒。主肢节风冷，筋脉急痛。作汤浴之佳。〔时珍曰〕杨家藏经验方，有烈节酒，治历节风痛，用烈节、松节、牛膝、熟地黄、当归各一两，为粗末，绢袋盛之，以无灰酒二百盏，浸三日。每用一盏，入生酒一盏，温服。表弟武东叔，年二十余，患此痛不可忍。涪城马东之，以此治之而安。

清风藤 （宋图经）

清风藤

【释名】青藤纲目、寻风藤纲目。

【集解】〔颂曰〕生台卅天台山中。其苗蔓延木上，四时常青。土人采茎用。

【主治】风疾。苏颂。治风湿流注，历节鹤膝，麻痹瘙痒，损伤疮肿。入酒药中用。时珍。

百棱藤 （宋图经）

【释名】百灵藤纲目。

【集解】〔颂曰〕生台州山中。春生苗蔓，延木上，无花叶。冬采皮入药，土人用。

百棱藤

天台

【主治】盗汗。苏颂。治一切风痛风疮。以五斤锉，水三斗，煮汁五升，熬膏。每酒服一匙，日三服。时珍。

省藤 （拾遗）

【校正】自木部移入此。

【释名】赤藤纲目红藤纲目。

【集解】〔藏器曰〕生南地深山。皮赤，大如指，堪缚物，片片自解也。

【气味】苦，平，无毒。

【主治】蛔虫，煮汁服之。齿痛，打碎含之。煮粥饲狗，去病。藏器。治诸风，通五淋，杀虫。时珍。

【发明】〔时珍曰〕赤藤，善杀虫，利小便。洪迈夷坚志云：赵子山苦寸白虫病。医令戒酒，而素性耽之。一日寓居邵武天王寺，夜半醉归，口渴甚。见庑间瓷水，映月莹然，即连酌饮之，其甘如饴。迨晓虫出盈席，心腹顿宽，宿疾遂愈。皆惊异之。视所欲饮水，乃寺仆织草履，浸红藤根水也。

紫藤 <small>（宋开宝）</small>

【集解】〔藏器曰〕藤皮着树，从心重重有皮。四月生紫花可爱，长安人亦种饰庭也，江东呼为招豆藤。其子作角，角中仁。熬香着酒中，令酒不败，败酒中用之，亦正。其花援碎，拭酒醋白腐坏。

【气味】甘，微温，有小毒。

【主治】作煎如糖服，下水。痫病。藏器。

落雁木 <small>（海药）</small>

【校正】自木部移入此。

【释名】〔珣曰〕藤萝高丈余，雁过皆缀其中，或云雁衔至代州雁门而生，以此为名。

【集解】〔珣曰〕按徐表南州记云：落雁木生南海山野中。蔓生，四边如刀削。代州雁门亦有之，蜀中雅州亦有。〔颂曰〕雅州出者，苗作蔓缠绕大木，苗叶形色大都似茶，无花实。彼人四月采苗，入药用。

落雁木 雅州

茎叶

【气味】甘，平、温，无毒。

【主治】风痛伤折，脚气肿，腹满虚胀。以枌木皮同煮汁洗之，立效。又妇人阴疮浮泡，以椿木皮同煮汁洗之。李珣。产后血气痛一并折伤内损诸疾，煮汁服。苏颂。

【附录】析伤木唐本草〔恭曰〕生资州山谷。藤绕树木上，叶似莽草叶而光厚。八月、九月采茎，日干。味甘、咸，平，无毒。主伤折，筋骨疼痛，散血补血。产后血闷，止痛。酒水各半，煮浓汁饮。**每始王木**唐本草〔恭曰〕生资州。藤绕树木上，叶似萝藦叶。二月、八月采茎，阴干。味苦，平，无毒。主伤折跌筋骨，生肌破血止痛。以酒水各半，煮浓汁饮之。**风延母**拾遗〔藏器曰〕生南海山野中，他处无有也。蔓绕草木上，细叶。南都赋云，风衍蔓延于衡皋是也。味苦，寒，无毒。主小儿发热发强，惊痫寒热，热淋，利小便，解烦明目，并煮服之。〔珣曰〕主三消五淋，下痰，小儿赤白毒痢，蛇毒瘴溪毒，一切疮肿，并宜煎服。

千里及（拾遗）

【校正】并入图经千里光。

【集解】〔藏器曰〕千里及，藤生道旁篱落间，叶细而厚。宜湖间有之。〔颂曰〕千里急，生天台山中。春生苗，秋有花。土人采花叶入眼药。又筠州有千里光，生浅山及路旁。叶似菊而长，背有毛。枝干圆而青。春生苗，秋有黄花，不结实。采茎叶入眼药，名黄花演。盖一物也。

【气味】苦，平，有小毒。〔颂曰〕苦、甘，寒，无毒。

【主治】天下疫气结黄，瘴疟蛊毒，煮汁服，取吐下。亦捣傅蛇犬咬。藏器。同甘草煮汁饮，退热明目，不入众药。苏颂。同小青煎服，治赤痢腹痛。时珍。

藤黄（海药）

【校正】自木部移入此。

【释名】树名海藤〔珣曰〕按郭义恭广志云：出岳、鄂等州诸山崖。树名海藤。花有蕊，散落石上，彼人收之，谓之沙黄。就树采者轻妙，谓之腊黄。今人讹为铜黄，铜、藤音谬也。此与石泪采之无异。画家及丹灶家时用之。〔时珍曰〕今画家所用藤黄，皆经煎炼成者，舐之麻人。按周达观真腊记云：国有画黄，乃树脂。番人以刀斫树枝滴下，次年收之。似与郭氏说微不同，不知即一物否也？

【气味】酸、涩，有毒。

【主治】蚰牙蛀齿，点之便落。李珣。

附录诸藤（一十九种）

地龙藤拾遗〔藏器曰〕生天目山。绕树蟠屈如龙，故名。吴中亦有，而小异。味苦，无毒。主风血羸老，腹内腰脚诸冷，食不调，不作肌肤。浸酒服之。

龙手藤〔藏器曰〕出安荔浦石上向阳者。叶如龙手。采无时。味甘，温，无毒。主偏风口歪，手足瘫缓，补虚益阳，去冷气风痹。以醇酒浸，近火令温，空心服之，取微汗。

牛领藤〔藏器曰〕生岭南高山。形褊如牛领。取之阴干。味甘，温，无毒。主腹内冷，腰膝痛弱，小便白数，阳道乏。煮汁或浸酒服。

牛奶藤〔藏器曰〕生深山，大如树，牛好食之，其中有粉。味甘，温，无毒。主救荒，令人不饥。其根食之，令人发落。

鬼膊藤〔藏器曰〕生江南林涧边。叶如梨叶，子如楂子。藤：味苦，温，无毒。浸酒服，去风血。同叶捣，傅痈肿。

斑珠藤〔藏器曰〕生山谷中，不凋。子如珠而斑，冬月取之。味甘，温，无毒。浸酒服，主风血羸瘦，妇人诸疾。

息王藤〔藏器曰〕生岭南山谷。冬月不凋。味苦，温，无毒。主产后腹痛，血露不尽。浓煮汁服。

万一藤〔藏器曰〕生岭南。蔓如小豆。一名万吉。主蛇咬，杵末，水和傅之。

曼游藤〔藏器曰〕生犍为牙门山谷。状如寄生，着大树。叶如柳，春花色紫。蜀人谓之沉葫藤。味甘，温，无毒。久服长生延年，去久嗽，治癣。

百丈青〔藏器曰〕生江南林泽。藤蔓紧硬。叶如薯蓣，对生。味苦，平，无毒。解诸毒物，天行瘴疟疫毒。并煮汁服，亦生捣汁服。其根令人下利。

温藤〔藏器曰〕生江南山谷。着树不凋。茎叶：味甘，温，无毒。浸酒，主风血积冷。

蓝藤〔藏器曰〕生新罗国。根如细辛。味辛，温，无毒。主冷气咳嗽。煮汁服。

瓜藤宋图经〔颂曰〕生施州。四时有叶无花。采皮无时。味甘，凉，无毒。主诸热毒恶疮。同刺猪苓洗，去粗皮，焙干，等分。捣罗，用甘草水调贴之。

金棱藤〔颂曰〕生施州。四时有叶无花。采无时。味辛，温，无毒。主筋骨疼痛。与续筋根、马接脚同洗，去粗皮，焙干，等分为末。酒服二钱。无所忌。

含春藤〔颂曰〕生台州。其苗延木，冬夏常青。采叶，治诸风有效。

独用藤〔颂曰〕生施州。四时有叶无花，叶上有倒刺。采皮无时。味苦、辛，热，无毒。主心气痛。和小赤头叶焙等分，研末。酒服一钱。

祁婆藤〔颂曰〕生天台山中。蔓延木上。四时常有。土人采叶，治诸风有效。

野猪尾〔颂曰〕生施州。藤缠大木，四时有叶无花。味苦，涩，凉，无毒。主心气痛，解热毒。同百药头等分，焙研为末。每酒服二钱。

石合草〔颂曰〕生施州。藤缠木上，四时有叶无花。土人采叶。味甘，凉，无毒。主一切恶疮，敛疮口。焙研，温水调贴。

骨路支拾遗〔藏器曰〕味辛、平。无毒。主上气浮肿，水气呕逆，妇人崩中，余血癥瘕，杀三虫。生昆仑国。苗似凌霄藤，根如青木香，安南亦有之，名飞藤。此条原附录紫葳之后，抄书遗落，附于此也。

含春藤
天台

独用藤
施州

祁婆藤
天台

野猪尾
施州

石合草
施州

第十九卷草部八目录

草之八 （水草类二十二种）

上附方旧四十九，新六十九。

第十九卷草部八

草之八 （水草类二十二种）

泽泻 （本经上品）

【释名】**水泻**本经、**鹄泻**本经、**及泻**别录、**蕍**（音俞）、**芒芋**别录、**禹孙** 〔珍曰〕去水曰泻，如泽水之泻也。禹能治水，故曰禹孙。余未详。

【集解】〔别录曰〕泽泻生汝南池泽。五月采叶，八月采根，九月采实，阴干。〔弘景曰〕汝南郡属豫州。今近道亦有，不堪用。惟用汉中、南郑、青州、代州者，形大而长，尾间必有两歧为好。此物易朽蠹，常须密藏之。丛生浅水中，叶狭而长。〔恭曰〕今汝南不复采，惟以泾州、华州者为善。〔颂曰〕今山东、河、陕、江、淮亦有之，汉中者为佳。春生苗，多在浅水中。叶似牛舌，独茎而长。秋时开白花，作丛似谷精草。秋末采根暴干。

泽　泻

根

【修治】〔敩曰〕不计多少，细锉，酒浸一宿，取出暴干，任用。

【气味】**甘，寒，无毒**。〔别录曰〕咸。〔权曰〕苦。〔元素曰〕甘，平。沉而降，阴也。〔杲曰〕甘，咸，寒，降，阴也。〔好古曰〕阴中微阳。入足太阳、少阴经。〔扁鹊曰〕多服，病人眼。〔之才曰〕畏海蛤、文蛤。

【主治】**风寒湿痹，乳难，养五脏，益气力，肥健，消水。久服，耳目聪明，不饥延年，轻身面生光，能行水上**。本经。**补虚损，五脏痞满，起阴气，止泄精消渴淋沥，逐膀胱三焦停水**。别录。**主肾虚精自出，治五淋，宣通水道**。甄权。**主头旋耳虚鸣，筋骨挛缩，通小肠，止尿血，主难产，补女人血海，令人有子**。大明。**入肾经，去旧水，养新水，利小便，消肿胀，渗泄止渴**。元素。**去脬中留垢，心下水痞**。李杲。**渗湿热，行痰饮，止呕吐泻痢，疝痛脚气**。时珍

【发明】〔颂曰〕素问治酒风身热汗出，用泽泻、术；深师方治支饮，亦用泽泻、术，但煮法小别尔。张仲景治杂病，心下有支饮苦冒，有泽泻汤，治伤寒有大小泽泻汤、五苓散辈，皆用泽泻，行利停水，为最要药。〔元素曰〕泽泻乃除湿之圣药，入肾经，治小便淋沥，去阴间汗。

无此疾服之，令人目盲。〔宗奭曰〕泽泻之功，长于行水。张仲景治水蓄渴烦，小便不利，或吐或泻，五苓散主之，方用泽泻，故知其长于行水。本草引扁鹊云：多服病人眼。诚为行去其水也。凡服泽泻散人，未有不小便多者。小便既多，肾气焉得复实？今人止泄精，多不敢用之。仲景八味丸用之者，亦不过引接桂、附等，归就肾经，别无他意。〔好古曰〕本经云久服明目，扁鹊云多服昏目，何也？易老云：去胕中留垢，以其味咸能泻伏水故也。泻伏水，去留垢，故明目；小便利，肾气虚，故昏目。〔王履曰〕寇宗奭之说，王好古�⻊宣之。窃谓八味丸以地黄为君，余药佐之，非止补血，兼补气也，所谓阳旺则能生阴血也。地黄、山茱萸、茯苓、牡丹皮皆肾经之药，附子、官桂乃右肾命门之药，皆不待泽泻之接引而后至也。则八味丸之用此，盖取其泻肾邪，养五脏，益气力，起阴气，补虚损五劳之功而已。虽能泻肾，从于诸补药群众之中，则亦不能泻矣。〔时珍曰〕泽泻气平，味甘而淡。淡能渗泄，气味俱薄，所以利水而泄下。脾胃有湿热，则头重而目昏耳鸣。泽泻渗去其湿，则热亦随去，而土气得令，清气上行，天气明爽，故泽泻有养五脏、益气力、治头旋、聪明耳目之功。若久服，则降令太过，清气不升，真阴潜耗，安得不目昏耶？仲景地黄丸用茯苓、泽泻者，乃取其泻膀胱之邪气，非引接也。古人用补药必兼泻邪，邪去则补药得力，一辟一阖，此乃玄妙。后世不知此理，专一于补，所以久服必致偏胜之害也。

【正误】〔弘景曰〕仙经服食断谷皆用之。亦云身轻，能步行水上。〔颂曰〕仙方亦单服泽泻一物，捣筛取末，水调，日分服六两，百日体轻而健行。〔时珍曰〕神农书列泽泻于上品，复云久服轻身，面生光，能行水上。典术云：泽泻久服，令人身轻，日行五百里，走水上。一名泽芝。陶、苏皆以为信然。愚窃疑之。泽泻行水泻肾，久服且不可，又安有此神功耶？其谬可知。

叶

【气味】咸，平，无毒。

【主治】大风，乳汁不出，产难，强阴气。久服轻身。别录。壮水脏，通血脉。大明。

实

【气味】甘，平，无毒。

【主治】风痹消渴，益肾气，强阴，补不足，除邪湿。久服面生光，令人无子。别录。

【发明】〔时珍曰〕别录言泽泻叶及实，强阴气，久服令人无子；而日华子言泽泻催生，补女人血海，令人有子，似有不同。既云强阴，何以令人无子？既能催生，何以令人有子？盖泽泻同补药，能逐下焦湿热邪垢，邪气既去，阴强海净，谓之有子可也；若久服则肾气大泄，血海反寒，谓之无子可也。所以读书不可执一。

【附录】酸恶〔别录有名未用曰〕主恶疮，去白虫。生水旁，状如泽泻。

蕍草（唐本草）

【释名】蕍菜恭、蕍荣。

【集解】〔恭曰〕蕍菜所在有之，生水旁。似泽泻而小。花青白色。亦堪蒸啖，江南人用蒸鱼食甚美。五六月采茎叶，暴干用。

【气味】甘，寒，无毒。

【主治】暴热喘息，小儿丹肿。恭。

羊蹄（本经下品）

【释名】蓄经秃菜弘景、败毒菜纲目、牛舌菜同、羊蹄大黄庚辛玉册、鬼目本经、东方宿同、连虫陆同、水黄芹俗、子名金荞麦。〔弘景曰〕今人呼为秃菜，即蓄字音讹也。〔时珍曰〕羊蹄以根名，牛舌以叶形，名秃菜以治秃疮名也。诗小雅云：言采其蓫。陆玑注云：蓫即蓄字，今之羊蹄也。幽州人谓之蓫。根似长芦菔而茎赤。亦可瀹为茹，滑美。郑樵通志指蕡为尔雅之菲及蕡者，误矣。金荞麦以相似名。

【集解】〔别录曰〕羊蹄生陈留川泽。〔保升曰〕所在有之，生下湿地。春生苗，高者三四尺。叶狭长，颇似莴苣而色深。茎节间紫赤。开青白花成穗，结子三棱，夏中即枯。根似牛蒡而坚实。〔宗奭曰〕叶如菜中波棱，但无歧而色差青白，叶厚，花与子亦相似。叶可洁擦碖石。子名金荞麦，烧炼家用以制铅、汞。〔时珍曰〕近水及湿地极多，叶长尺余，似牛舌之形，不似波棱。入夏起苔，开花结子，花叶一色。夏至即枯，秋深即生，凌冬不死。根长近尺，赤黄色，如大黄胡萝卜形。

根

【气味】苦，寒，无毒。〔恭曰〕辛、苦，有小毒。〔时珍曰〕能制三黄、砒石、丹砂、水银。

【主治】头秃疥瘙，除热，女子阴蚀。本经。浸淫疽痔，杀虫。别录。疗蛊毒。恭。治癣，杀一切虫。醋磨，贴肿毒。大明。捣汁二三匙，入水半盏煎之，空腹温服，治产后风秘，殊验。宗奭。

【发明】〔震亨曰〕羊蹄根属水，走血分。〔颂曰〕新采者，磨醋涂癣速效。亦煎作丸服。采根不限多少，捣绞汁一大升，白蜜半升，同熬如稠饧，更用防风末六两。搜和令可丸，丸如梧子大。用栝楼、甘草煎酒下三二十丸，日二三服。

叶

【气味】甘，滑，寒，无毒。

【主治】小儿疳虫，杀胡夷鱼、鲑鱼、檀胡鱼毒，作菜。多食，滑大腑。大明。〔时珍曰〕胡夷、鲑鱼皆河豚名。檀胡未详。作菜，止痒。不宜多食，令人下气。洗连根烂蒸一碗食，治肠痔泻血甚效。时珍。

实

【气味】苦，涩，平，无毒。

【主治】赤白杂痢。恭。妇人血气。时珍。

酸模 (日华)

【释名】山羊蹄纲目、山大黄拾遗、蘸芜尔雅、酸母纲目、蓨同、当药 〔时珍曰〕
蘸芜乃酸模之音转，酸模又酸母之转，皆以味而名，与三叶酸母草同名。掌禹锡以蘸芜为蔓青
菜，误矣。

【集解】〔弘景曰〕一种极似羊蹄而味酸，呼为酸模，亦疗疥也。〔大明曰〕
所在有之，生山冈上。状似羊蹄叶而小黄。茎叶俱细，节间生子，若芜蔚子。
〔藏器曰〕即是山大黄，一名当药。其叶酸美，人亦采食其英。尔雅：须，蘸芜。
郭璞注云：似羊蹄而稍细，味酸可食。一名蓨也。〔时珍曰〕平地亦有。根叶花
形并同羊蹄，但叶小叶酸为异。其根赤黄色。连根叶取汁炼霜，可制雄、汞。

酸 模

【气味】酸，寒，无毒。〔时珍曰〕叶酸，根微苦。

【主治】暴热腹胀，生捣汁服，当下利。杀皮肤小虫。藏器。治
疥。弘景。疗痢乃佳。保升。去汗斑，同紫萍捣擦，数日即没。时珍。

【附录】牛舌实〔别录有名未用曰〕味咸，温，无毒。主轻身益气。生水
中泽旁。大叶长尺。五月采实。一名豕首。〔器曰〕今东土人呼田水中大叶如牛耳者，为牛耳菜。
〔时珍曰〕今人呼羊蹄为牛舌菜，恐羊蹄是根，此是其实。否则是羊蹄之生水中者也。鏖舌〔别
录曰〕味辛，微温，无毒。主霍乱腹痛，吐逆心烦。生水中。五月采之。〔弘景曰〕生小小水中。
今人五月五日采干，以治霍乱甚良。

龙 舌 草

龙舌草 (纲目)

【集解】〔时珍曰〕龙舌，生南方池泽湖泊中。叶如大叶菘菜及茉莒状。根
生水底，抽茎出水，开白花。根似胡萝卜根而香，杵汁能软鹅鸭卵，方家用煮丹
砂，煅白矾，制三黄。

【气味】甘、咸，寒，无毒。

【主治】痈疽，汤火灼伤，捣涂之。时珍。

菖蒲 (本经上品)

【释名】昌阳别录、尧韭普、水剑草〔时珍曰〕菖蒲，乃蒲类之昌盛者，故曰菖蒲。又
曰氏春秋云：冬至后五十七日，菖始生。菖者百草之先生者，于是始耕。则菖蒲、昌阳又取此义
也。典术云：尧时天降精于庭为韭，感百阴之气为菖蒲。故曰尧韭也。方士隐为水剑，因叶形也。

【集解】〔别录曰〕菖蒲生上洛池泽及蜀郡严道。一寸九节者良。露根不可用。五月、十二
月采根，阴干。〔弘景曰〕上洛郡蜀梁州，严道县在蜀郡，今乃处处有。生石碛上，概节为好。

在下湿地，大根者名昌阳，不堪服食。真菖蒲叶有脊，一如剑刃，四月、五月亦作小厘花也。东间溪泽又有名溪荪者，根形气色极似石上菖蒲，而叶正如蒲，无脊。俗人多呼此为石上菖蒲者，谬矣。此止主咳逆，断蚤虱，不入服食用。诗咏多云兰荪、茞，谓此也。〔大明曰〕菖蒲，石涧所生坚小，一寸九节者上。出宣州。二月、八月采。〔颂曰〕处处有之，而池州、戎州者佳。春生青叶，长一二尺许，其叶中心有脊，状如剑。无花实。今以五月五日收之。其根盘屈有节，状如马鞭大。一根旁引三四根，旁根节尤密，亦有一寸十二节者。采之初虚软，曝干方坚实；折之中心色微赤，嚼之辛香少滓。人多植于干燥砂石土中，腊月移之尤易活。黔蜀蛮人常将随行，以治卒患心痛。其生蛮谷中者尤佳。人家移种者亦堪用，但干后辛香坚实不及蛮人持来者。此皆医方所用石菖蒲也。又有水菖蒲，生溪涧水泽中，不堪入药。今药肆所货，多以二种相杂，尤难辨也。〔承曰〕今阳羡山中生水石间者，其叶逆水而生，根须络石，略无少泥土，根叶极紧细，一寸不啻九节，入药极佳。二浙人家，以瓦石器种之，且暮易水则茂，水浊及有泥滓则萎。近方多用石菖蒲，必此类也。其池泽所生，肥大节疏粗慢，恐不可入药。唯可作果盘，气味不烈而和淡尔。〔时珍曰〕菖蒲凡五种：生于池泽，蒲叶肥，根高二三尺者，泥菖蒲，白菖也；生于溪涧，蒲叶瘦，根高二三尺者，水菖蒲，溪荪也；生于水石之间，叶有剑脊，瘦根密节，高尺余者，石菖蒲也；人家以砂栽之一年，至春剪洗，愈剪愈细，高四五寸，叶如韭，根如匙柄粗者，亦石菖蒲也；甚则根长二三分，叶长寸许，谓之钱蒲是矣。服食入药须用二种石菖蒲，余皆不堪。此革新旧相代，四时常青。罗浮山记言：山中菖蒲一寸二十节。抱朴子言：服食以一寸九节紫花者尤善。苏颂言：无花实。然今菖蒲，二三月间抽茎开细黄花成穗，而昔人言菖蒲难得见花，非无花也，应劭风俗通云：菖蒲放花，人得食之长年。是矣。

根

【修治】〔敩曰〕凡使勿用泥菖、夏菖二件，如竹根鞭，形黑、气秽味腥。惟石上生者，根条嫩黄，紧硬节稠，一寸九节者，是真也。采得以铜刀刮去黄黑硬节皮一重，以嫩桑枝条相拌蒸熟，暴干锉用。〔时珍曰〕服食须如上法制。若常用，但去毛微炒耳。

【气味】辛，温，无毒。〔权曰〕苦、辛，平。〔之才曰〕秦皮、秦艽为之使。恶地胆、麻黄。〔大明曰〕忌饴糖、羊肉，勿犯铁器，令人吐逆。

【主治】风寒湿痹，咳逆上气，开心孔，补五脏，通九窍，明耳目，出音声。主耳聋痈疮，温肠胃，止小便利。久服轻身，不忘不迷惑，延年。益心智，高志不老。本经。四肢湿痹，不得屈伸，小儿温疟，身积热不解，可作浴汤。别录。治耳鸣头风泪下、鬼气、杀诸虫，恶疮疥瘙。甄权。除风下气，丈夫水脏，女人血海冷败、多忘，除烦闷，止心腹痛，霍乱转筋，及耳痛者，作末炒，乘热裹罯甚验。大明。心积伏梁。好古。治中恶卒死，客忤癫痫，下血崩中，安胎漏，散痈肿。捣汁服，解巴豆、大戟毒。时珍。

【发明】〔颂曰〕古方有单服菖蒲法。蜀人治心腹冷气㾴痛者，取一二寸捶碎，同吴茱萸煎汤饮之。亦将随行，卒患心痛，嚼一二寸，热汤或酒送下，亦效。〔时珍曰〕国初周颠仙对太祖高皇帝常嚼菖蒲饮水，问其故，云服之无腹痛之疾。高皇御制碑中载之。菖蒲气温味辛，乃手少阴、足厥阴之药，心气不足者用之，虚则补其母。肝苦急以辛补之，是矣。道藏经有菖蒲传一卷，其语粗陋。今略节其要云：菖蒲者，水草之精英，神仙之灵药也。其法采紧小似鱼鳞者一斤，以水及米泔浸各一宿，刮去皮切，暴干捣筛，以糯米粥和匀，更入热蜜搜和，丸如梧子大，稀葛袋盛，置当风处令干。每旦酒、饮任下三十丸，临卧更服三十丸。服至一月，消食；二月，痰除；服至五年，骨髓充，颜色泽，白发黑，落齿更生。其药以五德配五行：叶青，花赤，节白，心黄，根黑。能治一切诸风，手足顽痹，瘫缓不遂，五劳七伤，填血补脑，坚骨髓，长精神，润五脏，褌六腑，开胃口，和血脉，益口齿，明耳目，泽皮肤，去寒热，除三尸九虫，天行时疾，瘴疫瘦病，泻痢痔漏，妇人带下，产后血运。并以酒服。河内叶敬母中风，服之一年而百病愈。寇天师服之得道，至今庙前犹生菖蒲。郑鱼、曾原等，皆以服此得道也。又按葛洪抱朴子云：韩众服菖蒲十三年，身上生毛，冬祖不寒，日记万言。商丘子不娶，惟食菖蒲根，不饥不老，不知所终。神仙传云：咸阳王典食菖蒲得长生。安期生采一寸九节菖蒲服，仙去。又按臞仙神隐书云：石菖蒲置一盆于几上，夜间观书，则收烟无害目之患。或置星露之下，至旦取叶尖露水洗目，大能明视，久则白昼见星。端午日以酒服，尤妙。苏东坡云：凡草生石上，必须微土以附其根。惟石菖蒲濯去泥土，渍以清水，置盆中，可数十年不枯，节叶坚瘦，根须连络，苍然于几案间，久更可喜。其延年终身之功，既非昌阳可比；至于忍寒淡泊，不待泥土而生，又岂昌阳所能仿佛哉？〔杨士瀛曰〕下痢禁口，虽是脾虚，亦热气闭隔心胸所致。俗用木香失之温，用山药失之闭。惟参苓白术散加石菖蒲，粳米饮调下。或用参、苓、石莲肉，少入菖蒲服。胸次一开，自然思食。

叶

【主治】洗疥、犬风疮。时珍。

白昌 <small>（别录有名未用）</small>

【释名】水昌蒲别录、水宿别录、茎蒲别录、昌阳拾遗、溪孙拾遗、兰孙弘景。〔时珍曰〕此即今池泽所生菖蒲，叶无剑脊；根肥白而节疏慢，故谓之白昌。古人以根为菹食，谓之昌本，亦曰昌歜，文王好食之。其生溪涧者，名溪荪。

【集解】〔别录曰〕白昌十月采。〔藏器曰〕即今之溪荪也。一名昌阳。生水畔。人亦呼为菖蒲。与石上菖蒲都别。根大而臭，色正白。〔颂曰〕水菖蒲，生溪涧水泽中甚多，失水则枯。叶似石菖，但中心无脊。其根干后，轻虚多滓，不堪入药。〔时珍曰〕此有二种：一种很大而肥白节疏者，白昌也，俗谓之泥菖蒲；一种根瘦而赤节稍密者，溪荪也，俗谓之水菖蒲。叶俱无剑脊。溪称气味胜似白昌，并可杀虫，不堪服食。

白昌

【气味】甘，无毒。〔别录曰〕甘、辛，温。汁制雄黄、雌黄、砒石。

【主治】食诸虫。别录。主风湿咳逆，去虫，断蚤虱。弘景。研末，油调，涂疥瘙。苏颂。

香蒲（本经上品）蒲黄（本经上品）

【释名】甘蒲苏恭、**醮石**吴普、**花上黄粉名蒲黄。**〔恭曰〕香蒲即甘蒲，可作荐者。春初生，取白为菹，亦堪蒸食。山南人谓之香蒲，以菖蒲为臭蒲也。蒲黄即此蒲之花也。

【集解】〔别录曰〕香蒲生南海池泽。蒲黄生河东池泽，四月采之。〔颂曰〕

香蒲蒲黄

香蒲，蒲黄苗也。处处有之，以秦州者为良。春初生嫩叶，出水时，红白色茸茸然。取其中心入地白大如匕柄者，生啖之，甘脆。又以醋浸，如食笋，大美。周礼谓之蒲菹，今人罕有食之者。至夏抽梗于丛叶中，花抱梗端，如武士棒杵，故俚俗谓之蒲槌，亦曰蒲萼花。其蒲黄，即花中蕊屑也。细若金粉，当欲开时便取之。市廛以蜜搜作果食货卖。〔时珍曰〕蒲丛生水际，似莞而褊，有脊而柔，二三月苗。采其嫩根，瀹过作鲊，一宿可食。亦可炸食、蒸食及晒干磨粉作饼食。诗云：其蔌伊何，惟笋及蒲。是矣。八九月收叶以为席，亦可作扇，软滑而温。

【正误】〔弘景曰〕香蒲方药不复用，人无采者，南海人亦不复识。江南贡菁茅，一名香茅，以供宗庙缩酒。或云是薰草，又云是燕麦，此蒲亦相类耳。〔恭曰〕陶氏所引青茅，乃三脊茅也。香茅、燕麦、薰草，野俗皆识，都非香蒲类也。

蒲蒻，一名蒲笋食物、**蒲儿根**野菜谱。

【气味】甘，平，无毒。〔时珍曰〕寒。

【主治】五脏心下邪气，曰中烂臭，坚齿明目聪耳。久服轻身耐老。本经。**去热燥，利小便。**宁原。**生啖，止消渴。**江颖。**补中益气，和血脉。**正要。**捣汁服，治妊妇劳热烦躁，胎动下血。**时珍。**出产乳。**

蒲黄本经上品

【修治】〔敩曰〕凡使勿用松黄并黄蒿。其二件全似，只是味粗及吐人。真蒲黄须隔三重纸焙令色黄，蒸半日，却再焙干用之妙。〔大明曰〕破血消肿者，生用之；补血止血者，须炒用。

【气味】甘，平，无毒。

【主治】心腹膀胱寒热，利小便，止血，消瘀血。久服轻身益气力，延年神仙。本经。**治痢血，鼻衄吐血，尿血泻血，利水道，通经脉，止女子崩中。**甄权。**妇人带下，月候不匀，血气心腹痛，妊妇下血坠胎，血运血癥，儿枕气痛，颠扑血闷，排脓，疮疖游风肿毒，下乳汁，止泄精。**大明。**凉血活血，止心腹诸痛。**时珍。

【发明】〔弘景曰〕蒲黄，即蒲厘花上黄粉也。甚疗血。仙经亦用之。〔宗奭曰〕汴人初得，罗去滓，以水调为膏，擘为块。人多食之，以解心脏虚热，小儿尤嗜之。过月则燥，色味皆淡，须蜜水和。不可多食，令人自利，极能虚人。〔时珍曰〕蒲黄，手足厥阴血分药也，故能治血治痛。生则能行，熟则能止。与五灵脂同用，能治一切心腹诸痛，详见禽部寒号虫下。按许叔微本事方云：有士人妻舌忽胀满口，不能出声。一老叟教以蒲黄频掺，比晓乃愈。又芝隐方云：宋度宗欲赏花，一夜忽舌肿满口。蔡御医用蒲黄、干姜末等分，干搽而愈。据此二说，则蒲黄之凉血活血可证矣。盖舌乃心之外候，而手厥阴相火乃心之臣使，得干姜是阴阳相济也。

蒲黄滓〔大明曰〕蒲黄中筛出赤滓，名曰蒲莘也。

【主治】炒用涩肠，止泻血、血痢甚妙。大明。

菰（另碌下品）

【释名】蒋草说文、蒋草〔时珍曰〕按许氏说文菰本作苽，从瓜谐声也。有米谓之彫菰。已见谷部菰米下。江南人呼菰为蒋，以其根交结也。蒋义未详。

【集解】〔保升曰〕菰根生水中，叶如蔗、荻，久则根盘而厚。夏月生菌堪啖，名菰菜。三年者，中心生白苔如藕状，似小儿臂而白软，中有黑脉，堪啖者，名菰首也。〔藏器曰〕菰首小者，擘之内有黑灰如墨者，名乌郁，人亦食之。晋张翰思吴中莼、菰，即此也。〔颂曰〕菰根，江湖陂泽中皆有之。生水中，叶如蒲、苇辈，刈以秣马甚肥。春末生白茅如笋，即菇菜也，又谓之菱白，生熟皆可啖，甜美。其中心如小儿臂者，名菰手。作菰首者，非矣。尔雅云：出隧，蘧蔬。注云：生菰草中，状似土菌，江东人啖之，甜滑。即此也。故南方人至今谓菌为菰，亦缘此义。其根亦如芦根，冷利更甚。二浙下泽处，菰草最多。其根相结而生，久则土浮于水上，彼人谓之菰菇。刈去其叶，便可耕莳，又名菇田。其苗有茎硬者，谓之菰蒋草。至秋结实，乃雕胡米也。岁饥，人以当粮。〔宗奭曰〕菰乃蒲类。河朔边人，止以饲马作荐。八月开花如苇。结青子。合粟为粥食，甚济饥。杜甫所谓"波漂菰米沉云黑"者，是也。

菰笋，一名菱笋日用、菱白图经、菰菜同。

【气味】甘，冷，滑，无毒。〔诜曰〕滑中，不可多食。〔颂曰〕菰之种类皆极冷，不可过食，甚不益人，惟服金石人相宜耳。

【主治】利五脏邪气，酒面赤，白癞疬疡，目赤。热毒风气，卒心痛，可盐、醋煮食之。孟诜。去烦热，止渴，除目黄，利大小便，止热痢。杂鲫鱼为羹食，开胃口，解酒毒，压丹石毒发。藏器。

菰手，一名菰菜日用、菱白通志、菱粑俗名、蘧菰（音球甄）。

【气味】甘，冷，滑，无毒。〔大明曰〕微毒。〔诜曰〕性滑，发冷气，令人下焦寒。伤阳道。禁蜜食，发痼疾。服巴豆人不可食。

【主治】心胸中浮热风气，滋人齿。孟诜。煮食。止渴及小儿水痢。藏器。

菰根

【气味】甘，大寒，无毒。〔颂曰〕菰根亦如芦根，冷利更甚。

【主治】肠胃痼热，消渴，止小便利。捣汁饮之。别录。烧灰，和鸡子白，涂火烧疮。藏器。

叶

【主治】利五脏。大明。

菰米见谷部。

苦草（纲目）

【集解】〔时珍曰〕生湖泽中，长二三尺，状如茅、蒲之类。

【主治】妇人白带，煎汤服。又主好嗜于茶不已。面黄无力。为末，和炒脂麻不时干嚼之。时珍。

水萍（本经中品）

水　萍

大　小
藻　萍

【释名】〔别录曰〕水萍生雷泽池泽。三月采，暴干。〔弘景曰〕此是水中大萍，非今浮萍子。药对云：五月开花白色。即非今沟渠所生者。楚王渡江所得，乃斯实也。〔藏器曰〕水萍有三种。大者曰苹，叶圆，阔寸许。小萍子是沟渠间者。本经云水萍，应是小者。〔颂曰〕尔雅云：萍，苹，其大者苹。苏恭言有三种：大者曰苹，中者曰荇，小者即水上浮萍。今医家鲜用大苹，惟用浮萍。〔时珍曰〕本草所用水萍，乃小浮萍，非大苹也。陶、苏俱以大苹注之，误矣。萍之与苹，音虽相近，字脚不同，形亦迥别，今厘正之，互见苹下。浮萍处处池泽止水中甚多，季春始生。或云杨花所化。一叶经宿即生数叶。叶下有微须，即其根也。一种背面皆绿者。一种面青背紫赤若血者，谓之紫萍，入药为良，七月采之，淮南万毕术云：老血化为紫萍。恐自有此种，不尽然也。小雅：呦呦鹿鸣，食野之苹者，乃蒿属。陆佃指为此萍，误矣。

【修治】〔时珍曰〕紫背浮萍，七月采之，拣净，以竹筛摊晒，下置水一盆映之，即易干也。

【气味】辛，寒，无毒。〔别录曰〕酸。

【主治】暴热身痒，下水气，胜酒，长须发，止消渴。久服轻身。本经。下气。以沐浴，生毛发。别录。治热毒、风热、热狂、肿毒、汤火伤、风疹。大明。捣汁服，主水肿，利小便。为末，酒服方寸匕，治人中毒。为膏，傅面黚。藏器。主风湿麻痹，脚气，打扑伤损，目赤翳膜，口舌生疮，吐血衄血，癜风丹毒。时珍。

【发明】〔震亨曰〕浮萍发汗，胜于麻黄。〔颂曰〕俗医用治时行热疾，亦堪发汗，甚有功。其方用浮萍一两，四月十五日采之，麻黄去根节，桂心，附子炮裂去脐皮，各半两，四物捣细筛。每服一钱，以水一中盏，生姜半分，煎至六分，和滓热服，汗出乃瘥。又治恶疾疬疮遍身者，浓煮汁浴半日，多效，此方甚奇古也。〔时珍曰〕浮萍其性轻浮，入肺经，达皮肤，所以能发扬邪汗也。世传宋时东京开河，掘得石碑，梵书大篆一诗，无能晓者。真人林灵素逐字辨译，乃是治中风方，名去风丹也。诗云：天生灵草无根干，不在山间不在岸。始因飞絮逐东风，泛梗青青飘水面。神仙一味去沉疴，采时须在七月半，选甚瘫风与大风，些小微风都不算。豆淋酒化服三丸，铁镤头上也出汗。其法：以紫色浮萍晒干为细末，炼蜜和丸弹子大。每服一粒，以豆淋酒化下。治左瘫右痪，三十六种风，偏正头风，口眼歪斜，大风癞风，一切无名风及脚气，并打扑伤折，及胎孕有伤。服过百粒，即为全人。此方，后人易名紫萍一粒丹。

苹 （吴普本草）

【释名】苹菜拾遗　四叶菜后言　田字草〔时珍曰〕苹本作。左传：蘋蘩蕴藻之菜，可荐于鬼神，可羞于王公。则蘋有宾之之义，故字从宾。其草四叶相合，中折十字，故俗呼为四叶菜、田字草、破铜钱，皆象形也。诸家本草皆以注水萍，盖由苹、萍二字，音相近也。按韵书：苹在真韵，蒲真切；萍在庚韵，薄经切。切脚不同，为物亦异。今依吴普本草别出于此。

【集解】〔普曰〕水萍一名水廉，生池泽水上。叶圆小，一茎一叶，根入水底，五月花白。三月采，日干之。〔弘景曰〕水中大萍，五月有花白色，非沟渠所生之萍。乃楚王渡江所得，即斯实也。〔恭曰〕萍有三种：大者名苹，中者名荇，叶皆相似而圆；其小者，即水上浮萍也。〔藏器曰〕叶圆，阔寸许。叶下有一点，如水沫，一名苹菜。曝干可入药用。小萍是沟渠间者。〔禹锡〕按尔雅云：萍，苹也。其大者曰蓱。又诗云：于以采苹，于涧之滨。陆玑注云：其粗大者谓之苹，小者为萍。季春始生。可糁蒸以茹，又可以苦酒淹之按酒。今医家少用此苹，惟用小萍耳。〔时珍曰〕苹乃四叶菜也。叶浮水面，根连水底。其茎细于莼、荇。其叶大如指顶，面青背紫，有细纹，颇似马蹄决明之叶，四叶合成，中折十字。夏秋开小白花。故称白苹。其叶攒簇如萍，故尔雅谓大者为苹。吕氏春秋

蘋

四叶菜

云，菜之美者，有昆仑之苹，即此。韩诗外传谓浮者为藻，沉者为苹。臞仙谓白花者为苹，黄花者为荇，即金莲也。苏恭谓大者为苹，小者为荇。杨慎后言谓四叶菜为荇。陶弘景谓楚王所得者为苹。皆无一定之言。盖未深加体审，惟据纸上猜度而已。时珍一一采视，颇得其真云。其叶径一二寸，有一缺而形圆如马蹄者，莼也。似莼而稍尖长者，荇也。其花并有黄白二色。叶径四五寸如小荷叶而黄花，结实如小角黍者，萍蓬草也。楚王所得萍实，乃此萍之实也。四叶合成一叶，如田字形者，苹也。如此分别，自然明白。又项氏言白苹生水中，青苹生陆地。按今之田字草，有水陆二种。陆生者多在稻田沮洳之处，其叶四片合一，与白苹一样。但茎生地上，高三四寸，不可食。方士取以煅硫、结砂、煮汞，谓之水田翁。项氏所谓青苹，盖即此也。或以青蒴为水草，误矣。

【气味】甘，寒，滑，无毒、

【主治】暴热，下水气，利小便。吴普。捣涂热疮。捣汁饮，治蛇伤毒入腹内。曝干，栝楼等分为末，人乳和丸服，止消渴。藏器。食之已劳。山海经。

萍蓬草 （拾遗）

【释名】水粟纲目、水栗子〔时珍曰〕陈藏器拾遗萍蓬草，即今水粟也。其子如粟，如蓬子也。俗人呼为水粟包。又云水栗子，言其根味也。或作水笠。

【集解】〔藏器曰〕萍蓬草生南方池泽。叶大如荇。花亦黄，未开时状如箄袋。其根如藕，饥年可以当谷。〔时珍曰〕水粟三月出水。茎大如指。叶似荇叶而大，径四五寸，初生如荷叶。

六七月开黄花，结实状如角黍，长二寸许，内有细子一包，如罂粟。泽农采之。洗擦去皮，蒸曝，舂取米，作粥饭食之。其根大如栗，亦如鸡头子根，俭年人亦食之，作藕香，味如栗子。昔楚王渡江得萍实，大如斗，赤如日，食之甜如蜜者，盖此类也。若水萍，安得有实耶？三四月采茎叶取汁，煮硫黄能拒火。又段公路北户录有睡莲，亦此类也。其叶如荇而大。其花布叶数重，当夏昼开花，夜缩入水，昼复出也。

萍蓬草 水栗

子

【气味】甘，涩，平，无毒。

【主治】助脾厚肠，令人不饥。时珍。

根

【气味】甘，寒，无毒。

【主治】煮食，补虚，益气力。久食，不饥，厚肠胃。藏器。

莕菜 （唐本草）

【释名】凫葵唐本、水葵马融传、水镜草土宿本草、屈子菜野菜谱、金莲子、接余

〔时珍曰〕按尔雅云：莕，接余也。其叶苻。则凫葵当作苻葵，古文通用耳。或云，凫喜食之，故称凫葵，亦通。其性滑如葵，其叶颇似杏，故曰葵，曰莕。诗经作荇，俗呼荇丝菜。池人谓之莕公须，淮人谓之屈子菜，江东谓之金莲子。许氏说文谓之莕，音恋。楚词谓之屏风，云紫茎屏风文绿波。是矣。

【集解】〔恭曰〕凫葵即莕菜也。生水中。〔颂曰〕处处池泽有之。叶似莼而茎涩，根甚长，花黄色。郭璞注尔雅云：丛生水中。叶圆在茎端，长短随水深浅。江东人食之。陆玑诗疏云：荇茎白，而叶紫赤色，正圆，径寸余，浮在水上。根在水底，大如钗股，上青下白，可以按酒。用苦酒浸其白茎，肥美。今人不食，医方亦鲜用之。〔时珍曰〕莕与莼，一类二种也。并根连水底，叶浮水上。其叶似马蹄而圆者，莼也；叶似莼而微尖长者，莕也。夏日俱开黄花，亦有白花者。结实大如棠梨，中有细子。按宁献王庚辛玉册云：凫葵，黄花者是莕菜，白花者是白苹（即水镜草），一种泡子名水鳖。虽有数种，其用一也。其茎叶根花，并可伏硫，煮砂，制矾。此以花色分别苹、莕，似亦未稳。详见苹下。

苕 菜 凫葵

【正误】〔恭曰〕凫葵，南人名猪莼，堪食，有名未用条中载也。〔志曰〕凫葵即莕菜，叶似莼，根极长。江南人多食之。今云是猪莼，误矣。今以春夏细长肥滑者为丝莼，至冬粗短者为猪莼，亦呼为龟莼，与凫葵殊不相似也。而有名未用类，即无凫葵、猪莼之名，盖后人删去也。〔时珍曰〕杨慎卮言以四叶菜为莕者，亦非也。四叶菜乃苹也。

【气味】甘，冷，无毒。

【主治】消渴，去热，利小便。唐本。捣汁服，疗寒热。开宝。捣傅诸肿毒，火

丹游肿。时珍。

莼（别录下品）

【释名】茆（卯、柳二音）、**水葵**诗疏、**露葵**纲目、**马蹄草** 〔时珍曰〕字本作莼，从纯。纯乃丝名，其茎似之故也。齐民要术云：莼性纯而易生。种以浅深为候，水深则茎肥而叶少，水浅则茎瘦而叶多。其性逐水而滑，故谓之莼菜，并得葵名。颜之推家训云：蔡朗父讳纯，改莼为露葵。北人不知，以绿葵为之。诗云：薄采其茆，即莼也。或讳其名，谓之锦带。

【集解】〔保升曰〕莼叶似凫葵，浮在水上。采茎堪啖。花黄白色，子紫色。三月至八月，茎细如钗股，黄赤色，短长随水深浅，名为丝莼，味甜体软。九月至十月渐粗硬。十一月萌在泥中，粗短，名瑰莼，味苦体涩。人惟取汁作羹，犹胜杂菜。〔时珍曰〕莼生南方湖泽中，惟吴越人善食之。叶如荇菜而差圆，形似马蹄。其茎紫色，大如箸，柔滑可羹。夏月开黄花。结实青紫色，大如棠梨，中有细子。春夏嫩茎未叶，者名稚莼，稚者小也。叶稍舒长者名丝莼，其茎如丝也。至秋者则名葵莼，或作猪莼，言可饲猪也。又讹为瑰莼、选莼焉。余见凫葵下。

莼
马蹄草

【气味】甘，寒，无毒。〔藏器曰〕莼虽水草，而性热拥。〔选曰〕莼虽冷补，热食及多食亦拥气不下，甚损人胃及齿，令人颜色恶，损毛发。和醋食，令人骨痿。〔李廷飞曰〕多食性滑发痔。七月有虫着上，食之令人霍乱。

【主治】消渴热痹。别录。**和鲫鱼作羹食，下气止呕。多食，压丹石。补大小肠虚气，不宜过多。**孟诜。**治热疸，厚肠胃，安下焦，逐水，解百药毒并蛊气。**大明。

【发明】〔弘景曰〕莼性冷而补，下气。杂鳢鱼作羹食，亦逐水。而性滑，服食家不可多用。〔恭曰〕莼久食大宜人。合鲋鱼作羹食，主胃弱不下食者，至效。又宜老人，应入上品。故张翰临秋风思吴中之鱼莼羹也。〔藏器曰〕莼体滑，常食发气，令关节急，嗜睡。脚气论中令人食之，此误极深也。温病后脾弱不能磨化，食者多死。予所居近湖，湖中有莼、藕。年中疫甚，饥人取莼食之，虽病瘥者亦死。至秋大旱，人多血痢，湖中水竭，掘藕食之，阖境无他。莼、藕之功，于斯见矣。

水澡（纲目）

【释名】〔时珍曰〕藻乃水草之有文者，洁净如澡浴，故谓之藻。

【集解】〔颂曰〕藻生水中，处处有之。周南诗云，于以采藻，于沼于沚，于彼行潦，是也。陆玑注云：藻生水底，有二种：叶如鸡苏，茎如箸，长四五尺；一种叶如蓬蒿，茎如钗股，谓之聚藻。二藻皆可食，熟挼去腥气，米面糁蒸为茹，甚滑美。荆扬人饥荒以当谷食。〔藏器曰〕马藻生水中，如马齿相连。〔时珍曰〕藻有二种，水中甚多。水藻，叶长二三寸，两两对生，即马藻也；聚藻，叶细如丝及鱼鳃状，节节连生，即水蕴也。俗名鳃草，又名牛尾蕴，是矣。尔雅云：莙，牛藻也。郭璞注云：细叶蓬茸，如丝可爱，一节长数寸，长者二三十节，即蕰也。二藻皆可食，入药藻为胜。左传云：苹蘩蕰藻之菜，即此。

【气味】甘，大寒，滑，无毒。

【主治】去暴热热痢，止渴，捣汁服之。小儿赤白游疹，火焱热疮，捣烂封之。藏器。

【发明】〔思邈曰〕凡天下极冷，无过藻菜。但有患热毒肿并丹毒者，取渠中藻菜切捣傅之，厚三分，干即易，其效无比。

海藻 <small>（本经中品）</small>

【释名】莼（音单）出尔雅，别录作薄、落首本经、海萝尔雅注。

【集解】〔别录曰〕海藻生东海池泽，七月七日采，暴干。〔弘景〕生海岛上，黑色如乱发而大少许，叶大都似藻叶。〔藏器曰〕此有二种：马尾藻生浅水中，如短马尾细，黑色，用之当浸去咸味；大叶藻生海中及新罗，叶如水藻而大。海人以绳系腰，没水取之。五月以后，有大鱼伤人，不可取也。尔雅云：纶似纶，组似组，东海有之，正为二藻也。〔颂曰〕此即水藻生于海中者，今登、莱诸州有之。陶隐居引尔雅纶、组注昆布，谓昆布似组，青苔、紫菜似纶。而陈藏器以纶、组为二藻。陶说似近之。〔时珍曰〕海藻近海诸地采取，亦作海菜，乃立名目，货之四方云。

【修治】〔敩曰〕凡使须用生乌豆，并紫背天葵，三件同蒸伏时，日干用。〔时珍曰〕近人但洗净咸味，焙干用。

【气味】苦、咸，寒，无毒。〔权曰〕咸，有小毒。〔之才曰〕反甘草。〔时珍曰〕按东垣李氏治瘰疬马刀，散肿溃坚汤，海藻、甘草两用。盖以坚积之病，非平和之药所能取捷，必令反夺以成其功也。

【主治】瘿瘤结气，散颈下硬核痛，痈肿癥坚气，腹中上下雷鸣，下十二水肿。本经。疗皮间积聚暴癀，瘤气结热，利小便。别录。辟百邪鬼魅，治气急心下满，疝气下坠，疼痛卵肿，去腹中幽幽作声。甄权。治奔豚气脚气，水气浮肿，宿食不消，五膈痰壅。李珣。

【发明】〔元素曰〕海藻气味俱厚，纯阴，沉也。治瘿瘤马刀诸疮，坚而不溃者。经云：咸能软坚。营气不从，外为浮肿。随各引经药治之，肿无不消。〔成无己曰〕咸味涌泄。故海藻之咸，以泄水气也。〔诜曰〕海藻起男子阴，消男子癀疾，宜常食之。南方人多食，北方人效之，倍生诸疾，更不宜矣。〔时珍曰〕海藻咸能润下，寒能泄热引水，故能消瘿瘤结核阴癀之坚聚，而除浮肿脚气留饮痰气之湿热，使邪气自小便出也。

海蕴 <small>（温、缊、酝三音 拾遗）</small>

【校正】自草部移入此。

【释名】〔时珍曰〕缊，乱丝也。其叶似之，故名。

【气味】咸，寒，无毒。

【主治】瘿瘤结气在喉间，下水。藏器。主水瀌。苏颂。

海带 <small>（宋嘉祐）</small>

【集解】〔禹锡曰〕海带，出东海水中石上，似海藻而粗，柔韧而长。今登州人干之以束器物。医家用以下水，胜于海藻、昆布。

【气味】咸，寒，无毒。

【主治】催生，治妇人病，及疗风下水。嘉祐。治水病瘿瘤，功同海藻。时珍。

昆布 <small>（别录中品）</small>

【释名】纶布 〔时珍曰〕按吴普本草，纶布一名昆布，则尔雅所谓纶似纶，东海有之者，即昆布也。纶音关，青丝绶也，讹而为昆耳。陶弘景以纶为青苔、紫菜辈，谓组为昆布；陈藏器又谓纶、组是二种藻。不同如此。

【集解】〔别录曰〕昆布生东海。〔弘景曰〕今惟出高丽。绳把索之如卷麻，作黄黑色，柔韧可食。尔雅云：纶似纶，组似组，东海有之。今青苔、紫菜皆似纶，而昆布亦似组，恐即是也。〔藏器曰〕昆布生南海，叶如手，大似薄苇，紫赤色。其细叶者，海藻也。〔珣曰〕其草顺流而生，出新罗者叶细，黄黑色。胡人搓之为索，阴干，从舶上来中国。〔时珍曰〕昆布生登、莱者，搓如绳索之状。出闽、浙者，大叶似菜。盖海中诸菜性味相近，主疗一致。虽稍有不同，亦元大异也。

【修治】〔敩曰〕凡使昆布，每一斤，用甑箄大小十个，同锉细，以东流水煮之，从巳至亥，待咸味去，乃晒焙用。

【气味】咸，寒，滑，无毒。〔普曰〕酸、咸，寒，无毒。〔权曰〕温，有小毒。

【主治】十二种水肿，瘿瘤聚结气，瘘疮。别录。破积聚。思邈。治阴痝肿，含之咽汁。藏器。利水道，去面肿，治恶疮鼠瘘。甄权。

【发明】〔杲曰〕咸能软坚，故瘿坚如石者非此不除，与海藻同功。〔诜曰〕昆布下气，久服瘦人，无此疾者不可食。海岛之人爱食之，为无好菜，只食此物，服久相习，病亦不生，遂传说其功于北人。北人食之皆生病，是水土不宜耳。凡是海中菜，皆损人，不可多食。

越王余筭 (海药)

越王余算

【集解】〔珣曰〕越王余筭生南海水中，如竹筭子，长尺许。刘敬叔异苑云：昔晋安越王渡南海，将黑角白骨作筭筹，其有余者，弃于水中而生此。故叶白者似骨，黑者似角，遂以名之。相传可食。

【附录】沙箸〔时珍曰〕按刘恂岭表录有沙箸，似是余筭之类，今附于此。云：海岸沙中生沙箸，春吐苗，其心茗骨，白而且劲，可为海筹。凡欲采者，须轻步向前拔之。不然，闻行声遽缩入沙中，不可得也。

【气味】咸，温，无毒。

【主治】水肿浮气结聚，宿滞不消，腹中虚鸣，并煮服之。李珣。

石帆 (日华)

石　斛　金钗花

【集解】〔弘景曰〕石帆状如柏，水松状如松。〔藏器曰〕石帆生海底，高尺余。根如漆色，至梢上渐软，作交罗纹。〔大明曰〕石帆紫色，梗大者如筋，见风渐硬，色如漆，人以饰作珊瑚装。〔颂曰〕左思吴都赋：草则石帆、水松。刘渊林注云：石帆生海屿石上，草类也。无叶，高尺许，其花离楼相贯连。若死则浮水中，人于海边得之，稀有见其生者。

【气味】甜、咸，平，无毒。

【主治】石淋。弘景。煮汁服，主妇人血结月闭。藏器。

第二十卷草部九目录

草之九 （石草类一十九种）

第二十卷草部九

草之九 <small>（石草类一十九种）</small>

石斛 <small>（本经上品）</small>

【释名】 **石蓫**别录、**金钗**纲目、**禁生**本经、**林兰**同、**杜兰**本经。〔时珍曰〕石斛名义未详。其茎状如金钗之股，故古有金钗石斛之称。今蜀人栽之，呼为金钗花。盛弘之荆州记云，耒阳龙石山多石斛，精好如金钗，是矣。林兰、杜兰，与木部木兰同名，恐误。

【集解】〔别录曰〕石斛生六安山谷水旁石上。七月、八月采茎，阴干。〔弘景曰〕今用石斛，出始兴。生石上，细实，以桑灰沃之，色如金，形如蚱蜢髀者佳。近道亦有，次于宣城者。其生栎木上者，名木斛。其茎至虚，长大而色浅。不入丸散，惟可为酒渍煮之用。俗方最以补虚，疗脚膝。〔恭曰〕今荆襄及汉中、江左又有二种：一种似大麦，累累相连，头生一叶，而性冷，名麦斛斛；一种茎大如雀髀，叶在茎头，名雀髀斛。其他斛如竹，而节间生叶也。作干石斛法：以酒洗蒸暴成，不用灰汤。或言生者渍酒，胜于干者。〔颂曰〕今荆州、光州、寿州、庐州、江州、温州、台州亦有之，以广南者为佳。多在山谷中。五月生苗，茎似小竹节；节间出碎叶。七月开花，十月结实。其根细长，黄色。惟生石上者为胜。〔宗奭曰〕石斛细若小草，长三四寸，柔韧，折之如肉而实。今人多以木斛混之，亦不能明。木斛中虚如木，长尺余，但色深黄光泽耳。〔时珍曰〕石斛丛生石上。其根纠结甚繁，干则白软。其茎叶生皆青色，干则黄色。开红花。节上自生根须。人亦折下，以砂石栽之，或以物盛挂屋下，频浇以水，经年不死，俗称为千年润。石斛短而中实，木斛长而中虚，甚易分别。处处有之，以蜀中者为胜。

【修治】〔敩曰〕凡使，去根头，用酒浸一宿，暴干，以酥拌蒸之，从巳至酉，徐徐焙干，用入补药乃效。

【气味】 甘，平，无毒。〔普曰〕神农：甘，平。扁鹊：酸。李当之：寒。〔时珍曰〕甘、淡、微咸。〔之才曰〕陆英为之使，恶凝水石、巴豆，畏雷丸、僵蚕。

【主治】 伤中，除痹下气，补五脏虚劳羸瘦，强阴益精。久服，厚肠胃。本经。补内绝不足，平胃气，长肌肉，逐皮肤邪热痱气，脚膝疼冷痹弱，定志除惊。轻身延年。别录。益气除热，治男子腰脚软弱，健阳，逐皮肌风痹，骨中久冷，补肾益力。权。壮筋骨，暖水脏，益智清气。日华。治发热自汗，痈疽排脓内塞。时珍。

【发明】〔敩曰〕石斛镇涎，涩丈夫元气。酒浸酥蒸，服满一镒，永不骨痛也。〔宗奭曰〕石斛治胃中虚热有功。〔时珍曰〕石斛气平，味甘、淡、微咸，阴中之阳，降也。乃足太阴脾，足少阴右肾之药。深师云：囊湿精少，小便余沥者，宜加之。一法：每以二钱入生姜一片，水煎代茶饮，甚清肺补脾也。

骨碎补 （宋开宝）

【释名】**猴姜**拾遗、**胡孙姜**志、**石毛姜**晔、**石庵䕡**〔藏器曰〕骨碎补本名猴姜。开元皇帝以其主伤折，补骨碎，故命此名。或作骨碎布，讹矣。江西人呼为胡孙姜，象形也。〔时珍曰〕庵䕡主折伤破血。此物功同，故有庵䕡之名。

【集解】〔志曰〕骨碎补生江南。根寄树石上，有毛。叶如庵䕡。〔藏器曰〕岭南虔、吉州亦有之。叶似石韦而一根，余叶生于木。〔大明曰〕是树上寄生草，根似姜而细长。〔颂曰〕今淮、浙、陕西、夔路州郡皆有之。生木或石上。多在背阴处，引根成条，上有黄赤毛及短叶附之。又抽大叶成枝。叶面青绿色，有青黄点；背青白色，有赤紫点，春生叶，至冬于黄。无花实。采根入药。〔宗奭曰〕此苗不似姜，亦不似庵䕡。每一大叶两旁，小叶叉牙，两两相对，叶长有尖瓣也。〔时珍曰〕其根扁长，略似姜形。其叶有丫缺，颇似贯众叶。谓叶如庵䕡者，殊谬；如石韦者，亦差。

骨碎补

胡孙姜

根

【修治】〔敩曰〕凡采得，用铜刀刮去黄赤毛，细切，蜜拌润，甑蒸一日，晒干用。急用只焙干，不蒸亦得也。

【气味】苦，温，无毒。〔大明曰〕平。

【主治】**破血止血，补伤折。**开宝。**主骨中毒气，风血疼痛，五劳六极，足手不收，上热下冷。**权。**恶疮，蚀烂肉，杀虫。**大明。**研末，猪肾夹煨，空心食，治耳鸣，及肾虚久泄，牙疼。**时珍。

【发明】〔颂曰〕骨碎补，入妇人血气药。蜀人治闪折筋骨伤损，取根捣筛，煮黄米粥，和裹伤处有效。〔时珍曰〕骨碎补，足少阴药也。故能入骨，治牙，及久泄痢。昔有魏刺史子久泄，诸医不效，垂殆。予用此药末入猪肾中煨熟与食，顿住。盖肾主大小便，久泄属肾虚，不可专从脾胃也。雷公炮炙论用此方治耳鸣，耳亦肾之窍也。案戴原礼证治要诀云：痢后下虚，不善调养，或远行，或房劳，或外感，致两足痿软，或痛或痹，遂成痢风。宜用独活寄生汤吞虎骨四斤丸，仍以骨碎补三分之一，同研取汁，酒解服之。外用杜、牛膝、杉木节、草薢、白芷、南星煎汤，频频熏洗。此亦从肾虚骨痿而治也。

石韦 （本经中品）

【释名】**石䩾**音蔗、**石区**别录、**石兰**〔弘景曰〕蔓延石上，生叶如皮，故名石韦。〔时珍曰〕柔皮曰韦，䩾亦皮也。

【集解】〔别录曰〕石韦生华阴山谷石上，不闻水声及人声者良。二月采叶，阴干。〔弘景曰〕处处有之。出建平者，叶长大而厚。〔恭曰〕此物丛生石旁阴处，亦不作蔓。其生古瓦屋上者名瓦韦，疗淋亦好。〔颂曰〕今晋、绛、滁、海、福州，江宁皆有之。丛生石上，叶如柳，背有毛，而斑点如皮。福州别有一种石皮，三月有毛，采作浴汤，治风。〔时珍曰〕多生阴崖险罅处。其叶长者近尺，阔寸余，柔韧如皮，背有黄毛。亦有金星者，名金星草。凌冬不雕。又一种如杏叶者，亦生石上，其性相同。

石 韦

【修治】〔别录曰〕凡用去黄毛。射入肺，令人咳，不可疗。〔大明曰〕入药去梗，须微炙用。一法：以羊脂炒干用。

【气味】苦，平，无毒。〔别录曰〕甘。〔权曰〕微寒。〔之才曰〕滑石、杏仁、射干为之使，得菖蒲良，制丹砂、矾石。

【主治】劳热邪气，五癃闭不通，利小便水道。本经。止烦下气，通膀胱满，补五劳，安五脏，去恶风，益精气。别录。治淋沥遗溺。日华。炒末，冷酒调服，治发背。颂。主崩漏金疮，清肺气。时珍。

金星草（宋嘉祐）

【释名】金钏草图经、凤尾草纲目、七星草〔时珍曰〕即石韦之有金星者，图经重出七星草，并入。

【集解】〔禹锡曰〕金星草，西南州郡多有之，以戎州者为上。喜生背阴石上净处，及竹箐中少日色处，或生大木下，及背阴古瓦屋上。初出深绿色，叶长一二尺，至深冬背生黄星点子，两两相对，色如金，因得金星之名。无花实，凌冬不雕。其根盘屈如竹根而细，折之有筋，如猪马鬃。五月和根采之，风干用。〔颂曰〕七星草生江州山谷石上。叶如柳而长，作蔓延，长二三尺。其叶坚硬，背上有黄点如七星。采无时。

金星草
背

【气味】苦，寒，无毒。〔颂曰〕微酸。〔崔昉曰〕制三黄、砂、汞、矾石。

【主治】发背痈疮结核，解流黄丹石毒，连根半斤，酒五升，银器煎服，先服石药悉下。亦可作末、冷水服方寸匕。涂疮肿，殊效。根浸油涂头，大生毛发。嘉祐。乌髭发。颂。解热，通五淋，凉血。时珍。

【发明】〔颂曰〕但是疮毒，皆可服之。然性至冷，服后下利，须补治乃平复。老年不可辄服。〔宗奭曰〕丹石毒发于背，及一切痈肿。以其根叶二钱半，酒一大盏，煎服，取下黑汁。不惟下所服石药，兼毒去，疮愈也。如不饮酒，则为末，以新汲水服，以知为度。〔时珍曰〕此药大抵治金石发毒者。若忧郁气血凝滞而发毒者，非所宜也。

石长生 (本经下品)

【释名】丹草本经、丹沙草　〔时珍曰〕四时不凋，故曰长生。

【集解】〔别录曰〕石长生，生咸阳山谷。〔弘景曰〕俗中时有采者，方药不复用。近道亦有，是细细草叶，花紫色。南中多生石岩下，叶似蕨，而细如龙须，黑如光漆，高尺余，不与余草杂也。〔恭曰〕苗高尺许，五六月采茎叶用。今市人用黝筋草为之，叶似青葙，茎细劲紫色，今太常用者是也。〔时珍曰〕宋祁益部方物记：长生草生山阴蕨地，修茎茸叶，色似桧而泽，经冬不凋。**【气味】**咸，微寒，有毒。〔普曰〕神农：苦。雷公：辛。桐君：甘。〔权曰〕酸，有小毒。

石长生

凤尾草

【主治】寒热恶疮大热，辟鬼气不祥。本经。下三虫。别录。治疥癣，逐诸风，治百邪魅。权。

【附录】红茂草图经〔颂曰〕味苦，大凉，无毒。主痈疽疮肿。焙研为末，冷水调贴。一名地没药，一名长生草。生施州，四季枝叶繁，故有长生之名。春采根叶。〔时珍曰〕案庚辛玉册云：通泉草一名长生草，多生古道丘垄荒芜之地。叶似地丁，中心抽一茎，开黄白花如雪，又似麦饭，摘下经年不槁。根入地至泉，故名通泉。俗呼秃疮花。此草有长生之名，不知与石长生及红茂草亦一类否？故并附之。

石苋 (宋图经)

【集解】〔颂曰〕生筠州，多附河岸沙石上。春生苗，茎青，高一尺以来，叶如水柳而短。八九月土人采之。

【气味】辛，苦，有小毒。

【主治】同甘草煎服，主虰蛜，又吐风涎。颂

【附录】石垂〔颂曰〕生福州山中。三月花，四月采子，生捣为末，丸服，治蛊毒。

石　苋　石　垂

武当山　福州

景天 (本经上品)

【释名】**慎火**本经、**戒火**同、**救火**别录、**据火**同、**护火**纲目、**辟火**同、**火母**别录。〔弘景曰〕众药之名，景天为丽。人皆盆盛，养于屋上，云可辟火，故曰慎火。方用亦希。

景 天

慎火草

【集解】〔别录曰〕景天生太山川谷。四月四日、七月七日采，阴干。〔颂曰〕今南北皆有之。人家种于中庭，或盆置屋上。春生苗，叶似马齿苋而大，作层而上，茎极脆弱。夏中开红紫碎花，秋后枯死。亦有宿根者。苗、叶、花并可用。〔宗奭曰〕极易种，折枝置土中，浇溉旬日便生也。〔时珍曰〕景天，人多栽于石山上。二月生苗，脆茎，微带赤黄色，高一二尺，折之有汁。叶淡绿色，光泽柔厚，状似长匙头及胡豆叶而不尖。夏开小白花，结实如连翘而小，中有黑子如粟粒。其叶味微甘苦，炸熟水淘可食。

【正误】〔弘景曰〕广州城外有一树，大三四围，名慎火树。〔敩曰〕岭表人言，并无此说。盖录书看篡人谬百，非陶氏语也。

【气味】苦，平，无毒。〔别录曰〕酸。〔大明曰〕寒，有小毒。可煅朱砂。

【主治】大热火疮，身热烦，邪恶气。本经。诸蛊毒痂疕，寒热风痹。诸不足。别录。疗金疮止血。煎水浴小儿，去烦热惊气。弘景。风疹恶痒，小儿丹毒及发热。权。热狂赤眼，头痛寒热游风，女人带下。日华。

花

【主治】女人漏下赤白。轻身明目。本经。

佛甲草 (宋图经)

佛甲草

【集解】〔颂曰〕佛甲草生筠州，多附石向阳而生，似马齿苋而细小且长，有花黄色，不结实，四季皆有。〔时珍曰〕二月生苗成丛，高四五寸，脆茎细叶，柔泽如马齿苋，尖长而小。夏开黄花，经霜则枯。人多栽于石山瓦墙上，呼为佛指甲。救荒本草言高一二尺，叶甚大者，乃景天，非此也。

【气味】甘，寒，微毒。

【主治】汤火灼疮，研贴之。颂。

虎耳草 (纲目)

【释名】石荷叶见下。

【集解】〔时珍曰〕虎耳生阴湿处，人亦栽于石山上。茎高五六寸，有细毛，一茎一叶，如荷盖状。人呼为石荷叶。叶大如钱，状似初生小葵叶，及虎之耳形。夏开小花，淡红色。

【气味】微苦、辛，寒，有小毒。〔独孤滔曰〕汁煮砂子。

【主治】瘟疫，擂酒服。生用吐利人，熟用则止吐利。又治聤耳，捣汁滴之。痔疮肿痛者，阴干，烧烟桶中熏之。时珍。

石胡荽 （四声本草）

【校正】自菜部移入。

【释名】天胡荽纲目野园荽同鹅不食草食性鸡肠草详见下名。

【集解】〔时珍曰〕石胡荽，生石缝及阴湿处小草也。高二三寸，冬月生苗，细茎小叶，形状宛如嫩胡荽。其气辛熏不堪食，鹅亦不食之。夏开细花，黄色，结细子。极易繁衍，僻地则铺满也。案孙思邈千金方云：一种小草，生近水渠中湿处，状类胡荽，名天胡荽，亦名鸡肠草。即此草也。与繁缕之鸡肠，名同物异。

【气味】辛，寒，无毒。〔时珍曰〕辛，温。汁制砒石、雄黄。

【主治】通鼻气，利九窍，吐风痰。炳。去目翳，捋塞鼻中，翳膜自落。藏器。疗痔病。诜。解毒，明目，散目赤肿云翳，耳聋头痛脑酸，治痰疟齁𪘊，鼻塞不通，塞鼻瘜自落，又散疮肿。时珍。

【发明】〔时珍曰〕鹅不食草，气温而升，味辛而散，阳也，能通于天。头与肺皆天也，故能上达头脑。而治顶痛目病，通鼻气而落瘜肉；内达肺经，而治齁𪘊痰疟，散疮肿。其除翳之功，尤显神妙。人谓陈藏器本草惟务广博，鄙俚之言也。若此药之类，表出殊功，可谓务博已乎？案倪维德原机启微集云：治目翳嗜鼻碧云散：用鹅不食草解毒为君，青黛去热为佐，川芎之辛破留除邪为使，升透之药也。大抵如开锅盖法，常欲邪毒不闭，令有出路。然力小而锐，宜常嗜以聚其力。凡目中诸病，皆可用之。生授更神。王玺集要诗云：赤眼之余翳忽生，草中鹅不食为名。塞于鼻内频频换，三日之间复旧明。

螺厣草 （拾遗）

【释名】镜面草〔时珍曰〕皆象形也。

【集解】〔藏器曰〕蔓生石上。叶状似螺厣，微带赤色，而光如镜，背有少毛，小草也。

【气味】辛。

【主治】痈肿风疹，脚气肿，捣烂傅之。亦煮汤洗肿处。藏器。治小便出血，吐血衄血，龋齿痛。时珍。

【发明】〔时珍曰〕案陈日华经验方云：年二十六，忽病小便后出鲜血数点而不疼，如是一月，饮酒则甚。市医张康，以草药汁一器，入少蜜水进，两服而愈。求其方。乃镜面草也。

酢浆草 （唐本草）

【校正】并入图经赤孙施。

【释名】**酸浆**图经、**三叶酸**纲目、**三角酸**纲目、**酸母**纲目、**醋母**苏恭、**酸箕**李当之、**鸠酸**苏恭、**雀儿酸**纲目、**雀林草**纲目、**小酸茅**苏恭、**赤孙施**图经 〔时珍曰〕此小草三叶酸也，其味如醋。与灯笼草之酸浆，名同物异。唐慎微本草以此草之方收入彼下，误矣。闽人郑樵通志言，福人谓之孙施。则苏颂图经赤孙施生福州，叶如浮萍者，即此也。孙施亦酸箕之讹耳。今并为一。

【集解】〔恭曰〕醉浆生道旁阴湿处，丛生。茎头有三叶，叶如细萍。四月、五月采，阴干。〔保升曰〕叶似水萍，两叶并大叶同枝，黄花黑实。〔颂曰〕南中下湿地及人家园圃中多有之，北地亦或有生者。初生嫩时，小儿喜食之。南人用揩磨石器，令自如银。〔时珍曰〕苗高一二寸，丛生布地，极易繁衍。一枝三叶，一叶两片，至晚自合帖，整整如一。四月开小黄花，结小角，长一二分，内有细子。冬亦不凋。方士采制砂、汞、砒、矾、砒石。

【气味】酸，寒，无毒。

【主治】杀诸小虫。恶疮疬瘘，捣傅之。食之，解热渴。唐本。主小便诸淋，赤白带下。同地钱、地龙，治沙石淋。煎汤洗痔痛脱肛甚效。捣涂汤火蛇蝎伤。时珍。赤孙施：治妇人血结，用一搦洗，暖酒服之。苏颂。

【附录】酸草〔别录有名未用曰〕主轻身延年。生名山醴泉上阴崖。茎有五叶青泽，根赤黄。可以消玉。一名丑草。〔弘景曰〕李当之云：是今酸箕草，布地生者，处处有之。然恐非也。三时〔别录有名未用曰〕味辛。主寒热，蛇蜂螫人。生田中，茎小黑白，高三尺，根黑。三月采，阴干。一名三石，一名当田，一名赴鱼。

酢浆草

三叶酸

地锦 （宋嘉祐）

【校正】并入有名未用别录地朕。

【释名】**地朕**吴普、**地噤**拾遗、**夜光**吴普、**承夜**吴普、**草血竭**纲目、**血见愁**纲目、**血风草**纲目、**马蚁草**纲目、**雀儿卧单**纲目、**酱瓣草**玉册、**湖狲头草** 〔别录曰〕地朕，三月采之。〔藏器曰〕地朕一名地锦，一名地噤。蔓延着地，叶光净，露下有光。〔时珍曰〕赤茎布地，故曰地锦。专治血病，故俗称为血竭、血见愁。马蚁、雀儿喜聚之，故有马蚁、雀单之名。酱瓣、狲狲头，象花叶形也。

【集解】〔禹锡曰〕地锦草生近道田野，出滁州者尤良。茎叶细弱，蔓延于地。茎赤，叶青紫色。夏中茂盛。六月开红花，结细实，取苗子用之。络石注有地锦，是藤蔓之类，与此同名异物。〔时珍曰〕田野寺院及阶砌间皆有之小草也。就地而生，赤茎黄花黑实，状如蒺藜之朵，断茎有汁。方士秋月采，煮雌雄、丹砂、硫黄。

地锦

血见愁

【气味】辛，平，无毒。〔别录曰〕地朕：苦，平，无毒。

【主治】地朕：主心气，女子阴㿗血结。别录。地锦：通流血脉，亦可治气。嘉祐。主痈肿恶疮，金刃扑损出血，血痢下血崩中，能散血止血、利小便。时珍。

【附录】金疮小草拾遗。〔藏器曰〕味甘，平无毒。主金疮，止血长肌，断鼻中衄血，取叶挼傅。亦煮汁服，断血瘀及卒下血。又预和石灰杵为丸，日干，临时刮傅之。生江南村落田野间下湿地，高一二寸许，如荠而叶短。春夏间有浅紫花，长一粳米许。

离鬲草 (拾遗)

离鬲草

脾寒草

仙人草

【集解】〔藏器曰〕生人家阶庭湿处，高三二寸，苗叶似幕𧄸。江东有之，北土无也。

【气味】辛，寒，有小毒。

【主治】瘰疬丹毒，小儿无辜寒热，大腹痞满，痰饮膈上热。生研汁服一合，当吐出宿物。去疟为上。藏器。

仙人草 (拾遗)

【集解】〔藏器曰〕生阶庭间，高二三寸，叶细有雁齿，似离鬲草。北地不生。

【气味】缺

【主治】小儿酢疮，头小而硬者，煮汤浴，并捣傅。丹毒入腹者必危，可饮冷药，及用此洗之。又捣汁滴目，明目去翳。藏器。

仙人掌草

仙人掌草 (宋图经)

【集解】〔颂曰〕生合州、筠州，多于石上贴壁而生。如人掌形，故以名之。叶细而长，春生，至冬犹有。四时采之。

【气味】苦，涩，寒，无毒。

【主治】肠痔泻血，与甘草浸酒服，苏颂。焙末油调，掺小儿白秃疮。时珍。

崖棕 (宋图经)

【集解】〔颂曰〕生施州石崖上。苗高一尺以来，其状如棕，四季有叶无花。土人采根去粗皮，入药。

【气味】甘、辛，温，无毒。

【主治】妇人血气并五劳七伤。以根同半天回、鸡翁藤、野兰根，四味洗焙为末。每服二钱，温酒下。丈夫无所忌，妇人忌鸡、鱼、湿面。苏颂。

【附录】鸡翁藤〔颂曰〕生施州。蔓延大木上，有叶无花。味辛，性温，无毒。采无时。**半天回**〔颂曰〕生施州。春生苗，高二尺以来，赤斑色，至冬苗枯。土人夏月采根，味苦、涩，性温，无毒。**野兰根**〔颂曰〕生施州。丛生，高二尺以来，四时有叶无花。其根味微苦，性温，无毒。采无时。方并见上。

紫背金盘 （宋图经）

【集解】〔颂曰〕生施州。苗高一尺以来，叶背紫，无花。土人采根用。〔时珍曰〕湖湘水石处皆有之，名金盘藤。似醋筒草而叶小，背微紫。软茎引蔓似黄丝，搓之即断，无汁可见。方士用以制汞。他处少有。醋筒草：叶似木芙蓉而偏，茎空而脆，味酸，开白花。广人以盐醋淹食之。

紫背金盘

【气味】辛，涩，热，无毒。

【主治】妇人血气痛，洗焙研末，酒服半钱。孕妇勿服，能消胎气，忌鸡、鱼羊血、湿面。苏颂

白龙须 （纲目）

【集解】〔时珍曰〕刘松石保寿堂方云：白龙须生近水旁有石处，寄生搜风树节，乃树之余精也。细如棕丝，直起无枝叶，最难得真者。一种万缠草，生于白线树根，细丝相类，但有枝茎，稍粗为异。误用不效。愚案所云二树名皆隐语，无从考证。

【气味】平，无毒。

【主治】男子妇人风湿腰腿疼痛，左瘫右痪，口目歪斜，及产后气血流散，胫骨痛，头目昏暗，腰腿痛不可忍，并宜之。惟虚劳瘫痪不可服。研末，每服一钱，气弱者七分，无灰酒下。密室随左右贴床卧，待汗出自干，勿多盖被，三日勿下床见风。一方：得疾浅者，用末三钱，瓷瓶煮酒一壶。每日先服桔梗汤，少顷饮酒二盏。早一服，晚一服。保寿堂方。

【发明】〔时珍曰〕保寿方云：成化十二年，卢玄真道士六十六岁，六月偶得瘫痪，服白花蛇丸，牙齿尽落。三年扶病入山，得此方，服百日，复旧，寿至百岁乃卒。凡男妇风湿腰腿痛，先服小续命汤及渗湿汤后，乃服此。凡女人产后腰腿肿痛，先服四物汤二服，次日服此。若瘫痪年久，痰老气微者，服前药出汗，三日之后，则日服龙须末一分，好酒下。隔一日服二分，又隔一日服三分，又隔一日服四分，又隔一日服五分。又隔一日，复从一分起，如前法，周而复始。至月余，其病渐愈。谓之升阳降气，调髓蒸骨，追风逐邪，排血安神。忌房事，鱼、鹅、鸡、羊、韭、蒜、蛇、蟹，及寒冷动风之物。又不可过饮酒及面食，只宜米粥蔬菜。

第二十一卷草部十、十一目录

草之十 <small>（苔类一十六种）</small>

上附方旧三，新三十三。

草之十一

（杂草九种，有名未用一百五十三种）

杂草拾遗四种，嘉祐二种，纲目三种。

本草纲目

齝草

神农本经 屈草　别羁

名医别录 离娄草　神护草　黄护草　雀医草　木甘草　益决草　九熟草　兑草　异草　灌草　芘草　莘草　英草　封华　怴华　节华　让实　羊实　桑茎实　可聚实　满阴实　马颠　马逢　兔枣　鹿良　鸡涅　犀洛　雀梅　燕齿　土齿　金茎　白背　青雌　白辛　赤举　赤涅　赤赫　黄秫　黄辩　紫给　紫蓝　粪蓝　巴朱　柴紫　文石　路石　旷石　败石　石剧　石芸　竹付　秘恶　卢精　唐夷　知杖　河煎　区余　王明　师丝　并苦　索千　良达　弋共　船虹　姑活　白女肠　白扇根　黄白支　父陛根　疥拍腹　五母麻　五色符　救赦人者　常吏之生　载庆　腜芥

本草拾遗 鹪鸟浆　七仙草　吉祥草　鸡脚草　兔肝草　断罐草　千金镉　土落草　倚待草　药王草　筋子根　蘆药　无风独摇草

海药本草 宜南草

开宝本草 陀得花

图经外类 建水草　百药祖　催风使　刺虎　石逍遥　黄寮郎　黄花了　百两金　地芥草　田母草　田麻　芥心草　苦芥子　布里草　茆质汗　胡堇草　小儿群　独脚　仙撮　石合草　露筋草

本草纲目 九龙草　荔枝草　水银草　透骨草　蛇眼草　鹅项草　蛇鱼草　九里香草　白筵草　环肠草　札耳草　铜鼓草　蚕茧草　野芗草　纤霞草　牛脂芳　鸭脚青　天仙莲　双头莲　猪蓝子　天芥荣　佛掌花　郭公刺　筿箕柴　碎米柴　羊屎柴　山枇杷柴　三角风　叶下红　满江红　隔山消　石见穿　醉醒草　墓头回　羊茅　阿儿只　阿息儿　奴哥撒儿

第二十一卷草部十

草之十 （苔类一十六种）

陟厘 （别录中品）

【释名】侧梨恭水、**苔**开宝、**石发**同、**石衣**广雅、**水衣**说文、**水绵**纲目、**薄**（音覃）。〔恭曰〕药对云：河中侧梨。侧梨、陟厘，声相近也。王子年拾遗记：晋武帝赐张华侧理纸，乃水台为之，后人讹陟厘为侧理耳。此乃水中粗苔，作纸青绿色，名苔纸，青涩。范东阳方云：水中石上生者，如毛，绿色。石发之名以此。〔时珍曰〕郭璞曰：薄，水草也，一名石发。江东食之。案石发有二：生水中者为陟厘，生陆地者为乌韭。

【集解】〔别录曰〕涉厘生江南池泽。〔弘景曰〕此即南人用作纸者，惟合断下药用之。〔志曰〕此即石发也。色类苔而粗涩为异。水苔性冷，浮水中；涉厘性温，生水中石上。〔宗奭曰〕陟厘，今人干之，治为苔脯，堪啗，青苔亦可作脯食，皆利人。汴京市中甚多。〔颂曰〕石发干之作菜，以蔗蓙啗之尤美。苔之类有井中苔、垣衣、昔邪、屋游，大抵主疗略同。陆龟蒙苔赋云：高有瓦苔，卑有泽葵。散岩窦者曰石发，补空田者曰垣衣。在屋曰昔邪，在药曰陟厘。是矣。泽葵，凫葵也。虽异类，而皆感瓦石之气而生，故推类而云耳。〔时珍曰〕陟厘有水中石上生者，蒙茸如发；有水污无石而自生者，缠牵如丝绵之状，俗名水绵。其性味皆同。述异记言：苔钱谓之泽葵。与凫葵同名异物。苏氏指为凫葵者，误矣。苔赋所述，犹未详尽。盖苔衣之类有五：在水曰陟厘，在石曰石濡，在瓦曰屋游，在墙曰垣衣，在地曰地衣。其蒙翠而长数寸者亦有五：在石曰乌韭，在屋曰瓦松，在墙曰土马鬃，在山曰卷柏，在水曰薄也。

【气味】甘，大温，无毒。

【主治】心腹大寒，温中消谷，强胃气，止泄痢。别录。**捣汁服，治天行病心闷**。日华。**作脯食，止渴疾，禁食盐**。宗奭。**捣涂丹毒赤游**。时珍。

陟厘 石发

厘 水绵

干苔 _{（食疗）}

【集解】〔藏器曰〕干苔，海族之流也。〔时珍曰〕此海苔也。彼人干之为脯。海水成，故与陟厘不同。张华博物志云：石发生海中者，长尺余，大小如韭叶，以肉杂蒸食极美。张勃吴录云：江蓠生海水中，正青似乱发，乃海苔之类也。苏恭以此为水苔者，不同。水苔不甚咸。

【气味】咸，寒，无毒。〔大明曰〕温。〔弘景曰〕柔苔寒，干苔热。〔诜曰〕苔脯食多，发疮疥，令人痿黄少血色。〔瑞曰〕有饮嗽人不可食。

【主治】瘿瘤结气。弘景。治痔杀虫，及霍乱呕吐不止，煮汁服。孟诜。心腹烦闷者，冷水研如泥，饮之即止。藏器。下一切丹石，杀诸药毒。纳木孔中，杀蠹。日华。消茶积。瑞。烧末吹鼻，止衄血。汤浸捣，傅手背肿痛。时珍。

【发明】〔时珍曰〕洪氏夷坚志云：河南一寺僧尽患瘿疾。有洛阳僧共寮，每食取苔脯同餐。经数月僧项赘皆消。乃知海物皆能除是疾也。

井中苔及萍蓝 _{（别录中品）}

【集解】〔弘景曰〕废井中多生苔萍，及砖土间多生杂草菜，蓝既解毒，在井中者尤佳，非别一物也。

【气味】甘，大寒，无毒。

【主治】漆疮热伤水肿。井中蓝：杀野葛、巴豆诸毒。别录。疗汤伤火灼疮。弘景。

船底苔 _{（食疗）}

【气味】甘，冷，无毒。

【主治】鼻洪吐血淋疾，同炙甘草，豉汁，浓煎汤呷之。孟诜。解天行热病伏热，头目不清，神志昏塞，及诸大毒。以五两，和酥饼末一两半，面糊丸梧子大。每温酒下五十丸。时珍。

【发明】〔时珍曰〕案方贤奇效方云：水之精气，渍船板木中。累见风日，久则变为青色。盖因太阳晒之，中感阴阳之气。故服之能分阴阳，去邪热，调脏腑。物之气味所宜也。

石蕊 _{（拾遗）}

【校正】并入有名未用别录石濡。

【释名】**石濡**别录、**石芥**同、**云茶**纲目、**蒙顶茶** 〔时珍曰〕其状如花蕊，其味如茶，故名。石芥乃茶字之误。

【集解】〔藏器曰〕石蕊生太山石上，如花蕊，为丸散服之。今时无复有此也。王隐晋书：唐褒入林虑山，食木实，饵石蕊，遂得长年。即此也。又曰：石濡生石之阴，如屋游、垣衣之类，得雨即展。故名石濡。早春青翠，端开四叶。山人名石芥。〔时珍曰〕别录曰石濡，具其功用，不言形状。陈藏器言是屋游之类，复出石蕊一条，功同石濡。盖不知其即一物也。此物惟诸高山石上者为良。今人谓之蒙顶茶，生兖州蒙山石上。乃烟雾熏染，日久结成，盖苔衣类也。彼人春初刮取曝干馈人，谓之云茶。其状白色轻薄如花蕊，其气香如蕈，其味甘涩如茗。不可煎饮，止宜咀嚼及浸汤啜，清凉有味。唐褒入山饵此，以代茗而已。长年之道，未必尽缘此物也。

石蕊 云茶

【气味】**甘，温，无毒。**〔时珍曰〕甘、涩，凉。

【主治】**石濡：明目益精气。令人不饥渴。轻身延年。**别录。**石蕊：主长年不饥。**藏器。生津润咽，解热化痰。时珍。

地衣草（日华）

【校正】并入拾遗土部仰天皮。

【释名】**仰天皮**拾遗、**掬天皮**纲目。

【集解】〔大明曰〕此乃阴湿地被日晒起苔藓也。〔藏器曰〕即湿地上苔衣如草状者耳。

【气味】**苦，冷，微毒。**〔藏器曰〕平，无毒。

地衣 仰天皮

【主治】**卒心痛中恶，以人垢腻为丸，服七粒。又主马反花疮。生油调傅。**大明。**明目。**藏器。研末，新汲水服之，治中暑。时珍。

垣衣（别录中品）

【释名】**垣嬴**别录、**天韭**别录、**鼠韭**别录、**昔邪**别录。

【集解】〔别录曰〕垣衣生古垣墙阴或屋上。三月三日采，阴干。〔恭曰〕此即古墙北阴青苔衣也。其生石上者名昔邪，一名乌韭；生屋上者名屋游。形并相似，为疗略同。江南少涩，故陶弘景云：方不复用，俗中少见也。〔时珍曰〕此乃砖墙城垣上苔衣也。生屋瓦上者，即为屋游。

垣衣 在屋曰屋游

【气味】**酸，冷，无毒。**

【主治】**黄疸心烦，咳逆血气，暴热在肠胃，暴风口噤，金疮内塞，酒渍服之。久服补中益气，长肌肉，好颜色。**别录。捣汁服，止衄血。烧灰油和，傅汤火伤。时珍。

屋游（别录下品）

【释名】瓦衣纲目、瓦苔嘉祐、瓦藓纲目、博邪。

【集解】〔别录曰〕屋游生屋上阴处。八月、九月采。〔弘景曰〕此古瓦屋上苔衣也。剥取用之。〔时珍曰〕其长数寸者，即为瓦松也。

【气味】甘，寒，无毒。

【主治】浮热在皮肤，往来寒热，利小肠膀胱气。别录。止消渴。之才。小儿痫热，时气烦闷。开宝。煎水入盐漱口，治热毒牙龈宣露。研末，新汲水调服二钱，止鼻衄。时珍。

【发明】〔时珍曰〕别录主治之证，与本经乌韭文相同。盖一类，性气不甚辽远也。

昨叶何草（唐本草）

【释名】瓦松唐本、瓦花纲目、向天草纲目、赤者名铁脚婆罗门草纲目、天王铁塔草 〔时珍曰〕其名殊不可解。〔颂曰〕瓦松如松子作层，故名。

【集解】〔恭曰〕昨叶何草生上党屋上，如蓬。初生高尺余，远望如松栽。〔志曰〕处处有之。生年久瓦屋上。六月、七月采苗，日干。

【气味】酸，平，无毒。〔时珍曰〕按庚辛玉册云：向天草即瓦松，阴草也。生屋瓦上及深山石缝中。茎如漆圆锐，叶背有白毛。有大毒。烧灰淋汁沐发，发即落。误入目，令人瞽。捣汁能结草砂，伏雌、雄、砂、术、白矾。其说与本草无毒及生眉发之说相反，不可不知。

【主治】口中干痛，水谷血痢，止血。唐本。生眉发膏为要药。马志。行女子经络。苏颂。大肠下血，烧灰，水服一钱。又涂诸疮不敛。时珍。

【附录】紫衣拾遗〔藏器曰〕味苦，无毒。主黄疸暴热，目黄沉重，下水痫，亦止热痢，煮服之。作灰淋汁，沐头长发。此古木锦花也，石瓦皆有之，堪染褐。

乌韭（本经下品）

【校正】移入有名未用别录鬼盖。

【释名】石发唐本、石衣日华、石苔唐本、石花纲目、石马鬃纲目、鬼蘁（与丽同）。〔弘景曰〕垣衣亦名乌韭，而为疗异，非此种类也。〔时珍曰〕别录主疗之证，与垣衣相同，则其为一类，通名乌韭，亦无害也。但石发与陟厘同名，则有水陆之性，稍有不同耳。

【集解】〔别录曰〕乌韭生山谷石上。又曰：鬼蘁，生石上。揉之日干，为沐。〔恭曰〕石苔也。又名石发。生岩石之阴，不见日处，与卷柏相类。〔藏器曰〕生大石及木间阴处，青翠茸茸者，似苔而非苔也。〔大明曰〕此即石衣也。长者可四五寸。

百蕊草 秦州

多生瓦上开小黄花

【气味】甘，寒，无毒。〔大明曰〕冷，有毒。垣衣为之使。

【主治】皮肤往来寒热，利小肠膀胱气。本经。疗黄疸，金疮内塞，补中益气。别录。烧灰沐头，长发令黑。大明。

【附录】百蕊草宋图经。〔颂曰〕生河中府、秦州、剑州。根黄白色。形如瓦松，茎叶俱青，有如松叶。无花。三月生苗，四月长及五六寸许。四时采根，晒用。下乳汁，顺血脉，调气甚佳。〔时珍曰〕乌韭，是瓦松之生于石上者；百蕊草，是瓦松之生于地下者也。

土马鬃（宋嘉祐）

土马鬃

【集解】〔禹锡曰〕所在背阴古墙垣上有之，岁多雨则茂盛。或以为垣衣，非也。垣衣生垣墙之侧。此生垣墙之上，比垣衣更长，故谓之马鬃，苔之类也。〔时珍曰〕垣衣乃砖墙上苔衣，此乃土墙上乌韭也。

【气味】甘、酸，寒，无毒。

【主治】骨热败烦，热毒壅衄鼻。嘉祐。沐发令长黑，通大小便。时珍。

卷柏（本经上品）

【释名】万岁别录、长生不死草纲目、豹足吴普、求股别录、交时别录。〔时珍曰〕卷柏、豹足，象形也。万岁、长生，言其耐久也。

【集解】〔别录曰〕卷柏生常山山谷石间。五月、七月采，阴干。〔弘景曰〕今出近道。丛生石土上，细叶似柏，屈藏如鸡足，青黄色。用之，去下近沙石处。〔禹锡曰〕出建康。范子计然曰：出三辅。〔颂曰〕今关陕及沂、兖诸州亦有之。宿根紫色多须。春生苗，似柏叶而细，拳挛如鸡足，高三五寸。无花、子，多生石上。

卷柏

【修治】〔时珍曰〕凡用，以盐水煮半日，再以井水煮半日，晒干焙用。

【气味】辛，平，无毒〔别录曰〕甘，温。〔普曰〕神农：辛，平。桐君、雷公：甘，微寒。

【主治】五脏邪气，女子阴中寒热痛，癥瘕血闭绝子。久服轻身和颜色。本经。止咳逆，治脱肛，散淋结，头中风眩，痿蹶，强阴益精，令人好容颜。别录。通月经，治尸疰鬼疰腹痛，百邪鬼魅啼泣。甄权。镇心，除面皯头风，暖水脏。生用破血，灸用止血。大明。

【附录】地柏 宋图经〔颂曰〕主脏毒下血。与黄芪等分为末，米饮每服二钱。蜀人甚神此方。其草生蜀中山谷，河中府亦有之。根黄，状如丝，茎细，上有黄点子，无花叶。三月生，长四五寸许。四月采，暴干用。蜀中九月采，市多货之。〔时珍曰〕此亦卷柏之生于地上者耳。含生草 拾遗〔藏器曰〕生靺鞨国。叶如卷柏而大。性平，无毒。主妇人难产，含之咽汁，即生。

玉柏（别录有名未用）

【释名】玉遂 别录。〔藏器曰〕旧作玉伯，乃传写之误。

【集解】〔别录曰〕生石上，如松，高五六寸，紫花。用茎叶。〔时珍曰〕此即石松之小者也。人皆采置盆中养，数年不死，呼为千年柏、万年松。

【气味】酸，温，无毒。

【主治】轻身，益气，止渴。别录。

石松（拾遗）

【集解】〔藏器曰〕生天台山石上。似松，高一二尺。山人取根茎用。〔时珍曰〕此即玉柏之长者也。名山皆有之。

【气味】苦、辛，温，无毒。

【主治】久患风痹，脚膝疼冷，皮肤不仁，气力衰弱。久服去风血风瘙，好颜色，变白不老。浸酒饮，良。藏器。

桑花（日华）

【释名】桑藓 纲目、桑钱。

【集解】〔大明曰〕生树上白藓，如地钱花样。刀刮取炒用。不是桑椹花也。

【气味】苦，暖，无毒。

【主治】健脾涩肠，止鼻洪吐血，肠风，崩中带下。大明。治热咳。时珍。

【附录】艾纳〔时珍曰〕艾纳生老松树上绿苔衣也。一名松衣。和合诸香烧之，烟清而聚不散。别有艾纳香，与此不同。又岭南海岛中，槟榔木上有苔，如松之艾纳。单熨係极臭，用合泥香，则能发香，如甲香也。霏雪录云：金华山中多树衣，僧家以为蔬，味极美。

马勃 <small>（别录下品）</small>

【释名】 马疕（音屁）、马瓝（音疟）、灰菰纲目、牛屎菰。

【集解】 〔别录曰〕马勃生园中久腐处。〔弘景曰〕俗呼马瓝勃是也。紫色虚软，状如狗肝，弹之粉出。〔宗奭曰〕生湿地及腐木上，夏秋采之。有大如斗者，小亦如升勺。韩退之所谓牛溲、马勃，俱收并畜者是也。

马　勃

【修治】 〔时珍曰〕凡用以生布张开，将马勃于上摩擦，下以盘承，取末用。

【气味】 辛，平，无毒。

【主治】 恶疮马疥。别录。傅诸疮甚良。弘景。去膜，以蜜拌揉，少以水调呷，治喉痹咽疼。宗奭。清肺散血，解热毒。时珍。

【发明】 〔时珍曰〕马勃轻虚，上焦肺经药也。故能清肺热、咳嗽、喉痹、衄血、失音诸病。李东垣治大头病，咽喉不利，普济消毒饮亦用之。

草之十一

杂草九种，有名未用一百五十三种。

〔时珍曰〕诸草尾琐，或无从考证，不可附属。并本经及别录有名未用诸草难遗者，通汇于此以备考。

杂草

百草 拾遗　〔藏器曰〕五月五日采一百种草，阴干烧灰，和石灰为团，煅研，傅金疮止血，亦傅犬咬。又烧灰和井华水作团，煅白，以酽醋和作饼，腋下夹之，干即易，当抽一身尽痛闷，疮出即止，以小便洗之，不过三度愈。〔时珍曰〕按千金方治洞注下痢，以五月五日百草灰吹入下部。又治瘰疬已破，五月五日采一切杂草，煮汁洗之。

百草花 拾遗　〔藏器曰〕主治百病，长生神仙，亦煮汁酿酒服。按异类云：凤刚者，渔阳人。常采百花水渍，泥封埋百日，煎为丸。卒死者，纳口中即活也。刚服药百岁余，入地肺山。

井口边草 拾遗　〔藏器曰〕小儿夜啼。私着席下，勿令母知。〔思邈曰〕五月五日取井中倒生草，烧研水服，勿令知，即恶酒不饮，或饮亦不醉也。

树孔中草 纲目　〔时珍曰〕主小儿腹痛夜啼，暗着户上即止。出圣惠方。

产死妇人冢上草拾遗　〔藏器曰〕小儿醋疮。取之勿回顾，作汤浴之，不过三度瘥。

燕蓐草　宋嘉祐　〔藏器曰〕即燕窠中草也。无毒。主眠中遗尿。烧黑研末，水进方寸匕。亦止哕哯。〔时珍曰〕千金方：治丈夫妇人无故尿血。用胡燕窠中草，烧末。每新汲水三钱。又一切疮痕不灭。用燕蓐草烧灰、鹰屎白等分，人乳和涂，日三五次。又浸淫疮出黄水，烧灰傅之。

鸡窠草　宋嘉祐　〔大明曰〕小儿夜啼。安席下，勿令母知。〔藏器曰〕小儿白秃疮。和白头翁花烧灰，腊月猪脂和傅之。以醋泔洗净。〔时珍曰〕千金方：治产后遗尿。烧末，酒服一钱。又不自秘方：治天丝入目。烧灰淋汁，洗之。

猪窠草　〔大明曰〕小儿夜啼。密安席下勿令母知。

牛齝草　见兽部牛下。

神农本经（以下有名未用）

屈草　〔本经曰〕味苦，微寒，无毒。主胸胁下痛，邪气，肠间寒热，阴痹。久服轻身益气耐老。〔别录曰〕生汉中川泽。五月采。

别羇　〔本经曰〕味苦，微温，无毒。主风寒湿痹身重，四肢疼酸，寒历节痛。〔别录曰〕一名别枝。生蓝田川谷。二月、八月采。〔弘景曰〕方家时有用处，今亦绝矣。

名医别录（七十八种）

离楼草　〔别录曰〕味咸，平，无毒。主益气力，多子，轻身长年。生常山。七月、八月采实。

神护草　〔别录曰〕生常山北。八月采。可使独守，叱咄人，寇盗不敢入门。〔时珍曰〕物类志谓之护门草，名灵草。彼人以置门上，人衣过，草必叱之。王筠诗支：霜被守宫槐，风惊护门草。即此也。而不著其形状，惜哉。

黄护草　〔别录曰〕无毒。主痹，益气，令人嗜食。生陇西。

雀医草　〔别录曰〕味苦，无毒。主轻身益气，洗烂疮，疗风水。一名白气。春生，秋花白，冬实黑。

木甘草　〔别录曰〕主疗痈肿盛热，煮洗之。生木间，三月生，大叶如蛇状，四四相值。但折枝种之便生。五月花白，实核赤。三月三日采之

益决草　〔别录曰〕味辛，温，无毒。主咳逆肺伤。生山阴。根如细辛。

九熟草　〔别录曰〕味甘，温，无毒。主出汗，止泄疗闷。一名乌粟，一名雀粟。生人家庭中，叶如枣，一岁九熟。七月采。

兑草　〔别录曰〕味酸，平，无毒。主轻身益气长年。冬生蔓草木上，叶黄有毛。

异草　〔别录曰〕味甘，无毒。主痿痹寒热，去黑子。生篱木上，叶如葵，茎旁有角，汁白。

灌草　〔别录曰〕一名鼠肝。叶滑青白。主痈肿。

茈草　〔别录曰〕味辛，无毒。主伤金疮。音起。

莘草　〔别录曰〕味甘，无毒。主盛伤痹肿。生山泽，如蒲黄，叶如芥。

英草华 〔别录曰〕味辛，平，无毒。主痹气，强阴，疗女劳疸，解烦，坚筋骨。疗风头，可作沐药。生蔓木上。一名鹿英。九月采，阴干。

封华 〔别录曰〕味甘，有毒。主疥疮，养肌去恶肉。夏至日采。

恇华 音腆。〔别录曰〕味甘，无毒。主上气，解烦，坚筋骨。

节华 〔别录曰〕味苦，无毒。主伤中，痿痹，溢肿。皮：主脾中客热气。一名山节，一各达节，一名通漆。十月采，暴干。

让实 〔别录曰〕味酸。主喉痹，止泄痢。十月采，阴干。

羊实 〔别录曰〕味苦，寒。主头秃恶疮，疥瘙痂癣。生蜀郡。

桑茎实 〔别录曰〕味酸，温，无毒。主乳孕余病，轻身益气，一名草王。叶如荏，方茎大叶。生园中。十月采。

可聚实 〔别录曰〕味甘，温，无毒。主轻身益气，明目。一名长寿。生山野道中。穗如麦，叶如艾。五月采。

满阴实 〔别录曰〕味酸，平，无毒。主益气，除热止渴，利小便。长年生深山及园中，茎如芥，叶小，实如樱桃，七月成。〔普曰〕蔓如瓜。

马颠 〔别录曰〕味甘，有毒。疗浮肿。不可多食。

马逢 〔别录曰〕味辛，无毒。主癣虫。

兔枣 〔别录曰〕味酸，无毒。主轻身益气。生丹阳陵地，高尺许，实如枣。

鹿良 〔别录曰〕味咸，臭。主小儿惊痫、贲豚，瘈疭，大人痓。五月采。

鸡涅 〔别录曰〕味甘，平，无毒。主明目，中寒风，诸不足，水肿邪气，补中，止泄痢，疗女子白沃。一名阴洛。生鸡山，采无时。

犀洛 〔别录曰〕味甘，无毒。主癃疾。一名星洛，一名泥洛。

雀梅 〔别录曰〕味酸，寒，有毒。主蚀恶疮。一名千雀。生海水石谷间。弘景曰：叶与实俱如麦李。

燕齿 〔别录曰〕主小儿痫，寒热。五月五日采。

土齿 〔别录曰〕味甘，平，无毒。主轻身益气长年。生山陵地中，状如马牙。

金茎 〔别录曰〕味苦，平，无毒。主金疮内漏。一名叶金草。生泽中高处。

白背 〔别录曰〕味苦，平，无毒。主寒热，洗恶疮疥。生山陵，根似紫葳，叶如燕卢。采无时。

青雌 〔别录曰〕味苦。主恶疮秃败疮火气，杀三虫。一名虫损，一名孟推。生方山山谷。

白辛 〔别录曰〕味辛，有毒。主寒热。一名脱尾，一名羊草。生楚山，三月采根，白而香。

赤举 〔别录曰〕味甘，无毒。主腹痛，一名羊饴，一名陵渴。生山阴，二月花锐蔓草上，五月实黑中有核。三月三日采叶，阴干。

赤涅 〔别录曰〕味甘，无毒。主痓崩中，止血益气。生蜀郡山石阴地湿处，采无时。

赤赫 〔别录曰〕味苦，寒，有毒。主痂疡恶败疮，除三虫邪气。生益州川谷，二月、八月采。

黄秫 〔别录曰〕味苦，无毒。主心烦，止汗出，生如桐根。

黄辩 〔别录曰〕味甘，平，无毒。主心腹疝瘕，口疮脐伤。一名经辩。

紫给 〔别录曰〕味咸，主毒风泄汪。一名野葵。生高陵下地，三月三日采根，根如乌头。

紫蓝 〔别录曰〕味咸，无毒。主食肉得毒，能消除之。

粪蓝 〔别录曰〕味苦。主身痒疮、白秃、漆疮，洗之。生房陵。

巴朱 〔别录曰〕味甘，无毒。主寒，止血、带下。生洛阳。

柴紫 〔别录曰〕味苦。主小腹痛，利小腹，破积聚，长肌肉。久服轻身长年。生宛句，二月、七月采。

文石 〔别录曰〕味甘。主寒热心烦。一名黍石。生东郡山泽下，五色，有汁润泽。

路石 〔别录曰〕味甘、酸，无毒。主心腹，止汗生肌，酒痂，益气耐寒，实骨髓。一名陵石。生草石上，天雨独干，日出独濡。花黄，茎赤黑。三岁一实，赤如麻子。五月、十月采茎叶，阴干。

旷石 〔别录曰〕味甘，平，无毒。主益气养神，除热止渴。生江南，如石草。

败石 〔别录曰〕味苦，无毒。主渴、痹。

石剧 〔别录曰〕味甘，无毒。止消渴中。

石芸 〔别录曰〕味甘，无毒。主目痛淋露，寒热溢血。名螫烈，一名顾啄。三月、五月采茎叶，阴干。

竹付 〔别录曰〕味甘，无毒。止痛除血。

秘恶 〔别录曰〕味酸，无毒。主疗肝邪气。名杜逢。

卢精 〔别录曰〕味平。治虫毒。生益州。

唐夷 〔别录曰〕味苦，无毒。主疗折。

知杖 〔别录曰〕味甘，无毒。疗疝。

河煎 〔别录曰〕味酸。主治气痈在喉颈者，生海中，八月、九月采。

区余 〔别录曰〕味辛，无毒。主心腹热癃。

王明 〔别录曰〕味苦。主身热邪气，小儿身热，以浴之。生山谷。一名王草。

师系 〔别录曰〕味甘，无毒。主痈肿恶疮，煮洗之。一名臣尧，一名巨骨，一名鬼芭。生平泽，八月采。

并苦 〔别录曰〕主咳逆上气，益肺气，安五脏。一名蛾熏，一名玉荆。三月采，阴干。蛾音或。

索千 〔别录曰〕味苦，无毒。主易耳。一名马耳。

良达 〔别录曰〕主齿痛，止渴轻身。生山阴，茎蔓延，大如葵，子滑小。

戈共 〔别录曰〕味苦，寒，无毒。主惊气伤寒，腹痛羸瘦，皮中有邪气，手足寒无色。生益州山谷。恶蜚蠊。

船虹 〔别录曰〕味酸，无毒。主下气，止烦渴。可作浴汤。药色黄，生蜀郡，立秋取。

姑沽 〔别录曰〕味甘，温，无毒。主大风邪气，湿痹寒痛。久服轻身，益气耐老。一名冬葵子。生河东。〔弘景曰〕药无用者。乃有固活丸，即是野葛之名。冬葵亦非菜之冬葵子也。恭曰：别本一名鸡精。

白女肠　〔别录曰〕味辛，温，无毒。主泄痢肠澼，疗心痛，破疝瘕。生深山谷，叶如蓝，实赤。赤女肠亦同。

白扇根　〔别录曰〕味苦，寒，无毒。主疟，皮肤寒热，出汗，令人变。

黄白支　〔别录曰〕生山陵，三月、四月采根，暴干。

父陛根　〔别录曰〕味辛，有毒。以熨痈肿肤胀。一名膏鱼，一名梓藻。

疥拍腹　〔别录曰〕味辛，温，无毒。主轻身疗痹。五月采，阴干。

五母麻　〔别录曰〕味苦，有毒。主瘘痹不便，下痢。一名鹿麻，一名归泽麻，一名天麻，一名若草。生田野，五月采。〔时珍曰〕茺蔚之白花者，亦名天麻草。

五色符　〔别录曰〕味苦，微温。主咳逆，五脏邪气，调中益气，明目杀虫。青符、白符、赤符、黑符、黄符，各随色补其脏。白符一名女木，生巴山谷。

救赦人者　〔别录曰〕味甘，有毒。主疝痹，通气，诸不足。生人家宫室，五月、十月采，暴干。

常吏之生　蜀本：吏作更。〔别录曰〕味苦，平，无毒。主明目。实有刺，大如稻梁。

载　〔别录曰〕味酸，无毒。主诸恶气。

庆　〔别录曰〕味苦，无毒。主咳嗽。

䕏　音户瓦切。〔别录曰〕味甘，无毒。主益气延年。生山谷中，白顺理，十月采。

芥　〔别录曰〕味苦，寒，无毒。主消渴，止血，妇人痰，除痹。一名梨。叶如大青。

本草拾遗（一十三种）

鸩鸟浆　〔藏器曰〕生江南林木下。高地二尺，叶阴紫色，冬不凋，有赤子如珠。味甘，温，无毒。能解诸毒，故名。山人浸酒服，主风血羸老。〔颂曰〕鸩鸟浆生信州山野中。春生青叶，九月有花如蓬蒿菜，花淡黄色，不结实。实疗痈肿疮毒。采无时。

吉祥草　〔藏器曰〕生西国，胡人将来也。味甘，温，无毒。主明目强记，补心力。〔时珍曰〕今人种一种草，叶如漳兰，四时青翠，夏开紫花成穗，易繁，亦名吉祥草，非此吉祥也。

鸡脚草　〔藏器曰〕生泽畔。赤茎对叶，如百合苗。味苦，平，无毒。主赤白久痢成疳。

兔肝草　〔藏器曰〕初生细叶，软似兔肝。一名鸡肝。味甘，平，无毒。主金疮，止血生肉，解丹石发热。

断罐草　〔藏器曰〕主丁疮。合白牙堇菜、半夏、地骨皮、青苔、蜂窠、小儿发、绯帛等分，五月五日烧灰。每汤服一钱，拔根也。音畜，羊蹄根也。

千金镐　〔藏器曰〕生江南。高二三尺。主蛇蝎虫咬毒。捣傅疮上，生肌止痛。

土落草　〔藏器曰〕生岭南山谷。叶细长。味甘，温，无毒。主腹冷气痛疝癖。酒煎服。亦捣汁温服。

倚待草　〔藏器曰〕生桂州如安山谷。叶圆，高二三尺。八月采。味甘，温，无毒。主血气虚劳，腰膝疼弱，风缓羸瘦，无颜色，绝伤无子，妇人老血。浸酒服。逐病极速，故名倚待。

药王草　〔藏器曰〕苗茎青色，摘之有汁。味甘，平，无毒。解一切毒，止鼻衄吐血祛烦躁。

筋子根　〔藏器曰〕生四明山。苗高尺余，叶四厚光润，冬不凋，根大如指。亦名根子。味苦，温，无毒。主心腹痛，不问冷热远近，恶鬼气注刺痛，霍乱蛊毒暴下血。酒饮磨服。〔颂曰〕根子生威州山中。味苦、辛，温。主心中结块，气积气攻脐下痛。

蘆药　〔藏器曰〕生胡国。似干茅，黄赤色味咸，温，无毒。主折伤内损瘀血，生肤止痛，治五脏，除邪气，补虚损，产后血病。水煮服之，亦捣傅伤处。〔时珍曰〕外台秘要：治堕马内损，取蘆药末一两，牛乳一盏，煎服。

无风独摇草　拾遗　〔珣曰〕生大秦国及岭南。五月五日采。诸山野亦往往有之。头若弹子，尾若鸟尾，两片开合，见人自动，故曰独摇。性温，平，无毒。主头骨游风，遍身痒。煮汁淋洗。〔藏器曰〕带之令夫相爱。〔时珍曰〕羌活、天麻、鬼臼、蘼御四者，皆名无风独摇草，而物不同也。段成式西阳杂俎言：雅州出舞草。三叶，如决明，一叶在茎端，两叶居茎之半相对。人近之歌讴及抵掌，则叶动如舞。按此即虞美人草，亦无风独摇之类也。又按山海经云：姑嬬之山，帝女死焉，化为䔄。其叶相重，花黄，实如兔丝，服之媚人。郭璞注云：一名荒夫草。此说与陈藏器佩之相爱之语相似，岂即一物欤？

唐海药本草（一种）

宜南草　〔珣曰〕生广南山谷。有荚长仁尺许，内有薄片似纸，大小如蝉翼。主邪。小男女以绯绢袋盛，佩之臂上，辟恶止惊。此草生南方，故名。与萱草之宜男不同。

宋开宝本草（一种）

陀得花　〔志曰〕味甘，温，无毒。主一切风血，浸酒服。生西国，胡人将来。胡人采此花发酿酒，呼为三勒浆。

宋图经外类（二十种）

建 水 草

建水草　〔颂曰〕生福州。枝叶似桑，四时常有。土人取叶焙干研末，温酒服，治走注风痛。

百药祖　〔颂曰〕生天台山中。冬夏常青。土人采叶，治风有效。

催风使　〔颂曰〕生天台山中。冬夏常青。土人采叶，治风有效。〔时珍曰〕五加皮亦名催风使。

刺虎　〔颂曰〕生睦州。凌冬不凋。采根、叶、枝入药。味甘。主一切肿痛风疾。锉焙为末。酒服一钱。〔时珍曰〕寿域方：治丹瘤，用虎刺（即寿星草），捣汁涂之。又伏牛花，一名隔虎刺。

百 药 祖

催风使　刺　虎　　黄寮郎　黄花了
石逍遥草

石逍遥　〔颂曰〕生常州。冬夏常有，无花实。味苦，微寒，无毒。主瘫痪诸风，手足不遂。为末，炼蜜丸梧子大。酒服二十丸，日二服，百日瘥。久服，益气轻身。初服时微有头痛，无害。

黄寮郎　〔颂曰〕生天台山中。冬夏常青。土人采根，治风有效。〔时珍曰〕按医学正传云：黄寮郎俗名倒摘刺，治喉痛。用根擂汁，入少酒，滴之即愈。又医学集成云：牙痛者，取倒摘刺刀上烧之，取烟煤，绵蘸塞痛处，即止。

黄花了　〔颂曰〕生信州。春生青叶，三月开化，似辣菜花，黄色，秋中结实，采无时。治咽喉口齿病效。

百两金　〔颂曰〕生戎州、河中府、云安军。苗高二三尺，有干如木，凌冬不凋。叶似荔枝，初生背面俱青，秋后背紫面青。初秋开化，青碧色。结实如豆大，生青熟赤。无时采根去心用。味苦，性平，无毒。治壅热，咽喉肿痛，含一寸咽汁。其河中出者，根赤如蔓菁，茎细青色，四月开碎黄花，似星宿花。五月采根，长及一寸，晒干用，治风涎。

地茄子　〔颂曰〕生商州。三月开花结子，五六月采，阴干。味微辛，温，有小毒。主中风痰涎麻痹，下热毒气，破坚积，利膈，消痈肿疮疖，散血堕胎。

田母草　〔颂曰〕生临江军。无花实，三月采根。性凉。主烦热，及小儿风热，尤效。

田麻　〔颂曰〕生信州田野及沟涧旁。春夏生青叶，八月中生小荚。冬月采叶，治痈疖肿毒。

芥心草　〔颂曰〕生淄州。引蔓白色。根黄色。四月采苗叶，捣末，治疮疥甚效。

苦芥子　〔颂曰〕生秦州。苗长一尺余，茎青，叶如柳，开白花似榆叶。其子黑色，味苦，大寒，无毒。明目，治血风烦躁。

百两金　田母草　　　　芥心草　苦芥子
　　　　　　　田　麻

布里草

布里草　〔颂曰〕生南恩州原野中。茎高三四尺，叶似李而大，至夏不花而实，食之泻人。采根皮焙为末。味甘，寒，有小毒。治疮疥，杀虫。

茆质汗　〔颂曰〕生信州。叶青花白。七月采根，治风肿行血，有效。

胡堇草　〔颂曰〕生密州东武山田中。枝叶似小堇菜。花紫色，似翘轺花。一枝七叶，花出两三茎。春采苗，味辛，滑，无毒。主五脏营卫肌肉皮中瘀血，止痛散血。捣汁，涂金疮。凡打扑损伤筋骨。恶痈肿，用同松枝、乳香、乱发灰、花桑柴炭同捣，丸弹子大。一每酒服一丸，其痛立止。

小儿群　〔颂曰〕生施州。丛高一尺以来，春夏生苗叶，无花，冬枯。其根味辛，性凉，无毒。同左缠草（即葵花根）焙干，等分为末，每酒服一钱，治淋疾，无忌。

独脚仙　〔颂曰〕生福州，山林旁阴泉处多有之。春生苗，叶圆，落下紫，脚长三四寸，秋冬叶落。夏连根叶采，焙为末，酒煎半钱服，治妇人血块。

撮石合草　〔颂曰〕生眉州平田中。茎高二尺以来，叶似谷叶。十二月萌芽，二月有花，不结实。其苗味甘，无毒。疗金疮。

露筋草　〔颂曰〕生施州。株高三尺以来，春生苗，随即开花，结子碧绿色，四时不凋。其根味辛，涩，性凉，无毒。主蜘蛛、蜈蚣伤。焙研，以白矾水调贴之。

胡堇草　小儿群　独脚仙　撮石合草　露筋草

本草纲目 （三十八种）

九龙草　〔时珍曰〕生平泽。生红子，状如杨梅。其苗解诸毒，治喉痛，捣汁灌之。折伤骨筋者，捣罨患处。蛇虺伤者，捣汁，入雄黄二钱服，其痛立止。又杨清叟外科云：喉风重舌，牙关紧闭者。取九龙草，一名金钗草，单枝上者为妙。只用根，不用皮。打碎，绵裹箸上，擦牙关，即开。乃插深喉中，取出痰涎。乃以火炙热，带盐点之，即愈。

荔枝草　〔时珍曰〕卫生易简方：治蛇咬犬伤及破伤风。取草一握，约三两，以酒二碗，煎一碗服，取汗出效。

水银草 〔时珍曰〕卫生易简方：治眼昏。每服三钱，入木贼少许，水一盏，煎八分服。

透骨草 〔时珍曰〕治筋骨一切风湿，疼痛挛缩，寒湿脚气孙氏集效方：治疠风，遍身疮癣。用透骨草、苦参、大黄、雄黄各五钱，研末煎汤。于密室中席围，先熏至汗出如雨，淋洗之。普济方：治反胃吐食。透骨草、独科苍耳、生牡蛎各一钱，姜三片，水煎服。杨诚经验主：治一切肿毒初起。用透骨草、漏卢、防风、地榆等分煎汤，绵蘸乘热不住荡。二三日即消。

蛇眼草 〔时珍曰〕生古井及年久阴下处。形如淡竹叶，背后皆是红圈，如蛇眼状。唐瑶经验方：治蛇咬。捣烂，傅患处。

蛇眼草

鹅项草 〔时珍曰〕臞仙寿域方：治咽喉生疮。取花，同白芷、椒根皮研末，吹疮口，即效。

九里香草 〔时珍曰〕傅滋医学集成：治肚痈。捣碎，浸酒服。

白筵草 〔时珍曰〕香草也。虫最畏之。孙真人千金方：治诸虫疮疥癞。取根叶煎水，隔日一洗。

环肠草 〔时珍曰〕张子和儒门事亲方：治蛊胀。晒干煎水，日服，以小便利为度。

扎耳草 〔时珍曰〕王执中资生经，治气聋方中用之。

耳环草 〔时珍曰〕危亦林得效方：治五痔揉软，纳患处即效，一名碧蝉儿花。

铜鼓草 〔时珍曰〕范成大虞衡志云：出广西。其实如瓜。治疡毒。

蚕茧草 〔时珍曰〕摘玄方：治肿胀。用半斤，同冬瓜皮半斤，紫苏根叶半斤，生姜皮三两，煎汤熏洗，暖卧取汗。洗三次，小便清长，自然胀退。

野芗草 〔时珍曰〕摘玄方：治痞满。用五斤，以一半安乌盆内，置鸡子十个在草上，以草一半盖之，米醋浸二宿，鸡子壳软，乃取于饭上蒸熟顿食之，块渐消也。经验。

纤霞草 〔时珍曰〕陈巽经验方：元脏虚冷，气攻脐腹痛。用硇砂一两，生乌头去皮二两，纤霞草二两为末。以小沙罐固济，慢火烧赤，以此草拌硇入内，不盖口，顶火一秤煅之。炉冷取出，同乌头末，蒸饼丸梧子大。每服三丸，醋汤下。

牛脂芳 〔时珍曰〕经验良方：治七孔出血。为粗末。每服一勺，瓦器煎服。以纱合头顶，并扎小指根。

鸭脚青 〔时珍曰〕普济方：治疔疮如连珠者。同鱼苏研烂，糖水拌，刷之。

天仙莲 〔时珍曰〕卫生易简方：治恶毒疮疖。捣叶，傅之。

双头莲 〔时珍曰〕一名催生草。主妇人产难。左手把之，即生。又主肿胀，利小便。卫生易简方：治大人小儿牙疳。捣烂，贴之。

猪蓝子 〔时珍曰〕卫生易简方：治耳内有脓，名通耳。用子为末，筒吹入，不过二三次愈。

天芥菜 〔时珍曰〕生平野。小叶如芥状。味苦，一名鸡痴粘。主蛇伤。同金沸草，入盐捣，傅之。王玺医林集要：治腋下生肿毒。以盐、醋同捣，傅之。散肿止痛，脓已成者亦安。亦治一切肿毒。

佛掌花 〔时珍曰〕普济方：治疔疮如樱桃者。用根，同生姜、蜜研汁，服之。外以天茄叶贴之。

郭公刺 〔时珍曰〕一名光骨刺。取叶捣细，油调，傅天泡疮。虞抟医学正传：治哮喘。取根锉，水煎服，即止。

笇箕柴 〔时珍曰〕生山中。王永辅惠济方：治瘄疮。取皮煎汤服。须臾痒不可忍，以手爬破，出毒气即愈。

碎米柴 〔时珍曰〕主痈疽发背。取叶，入傅药用。

羊屎柴〔时珍曰〕一名牛屎柴。生山野。叶类鹌虱。四月开白花，亦有红花者。结子如羊屎状，名铁草子。根可毒鱼。夏用苗叶，冬用根。主痈疽发背。捣烂傅之，能合疮口，散脓血。干者为末，浆水调傅。又治下血如倾水，取生根一斤，生白酒二斗，煮一斗，空心随量饮。

山枇杷柴 〔时珍曰〕危亦林得效方：治汤火伤。取皮焙研末，蜜调傅之。

三角风 〔时珍曰〕一名三角尖。取石上者尤良。主风湿流注疼痛，及痈疽肿毒。

叶下红 〔时珍曰〕主飞丝入目，肿痛。同盐少许，绢包滴汁入目。仍以塞鼻，左塞右，右塞左。

满江红 〔时珍曰〕主痈疽。入膏用。

隔山消 〔时珍曰〕出太和山。白色。主腹胀积滞。孙天仁集效方：治气膈噎食转食。用隔山消二两，鸡肫皮一两，牛胆南星、朱砂各一两，急性子二钱，为末，炼蜜丸小豆大。每服一钱，淡姜汤下。

石见穿 〔时珍曰〕主骨痛，大风痈肿。

醉醒草 〔时珍曰〕天宝遗事云：玄宗于兴庆池边植之。丛生，叶紫而心殷。醉客摘草嗅之，立醒。故名。

墓头回 〔时珍曰〕董炳集验方：治崩中，赤白带下。用一把，酒、水各半盏，童尿半盏，新红花一捻，煎七分，卧时温服。日近者一服，久则三服愈，其效如神。一僧用此治蔡大尹内人，有效。

羊茅 〔时珍曰〕羊喜食之，故名。普济方：治喉痹肿痛。捣汁，咽之。

阿只儿 〔时珍曰〕刘郁西域记云：出西域。状如苦参。主打扑伤损，妇人损胎。用豆许，咽之自消。又治马鼠疮。

阿息儿 〔时珍曰〕西域记云：出西域。状如地骨皮。治妇人产后衣不下，又治金疮脓不出。嚼烂涂之，即出。

奴哥撒儿 〔时珍曰〕西域记云：出西域。状如桔梗。治金疮，及肠与筋断者，嚼烂傅之。自续也。

第二十二卷谷部一目录

李时珍曰：太古民无粒食，茹毛饮血。神农氏出，始尝草别谷，以教民耕艺；又尝草别药，以救民疾夭。轩辕氏出，教以烹饪，制为方剂。而后民始得遂养生之道。周官有五谷、六谷、九谷之名。诗人有八谷、百谷之咏，谷之类可谓繁矣。素问云：五谷为养。麻、麦、稷、黍、豆，以配肝、心、脾、肺、肾。职方氏辨九州之谷，地官辨土宜稑稑之种，以教稼穑树艺，皆所以重民天也。五方之气，九州之产，百谷各异其性，岂可终日食之而不知其气味损益乎？于是集草实之可粒食者为谷部，凡七十三种，分为四类：曰麻麦稻，曰稷粟，曰菽豆，曰造酿。旧本米谷部三品共五十九种。今并入九种，移一种入菜部，自草部移入一种。

〔附注〕

魏·李当之《药录》

《吴普本草》

宋·雷敩《炮炙》

齐·徐之才《药对》

唐·杨损之《繁删》

萧炳《四声》

孙思邈《千金》

南唐·陈士良《食性》

蜀·韩保升《重注》

宋·寇宗奭《衍义》

金·张元素《珍珠囊》

元·李杲《法象》

王好古《汤液》

明·王纶《集要》

汪机《会编》

陈嘉谟《蒙筌》

谷之一 <small>（麻麦稻类一十二种）</small>

胡麻本经（即油麻）

亚麻图经（即壁虱胡麻）

大麻本经（即麻蕡）

小麦别录

大麦别录

矿麦别录

雀麦唐本（即燕麦）

荞麦嘉祐

苦荞麦纲目

稻别录（即糯米）

粳别录

籼纲目

上附方旧七十三，新一百六十六

第二十二卷谷部一

谷之一 （麻麦稻类十二种）

胡麻 （别录上品）

【校正】今据沈存中、寇宗奭　二说，并入本经青蘘及嘉祐新立白油麻、胡麻油为一条。

【释名】**巨胜**本经、**方茎**吴普、**狗虱**别录、**油麻**食疗、**脂麻**衍义。俗作芝麻，非。**叶名青蘘**音箱。**茎名麻**音黀，亦作秸。〔时珍曰〕按沈存中笔谈云：胡麻即今油麻，更无他说。古者中国止有大麻，其实为蕡。汉使张骞始自大宛得油麻种来，故名胡麻，以别中国大麻也。寇宗奭衍义，亦据此释胡麻，故今并入油麻焉。巨胜即胡麻之角巨如方胜者，非二物也。方茎以茎名，狗虱以形名，油麻、脂麻谓其多脂油。按张揖广雅：胡麻一名藤弘。弘亦巨也。别录一名鸿藏者，乃藤弘之误也。又杜宝拾遗记云：隋大业四年，改胡麻曰交麻。

【集解】〔别录曰〕胡麻一名巨胜，生上党川泽，秋采之。青蘘，巨胜苗也，生中原川谷。〔弘景曰〕胡麻，八谷之中，惟此为良。纯黑者名巨胜，巨者大也。本生大宛故名胡麻。又以茎方者为巨胜，圆者为胡麻。〔恭曰〕其角作八棱者为巨胜，四棱者为胡麻。都以乌者为良，白者为劣。〔诜曰〕沃地种者八棱，山田种者四棱。土地有异，功力则同。〔敩曰〕巨胜有七棱，色赤味酸涩者，乃真，其八棱者，两头尖者，色紫黑者，及乌油麻，并呼胡麻，误矣。〔颂曰〕胡麻处处种之，稀复野生。苗梗如麻，而叶圆锐光泽。嫩时可作蔬，道胡多食之。本经谓胡麻一名巨胜，陶弘景以茎之方圆分别，苏恭以角棱多少分别，仙方有服胡麻、巨胜二法，功用小别，是皆以为二物矣。或云即今油麻，本生胡中，形体类麻，故名胡麻。八谷之中最为大胜，故名巨胜，乃一物二名。如此则是一物而有二种，如天雄、附子之类。故葛洪云：胡麻中有一叶两尖者为巨胜。别录序例云：细麻即胡麻也。形扁扁尔。其茎方者名巨胜，是也。今人所用胡麻之叶，如荏而狭尖。茎高四五尺。黄花，生子成房，如胡麻角而小。嫩时可食，甚甘滑，利大肠。皮亦可作布，类大麻，色黄而脆，俗亦谓之黄麻。其实黑色，如韭子而粒细，味苦如胆，杵末略无膏油。其说各异。此乃服食家要药，乃尔差误，岂复得效也？〔宗奭曰〕胡麻诸说参差不一，止是今人脂麻，更无他义。以其种来自大宛，故名胡麻。今胡地所出者皆肥大，其纹鹊，其色紫黑，取油

巨　胜

亦多。嘉祐本草白油麻与此乃一物，但以色言之，此胡地之麻差淡，不全白尔。今人通呼脂麻，故二条治疗大同。如川大黄、上党人参之类，特以其地所宜立名，岂可与他土者为二物乎？〔时珍曰〕胡麻即脂麻也。有迟、早二种，黑、白、赤三色，其茎皆方。秋开白花，亦有带紫艳者。节节结角，长者寸许。有四棱，六棱者，房小而子少；七棱、八棱者，房大而子多，皆随土地肥瘠而然。苏恭以四棱为胡麻，八棱为巨胜，正谓其房胜巨大也。其茎高者三四尺。有一一茎独上者，角缠而子少；有开枝四散者，角繁而子多，皆因苗之稀稠而然也。其叶有本团而末锐者。有本团而末分三丫如掌形者，葛洪谓一叶两尖为巨胜者指此。盖不知乌麻、白麻，皆有二种叶也。按本经胡麻一名巨胜，吴普本草一名方茎，抱朴子及五符经并云巨胜一名胡麻，其说甚明。至陶弘景始分茎之方圆。雷敩又以赤麻为巨胜，谓乌麻非胡麻。嘉祐本草复出白油麻，以别胡麻。并不知巨胜即胡麻中丫叶巨胜而子肥者，故承误启疑如此。惟孟诜谓四棱、八棱为土地肥瘠，寇宗奭据沈存中之说，断然以脂麻为胡麻，足以证诸家之误矣。又贾思勰齐民要术种收胡麻法，即今种收脂麻之法，则其为一物尤为可据。今市肆间，因茎分方圆之说，遂以茺蔚子伪为巨胜，以黄麻子及大藜子伪为胡麻，误而又误矣。茺蔚子长一分许，有三棱。黄麻子黑如细韭子，味苦。大藜子状如壁虱及酸枣核仁，味辛甘，并无脂油。不可不辨。梁简文帝劝医文有云：世误以灰涤菜子为胡麻。则胡麻之讹，其来久矣。〔慎微曰〕俗传胡麻须夫妇同种则茂盛。故本事诗云：胡麻好种无人种。正是归时又不归。

胡麻

【修治】〔弘景曰〕服食胡麻，取乌色者，当九蒸九暴，熬捣饵之。断谷，长生，充饥。虽易得，而学者未能常服，况余药耶？蒸不熟，令人发落。其性与茯苓相宜。俗方用之甚少，时以合汤丸尔。〔敩曰〕凡修事以水淘去浮者，晒干，以酒拌蒸，从巳到亥，出摊晒干。白中舂去粗皮，留薄皮。以小豆对拌，同炒。豆熟，去豆用之。

【气味】甘，平，无毒。〔士良曰〕初食利大小肠，久食即否，去陈留新。〔镜源曰〕巨胜可煮丹砂。

胡　麻
脂麻

【主治】伤中虚羸，补五内，益气力，长肌肉，填髓脑。久服，轻身不老。本经。坚筋骨，明耳目，耐饥渴，延年，疗金疮，止痛，及伤寒温疟大吐后，虚热羸困。别录。补中益气润养五脏，补肺气，止心惊，利大小肠，耐寒暑，逐风湿气，游风头风，治劳气，产后羸困，催生落胞。细研涂发令长。白蜜蒸饵，治百病。日华。炒食，不生风。病风人久食，则步履端正，语言不蹇。李廷飞。生嚼涂小儿头疮，煎汤浴恶疮、妇人阴疮，大效。苏恭。

白油麻嘉祐

【气味】甘，大寒，无毒。〔宗奭曰〕白脂麻，世用不可一日阙者，亦不至于大寒也。〔原曰〕生者性寒而治疾，炒者性热而发病，蒸者性温而补入。〔诜曰〕久食抽人肌肉。其汁停久者，饮之发霍乱。

【主治】治虚劳，滑肠胃，行风气，通血脉，去头上浮风，润肌肉。食后生啖一合，终身勿辍。又与乳母服之，孩子永不生病。客热，可作饮汁服之。生嚼，傅小儿头上诸疮，良。孟诜。仙方蒸以辟谷。苏恭。

【发明】〔甄权曰〕巨胜乃仙经所重。以白蜜等分合服，名静神丸。治肺气，润五脏，其功甚多。亦能休粮，填人粗髓，有益于男。患人虚而吸吸者，加而用之。〔时珍曰〕胡麻取油以白者为胜。服食以黑者为良，胡地者尤妙。取其黑色入通于肾，而能润燥也。赤者状如老茄子，壳厚油少，但可食尔，不堪服食。唯钱乙治小儿痘疮变黑归肾，百祥丸，用赤脂麻煎汤送下，盖亦取其解毒耳。五符经有巨胜丸，云：即胡麻，本生在天宛，五谷之长也。服之不息，可以知万物，通神明，与世常存。参同契亦云：巨胜可延年，还丹入口中。古以胡麻为仙药，而近世罕用，或者未必有此神验，但久服有益而已耶？刘、阮入天台，遇仙女，食胡麻饭。亦以胡麻同米作饭，为仙家食品焉尔。又按苏东坡与程正辅书云：凡痔疾宜断酒肉与盐酪、酱菜、厚味及粳米饭，唯宜食淡面一味。及以九蒸胡麻（即黑脂麻），同去皮茯苓，人少白蜜为麨食之。日久气力不衰而百病自去，而痔渐退。此乃长生要诀，但易知而难行尔。据此说，则胡麻为脂麻尤可凭矣。其用茯苓，本陶氏注胡麻之说也。近人以脂麻擂烂去滓，人绿豆粉作腐食。其性平润，最益老人。

胡麻油即香油〔弘景曰〕生榨者良。若蒸炒者，止可供食及燃灯耳，不入药用。〔宗奭曰〕炒熟乘热压出油，谓之生油，但可点照；须再煎炼，乃为熟油，始可食，不中点照，亦一异也。如铁自火中出而谓之生铁，亦此义也。〔时珍曰〕入药以乌麻油为上，白麻油次之，须自榨乃良。若市肆者，不惟已经蒸炒，而又杂之以伪也。

【气味】甘，微寒，无毒。

【主治】利大肠，产妇胞衣不落。生油摩疮肿，生秃发。别录。去头面游风。孙思邈。主天行热，肠内结热。服一合，取利为度。藏器。主喑哑，杀五黄，下三焦热毒气，通大小肠，治蛔心痛。傅一切恶疮疥癣，杀一切虫。取一合，和鸡子两颗，芒硝一两，搅服。少时，即泻下热毒，甚良。孟诜。陈油：煎膏，生肌长肉止痛，消痈肿，补皮裂。日华。治痈疽热病。苏颂。解热毒、食毒、虫毒，杀诸虫蝼蚁。时珍。

【发明】〔藏器曰〕大寒，乃常食所用。而发冷疾，滑精髓，发脏腑渴，困脾脏，令人体重损声。〔士良曰〕有牙齿疾及脾胃疾人，切不可吃。治饮食物，须逐日熬熟用之。若经宿，即动气也。〔刘完素曰〕油生于麻，麻温而油寒，同质而异性也。〔震亨曰〕香油乃炒熟脂麻所出，食之美，且不致疾。若煎炼过，与火无异矣。〔时珍曰〕张华博物志言：积油满百石，则自能生火。陈霆墨谈言：衣绢有油，蒸热则出火星。是油与火同性矣。用以煎炼食物，尤能动火生痰。陈氏谓之大寒，珍意不然。但生用之，有润燥解毒，止痛消肿之功，似乎寒耳。且香油能杀虫，而病发藏者嗜油；炼油能自焚，而气尽则反冷。此又物之玄理也。

灯盏残油

【主治】能吐风痰食毒，涂痈肿热毒，又治猘犬咬伤，以灌疮口，甚良。时珍。

麻枯饼〔时珍曰〕此乃榨去油麻滓也。亦名麻籸（音辛）。荒岁人亦食之。可以养鱼肥田，亦周礼草人强坚用蕡之义。

青蘘音穰。本经上品〔恭曰〕自草部移附此。

【释名】梦神，巨胜苗也。生中原山谷。别录

【气味】甘，寒，无毒。

【主治】五脏邪气，风寒湿痹，益气，补脑髓，坚筋骨。久服，耳目聪明，不饥不老增寿。本经。主伤暑热。思邈。作汤沐头，去风润一，滑皮肤，益血色。日华。治崩中血凝注者，生捣一升，热汤绞汁半升服，立愈。甄权。祛风解毒润肠。又治飞丝入咽喉者，嚼之即愈。时珍。

【发明】〔宗奭曰〕青蘘即油麻叶也。以汤浸，良久涎出，稠黄色，妇人用之梳发，与日华作汤沐发之说相符，则胡麻之为脂麻无疑。〔弘景曰〕胡麻叶甚肥滑，可沐头。但不知云何服之？仙方并无用此，亦当阴干为丸散尔。〔时珍曰〕按服食家有种青蘘作菜食法，云：秋间取巨胜子种畦中，如生菜之法。候苗出采食，滑美不减于葵。则本草所著者，亦茹蔬之功，非入丸散也。

胡麻花〔思邈曰〕七月采最上际头者，阴干用之。〔藏器曰〕阴干渍汁，溲面食，至韧滑。

【主治】生秃发。思邈。润大肠。人身上生肉丁者，擦之即愈。时珍。

麻秸

【主治】烧灰，入点痣去恶肉方中用。时珍。

亚麻（宋图经）

亚麻子

【释名】鸦麻图经壁虱胡麻纲目。

【集解】〔颂曰〕亚麻子出兖州、威胜军。苗叶俱青，花白色。八月上旬采其实用。〔时珍曰〕今陕西人亦种之，即壁虱胡麻也。其实亦可榨油点灯，气恶不堪食。其茎穗颇似芫蔚，子不同。

子

【气味】甘，微温，无毒。

【主治】大风疮癣。苏颂。

大麻（本经上品）

【释名】火麻日用 黄麻俗名 汉麻尔雅翼 雄者名枲麻诗疏 牡麻同上 雌者名苴麻同上 莩麻音字。花名麻蕡本经 麻勃〔时珍曰〕麻从两木在广下，象屋下派麻之形也。木音派，广音俨。余见下注。云汉麻者，以别胡麻也。

大麻
黄麻

【集解】【正误】〔本经曰〕麻蕡一名麻勃，麻花上勃勃者。七月七日采之良。麻子九月采。入土者损人。生太山川谷。〔弘景曰〕麻蕡即牡麻，牡麻则无实。今人作布及履用之。〔恭曰〕即麻实，非花也。尔雅云：蕡 枲实，仪礼云：苴，麻之有蕡者。注云：有子之麻为苴。皆谓子也。陶以蕡为麻勃，谓勃勃然如花者，复重出麻子，误矣。既以蕡为米谷上品。花岂堪食乎？〔藏器曰〕麻子，早春种为春麻子，小而有毒；晚春种为秋麻子，入药佳。压油可以油物。〔宗奭曰〕麻子，海东毛罗岛来者，大如莲实，最胜；其次出上郡，北地者，大如豆；南地者子小。〔颂曰〕麻子处处种之，绩其皮以为布者。农家择其子之有斑黑文者，谓之雌麻，种之则结子繁。他子则不然也。本经麻蕡、麻子所主相同，而麻花非所食之物，苏恭之论似当矣。然本草朱字云，麻蕡味辛，麻子味甘，又似二物。疑本草与尔雅、礼记称谓有不同者。又药性论用麻花，云味苦，主诸风、女经不利。然则蕡也、花也，其三物乎？〔时珍曰〕大麻即今火麻，亦曰黄麻。处处种之，剥麻收子。有雌有雄；雄者为枲，雌者为苴。大科如油麻。叶狭而长，状如益母草叶，一枝七叶或九叶。五六月开细黄花成穗，随即结实，大如胡荽子，可取油。剥其皮作麻。其秸白而有棱，轻虚可为烛心。齐民要术云：麻子放勃时，拔去雄者。若未放勃，先拔之，则不成子也。其子黑而重，可捣治为烛。即此也，本经有麻蕡、麻子二条，谓蕡即麻勃，谓麻子入土者杀人。苏恭谓蕡是麻子，非花也。苏颂谓蕡、子、花为三物。疑而不决。谨按吴普本草云：麻勃一名麻花，味辛无毒。麻蓝一名麻蕡，一名青葛，味辛甘有毒，麻叶有毒，食之杀人。麻子中仁无毒，先藏地中者，食之杀人。据此说则麻勃是花，麻蕡是实，麻仁是实中仁也。普三国时人，去古未远，说甚分明。神农本经以花为蕡，藏土入土杀人，其文皆传写脱误尔。陶氏及唐宋诸家，皆不考究而臆度疑似，可谓疏矣。今依吴氏改正于下。

麻勃〔普曰〕一名麻花。〔时珍曰〕观齐民要术有放勃时拔去雄者之文，则勃为花明矣。

【气味】辛，温，无毒。〔甄权曰〕苦，微热，无毒。畏牡蛎。入行血药，以蟅虫为之使。

【主治】一百二十种恶风，黑色遍身苦痒，逐诸风恶血，治女人经候不通。药性。**治健忘及金疮内漏。**时珍。

【发明】〔弘景曰〕麻勃方药少用。术家合人参服之，逆知未来事。〔时珍曰〕按范汪方有治健忘方：七月七日收麻勃一升，人参二两，为末，蒸令气遍。每临卧服一刀圭，能尽知四方之事。此乃治健忘，服之能记四方事也。陶云逆知未来事。过言矣。又外台言生疗肿人，忌见麻勃，见之即死者，用胡麻、针砂、烛烬为末，醋和傅之。不知麻勃与疗何故相忌？亦如人有见漆即生疮者，此理皆不可晓。

麻蕡〔普曰〕一名麻蓝，一名青葛。〔时珍曰〕此当是麻子连壳者，故周礼朝事之笾供蕡，月令食麻，与大麻可食，蕡可供稍有分别，壳有毒而仁无毒也。

【气味】辛，平，有毒。〔普曰〕神农：辛。雷公：甘。岐伯：有毒。畏牡蛎、白微。

【主治】五劳七伤。多服令人见鬼狂走。本经。〔诜曰〕要见鬼者，取生麻子、菖蒲、鬼臼等分，杵丸弹子大，每朝向日服一丸，满百日即见鬼也。**利五脏，下血，寒气，破积止痹散脓，久服，通神明，轻身。**别录。

麻仁

【修治】〔宗奭曰〕麻仁极难去壳。取帛包置沸汤中，浸至冷出之。垂井中一夜，勿令着水。次日日中曝干，就新瓦上挼去壳，簸扬取仁，粒粒皆完。张仲景麻仁丸，即此大麻子中仁也。

【气味】甘，平，无毒。〔诜曰〕微寒。〔普曰〕先藏地中者，食之杀人。〔士良曰〕多食损血脉，滑精气，痿阳气。妇人多食即发带疾。畏牡蛎、白薇、茯苓。

【主治】补中益气。久服，肥健不老，神仙。本经。**治中风汗出，逐水气，利小便，破积血，复血脉，乳妇产后余疾。沐发，长润。**别录。**下气，去风痹皮顽，令**

人心欢，炒香，浸小便，绞汁服之。妇人倒产，吞二七枚即正。藏器。润五脏，利大肠风热结燥及热淋。士良。补虚劳，逐一切风气，长肌肉，益毛发，通乳汁，止消渴，催生难产。日华。取汁煮粥，去五脏风，润肺，治关节不通，发落。孟诜。利女人经脉，调大肠下痢。涂诸疮癞，杀虫。取汁煮粥食，止呕逆。时珍。

【发明】〔弘景曰〕麻子中仁，合丸药并酿酒，大善。但性滑利。〔刘完素曰〕麻，木谷也而治风，同气相求也。〔好古曰〕麻仁，手阳明、足太阴药也。阳明病汗多、胃热、便难，三者皆燥也。故用之以通润也。〔成无己曰〕脾欲缓，急食甘以缓之。麻仁之甘，以缓脾润燥。

油

【主治】熬黑压油，傅头，治发落不生。煎熟，时时啜之，治硫黄毒发身热。时珍。出千金方、外台秘要。

叶

【气味】辛，有毒。

【主治】捣汁服五合，下蛔虫；捣烂傅蝎毒，俱效。苏恭。浸汤沐发长润，令白发不生。〔甄权曰〕以叶一握，同子五升捣和，浸三日，去滓沐发。

【发明】〔时珍曰〕按郭文疮科心要，乌金散治痈疽疔肿，时毒恶疮。方中用火麻头，同麻黄诸药发汗，则叶之有毒攻毒可知矣。普济方用之截疟，尤可推焉。

黄麻

【主治】破血，通小便。时珍。

麻根

【主治】捣汁或煮汁服。主瘀血石淋。陶弘景。治产难衣不出，破血壅胀，带下崩中不止者，以水煮服之，效。苏恭。治热淋下血不止，取三九枚，洗净，水五升，煮三升，分服，血止神验。药性。根及叶捣汁服，治挝打瘀血，心腹满气短，及踠折骨痛不可忍者，皆效。无则以麻煮汁代之。苏颂。出韦宙独行方。

沤麻汁

【主治】止消渴，治瘀血。苏恭。

小麦 (别录中品)

【校正】拾遗麦苗并归为一。

【释名】来〔时珍曰〕来亦作秣。许氏说文云：天降瑞麦，一来二麰，象芒刺之形，天所来也。如足行来，故麦字从来从夂。夂音绥，足行也。诗云，贻我来牟是矣。又云：来象其实，夂象其根。梵书名麦曰迦师错。

【集解】〔颂曰〕大小麦秋种冬长，春秀夏实，具四时中和之气，故为五谷之贵。地暖处亦可春种，至夏便收。然比秋种者，四气不足，故有毒。〔时珍曰〕北人种麦漫撒，南人种麦撮撒。北麦皮薄面多，南麦反此。或云：收麦以蚕沙和之，辟蠹。或云：立秋前以苍耳锉碎，同晒收，亦不蛀。秋后则虫已生矣。盖麦性恶湿，故久雨水潦，即多不熟也。

小麦

【气味】甘，微寒，无毒。入少阴、太阳之经。〔甄权曰〕平，有小毒。
〔恭曰〕小麦作汤，不许皮坼，坼则性温，不能消热止烦也。〔藏器曰〕小麦秋种
夏熟，受四时气足，兼有寒热温凉。故麦凉、曲温、麸冷、面热，宜其然也。河
渭之西，白麦面亦凉，以其春种，阙二气也。〔时珍曰〕新麦性热，陈麦平和。

【主治】除客热，止烦渴咽燥。利小便，养肝气，止漏血唾血。
令女人易孕。别录。养心气，心病宜食。思邈。煎汤饮，治暴淋。宗奭。
熬末服，杀肠中蛔虫。药性。陈者煎汤饮，止虚汗。烧存性，油调，
涂诸疮汤火伤灼。时珍。

【发明】〔时珍曰〕按素问云：麦属火，心之谷也。郑玄云：麦有孚甲，属木。许慎云：麦
属金，金王而生，火王而死。三说各异。而别录云，麦养肝气，与郑说合。孙思邈云，素养心
气，与麦问合。夷考其功，除烦、止渴、收汗、利溲、止血，皆心之病也，当以素问为准。盖许
以时，郑以形，而素问以功性，故立论不同尔。〔震亨曰〕饥年用小麦代谷，须晒燥，以少水润，
舂去皮，煮为饭食，可免面热之患。

浮麦　即水淘浮起者，焙用。

【气味】甘、咸、寒，无毒。

【主治】益气除热，止自汗盗汗，骨蒸虚热，妇人劳热。时珍。

麦麸

【主治】时疾热疮，汤火疮烂，扑损伤折瘀血，醋炒罨贴之。日华。和面作饼，
止泄痢，调中去热健人。以醋拌蒸热，袋盛，包熨人马冷失腰脚伤折处，止痛散血。
藏器。醋蒸，熨手足风湿痹痛，寒湿脚气，互易至汗出，并良。末服，止虚汗。
时珍。

【发明】〔时珍曰〕麸乃麦皮也。与浮麦同性，而止汗之功次于浮麦，盖浮麦无肉也。凡人
身体疼痛及疮疡肿烂沾渍，或小儿暑月出痘疮，溃烂不能着席睡卧者，并用夹褥盛麸缝合藉卧，
性凉而软，诚妙法也。

面

【气味】甘，温，有微毒。不能消热止烦。别录。〔大明曰〕性壅热，小动风气，发丹
石毒。〔思邈曰〕多食，长宿澼，加客气。畏汉椒、萝卜。

【主治】补虚。久食，实人肤体，厚肠胃，强气力。藏器。养气，补不足，助五
脏。日华。水调服，治人中暑，马病肺热。宗奭。傅痈肿损伤，散血止痛。生食，利大
肠。水调服，止鼻衄吐血。时珍。

【发明】〔诜曰〕面有热毒者，多是陈黩之色，又为磨中石末在内故也。但杵食之，即良。
〔藏器曰〕面性热，惟第二磨者凉，为其近麸也。河渭以西，白麦面性凉，以其春种，阙二气也。
〔颖曰〕东南卑湿，春多雨水，麦已受湿气，又不曾出汗，故食之作渴，动风气，助湿发热，西
其高燥，春雨又少，麦不受湿，复入地窖出汗，北人禀厚少湿，故常食而不病也。〔时珍曰〕北

面性温，食之不渴；南面性热，食之烦渴；西边面性凉，皆地气使然也。吞汉椒，食萝卜，皆能解其毒，见萝卜条。医方中往往用飞罗面，取其无石末而性平易尔。陈麦面，水煮食之。无毒。以糟发胀者，能发病发疮，性作蒸饼和药，取其易消也。按李鹏飞延寿书云：北多霜雪，故面无毒；南方雪少，故面有毒。顾元庆檐曝偶谈云：江南麦花夜发，故发病；江北麦花昼发，故宜人。又且，鱼稻宜江淮，羊面宜江洛，亦五方有宜不宜也。面性虽热，而寒食日以纸袋盛悬风处，数十年亦不坏，则热性皆去而无毒矣。入药尤良。

麦粉

【气味】甘，凉，无毒。

【主治】补中，益气脉，和五脏。调经络。又炒一合，汤服，断下痢。孟诜。醋熬成膏，消一切痈肿、汤火伤。时珍。

【发明】〔时珍曰〕麦粉乃是麸面、面洗筋澄出浆粉也。今人浆衣多用之，古方鲜用。按万表积善堂方云：乌龙膏：治一切痈肿发背，无名肿毒，初发热未破者，取效如神。用隔年小粉，愈久者愈佳，以锅炒之。初炒如饧，久炒则干，成黄黑色，冷定研末。陈米醋调成糊，熬如黑漆，瓷罐收之。用时摊纸上，剪孔贴之，即如冰冷，疼痛即止。少顷觉痒，干亦不能动。久则肿毒及自消，药力亦尽而脱落，甚妙。此方苏州杜水庵所传，屡用有验。药易而功大济生者宜收藏之。

面筋

【气味】甘，凉，无毒。

【主治】解热和中，劳热人宜煮食之。时珍。宽中益气。宁原。

【发明】〔时珍曰〕面筋，以麸与面水中揉洗而成者。古人罕知，今为素食要物，煮食甚良。今人多以油炒，则性热矣。〔宗奭曰〕生嚼白面成筋，可粘禽、虫。

麦㲴即糒也。以麦蒸，磨成屑。

【气味】甘，微寒，无毒。

【主治】消渴，止烦。蜀本。

麦苗拾遗

【气味】辛，寒，无毒。

【主治】消酒毒暴热，酒疸目黄，并捣烂绞汁日饮之。又解蛊毒，煮汁滤服。藏器。除烦闷，争时疾狂热，退胸膈热，利小肠。作齑食，甚益颜色。日华。

麦奴〔藏器曰〕麦穗将熟时，上有黑霉者也。

【主治】热烦，天行热毒。解丹石毒。藏器。治阳毒温毒，热极发狂大渴，及温疟。时珍。

【发明】〔时珍曰〕朱肱南阳活人书：治阳毒温毒热极发狂发斑大渴倍常者，用黑奴丸，水化服一丸，汗出或微利即愈。其方用小麦奴、梁上尘、釜底煤、灶突墨，同黄芩、麻黄、硝、黄等分为末，蜜丸弹子大。盖取火化者从治之义也。麦乃心之谷，属火，而奴则麦实将成，为湿热所蒸，上黑霉者，与釜煤、灶同一理也。其方出陈延之小品方，名麦奴丸，初虞世古今录验名高堂丸、水解丸，诚救急良药也。

秆

【主治】烧灰，入去疣痣、蚀恶肉膏中用。时珍。

大麦（别录中品）

【释名】牟麦〔时珍曰〕麦之苗粒皆大于来，故得大名。牟亦大也。通作䅘。

【集解】〔弘景曰〕今稞麦一名牟麦，似穬麦，惟皮薄尔。〔恭曰〕大麦出关中，即青稞麦，形似小麦而大，皮厚，故谓大麦，不似穬麦也。〔颂曰〕大麦今南北皆能种莳。穬麦有二种：一种类小麦而大，一种类大麦而大。〔藏器曰〕大、穬二麦，前后两出。盖穬麦是连皮者，大麦是麦米，但分有壳、无壳也。苏以青稞为大麦，非矣。青稞似大麦，天生皮肉相离，秦陇巴西种之，今人将当大麦米㮊之，不能分也。〔陈承曰〕小麦，今人以磨面曰用者为之。大麦，今人以粒皮似稻者为之，作饭滑，饲马良。穬麦，今人以似小麦而大粒，色青黄，作面脆硬，食多胀人，汴洛、河北之间又呼为黄稞。关中一种青稞，比近道者粒微小，色微青，专以饲马，未见入药用。然大、穬二麦，其名差互。今之穬麦似小麦而大者，当谓之大麦；今之大麦不似小麦而穬脆者，当之穬麦。不可不审。〔时珍曰〕大、穬二麦，注者不一。按吴普本草：大麦一名穬麦，五谷之长也。王祯农书云：青稞有大小二种，似大小麦，而粒大皮薄，多面无麸，西人种之，不过与大小麦异而已。郭义恭广志云：大麦有黑穬麦，有䅌麦，出凉州，似大麦。有赤麦，赤色而肥。据此则穬麦是大麦中一种皮厚而青色者也。大抵是一类异种，如粟、秔之种近百，总是一类，但方土有不同尔。故二麦主治不甚相远。大麦亦有粘者，名糯麦，可以酿酒。

大　麦

【气味】咸，温、微寒，无毒。为五谷长，令人多热。〔诜曰〕暴食似脚弱，为下气故也。久服宜人。熟则有益，带生则冷而损人。石蜜为之使。

【主治】消渴除热，益气调中。别录。补虚劣，壮血脉，益颜色，实五脏，化谷食，止泄，不动风气。久食，令人肥白，滑肌肤。为面，胜于小麦，无躁热。士良。面：平胃止渴，消食疗胀满。苏恭。久食，头发不白。和针砂、没石子等，染发黑色。孟诜。宽胸下气，凉血，消积进食。时珍。

【发明】〔宗奭曰〕大麦性平凉滑腻。有人患缠喉风，食不能下。用此面作稀糊，令咽以助胃气而平。三伏中，朝廷作㲲，以赐臣下。〔震亨曰〕大麦初熟，人多炒食。此物有火。食物有火，能生热病，人不知也。〔时珍曰〕大麦作饭食，响而有益。煮粥甚滑。磨面作酱甚甘美。

麦蘖见蘖米下。

苗

【主治】诸黄，利小便，杵汁日日服。类要。冬月面目手足皴瘃，煮汁洗之。时珍。

大麦奴

【主治】解热疾，消药毒。藏器。

本草纲目

𥕎麦 （音矿别录中品）

【释名】〔时珍曰〕𥕎之壳厚而粗矿也。

【集解】〔弘景曰〕𥕎麦是马所食者。服食家并食大、𥕎二麦，令人轻健。〔炳曰〕𥕎麦西川人种食之。山东、河北人正月种之，名春𥕎。形状与大麦相似。〔时珍曰〕𥕎麦有二种：一类小麦而大，一类大麦而大。〔颂曰〕𥕎麦即大麦一种皮厚者。陈藏器谓即大麦之连壳者，非也。按别录自有𥕎麦功用，其皮岂可食乎？详大麦下。

【气味】甘，微寒，无毒。〔弘景曰〕此麦性热而云微寒，恐是作屑与合壳异也。〔恭曰〕𥕎麦性寒，陶云性热，非矣。江东少有故也。〔大明曰〕暴食似动冷气，久即益人。

【主治】轻身除热。久服，令人多力健行。作蘗，温中消食。别录。补中，不动风气。作饼食，良。萧炳。

【发明】〔时珍曰〕别录麦蘗附见𥕎麦下，而大麦下无之，则作蘗当以𥕎为良也。今人通用，不复分别矣。

雀麦 （唐本草）

【校正】自草部移入此。

【释名】燕麦唐本　蘥音药　杜姥草外台牛星草〔时珍曰〕此野麦也。燕雀所食，故名。日华本草谓此为瞿麦者，非矣。

【集解】〔恭曰〕雀麦在处有之，生故墟野林下。苗叶似小麦而弱，其实似𥕎麦而细。〔宗奭曰〕苗与麦同，但穗细长而疏。唐·刘梦得所谓"菟葵燕麦，动摇春风"者也。周宪王曰：燕麦穗极细，每穗又分小叉十数个，子亦细小。春去皮，作面蒸食。及作饼食。皆可救荒。

米

【气味】甘，平，无毒。

【主治】充饥滑肠。时珍。

苗

【气味】甘。平，无毒。

【主治】女人产不出。煮汁饮之。苏恭。

荞麦 （宋嘉祐）

【释名】荍麦音翘　乌麦吴瑞　花荞〔时珍曰〕荞麦之茎弱而翘然，易长易收，磨面如麦，故曰荞曰荍，而与麦同名也。俗亦呼为甜荞，以别苦荞。杨慎丹铅录，指乌麦为燕麦，盖未读日用本草也。

【集解】〔炳曰〕荞麦作饭，须蒸使气馏，烈日暴令开口，舂取米仁作之。〔时珍曰〕荞麦南北皆有。立秋前后下种，八九月收刈，性最畏霜。苗高一二尺，赤茎绿叶，如乌桕树叶。开小白花，繁密粲粲然。结实累累如羊蹄，实有三棱，老则乌黑色。王祯农书云：北方多种。磨而为面，作煎饼，配蒜食。或作汤饼，谓之河漏，以供常食，滑细如粉，亚于麦面。南方亦种，但作粉饵食，乃农家居冬谷也。

荞　麦

【气味】甘，平，寒，无毒。〔思邈曰〕酸，微寒。食之难消。久食动风，令人头眩。作面和猪、羊肉热食，不过八九顿，即患热风，须眉脱落，还生亦希。泾、邠以北，多此疾。又不可合黄鱼食。

【主治】实肠胃，益气力，续精神，能炼五脏滓秽。孟诜。作饭，压丹石毒，甚良。萧炳。以醋调粉，涂小儿丹毒赤肿热疮。吴瑞。降气宽肠，磨积滞，消热肿风痛，除白浊白带，脾积泄泻。以沙糖水调炒面二钱服，治痢疾。炒焦，热水冲服，治绞肠沙痛。时珍。

【发明】〔颖曰〕本草言荞麦能炼五脏滓秽。俗言一年沉积在肠胃者，食之亦消去也。〔时珍曰〕荞麦最降气宽肠　故能炼胃滓滞，而治浊带泄痢腹痛上气之疾，气盛有湿热者宜之。若脾胃虚寒人食之，则大脱元气而落须眉，非所宜矣。孟诜云益气力者，殆未然也。按杨起简便方云：肚腹微微作痛，出即泻，泻亦不多，昼夜数行者。用荞麦面一味作饭，连食三四次即愈。予壮年患此两月，瘦怯尤甚。用消食化气药俱不效一僧授此而愈，转用皆效，此可征其炼积滞之功矣。普济治小儿天吊及历节风方中亦用之。

叶

【主治】作茹食，下气，利耳目。多食即微泄。士良。孙曰：生食，动刺风，令人身痒。

秸

【主治】烧灰淋汁取碱熬干，同石灰等分，蜜收。能烂痈疽，蚀恶肉，去靥痣，最良。穰作荐，辟壁虱。时珍。日华曰：烧灰淋汁，洗六畜疮，并驴、马躁蹄。

苦　荞

苦荞麦（纲目）

【集解】〔时珍曰〕苦荞出南方，春社前后种之。茎青多枝，叶似荞麦而尖，开花带绿色，结实亦似荞麦，稍尖而棱角不峭。其味苦恶，农家磨捣为粉，蒸使气馏，滴去黄汁，乃可作为糕饵食之。色如猪肝。谷之下者，聊济荒尔。

【气味】甘、苦，温，有小毒。〔时珍曰〕多食伤胃，发风动气，能发诸病，有黄疾人尤当禁之。

稻（别录下品）

稻粳籼

粳籼不粘　稻粘

【释石】稌音杜。糯亦作稬。〔时珍曰〕稻者，粳、糯之通称。物理论所谓稻者溉种之总称，是矣。本草则专指糯以为稻也。稻从舀（音函），象人在臼上治稻之义。稌则方言稻音之转尔。其性粘软，故谓之糯。〔颖曰〕糯米缓筋，令人多睡，其性懦也。

【集解】〔弘景曰〕道家方药有稻米、粳米俱用者，此则两物也。稻米白如霜，江东无此，故通呼粳为稻耳，不知色类复云何也？〔恭曰〕稻者，谷之通名。尔雅云：稌稻也。粳者不粘之称，一曰秫。氾胜之云：三月种粳稻，四月种秫稻。即并稻也。陶谓为二，盖不可解也。〔志曰〕此稻米即糯米也。其粒大小似杭米，细糠白如雪。今通呼杭、糯二谷为稻，所以惑之。按李含光音义引字书解粳字云：稌稻也。稻字云：稻属也。不粘。粢字云：稻饼也。粢盖糯也。〔禹锡曰〕尔雅云：稻。郭璞注云：别二名也。今沛国呼稌。周颂云：丰年多黍多徐。礼记云：牛宜稌。风云：十月获稻。皆是一物也。说文：杭，稻属也，沛国谓稻为糯。字林云：糯，粘稻也。杭，不粘稻也。然杭糯甚相类，以粘不粘为异尔。当依说文以稻为糯。颜师古刊谬正俗云：本草稻米，即今之糯米也。或通呼粳、糯为稻。孔子云：食夫稻。周官有稻人。汉有稻田使者。并通指杭、糯而言，所以后人混称，不知稻即糯也。〔宗奭曰〕稻米，今造酒糯稻也。其性温，故可为酒。酒为阳，故多热。西域：天竺土溽热，稻岁四熟，亦可验矣。〔时珍曰〕糯稻，南方水田多种之。其性粘，可以酿酒，可以为粢，可以蒸糕，可以熬饧，可以炒食。其类亦多。其谷壳有红、白二色，或有毛，或无毛。其米亦有赤、白二色，赤者酒多糟少，一种粒白如霜，长三四分者。齐民要术糯有九格、雉木、大黄、马首、虎皮、火色等名是矣。古人酿酒多用秫，故诸说论糯稻，往往费辨也。秫乃糯粟，见本条。

稻米

【气味】苦，温，无毒。〔思邈曰〕味甘。〔宗奭曰〕性温。〔颂曰〕糯米性寒，作酒则热，糟乃温平，亦如大豆与豉、酱之性不同也。〔诜曰〕凉。发风动气，使人多睡，不可多食。〔藏器曰〕久食令人身软，缓人筋也。小猫、犬食之，亦脚屈不能行。马食之，足重。妊妇杂肉食之，令子不利。〔萧炳曰〕拥诸经络气使四肢不收，发风昏昏。〔士良曰〕久食发心悸，及痈疽疮疖中痛。合酒食之，醉难醒。〔时珍曰〕糯性粘滞难化，小儿、病人，最宜忌之。

【主治】作饭温中，令人多热，大便坚。别录。能行荣卫中血积，解芫青、斑蝥毒。士良。益气止泄。思邈。补中益气。止霍乱后吐逆不止。以一合研水服之。大明。以骆驼脂作煎饼食，主痔疾。萧炳。作糜一斗食，主消渴。藏器。暖脾胃，上虚寒泄痢，缩小便，收自汗，发痘疮。时珍。

【发明】〔思邈曰〕糯米味甘，脾之谷也。脾病宜食之。〔杨士瀛曰〕痘疹用糯米，取其解毒，能酿而发之也。〔时珍曰〕糯米性温，酿酒则热，熬饧尤甚，故脾肺虚寒者宜之。若素有痰热风病，及脾病不能转输，食之最能发病成积。孟诜、苏颂或言其性凉、性寒者，廖说也。别录已谓其温中坚大便，令人多热，是岂寒凉者乎：今人冷泄者，炒食即止。老人小便数者，作粢糕或丸子，夜食亦止。其温肺暖脾可验矣。痘证用之，亦取此义。

米泔

【气味】甘，凉，无毒。

【主治】益气，止烦渴霍乱，解毒。食鸭肉不消者，顿饮一盏，即消。时珍。

糯稻花

【主治】阴干，入揩牙、乌须方用。时珍。

稻穰（即稻秆）

【气味】辛、甘，热，无毒。

【主治】黄病如金色，煮汁浸之；仍以谷芒炒黄为末，酒服。藏器。烧灰，治坠扑伤损。苏颂。烧灰浸水饮，止消渴。淋汁，浸肠痔。挼穰藉靴鞋，暖足，去寒湿气。时珍。

【发明】〔颂曰〕稻秆灰方，出刘禹锡传信方。云：湖南李从事坠马扑伤损，用稻秆烧灰，以新熟酒连糟入盐和，淋取汁，淋痛处，立瘥也。〔时珍曰〕稻穰煮治作纸，嫩心取以为蓑，皆大为民利。其纸不可贴疮，能烂肉。按江湖纪闻云：有人壁虱入耳，头痛不可忍，百药不效。用稻秆灰煎汁灌入，即死而出也。

谷颖谷芒也。作稳，非。

【主治】黄病，为末酒服，又解蛊毒，煎汁饮。日华。

糯糠

【主治】齿黄，烧取白灰，旦旦擦之。时珍。

粳（音庚　别录中品）

【释名】秔与粳同。〔时珍曰〕粳乃谷稻之总名也，有早、中、晚三收。诸本草独以晚稻为粳者，非矣。粘者为糯，不粘者为粳。糯者懦也，粳者硬也。但入解热药，以晚粳为良尔。

【集解】〔弘景曰〕粳米，即今人常食之米，但有白、赤、小、大异族四五种，犹同一类也。可作廪米。〔诜曰〕淮、泗之间最多。襄、洛土粳米，亦坚实而香。南方多收火稻，最补益人。诸处虽多粳米，但充饥耳。〔时珍曰〕粳有水、旱二稻。南方土下涂泥，多宜水稻。北方地平，惟泽土宜旱稻。西南夷亦有烧山地为畬田种旱稻者，谓之火米。古者惟下种成畦，故祭祀谓稻为嘉蔬，今人皆拔秧栽插矣。其种近百，各各不同，但随土地所宜也。其谷之先芒、长、短、大、细，百不同也。其米之赤、白、紫、乌、坚、松、香、否，不同也。其性之温、凉、寒、热，亦因土产形色而异也。真腊水稻，高丈许，随水而长。南方有一岁再熟之稻。苏颂之香粳，长白如玉，可充御贡。皆粳之稍异者也。

粳米

【气味】甘、苦，平，无毒。〔思邈曰〕生者寒，燔者热。〔时珍曰〕北粳凉，南粳温。赤粳热，白粳凉，晚白粳寒。新粳热，陈粳凉。凡人嗜生米，久成米瘕，治之以鸡屎白。〔颖曰〕

新米乍食，动风气。陈者下气。病人尤宜。〔诜曰〕常食干粳饭，令人热中，唇口干。不可同马肉食，发痼疾。不可和苍耳食，令人卒心痛，急烧仓米灰和蜜浆服之，不尔即死。

【主治】益气，止烦止渴止泄。别录。温中，和胃气，长肌肉。蜀本。补中，壮筋骨，益肠胃。日华。煮汁，主心痛，止渴，断热毒下痢。孟诜。合芡实作粥食，益精强志，聪耳明目。好古。通血脉，和五脏，好颜色。时珍。出养生集要。常食干粳饭，令人不噎。孙思邈。

【发明】〔诜曰〕粳米赤者粒大而香，水渍之有味益人。大抵新熟者动气，经年者亦发病。惟江南人多收火稻贮仓，热去毛，至春舂米食之，即不发病宜人，温中益气，补下元气。〔宗奭曰〕粳以白晚米为第一，早熟米不及也。平和五脏，补益血气，其功莫逮。然稍生则复不益脾，过熟乃佳。〔颂曰〕粳有早、中、晚三收，以晚白米为第一。各处所产，种类甚多，气味不能无少异，而亦不大相远也。天生五谷，所以养人，得之则生，不得则死。惟此谷得天地中和之气，同造化生育之攻，故非他物可比。入药之功在所略尔。〔好古曰〕本草言粳米益脾胃，而张仲景白虎汤用之入肺。以味甘为阳明之经，色白为西方之象，而气寒入手太阴也。少阴证桃花汤，用之以补正气。竹叶石膏汤，用之以益不足。〔时珍曰〕粳稻六七月收者为早粳（止可充食），八九月收者为迟粳，十月收者为晚粳。北方气寒，粳性多凉，八九月收者即可入药。南方气热，粳性多温，惟十月晚稻气凉乃可入药。迟粳、晚粳得金气多，故色白者入肺而解热也。早粳得土气多，故赤者益脾而白者益胃。若滇、岭之粳则性热，惟彼土宜之耳。

淅二泔

【释名】米渖〔时珍曰〕淅音锡，洗米也。渖，汁也。泔，甘汁也。第二次者，清而可用，故曰淅二泔。

【气味】甘，寒，无毒。

【主治】清热，止热渴，利小便，凉血。时珍。

【发明】〔戴原礼曰〕风热赤眼，以淅二泔睡时冷调洗肝散、菊花散之类，服之。

炒米汤

【主治】益胃除湿。不去火毒，令人作渴。时珍。

粳谷奴　谷穗煤黑者。

【主治】走马喉痹，烧研，酒服方寸匕，立效。时珍。出千金。

禾秆

【主治】解砒毒，烧灰，新汲水淋汁滤清，冷服一碗，毒当不出。时珍。出卫生易简方。

籼（音仙　纲目）

【释名】占稻纲目　早稻〔时珍曰〕籼亦粳属之先熟而鲜明者，故谓之籼。种自占城国，故谓之占。俗作粘者，非矣。

【集解】〔时珍曰〕籼似粳而粒小，始自闽人得种于占城国。宋真宗遣使就闽取三万斛，分给诸道为种，故今各处皆有之。高仰处俱可种，其熟最早，六七月可收。品类亦多，有赤、白二色，与粳大同小异。

灿米

【气味】甘，温，无毒。

【主治】温中益气，养胃和脾，除湿止泄。时珍。

秆

【主治】反胃，烧灰淋汁温服，令吐。盖胃中有虫，能杀之也。普济。

第二十三卷谷部二目录

谷之二 <small>（稷粟类—十八种）</small>

第二十三卷谷部二

谷之二 （稷粟类一十八种）

稷 （别录上品）

【释名】 穄音祭。粢音咨。〔时珍曰〕稷从禾从畟，畟音即，谐声也。又进力治稼也。诗云"畟畟良耜"是矣。种稷者必畟畟进力也。南人承北音，呼稷为穄，谓其米可供祭也。礼记：祭宗庙稷曰明粢。尔雅云：粢，稷也。罗愿云：稷、穄、粢皆一物，语音之轻重耳。赤者名糜，白者名芑，黑者名秬，注见黍下。

【集解】〔弘景曰〕稷米人亦不识，书记多云黍与稷相似。又注黍米云：稷米与黍米相似，而粒珠大，食之不宜人，言发宿病。诗云：黍稷稻粱，禾麻菽麦。此人谷也。俗犹莫能辨证，况芝英乎？〔苏恭曰〕吕氏春秋云：饭之美者，有阳山之穄。高诱注云：关西谓之糜（音縻），冀州谓之䅪（音牵去声）。广雅云：䅪，稷也。礼记云：稷曰明粢。尔雅云：粢，稷也。说文云"稷乃五谷长"，田正也。此乃官名，非名号也。先儒以稷为粟类，或言粟之上者，皆说其义，而不知其实也。按氾胜之种植书，有黍不言稷。本草有稷不载穄，穄即稷也。楚人谓之稷，关中谓之糜，呼其米为黄米，其苗与黍同类，故呼黍为秫秫。陶言与黍相似者，得之矣。〔藏器曰〕稷、穄一物也。塞北最多，如黍黑色。〔诜曰〕稷在八谷之中，最为下苗。黍乃作酒，此乃作饭，用之殊涂。〔颂曰〕稷米，出粟处皆能种之。今人不甚珍此，惟祠事用之。农家惟以备他谷之不熟，则为粮耳。〔宗奭曰〕稷米今谓之穄米，先诸米熟，其香可爱，故取以供祭祀。然发故疾，只堪作饭，不粘，其味淡。〔时珍曰〕稷与黍，一类二种。粘者为黍，不粘者为稷。稷可作饭，黍可酿酒。犹稻之有粳与糯也。陈藏器独指黑黍为稷，亦偏矣。稷黍之苗似粟而低小有毛，结子成枝而殊散，其粒如粟而光滑。三月下种，五六月可收，亦有七八月收者。其色有赤、白、黄、黑数种，黑者禾稍高，今俗通呼为黍子，不复呼稷矣。北边地寒，种之有补。河西出者，颗粒尤硬。稷熟最早，作饭疏爽香美，为五谷之长而属土，故祠谷神者以稷配社。五谷不可遍祭，祭其长以该之也。上古以厉山氏之子为稷主，至成汤始易以后稷，皆有功于农事者云。

【正误】〔吴瑞曰〕稷苗似芦，粒亦大。南人呼为芦穄。孙炎正义云：稷即粟也。〔时珍曰〕稷黍之苗虽颇似粟，而结子不同。粟穗丛聚攒簇，稷黍之粒疏散成枝。孙氏谓稷为粟，误矣。芦

稷 黍

穄即蜀黍也。其茎苗高大如芦。而今之祭祀者，不知稷即黍之不粘者，往往以芦穄为稷，故吴氏亦袭其误也。今并正之。

稷米

【气味】甘，寒，无毒。〔诜曰〕多食，发二十六种冷病气。不与瓠子同食，发冷病，但饮黍穰汁即瘥。又不可与附子同服。

【主治】益气，补不足。别录。**治热，压丹石毒发热，解苦瓠毒。**日华。**作饭食，安中利胃宜脾。**心镜。**凉血解暑。**时珍。生生编

【发明】〔时珍曰〕按孙真人云：稷，脾之谷也。脾病宜食之。氾胜之云：烧黍稷则瓠死，此物性相制也。稷米、黍穰，能解苦瓠之毒。淮南万毕术云：祠冢之黍，啖儿令不思母。此亦有所厌耶？

根

【主治】心气痛，产难。时珍。

黍 <small>（别录中品）</small>

【校正】别录中品，丹黍米今并为一。

【释名】**赤黍曰虋**，音门。**曰穈**，音糜。**白黍曰芑**，音起。**黑黍曰秬**，音距。**一稃二米曰秠**，音疕。并尔雅。〔时珍曰〕按许慎说文云：黍可为酒，从禾入水为意也。魏子才六书精蕴云：禾下从氽，象细粒散垂之形。氾胜之云：黍者暑也。待暑而生，暑后乃成也。诗云：诞降嘉种，维秬维秠，维穈维芑。穈即秠，音转也。郭璞以虋芑为粱粟，以秠即黑黍之二米者，罗愿以秠为来牟，皆非矣。

【集解】〔弘景曰〕黍，荆、郢州及江北皆种之。其苗如芦而异于粟，粒亦大。今人多呼秫粟为黍，非矣。北人作黍饭，方药酿黍米酒，皆用秫黍也。别录丹黍米，即赤黍米也。亦出北间，江东时有，而非土所宜，多入神药用。又有黑黍名秬，酿酒，供祭祀用。〔恭曰〕黍有数种。其苗亦不似芦，虽似粟而非粟也。〔颂曰〕今汴、洛、河、陕间皆种之。尔雅云：秠，赤苗。芑，白苗。秬黑黍。是也。李巡云：秠是黑黍中一稃有二米者。古之定律者，以上党秬黍之中者累之，以生律度衡量。后人取此黍定之，终不能协律。或云：秬乃黍之中者，一稃二米之黍也。此黍得天地中和之气而生，盖不常有。有则一穗皆同，二米粒并均匀无小大，故可定律。他黍则不然。地有肥瘠，岁有凶穰，故米有大小不常矣。今上党民间，或值丰岁，往往得二米者。但稀阔，故不以充贡尔。〔时珍曰〕黍乃稷之粘者。亦有赤、白、黄、黑数种，其苗色亦然。郭义恭广志有赤黍、白黍、黄黍、大黑黍、牛黍、燕颔、马革、驴皮、稻尾诸名。俱以三月种者为上时，五月即熟。四月种者为中时，七月即熟。五月种者为下时，八月乃熟。诗云秬邳一卣，则黍之为酒尚也。白者亚于糯，赤者最粘，可蒸食。俱可作饧。古人以黍粘履，以黍雪桃，皆取其粘也。菰叶裹成粽食，谓之角黍。淮南万毕术云：茯黍置沟，即生蛴螬。

【正误】〔颂曰〕粘者为秫，可以酿酒，北人谓为黄米，亦曰黄糯；不粘者为黍，可食。如稻之有粳、糯也。〔时珍曰〕此误以黍为稷，以秫为黍也。盖稷之粘者为黍，粟之粘者为秫，粳之粘者为糯。别录本文著黍、秫、糯、稻之性味功用甚明，而注者不谙，往往谬误如此。今俗不

知分别，通呼秫与黍为黄米矣。

黍米此通指诸黍米也。

【气味】甘，温，无毒。久食令人多热，烦。别录。〔诜曰〕性寒，有小毒，发故疾。久食昏五脏，令人好睡，缓人筋骨，绝血脉。小儿多食，令久不能行。小猫、犬食之，其脚踹屈。合葵菜食，成痼疾。合牛肉、白酒食，生寸白虫。〔李廷飞曰〕五种黍米，多食闭气。

【主治】益气，补中。别录。**烧灰和油，涂杖疮，止痛，不作瘢。**孟诜。**嚼浓汁，涂小儿鹅口疮，有效。**时珍。

【发明】〔思邈曰〕黍米，肺之谷也。肺病宜食之。主益气。〔时珍曰〕按罗愿云：黍者暑也。以其象火，为南方之谷。盖黍最粘滞，与糯米同性，其气温暖，故功能补肺，而多食作烦热，缓筋骨也。孟氏谓其性寒，非矣。

丹黍米别录中品　即赤黍也。尔雅谓之虋。〔瑞曰〕浙人呼为红莲米。江南多白黍，间有红者，呼为赤虾米。〔宗奭曰〕丹黍皮赤，其米黄。惟可为糜，不堪为饭，粘着难解。〔原曰〕穗熟色赤，故属火。北人以之酿酒作糕。

【气味】甘，微寒。无毒。〔思邈曰〕微温。〔大明曰〕温，有小毒。不可合密及葵同食。〔宗奭曰〕动风性热，多食难消。余同黍米。

【主治】**咳逆上气，霍乱，止泄利，除热，止烦渴。**别录。**下气，止咳嗽，退热。**大明。**治鳖瘕，以新熟者淘泔汁，生服一升，不过三二度愈。**孟诜。

穰茎并根

【气味】辛，热，有小毒。〔诜曰〕醉卧黍穰，令人生厉。人家取其茎穗作提拂扫地，用以煮汁入药，更佳。

【主治】**煮汁饮之，解苦瓠毒。浴身，去浮肿，和小豆煮汁服，下小便。**孟诜。烧灰酒服方寸匕，治妊娠尿血。丹黍根茎：煮汁服，利小便，止上喘。时珍。

蜀黍（食物）

蜀黍

【释名】**蜀秫**俗名　**芦穄**食物　**芦粟**并俗　**木稷**广雅　**荻梁**同上　**高粱**
〔时珍曰〕蜀黍不甚经见，而今北方最多。按广雅：荻梁，木稷也。盖此亦黍稷之类，而高大如芦荻者，故俗有诸名。种始自蜀，故谓之蜀黍。

【集解】〔颖曰〕蜀黍北地种之，以备缺粮，余及牛马。谷之最长者。南人呼为芦穄。〔时珍曰〕蜀黍宜下地。春月布种，秋月收之。茎高丈许，状似芦荻而内实。叶亦似芦。穗大如帚。粒大如椒，红黑色。米性坚实，黄赤色。有二种：粘者可和糯秫酿酒作饵；不粘者可以作糕煮粥。可以济荒，可以养畜，梢可作帚，茎可织箔席、编篱、供爨，最有利于民者。今人祭祀用以代稷者，误矣。其谷壳浸水色红，可以红酒。博物志云：地种蜀黍，年久多蛇。

米

【气味】甘，涩，温，无毒。

【主治】**温中，涩肠胃，止霍乱。**粘者与黍米功同。时珍。

根

【主治】煮汁服，利小便，止喘满。烧灰酒服，治产难有效。时珍。

玉蜀黍 （纲目）

玉蜀黍

【释名】玉高粱。

【集解】〔时珍曰〕玉蜀黍种出西土，种者亦罕。其苗叶俱似蜀黍而肥矮，亦似薏苡。苗高三四尺。六七月开花成穗如秕麦状。苗心别出一苞，如棕鱼形，苞上出白须垂垂。久则苞拆子出，颗颗攒簇。子亦大如棕子，黄白色。可炸炒食之。炒拆白花，如炒拆糯谷之状。

米

【气味】甘，平，无毒。

【主治】调中开胃。时珍。

根叶

【主治】小便淋沥沙石，痛不可忍，煎汤频饮。时珍。

梁 （别录中品）

【校正】别录中品有青粱米、黄粱米、白粱米，今并为一。

【释名】〔时珍曰〕粱者，良也。谷之良者也。或云种出自梁州，或云粱米性凉，故得粱名，皆各执己见也。粱即粟也。考之周礼，九谷、六谷之名，有粱无粟可知矣。自汉以后，始以大而毛长者为粱，细而毛短者为粟。今则通呼为粟，而粱之名反隐矣。今世俗称粟中之大穗长芒，粗粒而有红毛、白毛、黄毛之品者，即粱也。黄白青赤，亦随色命名耳。郭义恭广志有解粱、贝粱、辽东赤粱之名，乃因地命名也。

【集解】〔弘景曰〕凡云粱米，皆是粟类，惟其牙头色异为分别耳。氾胜之云，粱是秫粟，则不尔也。黄粱出青、冀州，东间不见之。白粱处处有之。襄阳竹根者为佳。青粱江东少有。又汉中一种苍粱，粒如粟而皮黑可食，酿酒甚消玉。〔恭曰〕粱虽粟类，细论则别。黄粱出蜀、汉、商、浙间，穗大毛长，谷米俱粗于白粱，人号竹根黄。陶以竹根为白粱，非矣白粱穗大多毛且长，而谷粗扁长，不似粟圆也。米亦白而大，食之香美，亚于黄粱。青粱谷穗有毛而粒青，米亦微青而细于黄、白粱，其粒似青稞而少粗，早熟而收薄。夏月食之，极为清凉。但味短色恶。不如黄、白粱，故人少种之。作饧清白，胜于余米。〔颂曰〕粱者，粟类也。粟虽粒细而功用则无别也。今汴、洛、河、陕间多种白粱，而青、黄稀有，因其损地力而收获少也。〔宗奭曰〕黄粱、白粱，西洛农家多种，为饭尤佳。余用不甚相宜。

梁粟秫

秫粘

梁粗粟细

黄粱米别录中品

【气味】甘，平，无毒。

【主治】益气，和中，止泄。别录。去客风顽痹。日华。止霍乱下痢，利小便，除烦热。时珍。

【发明】〔宗奭曰〕青粱、白粱，性皆微凉。独黄粱性味甘平，岂非得土之中和气多耶？〔颂曰〕诸粱比之他谷，最益脾胃。

白粱米别录中品

【气味】甘，微寒，无毒。

【主治】除热，益气。别录。除胸膈中客热，移五脏气，缓筋骨。凡患胃虚并呕吐食及水者，以米汁二合，姜汁一合，和服之，佳。孟诜。炊饭食之，和中。止烦渴。时珍。

青粱米别录中品

【气味】甘，微寒，无毒。

【主治】胃痹热中消渴，上泄痢，利小便，益气补中，轻身长年。煮粥食之。别录。健脾，治泄精。大明。

【发明】〔时珍曰〕今粟中有大而青黑色者是也。其谷芒多米少，禀受金水之气，其性最凉，而宜病人。〔诜曰〕青粱米可辟谷。以纯苦酒浸三日，百蒸百晒。藏之。远行，日一餐之，可度十日；若重餐之，四百九十日不饥也。又方：以米一斗，赤石脂三斤，水渍置暖处，一二日，上青白皮，捣为丸如李大。日服三丸，亦不饥也。按灵宝五符经中，白鲜米，九蒸九暴，作辟谷粮，而此用青粱米，未见出处。

粟（别录中品）

【释名】籼粟 〔时珍曰〕粟古方作粟，象穗在禾上之形。而春秋说题辞云：西乃金所立，米为阳之精，故西字合米为粟。此凿说也。许慎云：粟之为言续也。续于谷也。古者以粟为黍、稷、粱、秫之总称。而今之粟，在古但呼为粱。后人乃专以粱之细者名粟，故唐孟诜本草言人不识粟，而近世皆不识粱也。大抵粘者为秫，不粘者为粟。故呼此为籼粟。以别秫而配籼。北人谓之小米也。

【集解】〔弘景曰〕粟，江南西间所种皆是。其粒细于粱。熟舂令白，亦当白粱粟，或呼为粢米。〔恭曰〕粟类多种，而并细于诸粱。北土常食，与粱有别。粢乃稷米，陶注非矣。〔诜曰〕粟，颗粒小者是，今人多不识之。其粢米粒粗大，随色别之。南方多畬田，种之极易。舂粒细香美，少虚怯，只于灰中种之，又不锄治故也。北田所种多锄之，即难舂；不锄即草翳死。都由土地使然尔。〔时珍曰〕粟，即粱也。穗大而毛长粒粗者为粱，穗小而毛短粒细者为粟。苗俱似茅。种类凡数十，有青赤黄白黑诸色，或因姓氏地名，或因形似时令，随义赋名。故早则有赶麦黄、百日粮之类，中则有八月黄、老军头之类，晚则有雁头青、寒露粟之类。按贾思勰齐民要术云：粟之成熟有早晚，苗秆有高下，收实有息耗，质性有强弱，米味有美恶，山泽有异宜。顺天时，量地利，则用力少而成功多；任性反道，劳而无获。大抵早粟皮薄米实，晚粟皮厚米少。

粟米即小米。

【气味】咸，微寒，无毒。〔时珍曰〕咸、淡。〔宗奭曰〕生者难化。熟者滞气，隔食，生虫。〔藏器曰〕胃冷者不宜多食。粟浸水至败者，损人。〔瑞曰〕与杏仁同食，令人吐泻。雁食粟，足重不能飞。

【主治】养肾气，去脾胃中热，益气。陈者：苦，寒。治胃热消渴，利小便。别录。止痢，压丹石热。孟诜。水煮服，治热腹痛及鼻衄。为粉，和水滤汁，解诸毒，治霍乱及转筋入腹，又治卒得鬼打。藏器。解小麦毒，发热。士良。治反胃热痢。煮粥食，益丹田，补虚损，开肠胃。时珍。生生编。

粟泔汁

【主治】霍乱卒热，心烦渴，饮数升立瘥。臭泔：止消渴，尤良。苏恭。酸泔及淀：洗皮肤瘙疥，杀虫。饮之。主五痔。和臭樗皮煎服，治小儿疳痢。藏器。

粟糠

【主治】痔漏脱肛，和诸药熏之。时珍。

粟奴

【主治】利小肠，除烦懑。时珍。

【发明】〔时珍曰〕粟奴，即粟苗成穗时生黑煤者。古方不用。圣惠治小肠结涩不通，心烦闷乱，有粟奴汤：用粟奴、苦竹须、小豆叶、炙甘草各一两，灯心十寸，葱白五寸，铜钱七文，水煎分服。取效乃止。

粟秫米 见后陈廪米下。

粟糵米 见后糵米下。

粟糗 见后麨下。

秫 (音术　别录中品)

【释名】众 (音终)。尔雅　糯秫 唐本　糯粟 唐本　黄糯〔时珍曰〕秫字篆文，象其禾体柔弱之形，俗呼糯粟是矣。北人呼为黄糯，亦曰黄米。酿酒劣于糯也。

【集解】〔恭曰〕秫是稻秫也。今人呼粟糯为秫。北土多以酿酒，而汁少于黍米。凡黍、稷、粟、秫，粳、糯，三谷皆有籼、糯也。〔禹锡曰〕秫米似黍米而粒小，可作酒。〔宗奭曰〕秫米初捣出淡黄白色，亦如糯，不堪作饭，最粘，故宜作酒。〔时珍曰〕秫即粱米、粟米之粘者。有赤、白、黄三色，皆可酿酒、熬糖、作餈糕食之。苏颂图经谓秫为黍之粘者，许慎说文谓秫为稷之粘者，崔豹古今注谓秫为稻之粘者，皆误也。惟苏恭以粟、秫分籼、糯，孙炎注尔雅谓秫为粘粟者，得之。

秫米 即黄米。

【气味】甘，微寒，无毒。〔诜曰〕性平。不可常食，拥五脏气，动风，迷闷人。〔时珍曰〕按养生集云：味酸性热，粘滞，易成黄积病，小儿不宜多食。

【主治】寒热，利大肠，疗漆疮。别录。治筋骨挛急，杀疮疥毒热。生捣，和鸡子白，傅毒肿，良。孟诜。主犬咬，冻疮，嚼傅之。日华。治肺疟，及阳盛阴虚，夜不得眠，及食鹅鸭成癥，妊娠下黄汁。时珍。

【发明】〔弘景曰〕北人以此米作酒煮糖，肥软易消。方药不正用。惟嚼以涂漆疮及酿诸药醪尔。〔时珍曰〕秫者，肺之谷也，肺病宜食之。故能去寒热，利大肠。大肠者肺之合，而肺病多作皮寒热也。千金治肺痿方用之。取此义也。灵枢经岐伯治阳盛阴虚，夜不得瞑，半夏汤中用之，取其益阴气而利大肠也。大肠利则阳不盛矣。方见半夏条。又异苑云：宋元嘉中，有人食鸭成癥瘕。医以秫米研粉调水服之。须臾烦躁，吐出一鸭雏而瘥也。千金方治食鸭肉成病，胸满面赤，不能食，以秫米甘一盏饮之。

根

【主治】煮汤，洗风。孟诜。

穄子 （杉、穆二音　救荒）

【释名】龙爪粟　鸭爪稗〔时珍曰〕穄乃不粘之称也。又不实之貌也。龙爪、鸭爪，象其穗歧之形。

【集解】〔周宪王曰〕穄子生水田中及下湿地。叶似稻，但差短。梢头结穗，仿佛稗子穗。其子如黍粒大，茶褐色。捣米，煮粥、炊饭、磨面皆宜。〔时珍曰〕穄子，山东、河南亦五月种之。苗如荻黍，八九月抽茎，有三棱，如水中蔗草之茎。开细花，簇簇结穗如粟穗，而分数歧，如鹰爪之状。内有细子如黍粒而细，赤色。其秤甚薄，其味粗涩。

【气味】甘，涩，无毒。

【主治】补中益气，厚肠胃，济饥。

稗 （音败　纲目）

【释名】〔时珍曰〕稗乃禾之卑贱者也，故字从卑。

【集解】〔弘景曰〕稗子亦可食。又有乌禾，生野中如稗，荒年可代粮而杀虫，煮以沃地，蝼、蚓皆死。〔藏器曰〕稗有二种，一种黄白色，一种紫黑色。紫黑色似芑有毛，北人呼为乌禾。〔时珍曰〕稗处处野生，最能乱苗。其茎叶穗粒并如黍稷。一斗可得米三升。故曰：五谷不熟，不如梯稗。梯苗似稗而穗如粟，有紫毛，即乌禾也。尔雅谓之英（音迭）。周定王曰。稗有水稗、旱稗。水稗生田中。旱稗苗叶似穄子，色深绿，根下叶带绿色。稍头出扁穗，结子如黍粒，茶褐色，味微苦，性温。以煮粥、炊饭、磨面食之皆宜。

稗米

【气味】辛、甘、苦，微寒，无毒。〔颖曰〕辛、脆。

【主治】作饭食，益气宜脾，故曹植有芳菰精稗之称。时珍。

苗根

【主治】金疮及伤损，血出不已。捣傅或研末掺之即止。甚验。时珍。

狼尾草 （拾遗）

【释名】 **稂**音郎。**董蓈**尔雅作童粱。**狼茅**尔雅 **孟**尔雅 **宿田翁**诗疏 **守田**诗疏〔时珍曰〕狼尾，其穗象形也。秀而不成，芄然在田，故有宿田、守田之称。

【集解】〔藏器曰〕狼尾生泽地，似茅穗。广志云：子可作黍食。尔雅云：孟，狼尾。似茅，可以履屋，是也。〔时珍曰〕狼尾茎、叶、穗、粒并如粟，而穗色紫黄，有毛。荒年亦可采食。许慎说文云：禾粟之穗，生而不成者，谓之董蓈。其秀而不实者，名狗尾草，见草部。

米

【气味】 甘，平，无毒。

【主治】 作饭食之，令人不饥。藏器。

【附录】 蒯草〔藏器曰〕蒯草苗似茅，可织席为索。子亦堪食。如粳米。

东廧 （音墙 拾遗）

【集解】〔藏器曰〕东廧生河西。苗似蓬，子似葵。九月、十月熟，可为饭食。河西人语曰：贷我东廧，偿尔田粱。广志云：东廧子粒似葵，青黑色。并、凉间有之。〔时珍曰〕相如赋东廧雕胡，即此。魏书云：乌丸地宜东廧，似稷，可作白酒。又广志云：粱禾，蔓生，其子如葵子，其米粉自如面，可作饘粥。六月种，九月收。牛食之尤肥。此亦一谷，似东廧者也。

子

【气味】 甘，平，无毒。

【主治】 益气轻身。久服不饥，坚筋骨，能步行。藏器。

菰米 （纲目）

【释名】 **茭米**文选 **雕蓬**尔雅 **雕苽**说文 唐韵作凋胡。**雕胡**〔时珍曰〕菰本作苽，茭草也。其中生菌如瓜形，可食，故谓之苽。其米须霜雕时采之，故谓之凋苽。或讹为雕胡。枚乘七发谓之安胡。尔雅：啮，雕蓬；荐，黍蓬。孙炎注云：雕蓬即茭米，古人以为五饭之一者。郑樵通志云：雕蓬即米茭，可作饭食，故谓之啮。其黍蓬即茭之不结实者，惟堪作荐，故谓之荐。杨慎卮言云：蓬有水、陆二种：雕蓬乃水蓬，雕苽是也。黍蓬乃旱蓬，青科是也，青科结实如黍，羌人食之，今松州有焉。珍按：郑、杨二说不同，然皆有理，盖菰类非一种故也。

【集解】〔弘景曰〕菰米一名雕胡，可作饼食。〔藏器曰〕雕胡是菰蒋草米，古人所贵。故内则云：鱼宜苽。皆水物也。曹子建七启云：芳菰精稗。谓二草之实，可以为饭也。〔颂曰〕菰生水中，叶如蒲苇。其苗有茎梗者，谓之菰蒋草。至秋结实，乃雕胡米也。古人以为美馔。今饥岁，人犹采以当粮。葛洪西京杂记云：汉太液池边，皆是雕胡、紫箨、绿节、蒲丛之类。盖菰之有米者，长安人谓之雕胡；菰之有首者，谓之绿节；葭芦之未解叶者，谓之紫箨也。〔宗奭曰〕菰蒋花如苇。结青子，细若青麻黄，长几寸。野人收之，合粟为粥食之。甚济饥也。〔时珍曰〕雕胡九月抽茎，开花如苇芀。结实长寸许，霜后采之，大如茅针，皮黑褐色。其米甚白而滑腻，作饭香脆。杜甫诗"波漂菰米连云黑"者，即此。周礼供御乃六谷、九谷之数，管子书谓之雁膳，故收米入此。其茭笋、菰根，别见菜部。

【气味】甘，冷，无毒。

【主治】，止渴，藏器。解烦热，调肠胃。时珍。

蓬草子 (拾遗)

【集解】〔时珍曰〕陈藏器本草载蓬草子，不具形状。珍按蓬类不一：有雕蓬，即菰草也，见菰米下；有黍蓬，即青科也；又有黄蓬草、飞蓬草。识陈氏所指果何蓬也？以理推之，非黄蓬即青科尔。黄蓬草生湖津中，叶如菰蒲，秋月结实成穗，子细如雕胡米。饥年人采食之，须浸洗曝舂，乃不苦涩。青科西南夷人种之，叶如荻黍，秋月结实成穗，有子如赤黍而细，其稃甚薄，曝舂炊食。又粟类有七棱青科、八棱青科，麦类有青稞、黄稞，皆非此类，乃物异名同也。其飞蓬乃藜蒿之类，末大本小，风易拔之，故号飞蓬。子如灰藋菜子，亦可济荒。又魏略云：鲍出遇饥岁，采蓬实，日得数斗，为母作食。西京杂记云：宫中正月上辰，出池边盥濯，食蓬饵，以祓邪气。此皆不知所采乃何蓬也？大抵三种蓬子，亦不甚相远。

子

【气味】酸、涩，平，无毒。

【主治】作饭食之，益饥，无异粳米。藏器。

蔄草 (音网 拾遗)

【释名】皇尔雅守田同上守气同蔄〔时珍曰〕皇、蔄，音相近也。

【集解】〔藏器曰〕蔄草生长水田中，苗似小麦而小。四月熟，可作饭。〔时珍曰〕尔雅：皇，守田。郭璞云：一名守气，生废田中，似燕麦，子如雕胡，可食。

米

【气味】甘，寒，无毒。

【主治】作饭去热，利肠胃，益气力。久食，不饥。藏器。

蒒草 (海药)

【释名】自然谷海药禹余粮。

【集解】〔藏器曰〕博物志云：东海洲上有草名曰蒒。有实，食之如大麦。七月熟，民敛获至冬乃讫。呼为自然谷，亦曰禹余粮。此非石之禹余粮也。〔珣曰〕筛实如球子，八月收子。彼民常食，中国未曾见也。〔时珍曰〕按方孝孺集有海米行，盖亦蒒草之类也。其诗云：海边有草名海米，大非蓬蒿小非茅。妇女携篮昼作群，采摘仍于海中洗。归来涤釜烧松枝，煮米为饭充朝饥。莫辞苦涩咽不下，性命聊假须臾时。

子

【气味】甘，平，无毒。

【主治】不饥，轻身。藏器。补虚赢损乏，温肠胃，止呕逆。久食健人。李珣。

薏苡 (本经上品)

【校正】据千金方，自草部移入此。

【释名】解蠡音礼。本经芑实音起。别录蘱米别录音感。陶氏作簳珠，雷氏作薢。回回米救荒本草 薏珠子图经〔时珍曰〕薏苡名义未详。其叶似蠡实叶而解散，又似芑黍之苗，故有解蠡、芑实之名。蘱米乃其坚硬者，有赣强之意。苗名屋菼。救荒本草云：回回米又呼西番蜀秫。俗名草珠儿。

【集解】〔别录曰〕薏苡仁生真定平泽及田野。八月采实，采根无时。〔弘景曰〕真定县属常郡。近道处处多有，人家种之。出交趾者子最大，彼土呼为簳。故马援在交趾饵之，载还为种，人谗以为珍珠也。实重累者为良。取仁用。〔志曰〕今多用梁汉者，气劣于真定。取青白色者良。取子于甑中蒸使气馏，曝干揉之，得仁矣。亦可磨取之。〔颂曰〕薏苡所在有之。春生苗茎，高三四尺。叶如黍叶。开红白花，作穗。五六月结实，青白色，形如珠子而稍长，故人呼为薏珠子。小儿多以线穿如贯珠为戏，九月、十月采其实。〔敩曰〕凡使勿用穇米，颗大无味，时人呼为粳穇是也。薏苡仁颗小色青味甘，咬着粘人齿也。〔时珍曰〕薏苡人多种之。二三月宿根自生。叶如初生芭茅。五六月抽茎开花结实。有二种：一种粘牙者，尖而壳薄，即薏苡也。其米白色如糯米，可作粥饭及磨面食，亦可同米酿酒。一种圆而壳厚坚硬者，即菩提子也。其米少，即粳穇也。但可穿作念经数珠，故纪人亦呼为念珠云。其根并白色，大如匙柄，纠结而味甘也。

薏苡仁

【修治】〔敩曰〕凡使，每一两，以糯米一两同炒熟，去糯米用。亦有更以盐汤煮过者。

【气味】甘，微寒，无毒。〔诜曰〕平。

【主治】筋急拘挛，不可屈伸，久风湿痹，下气。久服，轻身益气。本经。除筋骨中邪气不仁，利肠胃，消水肿，令人能食。别录。炊饭作面食，主不饥，温气。煮饮，止消渴，杀蛔虫。藏器。治肺痿肺气，积脓血，咳嗽涕唾，上气。煎服，破毒肿。甄权。去干湿脚气，大验。孟诜。健脾益胃，补肺清热，去风胜湿。炊饭食，治冷气，煎饮，利小便热淋。时珍。

【发明】〔宗奭曰〕薏苡仁本经云微寒，主筋急拘挛。拘挛有两等：素问注中，大筋受热，则缩而短，故挛急不伸，此是因热而拘挛也，故可用薏苡；若素问言因寒则筋急者，不可更用此也。盖受寒使人筋急；寒热使人筋挛；若但受热不曾受寒，亦使人筋缓；受湿则又引长无力也。此药力势和缓，凡用须加倍即见效。〔震亨曰〕受则筋急，热则筋缩。急因于坚强，缩因于短促。

若受湿则弛，弛则引长。然寒与湿未尝不挟热。三者皆因于湿，然外湿非内湿启之不能成病。故湿之为病，因酒而鱼肉继之。甘滑、陈久、烧炙并辛香，皆致湿之因也。〔时珍曰〕薏苡仁属土，阳明药也，故能健脾益胃。虚则补其母，故肺痿、肺痈用之。筋骨之病，以治阳明为本，故拘挛筋急风痹者用之。上能胜水除湿，故泄痢水肿用之。按古方小续命汤注云：中风筋急拘挛，语迟脉弦者，加薏苡仁。亦扶脾抑肝之义。又后汉书云：马援在交趾常饵薏苡实，云能轻身省欲以胜瘴气也。又张师正倦游录云：辛稼轩忽患疝疾，重坠大如杯。一道人教以薏珠用东壁黄土炒过，水煮为膏服，数服即消。程沙随病此。稼轩授之亦效。本草薏苡乃上品养心药，故此有功。颂曰薏苡仁心肺之药多用之。故范汪治肺痈，张仲景治风湿、胸痹，并有方法。济生方治肺损咯血，以熟猪肺切，蘸薏苡仁末，空心食之。薏苡补肺，猪肺引经也。赵君猷言屡用有效。

根

【气味】甘，微寒，无毒。

【主治】下三虫。本经。**煮汁糜食甚者，去蛔虫，大效。**弘景。**煮服，堕胎。**藏器。**治卒心腹烦满及胸胁痛者，锉煮浓汁，服三升乃定。**苏颂。出肘后方。**捣汁和酒服，治黄疸有效。**时珍。

叶

【主治】作饮气香，益中空膈。苏颂。**暑月煎饮，暖胃益气血。初生小儿浴之，无病。**时珍。出琐碎录。

罂子粟 <small>（宋开宝）</small>

【释名】米囊子开宝 **御米**同上 **象谷**〔时珍曰〕其实状如罂子，其米如粟，乃象乎谷，而可以供御，故有诸名。

【集解】〔藏器曰〕嵩阳子云：罂粟花有四叶，红白色，上有浅红晕子。其囊形如髇箭头，中有细米。〔颂曰〕处处有之，人多莳以为饰。花有红、白二种，微腥气。其实形如瓶子，有米粒极细。圃人隔年粪地，九月布子，涉冬至春，始生苗，极繁茂。不尔则不生，生亦不茂。俟瓶焦黄，乃采之。〔宗奭曰〕其花亦有千叶者。一罂凡数千万粒，大小如葶苈子而色白。〔时珍曰〕罂粟秋种冬生，嫩苗作蔬食甚佳。叶如白苣，三四月抽薹结青苞，花开则苞脱。花凡四瓣，大如仰盏，罂在花中，须蕊裹之。花开三日即谢，而罂在茎头，长一二寸，大如马兜铃，上有盖，下有蒂，宛然如酒罂。中有白米极细，可煮粥和饭食。水研滤浆，同绿豆粉作腐食尤佳。亦可取油。其壳入药甚多，而本草不载，乃知古人不用之也。江东人呼千叶者为丽春花。或谓是罂粟别种，盖亦不然。其花变态，本自不

罂子粟

常。有白者、红者、紫者、粉红者、杏黄者、半红者、半紫者、半白者。艳丽可爱，故曰丽春，又曰赛牡丹，曰锦被花。详见游默斋花谱。

米

【气味】甘，平，无毒。〔宗奭曰〕性寒。多食利二便，动膀胱气。

【主治】丹石发动，不下饮食，和竹沥煮作粥食，极美。开宝。〔寇曰〕服石人研此

水煮，加蜜作汤饮，甚宜。**行风气，逐邪热，治反胃胸中痰滞。**颂。**治泻痢，润燥。**时珍。

壳

【修治】〔时珍曰〕凡用以水洗润，去蒂及筋膜，取外薄皮，阴于细切，以米醋拌炒入药。亦有蜜炒、蜜炙者。

【气味】酸、涩，微寒，无毒。〔时珍曰〕得醋、乌梅、橘皮良。

【主治】**止泻痢，固脱肛，治遗精久咳，敛肺涩肠，止心腹筋骨诸痛。**时珍。

【发明】〔杲曰〕收敛固气。能入肾，故治骨病尤宜。〔震亨曰〕今人虚劳咳嗽，多用粟壳止劫；及湿热泄痢者，用之止涩。其治病之功虽急，杀人如剑，宜深戒之。又曰：治嗽多用粟壳，不必疑，但要先去病根，此乃收后药也。治痢亦同。凡痢须先散邪行滞，岂可遽投粟壳、龙骨之药，以闭塞肠胃。邪气得补而愈甚，所以变症作而淹延不已也。〔时珍曰〕酸主收涩，故初病不可用之。泄泻下痢既久，则气散不固，而肠滑肛脱。咳嗽诸痛既久，则气散不收，而肺胀痛剧。故俱宜此涩之固也，收之敛之。按扬氏直指方云：粟壳治痢，人皆薄之。固矣。然下痢日久，腹中无积痛，当止涩者，岂容不涩？不有此剂，何以对治乎？但要有辅佐耳。又王硕易简方云：粟壳治痢如神。但性紧涩，多令呕逆，故人畏而不敢服。若用醋制，加以乌梅，则用得法矣。或同四君子药，尤不致闭胃妨食而获奇功也。

嫩苗

【气味】甘，平，无毒。

【主治】**作蔬食，除热润燥，开胃厚肠。**时珍。

阿芙蓉（纲目）

【释名】**阿片**〔时珍曰〕俗作鸦片，名义未详。或云：阿，方音称我也。以其花色似芙蓉而得此名。

【集解】〔时珍曰〕阿芙蓉前代罕闻，近方有用者，云是罂粟花之津液也。罂粟结青苞时，午后以大针刺其外面青皮，勿损里面硬皮，或三五处，次早津出，以竹刀刮，收入瓷器，阴干用之。故今市者犹有苞片在内。王氏医林集要言是天方国种红罂粟花，不令水淹头，七八月花谢后，刺青皮取之者。案此花五月实枯。安得七八月后尚有青皮？或方土不同乎？

【气味】酸，涩，温，微毒。

【主治】**泻痢脱肛不止，能涩丈夫精气。**时珍。

【发明】〔时珍曰〕俗人房中术用之。京师售**一粒金丹**，云通治百病，皆方伎家之术耳。

第二十三卷谷部二

七七一

第二十四卷谷部三目录

谷之三 _{（菽豆类十四种）}

上附方旧五十一，新一百。

第二十四卷谷部三

谷之三 _(菽豆类一十四种)

大豆 (本经中品)

【校正】〔禹锡曰〕原附大豆黄卷下，今分出。

【释名】尗俗作菽。〔时珍曰〕豆、尗皆荚谷之总称也。篆文尗，象荚生附茎下垂之形。豆象子在荚中之形。广雅云：大豆，菽也。小豆，荅也。**角曰荚，叶曰藿，茎曰萁。**

【集解】〔别录曰〕大豆生太山平泽，九月采之。〔颂曰〕今处处种之。黑白二种，入药用黑者。紧小者为雄，用之尤佳。〔宗奭曰〕大豆有绿、褐、黑三种。有大、小两类：大者出江、浙、湖南、湖北；小者生他处，入药力更佳。又可砣为腐食。〔时珍曰〕大豆有黑、白、黄、褐、青、斑数色：黑者名乌豆，可入药，及充食，作豉；黄者可作腐，榨油，造酱；余但可作腐及炒食而已。皆以夏至前后下种，苗高三四尺，叶团有尖，秋开小白花成丛，结荚长寸余，经霜乃枯。按吕氏春秋云：得时之豆，长茎短足，其荚二七为族，多枝数节，大菽则圆，小菽则团。先时者，必长蔓，浮叶疏节，小荚不实。后时者，必短茎疏节，本虚不实。又氾胜之种植书云：夏至种豆，不用深耕。豆花憎见日，见日则黄烂而根焦矣。知岁所宜，以囊盛豆子，平量埋阴地，冬至后十五日发取量之，最多者种焉。盖大豆保岁易得，可以备凶年，小豆不保岁而难得也。

小豆 诸小豆皆仿佛但分形

黑大豆

【气味】甘，平，无毒。久服，令人身重。〔歧伯曰〕生温，熟寒。〔藏器曰〕大豆生平，炒食极热，煮食甚寒，作豉极冷，造酱及生黄卷则平。牛食之温，马食之冷。一体之中，用之数变。〔之才曰〕恶五参、龙胆，得前胡、乌喙、杏仁、牡蛎、诸胆汁良。〔诜曰〕大豆黄屑忌猪肉。小儿以炒豆、猪肉同食，必壅气致死，十有八九。十岁以上不畏也。〔时珍曰〕服蓖麻子者忌炒豆，犯之胀满致死。服厚朴者亦忌之，动气也。

【主治】生研，涂痈肿。煮汁饮，杀鬼毒，止痛。本经。逐水胀，除胃中热痹，伤中淋露，下瘀血，散五脏结积内寒。杀乌头毒。炒为屑，主胃中热，除痹去肿，止腹胀消谷。别录。煮食，治温毒水肿。唐本。调中下气，通关脉，制金石药毒，牛马温毒。日华。煮汁，解礜石、砒石、甘遂、天雄、附子、射罔、巴豆、芫青、斑蝥、百药之毒及蛊毒。入药，治下痢脐痛。冲酒，治风痉及阴毒腹痛。牛胆贮之，止消渴。时珍。炒黑，热投酒中饮之，治风痹瘫缓口噤，产后头风。食罢生吞半两，去心胸烦热，热风恍惚，明目镇心，温补。久服，好颜色，变白不老。煮食性寒，下热气肿，压丹石烦热。消肿。藏器。主中风脚弱，产后诸疾。同甘草煮汤饮，去一切热毒气，治风毒脚气。煮食，治心痛筋挛膝痛胀满。同桑柴灰煮食，下水鼓腹胀。和饭捣，涂一切毒肿。疗男女人阴肿，以绵裹纳之。孟诜。治肾病，利水下气，制诸风热，活血，解诸毒。时珍。

大豆 诸大豆皆同但分豆色

【发明】〔颂曰〕仙方修治末服之，可以辟谷度饥。然多食令人体重，久则如故也。〔甄权曰〕每食后磨拭吞三十粒，令人长生。初服时以身重，一年以后，便觉身轻，又益阳道也。〔颖曰〕陶华以黑豆入盐煮，常时食之，云能补肾。盖豆乃肾之谷，其形类肾，而又黑色通肾，引之以盐，所以妙也。〔时珍曰〕按养老书云：李守愚每晨水吞黑豆二七枚，谓之五脏谷，到老不衰。夫豆有五色，各治五脏。惟黑豆属水性寒，为肾之谷，入肾功多，故能治水消胀下气，制风热而活血解毒，所谓同气相求也。又按古方称大豆解百药毒，予每试之大不然；又加甘草，其验乃奇。如此之事，不可不知。

大豆皮

【主治】生用，疗痘疮目翳。嚼烂，傅小儿尿灰疮。时珍。

豆叶

【主治】捣傅蛇咬，频易取瘥。时珍。出广利方。

【发明】〔时珍曰〕按抱朴子内篇云：相国张文蔚庄内有鼠狼穴，养四子为蛇所吞。鼠狼雌雄情切，乃于穴外坋土壅穴。俟蛇出头，度其回转不便，当腰咬断而劈腹，衔出四子，尚有气。置于穴外，衔豆叶嚼而傅之，皆活。后人以豆叶治蛇咬，盖本于此。

花

【主治】主目盲，翳膜。时珍。

大豆黄卷（本经中品）

【释名】豆蘖〔弘景曰〕黑大豆为蘖牙，生五寸长，便干之，名为黄卷，用之熬过，服食所须。〔时珍曰〕一法：壬癸日以井华水浸大豆，候生芽，取皮，阴干用。

【气味】甘，平，无毒。〔普曰〕得前胡、杏子、牡蛎、乌喙、天雄、鼠屎，其蜜和良。恶海藻、龙胆。

【主治】湿痹，筋挛膝痛。本经。五脏不足，胃气结积，益气止痛，去黑皯，润肌肤皮毛。别录。破妇人恶血。孟诜。〔颂曰〕古方蓐妇药中多用之。宜肾。思邈。除胃中积热，消水病胀满。时珍。

黄大豆（食鉴）

【集解】〔时珍曰〕大豆有黑、青、黄、白、斑数色，惟黑者入药，而黄、白豆炒食作腐，造酱笮油，盛为时用，不可不知别其性味也。周宪王曰：黄豆苗高一二尺，叶似黑大豆叶而大。结角比黑豆角稍肥大，其荚、叶嫩时可食，甘美。

【气味】甘，温，无毒。〔时珍曰〕生温，炒热微毒。多食，壅气生痰动嗽，令人身重，发面黄疮疥。

【主治】宽中下气，利大肠，消水胀肿毒。宁原。研末，熟水和，涂痘后痈。时珍。

豆油

【气味】辛，甘，热，微毒。

【主治】涂疮疥，解发䐈。时珍。

秸

【主治】烧灰，入点痣、去恶肉药。时珍。

赤小豆（本经中品）

【校正】自大豆分出。

【释名】赤豆恭 红豆俗 荅广雅 叶名藿。〔时珍曰〕案诗云：黍稷稻粱，禾麻菽麦。此即八谷也。董仲舒注云：菽是大豆，有两种。小豆名荅，有三四种。王祯云：今之赤豆、白豆、绿豆，皆小豆也。此则入药用赤小者也。

【集解】〔颂曰〕赤小豆，今江淮间多种之。〔宗奭曰〕关西、河北、汴洛多食之。〔时珍曰〕此豆以紧小而赤黯色者入药，其稍大而鲜红、淡红色者，并不治病。俱于夏至后下种，苗科高尺许，枝叶似豇豆，叶微圆峭而小。至秋开花，似豇豆花而小淡，银褐色，有腐气。结荚长二三寸，比绿豆荚稍大，皮色微白带红。三青二黄时即收之，可煮可炒，可作粥、饭、馄饨馅并良也。

【气味】甘，酸，平，无毒。〔思邈曰〕甘，咸，冷。合鱼酢食成消渴，作酱同饭食成口疮。〔藏器曰〕驴食足轻，人食身重。

【主治】下水肿，排痈肿脓血。本经。疗寒热，热中消渴，止泄痢，利小便，下腹胀满，吐逆卒澼。别录。治热毒，散恶血，除烦满；通气，健脾胃，令人美食。捣末同鸡子白，涂一切热毒痈肿。煮汁，洗小儿黄烂疮，不过三度。权。缩气行风，坚筋骨，抽肌肉，久食瘦人。士良。散气，去关节烦热，令人心孔开。暴痢后，气满不通食者，煮食一顿即愈。和鲤鱼煮食，甚治脚气。诜。解小麦热毒。煮汁，解酒病。解油衣粘缀。日华。**辟温疫，治产难，下胞衣，通乳汁。和鲤鱼、蠡鱼、鲫鱼、黄雌鸡煮食，并能利水消肿。**时珍。

【发明】〔弘景曰〕小豆逐津液，利小便。久服令人肌肤枯燥。〔颂曰〕水气、脚气最为急用。有人患脚气，以袋盛此豆，朝夕践踏展转之，久久遂愈。〔好古曰〕治水者惟知治水，而不知补胃，则失之壅滞。赤小豆消水通气而健脾胃，乃其药也。〔藏器曰〕赤小豆和桑根白皮煮食，去湿气痹肿；和通草煮食，则下气无限，名脱气丸。〔时珍曰〕赤小豆小而色赤，心之谷也。其性下行，通乎小肠，能入阴分，治有形之病。故行津液，利小便，消胀除肿止吐，而治下痢肠澼，解酒病，除寒热痈肿，排脓散血，而通乳汁，下胞衣产难，皆病之有形者。久服则降令太过，津血渗泄，所以令人肌瘦身重也。其吹鼻瓜蒂散及辟瘟疫用之。亦限其通气除湿散热耳。或言共工氏有不才子，以冬至死为疫鬼，而畏赤豆，故于是日作小豆粥厌之，亦傅会之妄说也。又案陈自明妇人良方云：予妇食素，产后七日，乳脉不行，服药无效。偶得赤小豆一升，煮粥食之，当夜遂行。因阅本草载此，漫记之。又朱氏集验方云：宋仁宗在东宫时，患痄腮，命道士赞宁治之。取小豆七七粒为末，傅之而愈。中贵人任承贵后患恶疮近死，尚书郎傅永授以药立愈。叩其方，赤小豆也。予苦胁疽，既至五脏，医以药治之甚验。承亮曰：得非赤小豆耶？医谢曰：某用此活三十口，愿勿复言。有僧背发如烂瓜，邻家乳婢用此治之如神。此药治一切痈疽疮疥及赤肿，不拘善恶，但水调涂之，无不愈者。但其性粘，干则难揭，入苎根末即不粘，此法尤佳。

叶

【主治】**去烦热，止小便数。**别录。**煮食明目。**日华。

【发明】〔时珍曰〕小豆利小便，而藿止小便，与麻黄发汗而根止汗同意，物理之异如此。

芽

【主治】**妊娠数月，经水时来，名曰漏胎；或因房室，名曰伤胎。用此为末，温酒服方寸匕，日三，得效乃止。**时珍。出普济。

腐婢（本经下品）

【集解】〔别录曰〕腐婢生汉中，小豆花也。七月采之，阴干四十日。〔弘景曰〕花与实异用，故不同品。方家不用。未解何故有腐婢之名？本经不言是小豆花，别录乃云，未审是否？今海边有小树，状如厄子，茎叶多曲，气似腐臭。土人呼为腐婢，疗疟有效。以酒渍皮服，疗心腹疾。此当是真，此条应入木部也。〔恭曰〕腐婢相承以为葛花。葛花消酒大胜，而小豆全无此效，当以葛花为真。〔禹锡曰〕按别本云：小豆花亦有腐气。与葛花同服，饮酒不醉。与本经治酒病相合。陶、苏二说并非。〔甄权曰〕腐婢即赤小豆花也。〔颂曰〕海边小树、葛花、赤小豆花，三物皆有腐婢之名，名同物异也。〔宗奭曰〕腐婢既在谷部，豆花为是，不必多辩。〔时珍曰〕葛花已见本条。小豆能利小便，治热中，下气止渴，与腐婢主疗相同，其为豆花无疑。但小豆有数种，甄氏药性论独指为赤小豆，今姑从之。

【气味】辛，平，无毒。

【主治】**痎疟，寒热邪气，泄痢，阴不起。止消渴病酒头痛。**本经。心镜云：上证，用花同豉汁五味，煮羹食之。**消酒毒，明目，下水气，治小儿丹毒热肿，散气满不能食**—煮一顿食之。药性**治热中积热，痔瘘下血。**时珍。宣明葛花丸中用之。

绿豆（宋开宝）

【释名】〔时珍曰〕绿以色名也。旧本作菉者，非矣。

【集解】〔志曰〕绿豆圆小者佳。粉作饵炙食之良。大者名稙豆，苗、子相似，亦能下气治霍乱也。〔瑞曰〕有官绿、油绿、主疗则一。〔时珍曰〕绿豆处处种之。三四月下种，苗高尺许，叶小而有毛，至秋开小花，荚如赤豆荚。粒粗而色鲜者为官绿；皮薄而粉多、粒小而色深者为油绿；皮厚而粉少早种者，呼为摘绿，可频摘也；迟种呼为拔绿，一拔而已。北人用之甚广，可作豆粥、豆饭、豆酒、炒食、煼食，磨而为面，澄滤取粉，可以作饵顿糕，荡皮搓索，为食中要物。以水浸湿生白芽，又为菜中佳品。牛马之食亦多赖之。真济世之良谷也。

【气味】**甘，寒，无毒。**〔藏器曰〕用之宜连皮，去皮则令人少壅气，盖皮寒而肉平也。反榧子壳，害人。合鲤鱼食，久则令人肝黄成渴病。

【主治】**煮食，消肿下气，压热解毒。生研绞汁服，治丹毒烦热风疹，药石发动，热气奔豚。**开宝。**治寒热热中，止泄痢卒澼，利小便胀满。**思邈。**厚肠胃。作枕明目，治头风头痛。除吐逆。**日华。**补益元气，和调五脏，安精神，行十二经脉，去浮风，润皮肤，宜常食之。煮汁，止消渴。**孟诜。**解一切药草、牛马、金石诸毒。**宁原。**治痘毒，利肿胀。**时珍。

【发明】〔时珍曰〕绿豆肉平皮寒，解金石、砒霜、草木一切诸毒，宜连皮生研水服。按夷坚志云：有人服附子酒多，头肿如斗、唇裂血流。急求绿豆、黑豆各数合嚼食，并煎汤饮之，乃解也。

绿豆粉

【气味】**甘，凉、平，无毒。**〔原曰〕其胶粘者，脾胃虚人不可多食。〔瑞曰〕勿近杏仁，则烂不能作索。

【主治】**解诸热，益气，解酒食诸毒，治发背痈疽疮肿，及汤火伤灼。**吴瑞。**痘疮湿烂不结痂疕者，干扑之良。**宁原。**新水调服，治霍乱转筋，解诸药毒死，心头尚温者。**时珍。**解菰菌、砒毒。**汪颖。

【发明】〔时珍曰〕绿豆色绿，小豆之属木者也，通于厥阴、阳明。其性稍平，消肿治痘之功虽同赤豆，而压热解毒之力过之。且益气，厚肠胃，通经脉，无久服枯人之忌。但以作凉粉，造豆酒，或偏于冷，或偏于热，能致人病，皆人所为，非豆之咎也。豆粉须以绿色粘腻者为真。外科治痈疽有内托护心散，极言其神效。丹溪朱氏有论发挥。〔震亨曰〕外科精要谓内托散，一日至三日进十数服，可免毒气内攻脏腑。切详绿豆解丹毒，治石毒，味甘，入阳明，性寒能补为君。以乳香去恶肿，入少阴，性温善窜为佐。甘草性缓，解五金、八石、百药毒为佳。想此方专为服丹石发疽者设也。若夫年老者、病深者、证备者、体虚者，绿豆虽补、将有不胜其任之患。五香连翘汤亦非必用之剂。必当助气壮胃，使根本坚固，而行经活血为佐，参以经络时令，使毒气外发，此则内托之本意，治施之早，可以内消也。

豆皮

【气味】甘，寒，无毒。

【主治】解热毒，退目翳。时珍。

豆荚

【主治】赤痢经年不愈，蒸熟，随意食之良。时珍。出普济。

豆花

【主治】解酒毒。时珍。

豆芽

【气味】甘，平，无毒。

【主治】解酒毒热毒，利三焦。时珍。

【发明】〔时珍曰〕诸豆生芽皆腥韧不堪，惟此豆之芽白美独异。今人视为寻常，而古人未知者也。但受湿热郁浥之气，故颇发疮动气，与绿豆之性稍有不同。

豆叶

【主治】霍乱吐下，绞汁和醋少许，温服。开宝。

白豆（宋嘉祐）

【释名】饭豆。

【集解】〔诜曰〕白豆苗，嫩者可作菜食，生食亦妙。〔颖曰〕浙东一种味甚胜，用以作酱、作腐极佳。北方水白豆，相似而不及也。〔原曰〕白豆即饭豆也，粥饭皆可拌食。〔时珍曰〕饭豆，小豆之白者也。亦有土黄色者。豆大如绿豆而长。四五月种之。苗叶似赤小豆而略尖，可食，荚亦似小豆。一种蔉豆，叶如大豆，可作饭、作腐，亦其类也。

【气味】甘，平，无毒。〔原曰〕咸，平。

【主治】补五脏，调中，助十二经脉。孟诜。暖肠胃。日华。杀鬼气。肾之谷，肾病宜食之。思邈。

叶

【主治】煮食，利五脏，下气。日华。

稆豆（音吕拾遗）

【释名】〔时珍曰〕稆乃自生稻名也。此豆原是野生，故名。今人亦种之于下地矣。

【集解】〔藏器曰〕稆豆生田野，小而黑，堪作酱，尔雅戎菽一名驴豆，古名壹豆，是也。〔瑞曰〕稆豆即黑豆中最细者。〔时珍曰〕此即黑小豆也。小科细粒，霜后乃熟。陈氏指为戎菽，误矣。尔雅亦无此文。戎菽乃胡豆。壹豆乃鹿豆，见菜部。并四月熟。

【气味】甘，温，无毒。

【主治】去贼风风痹，妇人产后冷血，炒令焦黑，及热投酒中，渐渐饮之。
藏器。

豌豆（拾遗）

【释名】胡豆拾遗　戎菽尔雅　回鹘豆辽志饮膳正要作回回豆。回回，即回鹘国也。毕
豆唐史崔寔月令作𧰆豆。青小豆千金　青斑豆别录　麻累〔时珍曰〕胡豆，豌豆也。其苗柔
弱宛宛，故得豌名。种出胡戎，嫩时青色，老则斑麻，故有胡、戎、青班、麻累诸名。陈藏器拾
遗虽有胡豆，但云苗似豆，生田野间，米中往往有之。然豌豆、蚕豆皆有胡豆之名。陈氏所云，
盖豌豆也。豌豆之粒小，故米中有之。尔雅：戎菽谓之荏菽。管子：山戎出荏菽，布之天下。并
注云：即胡豆也。唐史：毕豆出自西戎回鹘地面。张揖广雅：毕豆、豌豆，留豆也。别录序例
云：丸药如胡豆大者，即青斑豆也。孙思邈千金方云：青小豆一名胡豆，一名麻累。邺中记云：
石虎讳胡，改胡豆为国豆。此数说，皆指豌豆也。盖古昔呼豌豆为胡豆，今则蜀人专呼蚕豆为胡
豆，而豌豆名胡豆，人不知矣。又乡人亦呼豌豆大者为淮豆，盖回鹘音相近也。

【集解】〔时珍曰〕豌豆种出西胡，今北土甚多。八九月下种，苗生柔弱
如蔓，有须。叶似蒺藜叶，两两对生，嫩时可食。三四月开小花如蛾形，淡
紫色。结荚长寸许。子圆如药丸，亦似甘草子。出胡地者大如杏仁。煮、炒
皆佳。磨粉面甚白细腻。百谷之中，最为先登。又有野豌豆，粒小不堪，惟
苗可茹，名翘摇，见菜部。

豌　豆

【气味】甘，平，无毒。〔思邈曰〕甘、咸，温、平、涩。〔瑞曰〕多
食发气病。

【主治】消渴，淡煮食之，良。藏器。治寒热热中，除吐逆，止
泄痢澼下、利小便、腹胀满。思邈。调营卫，益中平气。煮食，下乳汁。可作酱用。
瑞。煮饮，杀鬼毒心病，解乳石毒发。研末，涂痈肿痘疮。作澡豆，去黯䵟，令人
面光泽。时珍。

【发明】〔时珍曰〕豌豆属土，故其所主病多系脾胃。元时饮膳，每用此豆捣去皮，同羊肉
治食，云补中益气。今为日用之物，而唐、宋本草见遗，可谓缺典矣。千金、外台洗面澡豆方，
盛用毕豆面，亦取其白腻耳。

蚕豆（食物）

【释名】胡豆〔时珍曰〕豆荚状如老蚕，故名。王祯农书谓其蚕时始熟故名。亦通。吴瑞本
草以此为豌豆，误矣。此豆种亦自西胡来，虽与豌豆同名、同时种，而形性迥别。太平御览云：
张骞使外国，得胡豆种归。指此也。今蜀人呼此为胡豆，而豌豆不复名胡豆矣。

【集解】〔时珍曰〕蚕豆南土种之。蜀中尤多。八月下种，冬生嫩苗可茹。方茎中空。叶状

如匙头，本圆末尖，面绿背白，柔厚，一枝三叶。二月开花如蛾状，紫白色，又如豇豆花。结角连缀如大豆，颇似蚕形。蜀人收其子以备荒歉。

【气味】甘、微辛，平，无毒。

【主治】快目，和脏腑。汪颖。

【发明】〔时珍曰〕蚕豆本草失载。万表积善堂方言：一女子误吞针入腹。诸医不能治。一人教令煮蚕豆同韭菜食之，针自大便同出。此亦可验其性之利脏腑也。

苗

【气味】苦、微甘，温。

【主治】酒醉不省，油盐炒熟，煮汤灌之，效。颖。

豇豆 （纲目 江、绛二音）

【释名】蹍蹉音绛双〔时珍曰〕此豆红色居多，荚必双生，故有豇、蹍蹉之名。广雅指为胡豆，误矣。

【集解】〔时珍曰〕豇豆处处三四月种之。一种蔓长丈余，一种蔓短。其叶俱本大末尖，嫩时可茹。其花有红、白二色。荚有白、红、紫、赤、斑驳数色，长者至二尺，嫩时充菜，老则收子。此豆可菜、可果，可谷，备用最多，乃豆中之上品，而本草失收，何哉？

【气味】甘、咸，平，无毒。

【主治】理中益气，补肾健胃，和五脏，调营卫，生精髓，止消渴，吐逆泄痢，小便数，解鼠莽毒。时珍。

【发明】〔时珍曰〕豇豆开花结荚，必两两并垂，有习坎之义。豆子微曲，如人肾形，所谓豆为肾谷者，宜以此当之。昔卢廉夫教人补肾气，每日空心煮豇豆，入少盐食之，盖得此理。与诸疾无禁，但水肿忌补肾，不宜多食耳。又袖珍方云：中鼠莽毒者，以豇豆煮汁饮即解。欲试者，先刈鼠莽苗，以汁泼之，便根烂不生。此则物理然也。

藊豆 （音扁 别录中品）

【释名】沿篱豆俗蛾眉豆〔时珍曰〕藊本作扁，荚形扁也。沿篱蔓延也。蛾眉，象豆脊白路之形也。

【集解】〔弘景曰〕藊豆人家种之于篱垣，其荚蒸食甚美。〔颂曰〕蔓延而上，大叶细花，花有紫、白二色，荚生花下。其实有黑、白二种，白者温而黑者小冷，入药用白者。黑者名鹊豆，盖以其黑间有白道，如鹊羽也。〔时珍曰〕扁豆二月下种，蔓生延缠。叶大如杯，团而有尖。其花状如小蛾，有翅尾形。其荚凡十余样，或长或团，或如龙爪、虎爪，或如猪耳、刀镰，种种不同，皆累累成枝。白露后实更繁衍，嫩时可充蔬食茶料，老则收子煮食。子有黑、白、赤、斑四色。一种荚硬不堪食。惟豆子粗圆而色白者可入药，本草不分别，亦缺文也。

扁　豆　荚多不同

白扁豆

【修治】〔时珍曰〕凡用取硬壳扁豆子，连皮炒熟，入药。亦有水浸去皮及生用者，从本方。

【气味】甘，微温，无毒。〔诜曰〕微寒，患冷人勿食。〔弘景曰〕患寒热者不可食。

【主治】和中，下气。别录。补五脏，主呕逆。久服头不白。孟诜。疗霍乱吐利不止，研末和醋服之。苏恭。行风气，治女子带下，解酒毒、河豚鱼毒。苏颂。解一切草木毒，生嚼及煮汁饮，取效。甄权。止泄痢，消暑，暖脾胃，除湿热，止消渴。时珍。

【发明】〔时珍曰〕硬壳白扁豆，其子充实，白而微黄，其气腥香，其性温平，得乎中和，脾之谷也。入太阴气分，通利三焦，能化清降浊，故专治中宫之病，消暑除湿而解毒也。其软壳及黑鹊色者，其性微凉，但可供食，亦调脾胃。

花

【主治】女子赤白带下，干末，米饮服之。苏颂。焙研服，治崩带。作馄饨食，治泄痢。擂水饮，解中一切药毒垂死。功同扁豆。时珍。

叶

【主治】霍乱吐下不止。别录。吐利后转筋，生捣一把，入少酢绞汁服，立瘥。苏恭。醋炙研服，治疳疾。孟诜，杵傅蛇咬。大明。

藤

【主治】霍乱，同芦萡、人参、仓米等分，煎服。时珍。

刀豆（纲目）

【释名】挟剑豆〔时珍曰〕以荚形命名也。案段成式酉阳杂俎云：乐浪有挟剑豆，荚生横斜，如人挟剑。即此豆也。

【集解】〔颖曰〕刀豆长尺许，可入酱用。〔时珍曰〕刀豆人多种之。三月下种，蔓生引一二丈，叶如豇豆叶而稍长大，五六七月开紫花如蛾形。结荚，长者近尺，微似皂荚，扁而剑脊，三棱宛然。嫩时煮食、酱食、蜜煎皆佳。老则收子，子大如拇指头，淡红色。同猪肉、鸡肉煮食，尤美。

【气味】甘，平，无毒。

【主治】温中下气，利肠胃，止呃逆，益肾补元。时珍。

刀　豆

【发明】〔时珍曰〕刀豆本草失载，惟近时小书载其暖而补元阳也。又有人病后呃逆不止，声闻邻家，或令取刀豆子烧存性，白汤调服二钱即止。此亦取其下气归元，而逆自止也。

黎豆（拾遗）

【校正】自草部移入此。

【释名】狸豆纲目　虎豆〔藏器曰〕豆子作狸首文，故名。〔时珍曰〕黎亦黑色也。此豆荚老则黑色，有毛露筋，如虎、狸指爪，其子亦有点，如虎、狸之斑，煮之汁黑，故有诸名。

【集解】〔藏器曰〕黎豆生江南，蔓如葛，子如皂荚子，作狸首文。人炒食之，别无功用，陶氏注蚺蛇胆云如黎豆者，即此也。尔雅云：诸虑一名虎涉。又注虆根云：苗如豆。尔雅：摄，虎虆。郭璞注云：江东呼桑为藤，似葛而粗大。缠蔓林树，荚有毛刺。一名豆搜，今虎豆也，千岁虆是矣。〔时珍曰〕尔雅虎虆，即狸豆也。古人谓藤为虆，后人讹虆为狸矣。尔雅山虆、虎虆，原是二种。陈氏合而为一，谓诸虑一名虎涉，又以为千岁虆，并误矣。千岁虆见草部。狸豆野生，山人亦有种之者。三月下种生蔓。其叶如豇豆叶，但文理偏斜。六七月开花成簇，紫色，状如扁豆花。一枝结荚十余，长三四寸，大如拇指，有白茸毛。老则黑而露筋，宛如干熊指爪之状。其子大如刀豆子，淡紫色，有斑点如狸文。煮去黑汁，同猪、鸡肉再煮食，味乃佳。

黎豆

熊爪豆

【气味】甘、微苦。温，有小毒。多食令人闷。

【主治】温中，益气。时珍。

第二十五卷谷部四目录

谷之四 （造酿类二十四种）

上附方旧八十，新一百。

第二十五卷谷部四

谷之四 （造酿类二十四种）

青精乾石饤饭 （宋图经）

【释名】乌饭〔颂曰〕按陶隐居登真隐诀载：太极真人青精乾石饤饭法。饤音信。饤之为言飨也，谓以酒、蜜、药草辈渥而曝之也。亦作𥹥。凡内外诸书并无此字，惟施于此饭之名耳。陈藏器本草名乌饭。

【集解】〔颂曰〕登真隐诀载南烛草木名状，注见木部本条下。其作饭法：以生白粳米一斛五斗舂治，渐取一斛二斗。用南烛木叶五斤，燥者三斤亦可，杂茎皮煮取汁，极令清冷，以溲米，米释炊之。从四月至八月末，用新生叶，色皆深；九月至三月，用宿叶，色皆浅，可随时进退其斤两。又采软枝茎皮，于石臼中捣碎，假令四五月中作，可用十许斤熟舂，以斛二斗汤浸染得一斛也。比来只以水渍一二宿，不必用汤。漉而炊之，初米正作红色，蒸过便如绀色。若色不好；亦可淘去，更以新汁渍之。洒漤皆用此汁，惟令饭作正青色乃止。高格曝干，当三蒸曝，每辄以叶汁溲令浥浥每日可服二升，勿复血食。填胃补髓，消灭三虫。上元宝经云：子服草木之王，气与神通；子食青烛之津，命不复殒。此之谓也。今茅山道士亦作此饭，或以寄远。重蒸过食之，甚香甘也。〔藏器曰〕乌饭法：取南烛茎叶捣碎，渍汁浸粳米，九浸九蒸九曝，米粒紧小，黑如瑿珠，袋盛，可以适远方也。〔时珍曰〕此饭乃仙家服食之法，而今之释家多于四月八日造之。以供佛耳。造者又人柿叶、白杨叶数十枝以助色，或又加生铁一块者，止知取其上色，不知乃服食家所忌也。

【气味】甘，平，无毒。

【主治】日进一合，不饥，益颜色，坚筋骨，能行。藏器。益肠胃，补髓，灭三虫，久服变白却老。苏颂。出太极真人法。

粥 （食遗）

【释名】糜〔时珍曰〕粥字象米在釜中相属之形。释名云：煮米为糜，使糜烂也。粥浊于糜，育育然也。厚曰饘，薄曰酏。

小麦粥

【主治】止消渴烦热。时珍。

寒食粥 用杏仁和诸花作之

【主治】咳嗽，下血气，调中。藏器。

糯米 秫米 黍米粥

【气味】甘，温，无毒。

【主治】益气，治脾胃虚寒，泄痢吐逆，小儿痘疮白色。时珍。

粳米 籼米 粟米 粱米粥

【气味】甘，温、平，无毒。

【主治】利小便，止烦渴，养脾胃。时珍。

【发明】〔时珍曰〕按罗天益宝鉴云：粳、粟米粥，气薄味淡，阳中之阴也。所以淡渗下行，能利小便。韩悉医通云：一人病淋，素不服药。予令专啜粟米粥，绝去他味。旬余减，月余痊。此五谷治病之理也。又张耒粥记云：每晨起，食粥一大碗。空腹胃虚，谷气便作，所补不细。又极柔腻，与肠胃相得，最为饮食之妙诀。齐和尚说：山中僧，每将旦一粥，甚系利害。如不食，则终日觉脏腑燥涸也。盖粥能畅胃气，生津液也。大抵养生求安乐，亦无深远难知之事，不过寝食之间尔。故作此劝人每日食粥，勿大笑也。又苏轼帖云：夜饥甚。吴子野劝食白粥，云能推陈致新，利膈益胃。粥既快美。粥后一觉，妙不可言也。此皆著粥之有益如此。诸谷作粥，详见本条。古方有用药物、粳、粟、粱米作粥，治病甚多。今略取其可常食者，集于下方。以备参考云。

赤小豆粥 利小便，消水肿脚气，辟邪疠。

绿豆粥 解热毒，止烦渴。

御米粥 治反胃，利大肠。

薏苡仁粥 除湿热，利肠胃

莲子粉粥 健脾胃，止泄痢。

芡实粉粥 固精气，明耳目。

菱实粉粥 益肠胃，解内热。

栗子粥 补肾气，益腰脚。

薯蓣粥 补肾精，固肠胃。

芋粥 宽肠胃，令人不饥。

百合粉粥 润肺调中。

萝卜粥 消食利膈。

胡萝卜粥 宽中下气。

马齿苋粥 治痹消肿。

油菜粥 调中下气。

菾蓬菜粥 健胃益脾。

波鲛菜粥　和中润燥。

荠菜粥　明目利肝。

芹菜粥　去伏热，利大小肠。

芥菜粥　豁痰辟恶。

葵菜粥　润燥宽肠。

韭菜粥　温中暖下。

葱豉粥　发汗解肌。

茯苓粉粥　清上实下。

松子仁粥　润心肺，调大肠。

酸枣仁粥　治烦热，益胆气。

枸杞子粥　补精血，益肾气。

薤白粥　治老人冷利。

生姜粥　温中辟恶。

花椒粥　辟瘴御寒。

茴香粥　和胃治疝。

胡椒粥　茱萸粥　辣米粥　并治心腹疼痛。

麻子粥　胡麻粥　郁李仁粥　并润肠治痹。

苏子粥　下气利膈。

竹叶汤粥　止渴清心。

猪肾粥　羊肾粥　鹿肾粥　并补肾虚诸疾。

羊肝粥　鸡肝粥　并补肝虚，明目。

羊汁粥　鸡汁粥　并治劳损。

鸭汁粥　鲤鱼汁粥　并消水肿。

牛乳粥　补虚羸。

酥蜜粥　养心肺。

鹿角胶入粥食，助元阳，治诸虚。

炒面入粥食，止白痢。

烧盐入粥食，止血痢。

麨 （尺沼切　拾遗）

【校正】原附粟下，今分出。

【释名】糗去九切。〔时珍曰〕麨以炒成，其臭香。故糗从臭，麨从炒省也。刘熙释名云：糗，齅也。饭而磨之，使齅碎也。

【集解】〔恭曰〕麨，蒸米麦熬过，磨作之。〔藏器曰〕河东人以麦为之，北人以粟为之，东人以粳米为之，炒干饭磨成也。粗者为干糗粮。

米麦麨

【气味】甘、苦，微寒，无毒。〔藏器曰〕酸，寒。

【主治】寒中，除热渴，消石气。苏颂。和水服，解烦热，止泄，实大肠。藏器。炒米汤：止烦渴。时珍。

糕（纲目）

【释名】粢〔时珍曰〕糕以黍、糯合粳米粉蒸成，状如凝膏也。单糯粉作者曰粢。米粉合豆末、糖、蜜蒸成者曰饵。释名云：粢慈软也。饵，而也。相粘而也。扬雄方言云：饵谓之糕，或谓之粢，或谓之饻（音令），或谓之馄（音浥）。然亦微有分别，不可不知之也。

【气味】甘，温，无毒。〔时珍曰〕粳米糕易消导。粢糕最难克化，损脾成积，小儿尤宜禁之。

【主治】粳糕：养胃厚肠，益气和中。粢糕：益气暖中，缩小便，坚大硬、效。时珍。

【发明】〔时珍曰〕晚粳米糕，可代蒸饼，丸脾胃药，取其易化也。糯米粢，可代糯糊，丸丹药，取其相粘也。九日登高米糕，亦可入药。按圣惠方治山瘴疟有糕角饮：九月九日取米糕角阴干半两，寒食饭二百粒，豉一百粒独蒜一枚，恒山一两，以水二盏，浸一夜，五更煎至一盏，顿服，当下利为度。

粽（纲目）

【释名】角黍〔时珍曰〕糉俗作粽。古人以菰芦叶裹黍米煮成，尖角，如棕榈叶心之形，故曰粽，曰角黍。近世多用糯米矣。今俗五月五日以为节物相馈送。或言为祭屈原，作此投江，以饲蛟龙也。

【气味】甘，温，无毒。

【主治】五月五日取粽尖，和截疟药，良。时珍。

寒具（纲目）

【释名】捻头钱乙　环饼要术　饊〔时珍曰〕寒具冬春可留数月，及寒食禁烟用之，故名寒具。捻头，捻其头也。环饼，象环钏形也。饊；易消散也。服虔通俗文谓之餭，张揖广雅谓之粔籹楚辞谓之粔籹，杂字解诂谓之膏环。

【集解】〔时珍曰〕钱乙方中有捻头散，葛洪肘后有捻头汤，医书不载。按郑玄注周礼云：

寒具，米食也。贾思勰术云：环饼一名寒具，以水搜，入牛羊脂和作之，入口即碎。林洪清供云：寒具，捻头也。以糯粉和面，麻油煎成，以糖食之。可留月余，宜禁烟用。观此，则寒具即今傲子也。以糯粉和面，入少盐，牵索纽捻成环钏之形，油煎食之。刘禹锡寒具诗云：纤手搓成玉数录，碧油煎出嫩黄深。夜来春睡无轻重，压扁佳人缠臂金。

【气味】甘、咸，温，无毒。

【主治】利大小便，润肠，温中益气。时珍

蒸饼（纲目）

【释名】〔时珍曰〕按刘熙释名云：饼者，并也，溲面使合并也。有蒸饼、汤胡饼、索饼、酥饼之属，皆随形命名也。

【集解】〔时珍曰〕小麦面修治食品甚多，惟蒸饼其来最古，是酵糟发成单面所造，丸药所须，且能治疾，而本草不载，亦一缺也。惟腊月及寒食日蒸之，至皮裂，去皮悬之风干，临时以水浸胀，擂烂滤过，和脾胃及三焦药，甚易消化，且面已过性，不助湿热。其以果菜、油腻诸物为馅者，不堪入药。

【气味】甘，平，无毒。

【主治】消食，养脾胃，温中化滞，益气和血，止汗，利三焦，通水道。时珍。

【发明】〔时珍曰〕按爱竹谈薮云：宋宁宗为郡王时，病淋，日夜凡三百起。国医罔措，或举孙琳治之。琳用蒸饼、大蒜、淡豆豉三物捣丸，令以温水下三十丸。曰：今日进三服，病当减三之一，明日亦然，三日病除。已而果然。赐以千缗。或问其说。琳曰：小儿何缘有淋，只是水道不利，三物皆能通利故尔。若淋者，其可与语医矣。

女麹（拾遗）

【校正】原附小麦下，今分出。

【释名】麹子音桓。黄子〔时珍曰〕此乃女人以完麦罨成黄子，故有诸名。

【集解】〔恭曰〕女麹，完小麦为饭，和成罨之，待上黄衣。取晒。

【气味】甘，温，无毒。

【主治】消食下气，止泄痢，下胎，破冷血。苏恭。

黄蒸（拾遗）

【校正】原附小麦下，今分出。

【释名】黄衣苏恭 麦黄〔时珍曰〕此乃以米、麦粉和罨，待其熏蒸成黄，故有诸名。

【集解】〔恭曰〕黄蒸，磨小麦粉拌水和成饼，麻叶裹，待上黄衣，取晒。〔藏器曰〕黄蒸与

巯子不殊。北人以小麦，南人以粳米，六七月作之，生绿尘者佳。〔时珍曰〕女麹蒸麦饭置成，黄蒸磨米、麦粉罨成，稍有不同也。

【主治】并同女麹。苏恭。**温补，能消诸生物。**藏器。**温中下气，消食除烦。**日华。**治食黄、黄汗。**时珍

麹（宋嘉祐）

【释名】酒母〔时珍曰〕麹以米、麦包罨而成，故字从麦、从米、从包省文，会意也，酒非麹不生，故曰酒母。书云：若作酒醴，尔惟麹蘖。是矣。刘熙释名云：麹。朽也郁使牛衣败朽也。

【集解】〔藏器曰〕麹，六月作者良。入药须陈久者，炒香用。〔时珍曰〕麹有麦、面、米造者不一，皆酒醋所须，俱能消导，功不甚远。造大小麦麹法：用大麦米或小麦连皮，井水淘净，晒干。六月六日磨碎，以淘麦水和作块，楮叶包扎，悬风处，七十日可用矣。造面麹法：三伏时，用白面五斤，绿豆五升，以蓼汁煮烂。辣蓼末五两，杏仁泥十两，和踏成饼，楮叶裹悬风处，候生黄收之。造白麹法：用面五斤，糯米粉一斗，水拌微湿，筛过踏饼，楮叶包挂风处，五十日成矣。又米麹法：用糯米粉一斗，自然蓼汁和作圆丸，楮叶包挂风处，七七日晒收。此数十麹皆可入药。其各地有入诸药草及毒药者，皆有毒，惟可造酒，不可入药也。

小麦麹

【气味】甘，温，无毒。〔震亨曰〕麸皮麹：凉，入大肠经。

【主治】消谷止痢。别录。**平胃气，消食痔，治小几食痫。**苏恭。**调中下气，开胃，疗脏腑中风寒。**藏器。**主霍乱、心膈气、痰逆、除烦、破癥结。**孟诜。**补虚，去冷气，除肠胃中塞，不下食，令人有颜色。**吴瑞。**落胎，并下鬼胎。**日华。**止河鱼之疾。**梁间帝劝医文

大麦麹

【气味】同前。

【主治】消食和中，下生胎，破血。取五升，以水一斗煮三沸，分五服，其子如糜，令母肥盛。时珍。

面麹 米麹

【气味】同前。

【主治】消食积、酒积、糯米积，研末酒服立愈。余功同小麦。时珍。出千金。

神麹（药性论）

【集解】〔时珍曰〕昔人用麹，多是造酒之麹。后医乃造神麹，专以供药，力更胜之。盖取诸神聚会之日造之，故得神名。贾思勰齐民要术虽有造神麹古法，繁琐不便。近时造法，更简易

也。叶氏水云录云：五月五日，或六月六日，或三伏日，用白面百斤，青蒿自然汁三升，赤小豆末、杏仁泥各三升，苍耳自然汁、野蓼自然汁各三升，以配白虎、青龙、朱雀、玄武、勾陈、滕蛇六神，用汁和面、豆、杏仁作饼，麻叶或楮叶包如造酱黄法，待生黄衣，晒收之。

【气味】甘、辛，温，无毒。〔元素曰〕阳中之阳也，入足阳明经。凡用须火炒黄，以助土气。陈久者良。

【主治】化水谷宿食，癥结积滞，健脾暖胃。药性。养胃气，治赤白痢。元素。消食下气，除痰逆霍乱，泄痢胀满诸疾，其功与麹同。闪挫腰痛者，煅过淬酒温服有效。妇人产后欲回乳者，炒研，酒服二钱，日二即止，甚验。时珍。

【发明】〔时珍曰〕按倪维德启微集云：神麹治目病，生用能发其生气，熟用能敛其暴气也。

红麹 （丹溪补遗）

【集解】〔时珍曰〕红麹本草不载，法出近世，亦奇术也。其法：白粳米一石五斗，水淘浸一宿，作饭。分作十五处，入麹母三斤，搓揉令匀，并作一处，以帛密覆。热即去帛摊开，觉温急堆起，又密覆。次日日中又作三堆，过一时分作五堆，再一时合作一堆，又过一时分作十五堆，稍温又作一堆，如此数次。第三日，用大桶盛新汲水，以竹箩盛麹作五六分，蘸湿完又作一堆，如前法作一次。第四日，如前又蘸。若麹半沉半浮，再依前法作一次，又蘸。若尽浮则成矣，取出日干收之。其米过心者谓之生黄，入酒及酢醢中，鲜红可爱。未过心者不甚佳。入药以陈久者良。

【气味】甘，温，无毒。〔瑞曰〕酿酒则辛热，有小毒，发肠风痔瘘、脚气、哮喘痰嗽诸疾。

【主治】消食活血；健脾燥胃，治赤白痢下水谷。震亨。酿酒，破血行药势，杀山岚瘴气，治打伤损。吴瑞。活女人血气痛，及产后恶血不尽，擂酒饮之。良。时珍。

【发明】〔时珍曰〕人之水谷入于胃，受中焦湿热熏蒸，游溢精气，日化为红，散布脏腑经络，是为营血，此造化自然之微妙也。造红麹者，以白米饭受湿热郁蒸变而为红，即成真色，久亦不渝，此乃人窥造化之巧者也。故红麹有治脾胃营血之功，得同气相求之理。

蘖米 （别录中品）

【释名】〔弘景曰〕此是以米作蘖，非别米名也。〔恭曰〕蘖犹孽也，生不以理之名也。皆当以可生之物生之，取其蘖中之米入药。按食经用稻蘖，稻即秔谷之总名。陶谓以米作秔，非矣。米岂能更生乎？

【集解】〔宗奭曰〕蘖米，粟蘖也。〔时珍曰〕别录止云蘖米，不云粟作也。苏恭言凡谷皆可生者，是矣。有粟、黍、谷、麦、豆诸蘖，皆水浸胀，候生芽曝干去须，取其中米，炒研面用。其功皆主消导。今并集于左方。日华子谓蘖米为作醋黄子者，亦误矣。

粟蘖 （一名粟芽）

【气味】苦，温，无毒。〔宗奭曰〕今谷神散中用之，性温于麦糵。

【主治】寒中，下气，除热。别录。除烦，消宿食，开胃。日华。为末和脂傅面，令皮肤悦泽。陶弘景。

稻糵（一名谷芽）

【气味】甘，温，无毒。

【主治】快脾开胃，下气和中、消食化积。时珍

秫麦糵（一名麦芽）

【气味】咸，温，无毒。

【主治】消食和中。别录。破冷气，去心腹胀满。药性。开胃，止霍乱，除烦闷，消痰饮，破癥结，能催生落胎。日华。补脾胃虚，宽肠下气，腹鸣者用之。元素。消化一切米、面、诸果食积。时珍。

【发明】〔好古曰〕麦芽、神麴二药，胃气虚人宜服之，以代戊己腐熟水谷。豆蔻、缩砂、乌梅、木瓜、芍药、五味子为之使。〔时珍曰〕麦糵、谷芽、粟糵，皆能消导米、面、诸果食积。观造饧者用之，可以类推矣。但有积者能消化，无积而久服，则消人元气也，不可不知。若久服者，须同白术诸药兼消，则无害也矣。

饴糖 （别录上品）

【释名】饧音徐盈切。〔时珍曰〕按刘熙释名云：糖之清者曰饴，形怡然也。稠者曰饧，强硬如锡也。如饧而浊者曰餔。方言谓之怅惶（音长皇）。楚辞云，粔籹蜜饵用怅惶，是也。〔嘉谟曰〕因色紫类琥珀，方中谓之胶饴，干枯者名饧。

【集解】〔弘景曰〕方家用饴，乃云胶饴，是湿糖如厚蜜者。其宁结及牵白者饧糖，不入药用。〔韩保升曰〕饴，即软糖也。北人谓之饧。糯米、粳米、秫粟米、蜀秫米、大麻子、枳椇子、黄精、白术并堪熬造。惟以糯米作者入药，粟米者次之，余但可食耳。〔时珍曰〕饴饧用麦糵或谷芽同诸米熬煎而成，古人寒食多食饧，故医方亦收用之。

【气味】甘，大温，无毒。入太阴经。〔宗奭曰〕多食动脾气。〔震亨曰〕饴糖属土而成于火，大发湿中之热。寇氏谓其动脾风，言末而遗本矣。〔时珍曰〕凡中满吐逆、秘结牙蟨、赤目疳病者，切宜忌之，生痰动火最甚。甘属土，肾病毋多食甘，甘伤肾，骨痛而齿落，皆指此类也。

【主治】补虚乏，止渴去血。别录。补虚冷，益气力，止肠鸣咽痛，治唾血，消痰润肺止嗽。思邈。健脾胃，补中，治吐血。打损瘀血者，熬焦酒服，能下恶血。又伤寒大毒嗽，于蔓菁、薤汁中煮一沸，顿服之，良。孟诜。脾弱不思食人少用，能和胃气。亦用和药。寇宗奭。解附子、草乌头毒。时珍。

【发明】〔弘景曰〕古方建中汤多用之。糖与酒皆用米糵，而糖居上品，酒居中品。是糖以和润为优，酒以醺乱为劣也。〔成无己曰〕脾欲缓，急食甘以缓之。胶饴之甘以缓中也。〔好古

曰〕饴乃脾经气分药也。甘能补脾之不足。〔时珍曰〕集异记云：刑曹进，河朔健将也。为飞矢中目，拔矢而镞留于中，钳之不动，痛困俟死。忽梦胡僧令以米汁注之必愈。广询于人。无悟者。一日一僧乞食，肖所梦者。叩之。僧云：但以寒食饧默之。如法用之清凉、顿减酸楚。至夜疮痒，用力一钳而出。旬日而瘥。

酱 （别录下品）

【释名】〔时珍曰〕按刘熙释名云：酱者，将也。能制食物之毒，如将之平暴恶也。

【集解】〔时珍曰〕面酱有大麦、小麦、甜酱、麸酱之属，豆酱有大豆、小豆、豌豆及豆油之属。豆油法：用大豆三斗，水煮糜，以面二十四斤，拌罨成黄。每十斤，入盐八斤，井水四十斤，搅晒成油收取之。大豆酱法：用豆炒磨成粉，一斗入面三斗和匀，切片罨黄，晒之。每十斤入盐五斤，井水淹过，晒成收之。小豆酱法：用豆磨净，和面罨黄，次年再磨。每十斤入盐五斤，以腊水淹过，晒成收之。豌豆酱法：用豆水浸，蒸软晒干去皮。每一斗人小麦一斗，磨面和切，蒸过盦黄，晒干。每十斤入盐五斤，水二十斤，晒成收之。麸酱法：用小麦麸蒸熟罨黄，晒干磨碎，每十斤入盐三斤，熟汤二十斤，晒成收之。甜面酱：用小麦面和剂，切片蒸熟，盦黄晒簸。每十斤入盐三斤，熟水二十斤，晒成收之。小麦面酱：用生面水和，布包踏饼，罨黄晒松。每十斤入盐五斤，水二十斤：晒成收之。大麦酱用黑豆一斗炒熟，水浸半日，同煮烂，以大麦面二十斤拌匀，筛下面，用煮豆汁和剂，切片蒸熟，罨黄晒捣。每一斗入盐二斤，井水八斤，晒成黑甜而汁清。又有麻滓酱：用麻枯饼捣蒸，以面和匀罨黄如常，用盐水晒成，色味甘美也。

【气味】咸，冷利，无毒。〔时珍曰〕面酱：成。豆酱、甜酱、豆油、大麦酱、麸酱：皆咸、甘。〔诜曰〕多食发小儿无辜，生痰动气。妊娠合雀肉食之，令儿面黑。〔颂曰〕麦酱和鲤鱼食，生口疮。

【主治】除热，止烦满，杀百药及热汤火毒。别录。**杀一切鱼、肉、菜蔬、蕈毒，并治蛇、虫、蜂、虿等毒。**日华。**酱汁灌入下部，治大便不通。灌耳中，治飞蛾、虫、蚁入耳。涂猘犬咬及汤、火伤灼未成疮者，有效。又中砒毒，调水服即解。**出时珍方。

【发明】〔弘景曰〕酱多以豆作，纯麦者少。入药当以豆酱，陈久者弥好也。又有鱼酱、肉酱、皆呼为醢，不入药用。〔诜曰〕小麦酱杀药力，不如豆酱。又有獐、鹿、兔、雉及醴鱼酱，皆不可久食也。〔宗奭曰〕圣人不得酱不食，意欲五味和，五脏悦而受之，此亦安乐之一端也。〔时珍曰〕不得酱不食，亦兼取其杀饮食百药之毒也。

榆仁酱 （食疗）

【校正】原附酱下，今分出。

【集解】〔时珍曰〕造法：取榆仁水浸一伏时，袋盛，揉洗去涎，以蓼汁拌晒，如此七次，同发过面麹，如造酱法下盐晒之。每一升，曲四斤，盐一斤，水五斤。崔寔月令谓之督酪是也。

音牟偷。

【气味】辛美，温，无毒。

【主治】利大小便、心腹恶气，杀诸虫。不宜多食。孟诜。

芜荑酱 (食疗)

【校正】原附酱下，今分出。

【集解】〔时珍曰〕造法与榆仁酱同。

【气味】辛美微臭，温，无毒。多食落发。

【主治】杀三虫，功力强于榆仁酱。孟诜

【发明】〔张从正曰〕北人亦多食乳酪酥脯甘美之物，皆生虫之萌也。而不生虫者，盖食中多胡荽、芜荑、卤汁，杀九虫之物也。

醋 (别录下品)

【释名】酢音醋。醯音兮。苦酒〔弘景曰〕醋酒为用，无所不入，愈久愈良，亦谓之醯。以有苦味，俗呼苦酒。丹家又加余物，谓为华池左味。〔时珍曰〕刘熙释名云：醋，措也。能措置食毒也。古方多用酢字也。

【集解】〔恭曰〕醋有数种：有米醋、麦醋、麴醋、糠醋、糟醋、饧醋、桃醋，葡萄、大枣、等诸杂果醋，会意者亦极酸烈。惟米醋二三年者入药。余止可啖，不可入药也。〔诜曰〕北人多为糟醋，江河人多为米醋，小麦醋不及。糟醋为多妨忌也。大麦醋良。〔藏器曰〕苏言葡萄、大枣诸果堪作醋，缘渠是荆楚人，土地俭啬，果败则以酿酒也。糟醋犹不入药，况于果乎？〔时珍曰〕米醋：三伏时用仓米一斗，淘净蒸饭，摊冷盒黄，晒簸，水淋净。别以仓米二斗蒸饭，和匀入瓮，以水淹过，密封暖处，三七日成矣。糯米醋：秋社日，用糯米一斗淘蒸，用六月六日造成小麦大麴和匀，用水二斗，入瓮封酿，三七日成矣。粟米醋：用陈粟米一斗，淘浸七日，再蒸淘熟，入瓮密封，日夕搅之，七日成矣。小麦醋：用小麦水浸三日，蒸熟盒黄，入瓮水淹，七七日成矣。大麦醋：用大麦米一斗，水浸蒸饭，盒黄晒干，水淋过，再以麦饭二斗和匀，入水封闭，三七日成矣。饧醋：用饧一斤，水三升煎化，入白末二两，瓶封晒成。其余糟、糠等醋，皆不入药，不能尽纪也。

米醋

【气味】酸、苦，温，无毒。〔诜曰〕大麦醋：微寒。余醋并同。〔弘景曰〕多食损人肌脏。〔藏器曰〕多食损筋骨，亦损胃。不益男子，损人颜色。醋发诸药，不可同食。〔时珍曰〕酸属木，脾病毋多食酸。酸伤脾，肉胈而唇揭。服茯苓、丹参人，不可食醋。镜源曰：米醋煮制四黄、丹砂、胆矾、常山诸药也。

【主治】消痈肿，散水气，杀邪毒。别录。理诸药，消毒。扁鹊。治产后血运。除癥块坚积，消食，杀恶毒，破结气，心中酸水痰饮。藏器。下气除烦，治妇人心痛血气，并产后及伤损金疮出血昏运，杀一切鱼、肉、菜毒。日华。酸磨青木香，止卒心痛、血气痛。浸黄檗含之，治口疮。调大黄末，涂肿毒。煎生大黄服，治疟癖甚良。孟诜。散瘀血，治黄疸、黄汗。〔好古曰〕张仲景治黄汗，有黄芪芍药桂枝苦酒汤；治黄疸，有麻黄醇酒汤，用苦酒、清酒。方见金匮要略。

【发明】〔宗奭曰〕米醋比诸醋最酽，入药多用之，谷气全也，故胜糟醋。产妇房中，常以火炭沃醋气为佳，酸益血也。以磨雄黄，涂蜂虿毒，亦取其收而不散之义。今人食酸则齿软，谓其水生木，水气弱，木气强，故如是。造靴皮者，须得醋而纹皱，故知其性收敛，不负酸收之意。〔时珍曰〕按孙光宪北梦琐言云：一婢抱儿落炭火上烧的，以醋泥傅之，旋愈无痕。又二少年，眼中常见一镜。赵卿谓之曰：来晨以鱼鲙奉候。及期延至，从容久之。少年饥甚，见台上一瓯芥醋，旋旋啜之，遂觉胸中豁然，眼花不见。卿云：君吃鱼鲙太多，鱼畏芥醋，故权诳而愈其疾也。观此二事，可证别录治痈肿、杀邪毒之验也。大抵醋治诸疮肿积块，心腹疼痛，痰水血病，杀鱼、肉、菜及诸虫毒气，无非取其酸收之义，而又有散瘀解毒之功。李鹏飞云：酸能少饮，辟寒胜酒。王戬自幼不食醋，年逾八十，犹能传神也。

酒 （别录中品）

【校正】拾遗糟笋酒、社酒，今并为一。

【释名】〔时珍曰〕按许氏说文云：酒，就也。所以就人之善恶也。一说：酒字篆文，象酒在卣中之状。饮膳标题云：酒之清者曰酿，浊者曰盎；厚曰醇，薄曰醨；重酿曰酎，一宿曰醴；美曰醑，未榨曰醅；红曰醍，绿曰醽，白曰醝。

【集解】〔恭曰〕酒有秫、黍、粳、糯、粟、麹、蜜、葡萄等色。凡作酒醴须麹，而葡萄、蜜等酒独不用麹。诸酒醇醨不同，惟米酒入药用。〔藏器曰〕凡好酒欲熟时，皆能候风潮而转，此是合阴阳也。〔诜曰〕酒有紫酒、姜酒、桑椹酒、葱豉酒、葡萄酒、蜜酒，及地黄、牛膝、虎骨、牛蒡、大豆、枸杞、通草、仙灵脾、狗肉等，皆可和酿作酒，俱各有方。〔宗奭曰〕战国策云：帝女仪狄造酒，进之于禹。说文云，少康造酒，即杜康也。然本草已著酒名，素问亦有酒浆，则酒自黄帝始，非仪狄矣。古方用酒，有醇酒、春酒、白酒、清酒、美酒、糟下酒、粳酒、秫黍酒、葡萄酒、地黄酒、蜜酒、有灰酒、新熟无灰酒、社坛余胙酒。今人所用，有糯酒、煮酒、小豆麹酒、香药麹酒、鹿头酒、羔儿等酒。江浙、湖南北又以糯粉入众药，和为麹，曰饼子酒。至于官务中，亦有四夷酒，中国不可取以为法。今医家所用，正宜斟酌。但饮家惟取其味，不顾入药何如尔，然久之未见不作疾者：盖此物损益兼行，可不慎欤？汉赐丞相上尊酒，糯为上，稷为中，粟为下。今人药佐使，专用糯米，以清水白面麹所造为正。古人造麹未见入诸药，所以功力和厚，皆胜余酒。今人又以蘖造者，盖止是醴，非酒也。书云：若作酒醴，尔惟蘖。酒则用麹，醴则用蘖，气味甚相辽，治疗岂不殊也？〔颖曰〕入药用东阳酒最佳，其酒自古擅名。事林广记所载酿法，其麹亦用药。今则绝无，惟用麸面、蓼汁拌造，假其辛辣之力，蓼亦解毒，清香远达，色复金黄，饮之至醉，不头痛，不口干，不作泻。其水秤之重于他水，邻邑所造俱不然。皆水土之美也。处州金盆露，水和姜汁造麹，以浮饭造麹，醇美可尚，而色香劣于东阳，以其水不及也。江西麻姑酒，以泉得名，而麹有群药。金陵瓶酒，麹米无嫌，而水有硷、且用灰，味太甘，多能聚痰。山东秋露白，色纯味烈。苏州小瓶酒，麴有葱及红豆、川乌之类，饮之头痛口渴。淮南绿豆酒，麴有绿豆，能解毒，然亦有灰不美。〔时珍曰〕东阳酒即金华酒，古兰陵也，李太白诗所谓"兰陵美酒郁金香"即此，常饮入药惧良。山西襄陵酒、蓟州薏苡酒皆清烈，但麴中亦有药物。黄酒有灰。秦、蜀有咂嘛酒，用稻、麦、黍、秫、药麴，小罂封酿而成，以筒吸饮。谷气既杂，酒不清美，并不可入药。

米酒

【气味】苦、甘、辛、大热，有毒〔诜曰〕久饮伤神损寿，软筋骨，动气痢。醉卧当风，则成癜风。醉浴冷水成痛痹。服丹砂人饮之，头痛吐热。〔士良曰〕凡服丹砂、北庭、石亭脂、钟乳、诸石、生姜，并不可长用酒下，能引石药气入四肢，滞血化为痈疽。〔藏器曰〕凡酒忌诸甜物。酒浆照人无影，不可饮。祭酒自耗，不可饮。酒合乳饮，令人气结。同牛肉食，令人生虫。酒后卧黍穰，食猪肉，患大风。〔时珍曰〕酒后食芥及辣物，缓人筋骨。酒后饮茶，伤肾脏，腰脚重坠，膀胱冷痛，兼患痰饮水肿、消渴挛痛之疾。一切毒药，因酒得者难治。又酒得成而解者，水制火也，酒性上而咸润下也。又畏枳椇、葛花、赤豆花、绿豆粉者，寒胜热也。

【主治】行药势，杀百邪恶毒气。别录。通血脉，厚肠胃，润皮肤，散湿气，消忧发怒，宣言畅意。藏器。养脾气，扶肝，除风下气。孟诜。解马肉、桐油毒，丹石发动诸病，热饮之甚良。时珍。

糟底酒三年腊糟下取之。开胃下食，暖水脏，温肠胃，消宿食，御风寒，杀一切蔬菜毒。日华。止呕哕，摩风瘙、腰膝疼痛。孙思邈。

老酒腊月酿造者，可经数十年不坏。和血养气，暖胃辟寒，发痰动火。时珍。

春酒清明酿造者亦可经久。常服令人肥白。孟诜。螲蟷尿疮，饮之至醉，须臾虫出如米也。李绛兵部手集。

社坛余胙酒拾遗。治小儿语迟，纳口中佳。又以喷屋四角，辟蚊子。藏器。饮之治聋。〔时珍曰〕按海录碎事云：俗传社酒治聋，故李涛有"社翁今日没心情，为寄治聋酒一瓶"之句。

糟笋节中酒

【气味】咸，平，无毒。

【主治】饮之，主哕气呕逆，或加小儿乳及牛乳同服。又摩疬疡风。藏器。

东阳酒

【气味】甘、辛、无毒。

【主治】用制诸药良。

【发明】〔弘景曰〕夫寒凝海，惟酒不冰，明其性热，独冠群物。药家多用以行其势，人饮多则体弊神昏，是其有毒故也。博物志云：王肃、张衡、马均三人，冒雾晨行。一人饮酒，一人饱食，一人空腹。空腹者死，饱食者病，饮酒者健。此酒势辟恶，胜于作食之效也。〔好古曰〕酒能引诸经不止，与附子相同。味之辛者能散，苦者能下，甘者能居中而缓。用力导引，可以通行一身之表，至极高分。味淡者则利小便而速下也。古人惟以麦造麴酿黍，已为辛热有毒。今之酝者，加以乌头、巴豆、砒霜、姜、桂、石灰、灶灰之类大毒大热之药，以增其气味。岂不伤冲和，损精神，涸荣卫，竭天癸，而夭人寿耶？〔震亨曰〕本草止言酒热而有毒，不言其湿中发热，近于相火，醉后振寒战栗可见矣。又性喜升，气必随之，痰郁于上，溺涩于下，恣饮寒凉，其热内郁，肺气大伤。其始也病浅，或呕吐，或自汗，或疮疥，或鼻齄，或泄利，或心脾痛，尚可散而去之。其久也病深，或消渴，或内疽，或肺痿，或鼓胀，或失明，或哮喘，或劳瘵，或癫痫，或痔漏，为难名之病，非具眼未易处也。夫醇酒性大热，饮者适口，不自觉也。理宜冷饮，有三益焉。过于肺，入于胃，然后微温。得温中之意，可以补气。次得寒中之温，可以养胃。冷酒行迟，传化以渐，人不得恣饮也。今则不然。图取快喉舌焉尔。〔颖曰〕人知戒早饮，而不知夜饮更甚。既醉既饱，睡而就枕，热拥伤心伤目。夜气收敛，酒以发之，乱其清明，劳其脾胃，停湿生疮，动火助欲，因而致病者多矣。朱子云：以醉为节可也。〔机曰〕按扁鹊云：过饮腐肠烂胃，溃髓蒸筋，伤神损寿。昔有客访周，出美酒二石。饮一石二斗，客饮八斗。次明，无所苦，客已胁穿而死矣。岂非犯扁鹊之戒乎？〔时珍曰〕酒，天之美禄也。面麴之酒，少饮则和血行气，壮神御寒，消愁遣兴；痛饮则伤神耗血，损胃亡精，生痰动火。邵尧夫诗云：美酒饮教微醉后。此得饮酒之妙；所谓醉中趣、壶中天者也。若夫沉湎无度，醉以为常者，轻则致疾败行，甚则丧邦亡家而陨躯命，其害可胜言哉？此大禹所以疏仪狄，周公所以著酒诰，为世范戒也。

【附诸酒方】〔时珍曰〕本草及诸书，并有治病酿酒诸方。今辑其简要者，以备参考。药品多者，不能尽录。

愈疟酒 治诸疟疾，频频温饮之。四月八日，水一石，麴一斤为末，俱酘水中。待酥煎之，一石取七斗。待冷，入麴四斤。一宿，上生白沫起。炊秫一石冷酘，三日酒成。贾思勰齐民要术。

屠苏酒 陈延之小品方云：此华佗方也。元旦饮之，辟疫疠一切不正之气。造法：用赤木桂，心七钱五分，防风一两，菝葜五钱，蜀椒、桔梗、大黄五钱七分，乌头二钱五分，赤小豆十四枚，以三角绛囊盛之，除夜悬井底，元旦取出置酒中，煎数沸。举家东向，从少至长，次第饮之。药滓还投井中，岁饮此水，一世无病。〔时珍曰〕苏魁，鬼名。此药屠割鬼爽，故名。或云，草庵名也。

逡巡酒 补虚益气，去一切风痹湿气。久服益寿耐老，好颜色。造法：三月三日收桃花三两三钱，五月五日收马蔺花五两五钱，六月六日收脂麻花六两六钱，九月九日收黄甘菊花九两九钱，阴干。十二月八日取腊水三斗。待春分，取桃仁四十九枚好者，去皮尖，白面十斤正，同前花和作麴，纸包四十九日。用时，白水一瓶，麴一丸，面一块，封良久成矣。如淡，再加一丸。

五加皮酒 去一切风湿痿痹，壮筋骨，填精髓。用五加皮洗刮去骨煎汁，和麴、米酿成，饮之。或切碎袋盛，浸酒煮饮。或加当归、牛膝、地榆诸药。

白杨皮酒 治风毒脚气，腹中痰癖如石。以白杨皮切片，浸酒起饮。

女贞皮酒 治风虚，补腰膝。女贞皮切片，浸酒煮饮之。

仙灵脾酒 治偏风不遂，强筋坚骨。仙灵脾一斤，袋盛，浸无灰酒二斗，密封三日，饮之。圣惠方。

薏苡仁酒 去风湿，强筋骨，健脾胃。用绝好薏苡仁粉，同麴、米酿酒，或袋盛煮酒饮之。

天门冬酒 润五脏，和血脉。久服除五劳七伤，癫痫恶疾，常令酒气相接，勿令大醉，忌生冷。十日当出风疹毒气，三十日乃已，五十日不知风吹也。冬月用天门冬去心煮汁，同麴、米酿成。初熟微酸，久乃味佳。千金。

百灵藤酒 治诸风。百灵藤十斤，水一石，煎汁三斗，入糯米三斗，神麹九斤，如常酿成。三五日，更炊糯饭投之，即熟。澄清日饮，以汗出为效。圣惠方。

白石英酒 治风湿周痹，肢节湿痛，及肾虚耳聋。用白石英、磁石煅，醋淬七次各五两，绢袋盛，浸酒中，五六日，温饮。酒少更添之。圣济总录。

地黄酒 补虚弱，壮筋骨，通血脉，治腹痛，变白发。用生肥地黄绞汁，同麹、米封密器中。五七日启之，中有绿汁，真精英也，宜先饮之，乃滤汁藏贮。加牛膝汁效更速，亦有加群药者。

牛膝酒 壮筋骨，治痿痹，补虚损，除久疟。用牛膝煎汁，和麹、米酿酒。或切碎袋盛浸酒，煮饮。

当归酒 和血脉，坚筋骨，止诸痛，调经水。当归煎汁，或酿或浸，并如上法。

菖蒲酒 治三十六风，一十二痹，通血脉，治骨痿，久服耳目聪明。石菖蒲煎汁，或酿或浸，并如上法。

枸杞酒 补虚弱，益精气，去冷风，壮阳道，止目泪，健腰脚。用甘州枸杞子煮烂捣汁，和麹、米酿酒。或以子同生地黄袋盛，浸酒煮饮。

人参酒 补中益气，通治诸虚。用人参末同麹、米酿酒。或袋盛浸酒煮饮。

薯蓣酒 治诸风眩运，益精髓，壮脾胃。用薯蓣粉同麹、米酿酒。或同山茱萸、五味子、人参诸药浸酒煮饮。

茯苓酒 治头风虚眩，暖腰膝，主五劳七伤。用茯苓粉同麹、米酿酒，饮之。

菊花酒 治头风，明耳目，去痿痹，消百病。用甘菊花煎汁，同麹、米酿酒。或加地黄、当归、枸杞诸药亦佳。

黄精酒 壮筋骨，益精髓，变白发，治百病。用黄精、苍术各四斤，枸杞根、柏叶各五斤，天门冬三斤，煮汁一石，同麹十斤，糯米一石，如常酿酒饮。

桑椹酒 补五脏，明耳目。治水肿，不下则满，下之则虚，入腹则十无一活。用桑椹捣汁煎过，同麹、米如常酿酒饮。

术酒 治一切风湿筋骨诸病，驻颜色，耐寒暑。用术三十斤，去皮捣，以东流水三石，渍三十日，取汁，露一夜，浸麹、米酿成饮。

蜜酒 〔孙真人曰〕治风疹风癣。用沙蜜一斤，糯饭一升，面麹五两，熟水五升，同入瓶内，封七日成酒。寻常以蜜入酒代之，亦良。

蓼酒 久服聪明耳目，脾胃健壮。以蓼煎汁，和麹、米酿酒饮。

姜酒 〔诜曰〕治偏风，中恶疰忤，心腹冷痛。以姜浸酒，暖服一碗即止。一法：用姜汁和，造酒如常，服之佳。

葱豉酒 〔诜曰〕解烦热，补虚劳，治伤寒头痛寒热，及冷痢肠痛，解肌发汗。并以葱根、豆豉浸酒煮饮。

茴香酒 治卒肾气痛，偏坠牵引，及心腹痛。茴香浸酒煮饮之。舶茴尤妙。

缩砂酒 消食和中，下气，止心腹痛。砂仁炒研，袋盛浸酒，煮饮。

莎根酒 治心中客热，膀胱胁下气郁，常忧不乐。以莎根一斤切，熬香，袋盛浸酒。日夜服之，常令酒气相续。

茵陈酒 治风疾，筋骨挛急。用茵陈蒿炙黄一斤，秫米一石，麴三斤，如常酿酒饮。

青蒿酒 治虚劳久疟。青蒿捣汁，煎过，如常酿酒饮。

百部酒 治一切久近咳嗽。百部根切炒，袋盛浸酒，频频饮之。

海藻酒 治瘿气。海藻一斤，洗净浸酒，日夜细饮。

黄药酒 治诸瘿气。万州黄药切片，袋盛浸酒，煮饮。

仙茅酒 治精气虚寒，阳痿膝弱，腰痛痹缓，诸虚之病。用仙茅九蒸九晒，浸酒饮。

通草酒 续五脏气，通十二经脉，利三焦。通草子煎汁，同麴、米酿酒饮。

南藤酒 治风虚，逐冷气，除痹痛，强腰脚。石南藤煎汁，同麴、米酿酒饮。

松液酒 治一切风痹脚气。于大松下掘坑，置瓮承取其津液，一斤酿糯米五斗，取酒饮之。

松节酒 治冷风虚弱，筋骨挛痛，脚气缓痹。松节煮汁，同麴、米酿酒饮、松叶煎汁亦可。

柏叶酒 治风痹历节作痛。东向侧柏叶煮汁，同麴、米酿酒饮。

椒柏酒 元旦饮之，辟一切疫疠不正之气。除夕以椒三七粒，东向侧柏叶七枝，浸酒一瓶饮之。

竹叶酒 治诸风热病，清心畅意。淡竹叶煎汁，如常酿酒饮。

槐枝酒 治大麻痿痹。槐枝煮汁，如常酿酒饮。

枳茹酒 治中风身直，口僻眼急。用枳壳壳刮茹，浸酒饮之。

牛蒡酒 治诸风毒，利腰脚。用牛蒡根切片，浸酒饮之。

巨胜酒 治风虚痹弱，腰膝疼痛。用巨胜子二升炒香，薏苡仁二升，生地黄半斤，袋盛浸酒饮之。

麻仁酒 治骨髓风毒痛，不能动者。取大麻子中仁炒香，袋盛浸酒饮之。

桃皮酒 治水肿，利小便。桃皮煎汁，同秫米酿酒饮。

红麴酒 治腹中及产后瘀血。红麴浸酒煮饮。

神麴酒 治闪肭腰痛。神麴烧赤，淬酒饮之。

柘根酒 治耳聋。方具柘根下。

磁石酒 治肾虚耳聋。用磁石、木通、菖蒲等分，袋盛酒浸日饮。

蚕沙酒 治风缓顽痹，诸节不随，腹内宿痛。用原蚕沙炒黄，袋盛浸酒饮。

花蛇酒 治诸风，顽痹瘫缓，挛急疼痛，恶疮疥癞。用白花蛇肉一条，袋盛，同麴置于缸底，糯饭盖之，三七日，取酒饮。又有群药煮酒方甚多。

乌蛇酒 治疗、酿法同上。

蚺蛇酒 治诸风痛痹，杀虫辟瘴，治癞风疥癣恶疮。用蚺蛇肉一斤，羌活一两，袋盛，同麴置于缸底，糯饭盖之，酿成酒饮。亦可浸酒。详见本条。〔颖曰〕广西蛇酒：坛上安蛇数寸，其麴则采山草药，不能无毒也。

蝮蛇酒 治恶疮诸瘘，恶风顽痹癫疾。取活蝮蛇一条，同醇酒一斗，封埋马溺处，周年取出，蛇已消化。每服数杯，当身体习习而愈也。

紫酒 治卒风，口偏不语，及角弓反张，烦乱欲死，及鼓胀不消。以鸡屎白、升炒焦，投酒中待紫色，去滓频饮。

豆淋酒 破血去风，治男子中风口歪，阴毒腹痛，及小便尿血，妇人产后一切中风诸病。用黑豆炒焦，以酒淋之，温饮。

霹雳酒 治疝气偏坠，妇人崩中下血，胎产不下。以铁器烧赤，浸酒饮之。

龟肉酒 治十年咳嗽。酿法详见龟条。

虎骨酒 治臂胫疼痛，历节风，肾虚，膀胱寒痛。虎胫骨一具，炙黄捶碎，同、米如常酿酒饮。亦可浸酒。详见虎条。

麋骨酒 治阴虚肾弱，久服令人肥白。麋骨煮汁，同、米如常酿酒之。

鹿头酒 治虚劳不足，消渴，夜梦鬼物，补益精气。鹿头煮烂捣泥，连汁和麴、米酿酒饮。少入葱、椒。

鹿茸酒 治阳虚痿弱，小便频数，劳损诸虚。用鹿茸、山药浸酒服。详见鹿茸下。

戊戌酒 〔诜曰〕大补元阳。〔颖曰〕其性大热，阴虚无冷病人，不宜饮之。用黄狗肉一只煮糜，连汁和麴、米酿酒饮之。

羊羔酒 大补元气，健脾胃，益腰肾。宣和化成殿真方：用米一石，如常浸蒸，嫩肥羊肉七斤，麴十四两，杏仁一斤，同煮烂，连汁拌末，入木香一两同酿，勿犯水，十日熟，极甘滑。一法：羊肉五斤蒸烂，酒浸一宿，入消梨七个，同捣取汁，和麴、米酿酒饮之。

腽肭脐酒 助阳气，益精髓，破癥结冷气，大补益人，腽肭脐酒浸捣烂，同麴、米如常酿酒饮。

烧酒（纲目）

【释名】火酒纲目　阿刺吉酒饮膳正要

【集解】〔时珍曰〕烧酒非古法也。自元时始创其法，用浓酒和糟入甑，蒸令气上，用器承取滴露。凡酸坏之酒，皆可蒸烧。近时惟以糯米或粳米或黍或秫或大麦蒸熟，和麴酿瓮中七日，以甑蒸取。其清如水，味极浓烈，盖酒露也。〔颖曰〕暹逻酒以烧酒复烧二次，入珍宝异香。其坛每个以檀香十数斤烧烟熏令如漆，然后入酒蜡封，埋土中二三年，绝去烧气，取出用之。曾有人携至舶，能饮三四杯即醉，价值数倍也。有积病者，饮一二杯即愈，且杀蛊。予亲见二人饮此，打下活虫长二寸许，谓之鱼蛊云。

【气味】辛、甘，大热，有大毒。〔时珍曰〕过饮败胃伤胆，丧心损寿，甚则黑肠腐胃而死。与姜、蒜同食，令人生痔。盐、冷水、绿豆粉解其毒。

【主治】消冷积寒气，燥湿痰，开郁结，止水泄，治霍乱疟疾噎膈，心腹冷痛，阴毒欲死，杀虫辟瘴，利小便，坚大便，洗赤目肿痛，有效。时珍。

【发明】〔时珍曰〕烧酒，纯阳毒物也。面有细花者为真。与火同性，得火即燃，同乎焰硝。北人四时饮之，南人止暑月饮之。其味辛甘，升扬发散；其气燥热，胜湿祛寒。故能开怫郁而消沉积，通膈噎而散痰饮，治泄疟而止冷痛也。辛先入肺，和水饮之，则抑使下行，通调水道，而小便长白。热能燥金耗血，大肠受刑，故令大便燥结，与姜、蒜同饮即生痔也。若夫暑月饮之，汗出而膈快身凉；赤目洗之，泪出而肿消赤散，此乃从治之方焉。过饮不节，杀人顷刻。近之市沽，又加以砒石、草乌、辣灰香药，助而引之，是假盗以方矣。善摄生者宜戒之。按刘克用病机赋云：有人病赤目，以烧酒入盐饮之，而痛止肿消。盖烧酒性走，引盐通行经络，使郁结开而邪热散，此亦反治劫剂也。

葡萄酒 （纲目）

【集解】〔诜曰〕葡萄可酿酒，藤汁亦佳。〔时珍曰〕葡萄酒有二样：酿成者味佳，有如烧酒法者有大毒。酿者，取汁同麹，如常酿糯米饭法。无汁，用于葡萄未亦可。魏文帝所谓葡萄酿酒，甘于麹米，醉而易醒者也。烧者，取葡萄数十斤，同大麹酿酢，取入甑蒸之，以器承承其滴露，红色可爱。古者西域造之，唐时破高昌，始得其法。按梁四公记云：高昌献葡桃干冻酒。杰公曰：葡桃皮薄者味美，皮厚者味苦。八风谷冻成之酒，终年不坏。叶子奇草木子云：元朝于冀宁等路造葡桃酒，八月至太行山辨其真伪。真者下水即流，伪者得水即冰冻矣。久藏者，中有一块，虽极寒，其余皆水，独此不水了，乃酒之精液也，饮之令人透腋而歹死。酒至二三年，亦有大毒。饮膳正要云：酒有数等：出哈喇火者最烈，西番者次之，平阳、太原者又次之。或云：葡萄久贮，亦自成酒，芳甘酷烈，此真葡萄酒也。

酿酒

【气味】甘，辛，热，微毒。〔时珍曰〕有热疾、齿疾、疮疹人，不可饮之。

【主治】暖腰肾，驻颜色，耐寒。时珍。

烧酒

【气味】辛、甘，大热，有大毒。〔时珍曰〕大热大毒，甚于烧酒。北人习而不觉，南人切不可轻生饮之。

【主治】益气调中，耐饥强志。正要。**消痰破癖。**汪颖。

糟 （纲目）

【释名】粕 纲目

【集解】〔时珍曰〕糯、秫、黍、麦，皆可蒸酿酒、醋，熬煎饧、饴，化成糟粕。酒糟须用腊月及清明、重阳造者，沥干，入少盐收之。藏物不败，揉物能软。若榨干者，无味矣。醋糟用三伏造者良。

酒糟

【气味】甘、辛，无毒。

【主治】温中消食，除冷气，杀腥，去草、菜毒，润皮肤，调脏腑。苏恭。**署扑损瘀血，浸水洗冻疮，捣傅蛇咬、蜂叮毒。**日华。

【发明】〔时珍曰〕酒糟有麹蘗之性，能活血行经止痛，故治伤损有功。按许叔微本事方云：治疏折，伤筋骨，痛不可忍者。用生地黄一斤，藏瓜姜糟一斤，生姜四两，都炒热，布裹罨伤处，冷即易之。曾有人伤折，医令捕一生龟，将杀用之。夜梦龟传此方，用之而愈也。又类编所载，只用藏瓜姜糟一物，人赤小豆末和匀，罨于断伤处，以杉片或白桐片夹之，云不过三日即痊可也。

大麦醋糟

【气味】酸，微寒，无毒。

【主治】气滞风壅，手背脚膝痛，炒熟布裹慰之，三两换当愈。孟诜。

干饧糟

【气味】甘，温，无毒。

【主治】反胃吐食，暖脾胃，化饮食，益气缓中。时珍

【发明】〔时珍曰〕饧以蘗成，暖而消导，故其糟能化滞缓中，养脾止吐也。按继洪澹寮方云：甘露汤：治反胃呕吐不止，服此利胸膈，养脾胃，进饮食。用干饧糟六两，生姜四两，二味同捣作饼，或焙或晒，入炙甘草末二两，盐少许，点汤服之。常熟一富人病反胃，往京口甘露寺设水陆，泊舟岸下。梦一僧持汤一杯与之，饮罢，便觉胸快。欢早人寺，供汤者乃梦中所见僧，常以此汤待宾，故易名曰甘露汤。予在临汀疗一小吏旋愈，切勿忽之。

米秕（食物）

【释名】米皮糠〔时珍曰〕秕，亦纰薄之义也。

【集解】〔颖曰〕米秕，即精米上细糠也。昔陈平食糠核而肥也。〔时珍曰〕糠，诸粟谷之壳也。其近米之细者为米秕，味极甜。俭年人多以豆屑或草木花实可食者，和剂蒸煮，以救饥云。

【气味】甘，平，无毒。

【主治】通肠开胃，下气，磨积块。作糗食不饥，充滑肤体，可以颐养。汪颖。

舂杵头细糠（别录中品）

【校正】〔禹锡曰〕自草部移入此。

【集解】〔时珍曰〕凡谷皆有糠，此当用粳、稻、粟、秫之糠也。北方多用杵，南方多用碓，入药并同。丹家言糠火炼物，力倍于常也。

【气味】辛、甘，热。〔震亨曰〕谷壳属金，糠之性则热也。

【主治】卒噎，刮取含之。别录。亦可煎汤呷之。烧研，水服方寸匕，令妇人易产。时珍。出子母秘录。

【发明】〔弘景曰〕治噎用此，亦是舂捣义尔。天下事理，多相影响如此。

第二十六卷菜部一目录

李时珍曰：凡草木之可茹者谓之菜。韭、薤、葵、葱、藿，五菜也。素问云：五谷为养，五菜为充。所以辅佐谷气，疏通壅滞也。古者三农生九谷，场圃艺草木，以备饥馑，菜固不止于五而已。我国初周宪王图草木之可济生者四百余种，为救荒本草，厥有旨哉。夫阴之所生，本在五味；阴之五宫，伤在五味。谨和五味，脏腑以通，气血以流，骨正筋柔，腠理以密，可以长久。是以内则有训，食医有方，菜之于人，补非小也。但五气之良毒各不同，五味之所入有偏胜，民生日用而不知。乃搜可茹之草，凡一百五种为菜部。分为五类：曰薰辛，曰柔滑，曰蓏，曰水，曰芝栭。旧本菜部三品，共六十五种。今并入五种，移十三种入草部，六种入果部。自草部移入及并二十三种，自谷部移入一种，果部移入一种，外类有名未用移入三种。

【附注】魏李当之《药录》　　　吴普《本草》

宋雷敩炮炙　　齐徐之才药对

唐甄权药性　　　萧炳四声
唐李珣海药　　　杨损之删繁
宋寇宗奭衍义　　金张元素珍珠囊
元李杲法象　　　王好古汤液
元朱震亨补遗　　明汪机会编
明陈嘉谟蒙筌

菜之一 （荤辛类三十二种）

韭别录

山韭千金　孝文韭附

葱别录

茖葱千金

胡葱开宝

薤别录　（即藠子）菠荠附

蒜别录

山蒜拾遗

葫录　（即大蒜）

五辛菜拾遗

芸薹唐本　（即油菜）

菘别录　（即白菜）

芥别录

白芥开宝

芜菁别录　（即蔓菁）

莱菔唐本　（即萝卜）

生姜别录

干姜本经　天竺干姜附

茼蒿嘉祐

邪蒿嘉祐

胡荽嘉祐

胡萝卜纲目

水靳本经　（即芹菜）

堇唐本　（即旱芹）

紧堇图经

马蕲唐本

莍香唐本 （即茴香）

莳萝开宝　蜀胡烂　数低　池德勒　马思苔　吉附

罗勒嘉祐（即兰香）

白花菜食物

薄菜纲目

草豉拾遗

上附方旧一百五十，新二百九十二。

第二十六卷菜部一

菜之一 （荤菜类三十二种）

韭 （别录中品）

【释名】草钟乳拾遗 起阳草侯氏药谱〔颂曰〕案许慎说文：韭字象叶出地上形。一种而久生，故谓之韭。一岁三四割，其根不伤，至冬壅培之，先春复生，信乎久生者也。〔藏器曰〕俗谓韭叶是草锺乳，言其温补也。〔时珍曰〕韭之茎名韭白，根名韭黄，花名韭菁。礼记谓韭为丰本，言其美在根也。薤之美在白，韭之美在黄，黄乃未出土者。

【集解】〔时珍曰〕韭丛生丰本，长叶青翠。可以根分，可以子种。其性内生，不得外长。叶高三寸便剪，剪忌日中。一岁不过五剪，收子者只可一剪。八月开花成丛，收取腌藏供馔，谓之长生韭，言剪而复生，久而不乏也。九月收子，其子黑色而扁，须风处阴干，勿令浥郁。北人至冬移根于土窖中，培以马屎，暖则即长，高可尺许，不见风日，其叶黄嫩，谓之韭黄，豪贵皆珍之。韭之为菜，可生可熟，可菹可久，乃菜中最有益者也。罗愿尔雅翼云：物久必变，故老韭为苋。〔颂曰〕郑玄言政道得则阴物变为阳，故葱变为韭，可验葱冷而韭温也。

韭

【气味】辛、微酸，温，涩，无毒。〔时珍曰〕生：辛，涩。熟：甘、酸。〔大明曰〕热。〔宗奭曰〕春食则香，夏食则臭，多食则能昏神暗目，酒后尤忌。〔诜曰〕热病后十日食之，即发困。五月多食，乏气力。冬月多食，动宿饮，吐水。不可与蜜及牛肉同食。

【主治】归心，安五脏，除胃中热，利病人，可久食。别录。〔时珍曰〕案千金方作可久食，不利病人。叶：煮鲫鱼酢食，断卒下痢。根：入生发膏用。弘景根、叶：煮食，温中下气，补虚益阳，调和脏腑，令人能食，止泄血脓，腹中冷痛。生捣汁服，主胸痹骨痛不可触者，又解药毒，疗狂狗咬人数发者，亦涂诸蛇虺、蝎虿、恶虫毒。藏器。煮食，充肺气。除心腹痼冷痃癖。捣汁服，治肥白人中风失音。日华。煮食，归肾壮阳，止泄精，暖腰膝。宁原。炸熟，以盐、醋空心吃十顿，治胸膈噎气。捣汁服，治胸痹刺痛如锥。即吐出胸中恶血甚验。又灌初生小儿，吐去恶水恶血，永无诸病。诜。主吐血唾血，衄血尿血，妇人经脉逆行，打扑伤损及膈噎病。捣汁澄清，和童尿饮之，能消散胃脘瘀血，甚效。震亨。饮生汁，主上气喘息欲绝，解肉脯毒。煮汁饮、止消渴盗汗。熏产妇血运，洗肠痔脱肛。时珍。

【发明】〔弘景曰〕此菜殊辛臭，虽煮食之，便出犹熏灼，不如葱、薤熟即无气，最是养生所忌。〔颂曰〕菜中此物最温而益人，宜常食之。昔人正月节食五辛以辟疠气，谓韭、薤、葱、蒜、姜也。〔宗奭曰〕韭黄未出粪土，最不益人，食之滞气，盖含抑郁未甲之气故也。孔子曰'不时不食'正谓此类。花食之亦动风。〔思邈曰〕韭味酸，肝病宜食之，大益人心。〔时珍曰〕韭，叶热根温，功用相同。生则辛而散血，熟则甘而补中。入足厥阴经，乃肝之菜也。素问言心病宜食韭，食鉴本草言归肾，文虽异而理则相贯。盖心乃肝之子，肾乃肝之母，母能令子实，虚则补其母也。道家目为五荤之一，谓其能昏人神而动虚阳也。有一贫叟病噎膈，食入即吐，胸中刺痛。或令取韭汁，入盐、梅、卤汁少许，细呷，得入渐加，忽吐稠涎数升而愈。此亦仲景治胸痹用薤白，皆取其辛温能散胃脘痰饮恶血之义也。〔震亨曰〕心痛有食热物及怒郁，致死血留于胃口作痛者，宜用韭汁、桔梗加入药中，开提气血。有肾气上攻以致心痛者，宜用韭汁和五苓散为丸，空心茴香汤下。盖韭性急，能散胃口血滞也。又反胃宜用韭汁二杯，入姜汁、牛乳各一杯，细细温服。盖韭汁消血，姜汁下气消痰和胃，牛乳能解热润燥补虚也。一人腊月饮刮剁酒三杯，自后食必屈曲下膈，硬涩微痛，右脉甚涩，关脉沉。此污血在胃脘之口，气因郁而成痰，隘塞食道也。遂以韭汁半盏，细细冷呷，尽半斤而愈。

韭子

【修治】〔大明曰〕入药拣净，蒸熟暴干，簸去黑皮，炒黄用。

【气味】辛、甘、温，无毒。〔时珍曰〕阳也。伏石钟乳、乳香。

【主治】梦中泄精，溺血。别录。暖腰膝，治鬼交，甚效。日华。补肝及命门，治小便频数、遗尿，女人白淫、白带。时珍。

【发明】〔颂曰〕韭子得龙骨、桑螵蛸，主漏精补中。葛洪、孙思邈诸方多用之。〔弘景曰〕韭子入棘刺诸丸，主漏精。〔时珍曰〕棘刺丸方见外台秘要，治诸劳泄，小便数，药多不录。案：梅师方：治遗精。用韭子五合，白龙骨一两，为末，空心酒服方寸匕。千金方：治梦遗，小便数。用韭子二两，桑螵蛸一两，微炒研末，每旦酒服二钱。三因方：治下元虚冷，小便不禁，或成白浊，有家韭子丸。盖韭乃肝之菜，入足厥阴经。肾主闭藏，肝主疏泄。素问曰：足厥阴病则遗尿。思想无穷，入房太甚，发为筋痿，及为白淫。男随溲而下。女子绵绵而下。韭子之治遗精漏泄、小便频数、女人带下者，能入厥阴，补下焦肝及命门之不足。命门者藏精之府，故同治云。

山韭 (千金)

【释名】䔉音育。䔫音纤。并未详。

【集解】〔颂曰〕䔉，山韭也。山中往往有之，而人多不识。形性亦与家韭相类，但根白，叶如灯心苗耳。韩诗云，六月食郁及䔉，谓此也。〔时珍曰〕案尔雅云：䔉，山韭也；许慎说文云：䔫，山韭也。金幼孜北征录云：北边云台戍地，多野韭、沙葱，人皆采而食之。即此也。苏氏以诗之郁即此。未知是否？又吕忱字林云：䔫（童严）水韭也。野生水涯，叶如韭而细长，可食。观此，则知野韭又有山、水二种，气味或不相远也。

【气味】咸，寒，涩，无毒。

【主治】宜肾，主大小便数，去烦热，治毛发。千金。

【发明】〔时珍曰〕籤，肾之菜也，肾病宜食之。诸家本草不载，而孙思邈千金方收之。他书籤字多讹作藿字，藿乃豆叶也。陈直奉亲养老书有蘿菜羹，即此也。其方治老人脾胃气弱，饮食不强。用蘿菜四两，鲫鱼肉五两，煮羹，下五味并少面食。每三五日一作之。云极补益。

【附录】孝文韭拾遗〔藏器曰〕辛，温，无毒。主腹内冷胀满，泄痢肠澼，温中补虚，令人能行。生塞北山谷，状如韭，人多食之，云是后魏孝文帝所种。又有诸葛韭，孔明所种，此韭更长，彼人食之。〔时珍曰〕此亦山韭也，但因人命名耳。

葱（别录中品）

【释名】芤纲目菜伯同和事草同鹿胎〔时珍曰〕葱从忽。外直中空，有忽通之象也。芤者，草中有孔也，故字从孔，芤脉象之。葱初生曰葱针，叶曰葱青，衣曰葱袍，茎曰葱白，叶中涕曰葱苒。诸物皆宜，故云菜伯、和事。

【集解】〔恭曰〕葱有数种，山葱曰茖葱，疗病似胡葱。其人间食葱有二种：一种冻葱，经冬不死，分茎栽莳而无子；一种汉葱，冬即叶枯。食用入药，冻葱最善，气味亦佳也。〔保升曰〕葱凡四种：冬葱即冻葱也，夏衰冬盛，茎叶俱软美，山南、江左有之；汉葱茎实硬而味薄，冬即叶枯；胡葱茎叶粗硬，根若金灯；茖葱生于山谷，不入药用。〔颂曰〕入药用山葱、胡葱，食品用冬葱、汉葱。又有一种楼葱，亦冬葱类，江南人呼为龙角葱，荆楚间多种之，其皮赤，每茎上出歧如八角，故云。〔瑞曰〕龙角即龙爪葱，又名羊角葱。茎上生根，移下莳之。〔时珍曰〕冬葱即慈葱，或名太官葱。谓其茎柔细而香，可以经冬，太官上供宜之，故有数名。汉葱一名木葱，其茎粗硬，故有木名，冬葱无子。汉葱春末开花成丛，青白色。其子味辛色黑，有皱纹，作三瓣状。收取阴干，勿令浥郁，可种可栽。

葱

楼葱

葱茎白

【气味】辛，平。叶：温。根须：平。并无毒。〔弘景曰〕葱有寒热，白冷青热，伤寒汤中不得用青也。〔宗奭曰〕葱主发散，多食昏人神。〔诜曰〕葱宜冬月食。不可过多，损须发，发人虚气上冲，五脏闭绝，为其开骨节出汗之故也。〔思邈曰〕正月食生葱，令人面上起游风。生葱同蜜食，作下利。烧葱同蜜食，壅气杀人。〔张仲景曰〕生葱合枣食，令人病；合犬、雉肉食，多令人病血。〔时珍曰〕服地黄、常山人，忌食葱。

【主治】作汤，治伤寒寒热，中风面目浮肿，能出汗。本经。伤寒骨肉碎痛，喉痹不通，安胎，归目益目睛，除肝中邪气，安中利五脏，杀百药毒。根：治伤寒头痛。别录。主天行时疾，头痛热狂，霍乱转筋，及奔豚气、脚气、心腹痛，目眩，止心迷闷。大明。通关节，止衄血，利大小便。孟诜。治阳明下痢、下血。李杲。达表和里，止血。宁原。除风湿，身痛麻痹，虫积心痛，止大人阳脱，阴毒腹痛，小儿盘肠内钓，妇人妊娠溺血，通乳汁，散乳痛，利耳鸣，涂狮犬伤，制蚯蚓毒。时珍。杀一切鱼、肉毒。士良。

【发明】〔元素曰〕葱茎白，味辛而甘平，气厚味薄，升也，阳也。入手太阴、足阳明经，专主发散，以通上下阳气。故活人书治伤寒头痛如破，用连须葱白汤主之。张仲景治少阴病，下利清谷，里寒外热，厥逆脉微者，白通汤主之，内用葱白。若面色赤者，四逆汤加葱白。腹中痛者，去葱白。成无己解之云：肾恶燥，急食辛以润之。葱白辛温以通阳气也。〔时珍曰〕葱乃释家五荤之一。生辛散，熟甘温，外实中空，肺之菜也，肺病宜食之。肺主气，外应皮毛，其合阳明。故所治之症多属太阴、阳明，皆取其发散通气之功，通气故能解毒及理血病。气者血之帅也，气通则血活矣。金疮磕损，折伤血出，疼痛不止者，王百一方，用葱白、砂糖等分研封之。云痛立止，更无痕瘢也。葱叶亦可用。又葱管吹盐入玉茎内，治小便不通及转脬危急者，极有捷效。余常用治数人得验。

叶

【主治】煨研，傅金疮水入轺肿。盐研，傅蛇、虫伤及中射工、溪毒。日华。主水病足肿。苏颂。利五脏，益目精，发黄疸。思邈。

【发明】〔颂曰〕煨葱治打扑损，见刘禹锡传信方，云得于崔给事。取葱新折者，焰火煨热剥皮，其间有涕，便将罨损处。仍多煨，续续易热者。崔云：顷在泽潞，与李抱真作判官。李相方以球杖按球子。其军将以杖相格，因伤李相拇指并爪甲劈裂。遽索金创药裹之，强索酒饮，而面色愈青，忍痛不止。有军吏言此方，遂用之。三易面色却赤，斯须云已不痛。凡十数度，用热葱并涕缠裹其指，遂毕席笑语。〔时珍曰〕按张氏经验方云：金创折伤血出，用葱白连叶煨热，或锅烙炒热，捣烂傅之，冷即再易。石城尉戴尧臣，试马损大指，血出淋漓。余用此方，再易而痛止。翌日洗面，不见痕迹。宋推官、鲍县尹皆得此方，每有杀伤气未绝者，亟令用此，活人甚众。又凡人头目重闷疼痛，时珍每用葱叶插入鼻内二三寸并耳内，气通即便清爽也。

汁

【气味】辛，温，滑，无毒。

【主治】溺血、饮之。解藜芦及桂毒。别录。散瘀血，止衄止痛，治头痛耳聋，消痔漏，解众药毒。时珍。能消玉为水，化五石，仙方所用。弘景。

【发明】〔时珍曰〕葱汁即葱涕，功同葱白。古方多用葱涎丸药，亦取其通散上焦风气也。胜金方：取汁入酒少许滴鼻中，治衄血不止，云即觉血从脑散下也。又唐瑶经验方，以葱汁和蜜少许服之，亦佳。云邻媪用此甚效，老仆试之亦验。二物同食害人，何以能治此疾？恐入脾胃不同，非甚急不可轻试也。〔慎微曰〕三洞要录云：葱者菜之伯也，能消金、锡、压、石。神仙消金玉哭法：于冬至日，以壶卢盛葱汁及根埋庭中。次年夏至发出，尽化为水。以法渍金、玉、银青石各三分，自消矣。暴干如治，食之可休粮，亦曰金浆也。

须

【主治】通气。孟诜。疗饱食房劳，血渗入大肠滂，便血肠滂成痔，日干，研末，每服二钱，温酒下。时珍。

花

【主治】心脾痛如锥刀刺，腹胀。用一升，同吴茱萸一升，水一大升八合，煎七合，去滓，分三服，立效。颂。出崔元亮方。实

【气味】辛，大温，无毒。

【主治】明目，补中气不足。本经。温中益精。日华。宣肺，归头。思邈。

茖葱（音格千金）

【释名】山葱。

【集解】〔保升曰〕茖葱生山谷，不入药用。〔颂曰〕尔雅云：茖，山葱也。郭注云：茖葱生山中，细茎大叶。食之香美于常葱，宜入药用。〔时珍曰〕茖葱，野葱也，山原平地皆有之。生沙地者名沙葱，生水泽者名水葱，野人皆食之。开白花，结子如小葱头。世俗不察胡葱即蒜葱，误指此为胡葱。详见胡葱下。保升言不入药用，苏颂言入药宜用山葱、胡葱。今考思邈千金食性，自有葱功用，而诸本失收，今采补之。

【气味】辛，微温，无毒〔时珍曰〕佛家以茖葱为五荤之一。见蒜下。

【主治】除瘴气恶毒。久食，强志益胆气。思邈。主诸恶载、孤尿刺毒，山溪中沙虱、射工等毒。煮汁浸，或捣傅，大效。亦兼小蒜、茱萸辈，不独用也。苏恭。

子

【气味】同葱。

【主治】泄精。思邈。

胡葱（宋开宝）

【释名】蒜葱纲目回回葱〔时珍曰〕按孙真人食忌作葫葱，因其根似葫蒜故也。俗称蒜葱，正合此义。元人饮膳正要作回回葱，似言其来自胡地，故曰胡葱耳。

【集解】〔诜曰〕胡葱生蜀郡山谷。壮似大蒜而小，形圆皮赤，梢长而锐。五月、六月采。〔保升曰〕葱凡四种：冬葱夏枯；汉葱冬枯；胡葱茎叶粗短，根若金灯；茖葱生于山谷。〔颂曰〕胡葱类食葱，而根茎皆细白。或云：根茎微短如金灯。或云：似大蒜而小，皮赤而锐。〔时珍曰〕胡葱即蒜葱也，孟诜、韩保升所说是矣，非野葱也。野葱名茖葱，似葱而小。胡葱乃人种莳，八月下种，五月收取，叶似葱而根似蒜，其味如薤，不甚臭。江西有水晶葱，蒜根葱叶，盖其类也。李廷飞延寿书，言胡葱即薑子，盖因相似而误尔。今俗皆以野葱为胡葱，因不识蒜葱，故指茖葱为之，谬矣。

胡葱

回回葱

【修治】〔敩曰〕凡采得依纹擘碎，用绿梅子相对拌蒸一伏时，去梅子，砂盆中研如膏，瓦器晒干用。

【气味】辛，温，无毒。〔时珍曰〕生则辛平，熟则甘温。〔诜曰〕亦是薰物。久食，伤神损性，令人多忘，损目明，绝血脉，发痼疾。患胡臭、蟹齿人，食之转甚。〔思邈曰〕四月勿食葫葱，令人气喘多惊。

【主治】**温中下气，消谷能食，杀虫，利五脏不足气。**孟诜。**疗肿毒。**保升。

【发明】〔时珍曰〕方术煮溪涧白石为粮，及煮牛、马、驴骨令软，皆用胡葱，则亦软坚之物也。陶弘景言葱能化五石，消桂为水，则是诸葱皆能软石。故今人采荔葱煮石，谓之胡葱也。

子

【主治】**中诸肉毒，吐血不止，萎黄悴者，以一升，水煮，冷服半升，日一夜一，血定乃止。**孟诜。

薤（音械　别录中品）

【释名】**藠子**音叫。或作荞者非。**莜子**音钓。**火葱**纲目、**菜芝**别录、**鸿荟**音会。〔时珍曰〕薤本文作韰，韭类也。故字从韭，从叙（音概），谐声也。今人因其根白，呼为藠子，江南人讹为莜子。其叶类葱而根如蒜，收种宜火熏，故俗人称为火葱。罗愿云：物莫美于芝，故薤为菜芝。苏颂复附莜子于蒜条，误矣。

【集解】〔别录曰〕薤生鲁山平泽。〔恭曰〕薤是韭类。叶似韭而阔，多白而无实。有赤、白二种：白者补而美，赤者苦而无味。〔颂曰〕薤处处有之。春秋分莳，至冬叶枯。尔雅云：劳，山薤也。生山中，茎叶与家薤相类，而根差长，叶差大，仅若鹿葱，体性亦与家薤同。今人少用。〔宗奭曰〕薤叶如金灯叶，差狭而更光。故古人言薤露者，以其光滑难伫之义。〔时珍曰〕薤八月栽根，正月分莳，宜肥壤。数枝一本，则茂而根大。叶状似韭。韭叶中实而扁，有剑脊。薤叶中空，似细葱叶而有棱，气亦如葱。二月开细花，紫白色。根如小蒜，一本数颗，相依而生。五月叶青则掘之，否则肉不满也。其根煮食、笔酒、糟藏、醋浸皆宜。故内则云：切葱、薤实诸醢以柔之。白乐天诗云'酥暖薤白酒'，谓以酥炒薤白投酒中也。一种水晶葱，葱叶蒜根，与薤相似，不臭，亦其类也。按王祯农书云：野薤俗名天薤。生麦原中，叶似薤而小，味益辛，亦可供食，但不多有。即尔雅山薤是也。

薤

薤白

【气味】辛、苦，温，滑，无毒。〔好古曰〕入手阳明经。〔颂曰〕薤宜去青留白，白冷而青热也。〔诜曰〕发热病，不宜多食。三四月勿食生者。〔大明曰〕生食引涕唾。不可与牛肉同食，令人作癥瘕。

【主治】**金疮疮败。轻身，不饥耐老。**本经。**归骨，除寒热，去水气，温中散结气。作羹食，利病人。诸疮中风寒水气肿痛，捣涂之。**别录。**煮食，耐寒，调中补不足，止久痢冷泻，肥健人。**日华。**治泄痢下重，能泄下焦阳明气滞。**李杲。〔好古曰〕下重者，气滞也。四逆散加此以泄气滞。**治少阴病厥逆泄痢，及胸痹刺痛，下气散血，安胎。**时珍。**心病宜食之。利产妇。**思邈。**治女人带下赤白，作羹食之。骨哽在咽不**

去者，食之即下。孟诜。**补虚解毒。**苏颂。**白者补益，赤者疗金疮及风，生肌肉。**苏恭。**与蜜同捣，涂汤火伤，效甚速。**宗奭。**温补，助阳道。**时珍。

【发明】〔弘景曰〕薤性温补，仙方及服食家皆须之，偏入诸膏用。不可生啖，荤辛为忌。〔诜曰〕薤，白色者最好，虽有辛，不荤五脏。学道人长服之，可通神安魂魄，益气续筋力。〔颂曰〕白薤之白，性冷而补。又曰：荄子，煮与产妇饮，易产。亦主脚气。〔时珍曰〕薤味辛气温。诸家言其温补，而苏颂图经独谓其冷补。按杜甫薤诗云：束比青刍色，圆齐玉箸头。衰年关膈冷，味暖并无忧。亦言其温补，与经文相合。则冷补之说，盖不然也。又按王祯云：薤生则气辛，熟则甘美。种之不蠹，食之有益。故学道人资之，老人宜之。然道家以薤为五荤之一，而诸氏言其不荤何耶？薛用弱齐谐志云：安陆郭坦兄，得天行病后，遂能大餐，每日食至一斛。五年，家贫行乞。一日大饥，至一园，食薤一畦，大蒜一畦。便闷极卧地，吐一物如龙，渐渐缩小。有人撮饭于上，即消成水，而病寻瘳也。按此亦薤散结、蒜消瘕之验也。〔宗奭曰〕薤叶光滑，露亦难伫。千金治肺气喘急方中用之，亦取其滑泄之义。

【附录】蓼荞拾遗〔藏器曰〕味辛，温，无毒。主霍乱腹冷胀满，冷气攻击，腹满不调，产后血攻胸膈刺痛，煮服之。生平泽，其苗如葱、韭。〔时珍曰〕此亦山薤之类，方名不同耳。

蒜（别录下品）

【释名】**小蒜**别录**茆蒜**音卵。**荤菜**〔时珍曰〕蒜字从示示（音蒜），谐声也。又象蒜根之形。中国初惟有此，后因汉人得葫蒜于西域，遂呼此为小蒜以别之。故伏候古今注云：蒜，茆蒜也，俗谓之小蒜。胡国有蒜，十子一株，名曰胡蒜，俗谓之大蒜是矣。蒜乃五荤之一，故许氏说文谓之荤菜。五荤即五辛，谓其辛臭昏神伐性也。练形家以小蒜、大蒜、韭、芸薹、胡荽为五荤；道家以韭、薤、蒜、芸苔、胡荽为五荤；佛家以大蒜、小蒜、兴渠、慈葱、茖葱为五荤，兴渠，即阿魏也。虽各不同，然皆辛熏之物，生食增恚，熟食发淫，有损性灵，故绝之也。

【集解】〔别录曰〕蒜，小蒜也。五月五日采之。〔弘景曰〕小蒜生叶时，可煮和食。至五月叶枯，取根名乱子，正尔啖之，亦甚熏臭，〔保升曰〕小蒜野生，处处有之。小者一名乱（音乱），一名荫（音力）。苗、叶、根、子皆似葫，而细数倍。尔雅云：荫，山蒜也。说文云：蒜，荤菜也。菜之美者，云梦之荤。生山中者，名荫。〔颂曰〕本草谓大蒜为葫，小蒜为蒜，而说文所谓荤菜者，乃大蒜也，荫即小蒜也：书传载物之别名不同如此，用药不可不审。〔宗奭曰〕小蒜即荫也。苗如葱针，根白，大者如乌芋子。兼根煮食，谓之宅蒜。〔时珍曰〕家蒜有二种：根茎俱小而瓣少，辣甚者，蒜也，小蒜也；根茎俱大而瓣多，辛而带甘者，葫也，大蒜也。按孙炎尔雅正义云：帝登蓄山，遭莸芋毒，将死，得蒜啮食乃解，遂收植之，能杀腥膻虫鱼之毒。又孙恒唐韵云：张骞使西域，始得大蒜种归。据此则小蒜之种，自荫移栽，从古已有。故尔雅以荫为山蒜，所以别家蒜也；大蒜之种，自葫地移来，至汉始有。故别录以葫为大蒜，所以见中国之蒜小也。又王祯农书云：一种泽蒜，最易滋蔓，随剧随合。熟时采子，漫散种之。吴人调鼎多用此根作菹，更胜葱，韭也。按此正别录所谓小蒜是也。其始自野泽移来，故有泽名，而寇氏误作宅字矣。诸家皆以野

蒜　葫

大蒜

生山蒜、泽蒜解家莳之小蒜，皆失于详考。小蒜虽出于蒚，既经人力栽培，则性气不能不移。故不得不辨。

蒜小蒜根也。

【气味】辛，温，有小毒。〔弘景曰〕味辛性热。损人，不可长食。〔思邈曰〕无毒。三月勿久食，伤人志性。黄帝书云：同生鱼食，令人夺气，阴核疼，〔瑞曰〕脚气风病人，及时病后，忌食之。

【主治】归脾肾，主霍乱，腹中不安，消谷，理胃温中，除邪痹毒气。别录。主溪毒。弘景。下气，治蛊毒，傅蛇、虫、沙虱疮。日华。〔恭曰〕此蒜与胡葱相得。主恶蜇毒、山溪中沙虱、水毒，大效。山人、俚獠时用之。涂疗肿甚良。孟诜。

叶

【主治】心烦痛，解诸毒，小儿丹疹。思邈。

【发明】〔颂曰〕古方多用小蒜治中冷霍乱，煮汁饮之。南齐褚澄治李道念鸡瘕，便瘥。〔宗奭曰〕华佗用蒜齑，即此蒜也。〔时珍曰〕按李延寿南史云：李道念病已五年。丞相褚澄诊之。曰：非冷非热，当是食白瀹鸡子过多也。取蒜一升煮食，吐出一物涎裹，视之乃鸡雏，翅足俱全。澄曰：未尽也，更吐之，凡十二枚而愈。或以蒜字作苏字者，误矣。范晔后汉书云：华佗见一人病噎，食不得下，令取蕲店家蒜齑大酢二升饮之，立吐一蛇。病者悬蛇于车，造佗家，见壁北悬蛇数十，乃知其奇。又夏子益奇疾方云：人头面上有光，他人手近之如火炽者，此中蛊也。用蒜汁半两，和酒服之，当吐出如蛇状。观三书所载，则蒜乃吐蛊要药，而后人鲜有知者。

山蒜 (拾遗)

【释名】蒚音历。泽蒜。

【集解】〔颂曰〕江南一种山蒜，似大蒜而臭。〔藏器曰〕泽蒜根如小蒜，叶如韭。又生石间者名石蒜，与蒜无异。〔时珍曰〕山蒜、泽蒜、石蒜，同一物也，但分生于山、泽、石间不同耳。人间栽莳小蒜，始自三种移成，故犹有泽蒜之称。尔雅云：蒚，山蒜也。今京口有蒜山，产蒜是也。处处有之，不独江南。又吕忱字林云：莍，水中蒜也。则蒜不但产于山，而又产于水也。别有山慈姑、水仙花、老鸦蒜、石蒜之类，根叶皆似蒜而不可食，其花亦异。并见草部下。

【气味】辛，温，无毒。

【主治】山蒜：治积块，及妇人血瘕，用苦醋磨服多效。苏颂。泽蒜、石蒜：并温补下气，滑水源。藏器。

葫 (别录下品)

【释名】大蒜弘景荤菜〔弘景曰〕今人谓葫为大蒜，蒜为小蒜，以其气类相似也。〔时珍曰〕按孙愐唐韵云：张骞使西域，始得大蒜、胡荽。则小蒜乃中土旧有，而大蒜出胡地，胡有胡名。二蒜皆属五荤，故通可称荤。详见蒜下。

【集解】〔别录曰〕葫，大蒜也。五月五日采，独子者入药尤佳。〔保升曰〕葫出梁州者，大径二寸，最美少辛；泾阳者，皮赤甚辣。〔颂曰〕今处处园圃种之。每颗六七瓣，初种一瓣，当年便成独子葫，至明年则复其本矣。其花中有实，亦作葫瓣状而极小，亦可种之。〔时珍曰〕大、小二蒜皆八月种。春食苗，夏初食薹，五月食根，秋月收种。北人不可一日无者也。

【气味】辛，温，有毒。久食损人目。〔弘景曰〕性最熏臭，不可食。俗人作葅以啖鲙肉，损性伐命，莫此之甚。惟可生食，不中煮也。〔恭曰〕此物煮羹臛为馔中之俊，而陶云不中煮，当是未经试耳。〔藏器曰〕初食不利目，多食却明。久食令人血清，使毛发白。〔时珍曰〕久食伤肝损眼。故嵇康养生论云：荤辛害目，此为甚耳。今北人嗜蒜宿炕，故盲瞽最多。陈氏乃云多食明目，与别录相左，何耶？〔震亨曰〕大蒜属火，性热喜散，快膈，善化肉，暑月人多食之。伤气之祸，积久自见，养生者忌之。化肉之功，不足论也。〔颂曰〕多食伤肺、伤脾、伤肝胆，生痰助火昏神。〔思邈曰〕四月、八月食葫，伤神，令人喘悸，口味多爽。多食生葫行房，伤肝气，令人面无色。生葫合青鱼鮓食，令人腹内生疮，肠中肿，又成疝瘕，发黄疾。合蜜食，杀人。凡服一切补药，不可食之。

【主治】归五脏，散痈肿䘌疮，除风邪，杀毒气。别录。下气，消谷，化肉。苏恭。去水恶瘴气，除风湿，破冷气，烂痃癖，伏邪恶，宣通温补，疗疮癣，杀鬼去痛。藏器。健脾胃，治肾气，止霍乱转筋腹痛，除邪祟，解温疫，去蛊毒，疗劳疟冷风，傅风损冷痛，恶疮、蛇虫、溪毒、沙虱，并捣贴之。熟醋浸，经年者良。日华。温水捣烂服，治中暑不醒。捣贴足心，止鼻衄不止。和豆豉丸服，治暴下血，通水道。宗奭。捣汁饮，治吐血心痛。煮汁饮，治角弓反张。同鲫鱼丸，治膈气。同蛤粉丸，治水肿。同黄丹丸，治痢疟、孕痢。同乳香丸，治腹痛。捣膏敷脐，能达下焦消水，利大小便。贴足心，能引热下行，治泄泻暴痢及干湿霍乱，止衄血。纳肛中，能通幽门，治关格不通。时珍。

【发明】〔宗奭曰〕葫气极荤，置臭肉中反能掩臭。凡中暑毒人，烂嚼三两瓣，温水送之，下咽即知，但禁饮冷水。又鼻衄不止者，捣贴足心，衄止即拭去。〔时珍曰〕葫蒜入太阴、阳明，其气薰烈，能通五脏，达诸窍，去寒湿，辟邪恶，消痈肿，化癥积肉食，此其功也。故王祯称之云：味久不变，可以资生，可以致远，化臭腐为神奇，调鼎俎，代醯酱，携之旅涂，则炎风瘴雨不能加，食馈腊毒不能害。夏月食之解暑气。北方食肉面尤不可无。乃食经之上品，日用之多助者也。盖不知其辛能散气，热能助火，伤肺损目，昏神伐性之害，荏苒受之而不悟也。尝有一妇，衄血一昼夜不止，诸治不效。时珍令以蒜傅足心，即时血止，真奇方也。又叶石林避暑录话云：一仆暑月驰马，忽仆地欲绝。同食王相教用大蒜及道上热土各一握研烂，以新汲水一盏和取汁，抉齿灌之，少顷即苏。相传徐州市门，忽有版书此方，咸以为神仙救人云。〔藏器曰〕昔有患疮癣者，梦人教每日食大蒜三颗。初服遂至瞑眩吐逆，下部如火。后有人教取数片，合皮截却两头吞之，名曰内灸，果获大效也。〔颂曰〕经言葫散痈肿。按李绛兵部手集方云：毒疮肿毒。号叫卧眠不得，人不能别者。取独头蒜两颗捣烂，麻油和，厚傅疮上，干即易之。屡用救人，无不神效。卢坦侍郎肩上疮作，连心痛闷，用此便瘥。又李仆射患脑痈久不瘥，卢与此方亦瘥。又葛洪肘后方云：凡背肿，取独颗蒜横截一分，安肿头上，至艾如梧子大，灸蒜百壮，不觉渐消，多灸为善。勿令大热，若觉痛即擎起蒜。蒜焦更换新者。勿令损皮肉。洪尝苦小腹下患一大肿，灸之亦瘥。数用灸人，无不应效。又江宁府紫极宫刻石记其事云：但是发背及痈疽恶疮肿核初起有异，皆可灸之，不计壮数。惟要痛者灸至不痛，不痛者灸至痛极而止。疣赘之类灸之，亦便成痂自脱，其效如神。乃知方书无空言者。但人不能以意详审，则不得尽应耳。〔时珍曰〕按李迅论蒜钱灸法云：治疽之法，着灸胜于用药。缘热毒中隔，上下不通。必得毒气发泄，然后解散。凡初发一日之内，便用大独头蒜切如小钱厚，贴顶上灸之。三壮一易，大概以百壮为率。一使疮不开大，二使内肉不坏，三疮口易合，一举而三得之。但头及项以上，切不可用此，恐引气上，更生大祸也。又史源记蒜灸之功云：母氏背胛作痒，有赤晕半寸，白粒如黍。灸二七壮，其赤随消。信宿，有赤流下长二寸。举家归咎于灸。外医用膏护之，日增一晕，二十二日，横斜约六七寸，痛楚不胜。或言一尼病此，得灸而愈。予奔问之。尼云：剧时昏不知人，但闻范奉议坐守灸八百余壮方苏，约艾一筛。予亟归，以炷如银杏大，灸十数，殊不觉；乃灸四旁赤处，皆痛。每一壮烬则赤随缩入，三十余壮，赤晕收退。盖灸迟则初发处肉已坏，故不痛，直待灸到好肉方痛也。至夜则火燄满背，疮高阜而热，夜得安寝矣。至晓如覆一瓯，高三四寸，上有百数小窍，色正黑，调理而安。盖高阜者，毒外出也。小窍多，毒不聚也。色正黑，皮肉坏也。非艾火出其毒于坏肉之里，则内逼五脏而危矣。庸医傅贴凉冷消散之说，何可信哉？

五辛菜

【集解】〔时珍曰〕五辛菜，乃元旦立春，以葱、蒜、韭、蓼、蒿、芥辛嫩之菜，杂和食之，取迎新之义，谓之五辛盘，杜甫诗所谓'春日春盘细生菜'是矣。

【气味】辛，温，无毒。〔时珍曰〕热病后食，多损目。

【主治】岁朝食之，助发五脏气。常食，温中去恶气，消食下气。藏器。

芸薹（唐本草）

【释名】寒菜胡居士方、胡菜同上、薹菜坤雅、薹芥沛志、油菜纲目。〔时珍曰〕此菜易起薹，须采其薹食，则分枝必多，故名芸薹；而淮人谓之薹芥，即今油菜，为其子可榨油也。羌陇氐胡，其地苦寒，冬月多种此菜，能历霜雪，种自胡来，故服虔通俗文谓之胡菜，而胡洽居士百病方谓之寒菜，皆取此义也。或云塞外有地名云台戍，始种此菜，故名，亦通。

【集解】〔恭曰〕别录云：芸薹乃人间所啖菜也。〔宗奭曰〕芸薹不甚香，经冬根不死，辟蠹，于诸菜中亦不甚佳。〔时珍曰〕芸薹方药多用，诸家注亦不明，今人不识为何菜？珍访考之，乃今油菜也。九月、十月下种，生叶形色微似白菜。冬、春采薹心为茹，三月则老不可食。开小黄花、四瓣，如芥花。结荚收子，亦如芥子，灰赤色。炒过榨油黄色，燃灯甚明，食之不及麻油。近人因有油利，种者亦广云。

茎叶

【气味】辛，温，无毒。〔大明曰〕凉。〔别录曰〕春月食之，能发膝痼疾。〔诜曰〕先患腰脚者，不可多食，食之加剧。又损阳气，发疮及口齿病。胡臭人不可食。又能生腹中诸虫。道家特忌，以为五荤之一。

【主治】风游丹肿，乳痈。唐本草。破癥瘕结血。开宝。治产后血风及瘀血。日华。煮食，治腰脚痹。捣叶，傅女人吹奶。藏器。治瘰疬、豌豆疮，散血消肿。伏蓬砂。时珍。

【发明】〔藏器曰〕芸薹破血，故产妇宜食之。〔马志曰〕今俗方言病人得吃芸薹，是宜血病也。〔思邈曰〕贞观七年三月，予在内江县饮多，至夜觉四体骨肉疼痛。至晓头痛，额角有丹如弹丸，肿痛。至午通肿，目不能开。经日几毙。予思本草芸薹治风游丹肿，遂取叶捣傅，随手即消，其验如神也。亦可捣汁服之。

子

【气味】辛，温，无毒。

【主治】梦中泄精，与鬼交。思邈。取油傅头，令发长黑。藏器。行滞血，破冷气，消肿散结，治产难、产后心腹诸疾，赤丹热肿，金疮血痔。时珍。

【发明】〔时珍曰〕芸薹菜子、叶同功。其味辛气温，能温能散。其用长于行血滞，破结气。故古方消肿散结，治产后一切心腹气血痛，诸游风丹毒热肿疮痔诸药成用之。经水行后，加入四物汤服之，云能断产。又治小儿惊风，贴其顶囟，则引气上出也。妇人方治产难歌云：黄金花结粟米实，细研酒下十五粒。灵丹功效妙如神，难产之时能救急。

菘（别录上品）

【释名】白菜。〔时珍曰〕按陆佃埤雅云：菘性凌冬晚凋，四时常见，有松之操，故曰菘。今俗谓之白菜，其色青白也。

【集解】〔弘景曰〕菘有数种，犹是一类，正论其美与不美，菜中最为常食。〔宗奭曰〕菘叶如芜青，绿色差淡，其味微苦，叶嫩稍阔。〔颂曰〕杨州一种菘叶，圆而大，或若箑，啖之无渣，绝胜他土者，疑即牛肚菘也。〔时珍曰〕菘（即今人呼为白菜者）有二种：一种茎圆厚微青，一种茎扁薄而白。其叶皆淡青白色。燕、赵、辽阳、扬州所种者，最肥大而厚，一本有重十余斤者。南方之菘畦内过冬，北方者多入窖内。燕京圃人又以马粪入窖壅培，不见风日，长出苗叶皆嫩黄色，脆美无滓，谓之黄芽菜，豪贵以为嘉品，盖亦仿韭黄之法也。菘子如芸薹子而色灰黑，八月以后种之。二月开黄花，如芥花，四瓣。三月结角，亦如芥。其菜作菹食尤良，不宜蒸晒。

【正误】〔恭曰〕菘有三种：牛肚菘叶最大厚，味甘；紫菘叶薄细，味少苦；白菘似蔓菁也。菘菜不生北土。有人将子北种，初一年即半为芜青，二年菘种都绝；将芜青子南种，亦二年都变。土地所宜如此。〔颂曰〕菘，南北皆有之。与蔓菁相类，梗长叶不光者为芜青，梗短叶阔厚而肥腴者为菘。旧说北土无菘，今京洛种菘菜都类南种，但肥厚差不及尔。〔机曰〕蔓菁、菘菜恐是一种。但在南土，叶高而大者为菘，秋冬有之；在北土，叶短而小者为蔓菁，春夏有之。〔时珍曰〕白菘即白菜也。牛肚菘即最肥大者。紫菘即芦菔也，开紫花，故曰紫菘。苏恭谓白菘似蔓菁者，误矣。根叶俱不同，而白菘根坚小，不可食。又言南北变种者，盖指蔓菁、紫菘而言。紫菘根似蔓菁而叶不同，种类亦别。又言北土无菘者，自唐以前或然，近则白菘、紫菘南北通有。惟南土不种蔓菁，种之亦易生也。苏颂漫为两可之言，汪机妄起臆断之辨，俱属谬误，今悉正之。

茎叶

【气味】甘，温，无毒。〔大明曰〕凉，微毒。多食发皮肤风瘙痒。〔诜曰〕发风冷内虚人不可食，有热人食亦不发病，性冷可知。本草言性温，未解其意。〔弘景曰〕性和利人，多食似小冷。张仲景言药中有甘草食菘，即令病不除也。〔颂曰〕有小毒不可食多，多则以生姜解之。〔瑞曰〕夏至前食，发气动疾。有足疾者忌之。〔时珍曰〕气虚胃冷人多食，恶心吐沫，气壮人则相宜。

【主治】通利肠胃，除胸中烦，解酒渴。别录。**消食下气，治瘴气，止热气嗽。冬汁尤佳。**萧炳。**和中，利大小便。**宁原。

子

【气味】甘、平，无毒。

【主治】作油，涂头长发，涂刀剑不宿。音秀。弘景。

芥 (别录上品)

【释名】〔时珍曰〕按王安石字说云：芥者，界也。发汗散气，界我者也。王祯农书云：其气味辛烈，菜中之介然者，食之有刚介之象，故字从介。

【集解】〔弘景曰〕芥似菘而有毛，味辣，可生食及作菹。其子可以藏冬瓜。又有莨（音郎），作菹甚辣。〔恭曰〕芥有三种：叶大子粗者，叶可食，子入药用；叶小子细者，叶不堪食，子但作齑；又有白芥子，粗大白色，如白粱米，甚辛美，从西戎来。〔颂曰〕芥处处有之。有青芥，似菘，有毛，味极辣。紫芥，茎叶纯紫可爱，作齑最美。有白芥，见本条。其余南芥、旋芥、花芥、石芥之类，皆菜茹之美者，不能悉录。大抵南土多芥。相传岭南无芜菁，有人携种至彼种之，皆变作芥，地气使然耳。〔时珍曰〕芥有数种：青芥，又名刺芥，似白菘，有柔毛。有大芥，亦名皱叶芥，大叶皱纹，色尤深绿，味更辛辣。二芥宜入药用。有马芥，叶如青芥。有花芥，叶多缺刻，如萝卜英。有紫芥，茎叶皆紫如苏。有石芥，低小。皆以八九月下种。冬月食者，俗呼腊菜；春月食者，俗呼春菜；四月食者，谓之夏芥。芥心嫩薹，谓之芥蓝，渝食脆美；其花三月开，黄色四出。结荚一二寸。子大如苏子，而色紫味辛，研末泡过为芥酱，以侑肉食，辛香可爱。刘询岭南异物志云：南土芥高五六尺，子大如鸡子。此又芥之异者也。

茎叶

【气味】辛，温，无毒。〔诜曰〕煮食动气与风，生食发丹石，不可多食。大叶者良，细

芥

叶有毛者害人。〔守原曰〕有疮疡、痔疾、便血者忌之。〔思邈曰〕同兔肉食，成恶邪病。同鲫鱼食，发水肿。

【主治】归鼻，除肾经邪气，利九窍，明耳目，安中。久食温中。**别录**。止咳嗽上气，除冷气。**日华**。主咳逆下气，去头面风。**孟诜**。通肺豁痰，利膈开胃。**时珍**。

【发明】〔时珍曰〕芥性辛热而散，故能通肺开胃，利气豁痰。久食则积温成热，辛散太盛，耗人真元，肝木受病，昏人眼目，发人疮痔；而别录谓其能明耳目者，盖知暂时之快，而不知积久之害也。素问云：辛走气，气病无多食辛。多食辛则筋急而爪枯胝而唇褰。此类是矣。陆佃云：望梅生津，食芥堕泪，五液之自外至也。慕而涎垂，愧而汗出，五液之自内生也。

子

【气味】辛，热，无毒。〔时珍曰〕多食昏目动火，泄气伤精。

【主治】归鼻，去一切邪恶疰气，喉痹。**弘景**。疰气发无常处，及射工毒，丸服之，或捣末醋和涂之，随手有验。**苏恭**。治风毒肿及麻痹，醋研傅之。扑损瘀血，腰痛肾冷，和生姜研涂贴之。又治心痛，酒调服之。**日华**。研末作酱食，香美，通利五脏。**孟诜**。研末水调，涂顶囟，止衄血。**吴瑞**。温中散寒，豁痰利窍，治胃寒吐食，肺寒咳嗽，风冷气痛，口噤唇紧，消散痈肿瘀血。**时珍**。

【发明】〔时珍曰〕芥子功与菜同。其味辛，其气散，故能利九窍，通经络，治口噤、耳聋、鼻衄之证，消瘀血、痈肿、痛痹之邪。其性热而温中，故又能利气豁痰，治嗽止吐，主心腹诸痛。白芥子辛烈更甚，治病尤良。见后本条。

白芥（宋开宝附）

【释名】**胡芥**蜀本草**蜀芥**〔时珍曰〕其种来自胡戎而盛于蜀，故名。

【集解】〔恭曰〕白芥子粗大白色，如白粱米，甚辛美，从戎中来。〔藏器曰〕白芥生太原、河东。叶如芥而白，为茹食之甚美。〔保升曰〕胡芥近道亦有之，叶大子白且粗，入药及啖最佳，而人间未多用之。〔时珍曰〕白芥处处可种，但人知莳之者少尔。以八九月下种，冬生可食。至春深茎高二三尺，其叶花而有丫，如花芥叶，青白色。茎易起而中空，性脆，最畏狂风大雪，须谨护之，乃免折损。三月开黄花，香郁。结角如芥角，其子大如粱米，黄白色。又有一种茎大而中实者尤高，其子亦大。此菜虽是芥类，迥然别种也，然入药胜于芥子。

茎叶

【气味】辛，温，无毒。〔时珍曰〕肘后方言热病人不可食胡芥，为其性暖也。

【主治】冷气。**藏器**。安五脏，功与芥同。**日华**。

子

【气味】辛，温，无毒。

【主治】发汗，主胸膈痰冷，上气，面目黄赤。又醋研，傅射工毒。**别录**。御恶气遁尸飞尸，及暴风毒肿流四肢疼痛。弘景。烧烟及服，辟邪魅。日华。〔藏器曰〕入镇宅方用。咳嗽，胸胁支满，上气多唾者，每用温酒吞下七粒。思邈。利气豁痰，除寒暖中，散肿止痛，治喘嗽反胃，痹木脚气，筋骨腰节诸痛。时珍。

【发明】〔震亨曰〕痰在胁下及皮里膜外，非白芥子莫能达。古方控涎丹用白芥子，正此义也。〔时珍曰〕白芥子辛能入肺，温能发散，故有利气豁痰、温中开胃、散痛消肿辟恶之功。按韩悉医通云：凡老人苦于痰气喘嗽，胸满懒食，不可妄投燥利之药，反耗真气。悉因人求治其亲，静中处三子养亲汤治之，随试随效。盖白芥子白色主痰，下气宽中。紫苏子紫色主气，定喘止嗽。萝卜子白种者主食，开痞降气。各微炒研破，看所主为君。每剂不过三四钱，用生绢袋盛入，煮汤饮之。勿煎太过，则味苦辣。若大便素实者，入蜜一匙。冬月加姜一片尤良。南陵未斋子有辞赞之。

芜菁（别录上品）

【释名】蔓菁唐本九英菘食疗诸葛菜〔藏器曰〕芜菁北人名蔓菁。今并汾、河朔间烧食其根，呼为芜根，犹是芜菁之号。芜菁，南北之通称也。塞北、河西种者，名九英蔓菁，亦曰九英菘。根叶长大而味不美，人以为军粮。〔禹锡曰〕尔雅云：须，葑苁，诗谷风云：采葑采菲。毛苌注云：葑，须也。孙炎云：葑，一名葑苁。礼坊记云：葑，蔓菁也。陈、宋之间谓之葑。陆玑云：葑，芜菁也。幽州人谓之芥。郭璞云：葑苁似羊蹄，叶细，味酢可食。扬雄方言云：荛、茞，蔓菁也。陈、楚谓之荛，齐、鲁谓之茞，关西谓之芜菁，赵、魏谓之大芥。然则葑也，须也，芜菁也，蔓菁也，葑苁也，茞也，芥也，七者一物也。〔时珍曰〕按孙愐云：荛，蔓菁苗也。其说甚通。掌禹锡以葑苁释蔓菁，陈藏器谓葑苁是酸模，当以陈说为优。详见草部酸模下。刘禹锡嘉话录云：诸葛亮所止令兵士独种蔓菁者，取其才出甲，可生啖，一也；叶舒可煮食，二也；久居则随以滋长，三也；弃不令惜，四也；回则易寻而采，五也；冬有根可食，六也。比诸蔬其利甚博。至今蜀人呼为诸葛菜，江陵亦然。又朱辅山溪蛮丛话云：苗、僚、瑶、佬地方产马王菜，味涩多刺，即诸葛菜也。相传马殷所遗，故名。又蒙古人呼其根为沙吉木儿。

蔓　菁

芜菁

【集解】〔弘景曰〕别录芜菁、芦菔同条。芦菔是今温菘、其根可食，叶不中啖。芜菁根细于温菘而叶似菘，好食，西川惟种此。其子与温菘甚相似，而俗方无用，惟服食家炼饵之，而不言芦菔子，恐不用也。俗人蒸其根及作菹食，但小薰臭尔。〔恭曰〕芜菁北人名蔓菁，根、叶及子皆是菘类，与芦菔全别，体用亦殊。陶言芜菁似芦菔，芦菔叶不堪食，是江表不产二物，理丧其真也。菘子黑色，蔓菁子紫赤色，大小相似。芦菔子黄赤色，而大数倍，且不圆也。〔大明曰〕蔓菁比芦菔梗短而细，叶大，连地上生，厚阔短肥而痹，其色红。〔颂曰〕芜青南北皆有，北土尤多。四时常有，春食苗，夏食心（亦谓之薹子），秋食茎，冬食根。河朔多种，以备饥岁。菜中之最有益者惟此尔。其子夏秋熟时采之。〔宗奭曰〕蔓菁夏月则枯。当此之时，蔬圃复种，谓之鸡毛菜。食心，正在春时。诸菜之中，有益无损，于世有功。采撷之余，收子为油，燃灯甚明，西人食之。河东、太原所出，其根极大，他处不及也。又出西番吐谷浑地。〔机曰〕叶是蔓菁，根是芦菔。〔时珍曰〕别录以芜青、芦菔同条，遂致诸说猜度。或以二物为一种，或谓二物全别，或谓在南为莱菔，在北为蔓菁，殊无定见。今按二物根、叶、花、子都别，非一类也。蔓菁是芥属，根长而白，其味辛苦而短，茎粗叶大而厚阔；夏初起薹，开黄花，四出如芥，结角亦如芥；其子均圆，似芥子而紫赤色。芦菔是菘属，根圆，亦有长者，有红白二色；其味辛甘而永；叶不甚大而糙，亦有花叶者；夏初起薹，开淡紫花；结角如虫状，腹大尾尖；子似胡卢巴；不均不圆，黄赤色。如此分之，自明白矣。其蔓菁六月种者，根大而叶蠹；八月种者，叶美而根小；惟七月初种者，根叶俱良。拟卖者纯种九英，九英根大而味短，削净为菹甚佳。今燕京人以瓶腌藏，谓之闭瓮菜。

根叶

【气味】苦，温，无毒。〔时珍曰〕辛、甘、苦。〔宗奭曰〕多食动气。

【主治】利五脏，轻身益气，可长食之。别录。**常食通中，令人肥健。**苏颂。**消食，下气治嗽，止消渴，去心腹冷痛，及热毒风肿，乳痈妒乳寒热。**孟诜。

【发明】〔诜曰〕九英菘出河西，叶大根亦粗长。和羊肉食甚美，常食都不见发病。冬日作菹煮羹食，消宿食，下气治嗽。诸家商略其性冷，而本草云温，恐误也。

子

【气味】苦、辛，平，无毒。

【主治】明目。别录。**疗黄疸，利小便。水煮汁服，主癥瘕积聚。少少饮汁，治霍乱心腹胀。末服之，主目暗。为油入面膏，去黑䵝皱纹。**苏恭。**和油傅蜘蛛咬。**藏器。**压油涂头，能变蒜发。**孟诜。**入丸药服，令人肥健，尤宜妇人。**萧炳。

【发明】〔藏器曰〕仙经言蔓菁子九蒸九曝，捣末长服，可断谷长生。蜘蛛咬者，恐毒入内，捣末酒服，亦以油和傅之。蔓菁园中无蜘蛛，是其相畏也。〔时珍曰〕蔓菁子可升可降，能汗能吐，能下能利小便，又能明目解毒，其功甚伟，而世罕知用之何哉？夏初采子，炒过榨油，同麻油炼熟一色无异，西人多食之。点灯甚明，但烟亦损目。北魏祖珽囚地窖中，因芜菁子油灯伤明，即此也。

花

【气味】辛，平，无毒。

【主治】虚劳眼暗。久服长生，可夜读书。三月三日采花，阴干为末，每服二钱，空心井华水下。慎微。

莱菔（音来北唐本草）

【释名】芦菔郭璞云：芦音罗。菔音北，与菔同。**萝卜**音罗北。**雹突**尔雅注、**紫花菘**同上、**温菘**同上、**土酥**。〔保升曰〕莱菔俗名萝卜。按尔雅云：葖，芦菔。孙炎注云：紫花菘也。俗呼温菘。似芜菁，大根。俗名雹突，一名芦菔是矣。〔颂曰〕紫花菘、温菘，皆南人所呼。吴人呼楚菘。广南人呼秦菘。〔时珍曰〕按孙愐广韵言：鲁人名菈𦸈（音拉答）。秦人名萝卜。王祯农书言：北人萝卜，一种四名：春曰破地锥，夏曰夏生，秋曰萝卜，冬日土酥，谓其洁白如酥也。珍按：菘乃菜名，因其耐冬如松、柏也。莱菔乃根名，上古谓之芦萉，中古转为莱菔，后世讹为萝卜，南人呼为萝㪍㪍（与菔同），见晋灼汉书注中。陆佃乃言莱菔能制面毒，是来粰之所服，以菔音服，盖亦就文起义耳。王氏博济方。称干萝卜为仙人骨，亦方土谬名也。

莱菔
萝卜

【集解】〔弘景曰〕芦菔是今温菘，其根可食。俗人蒸其根及作菹食，但小薰臭尔。叶不中啖。又有突，根细而过辛，不宜服之。〔恭曰〕莱菔即芦菔也。嫩叶为生菜食，大叶可熟啖。陶氏言不中食，理丧其真也。江北、河北、秦、晋最多，登、莱亦好。〔颂曰〕莱菔南北通有，北土尤多。有大小二种：大者肉坚，宜蒸食；小者白而脆，宜生啖。河朔极有大者，而江南、安州、洪州、信阳者甚大，重至五六斤，或近一秤，亦一时种莳之力也。〔瑞曰〕夏月复种者，名夏萝卜。形小而长者，名蔓菁萝卜。〔时珍曰〕莱菔今天下通有之。昔人以芜菁、莱菔二物混注，已见蔓菁条下。圃人种莱菔，六月下种，秋采苗，冬掘根。春末抽高薹，开小花紫碧色。夏初结角。其子大如大麻子，圆长不等，黄赤色。五月亦可再种。其叶有大者如芜菁，细者如花芥，皆有细柔毛。其根有红、白二色，其状有长、圆二类。大抵生沙壤者脆而甘，生瘠地者坚而辣。根、叶皆可生可熟，可菹可酱，可豉可醋，可糖可腊，可饭，乃蔬中之最有利益者，而古人不深详之，岂因其贱而忽之耶？抑未谙其利耶？

【气味】根辛、甘，味辛、苦，温，无毒。〔诜曰〕性冷。〔思邈曰〕平。不可与地黄同食，令人发白，为其涩营卫也。〔时珍曰〕多食莱菔动气，惟生姜能制其毒。又伏硇砂。

【主治】散服及炮煮服食，大下气，消谷和中，去痰癖，肥健人；生捣汁服，止消渴，试大有验。唐本。利关节，理颜色，练五脏恶气，制面毒，行风气，去邪热气。萧炳。利五脏，轻身，令人白净肌细。孟诜。消痰止咳，治肺痿吐血，温中补不足。同羊肉、银鱼煮食，治劳瘦咳嗽。日华。同猪肉食，益人。生捣服，治禁口痢。汪颖。捣汁服，治吐血衄血。吴瑞。宣胸膈，利大小便。生食，止渴宽中；煮食，化痰消导。宁原。杀鱼腥气，治豆腐积。汪机。主吞酸，化积滞，解酒毒，散瘀血，甚效。末服，治五淋。丸服，治白浊。煎汤，洗脚气。饮汁，治下痢及失音，并烟熏欲死：生捣，涂打扑汤火伤。时珍。

【发明】〔颂曰〕莱菔功同芜菁，然力猛更出其右。断下方亦用其根，烧熟入药。尤能制面毒。昔有婆罗门僧东来，见食麦面者，惊云：此大热，何以食之？又见食中有芦菔，乃云：赖有此以解其性。自此相传，食面必啖芦菔。〔炳曰〕捣烂制面，作馎饦食之最佳，饱食亦不发热。酥煎食之，下气。凡人饮食过度，生嚼咽之便消。〔慎微曰〕按杨亿谈苑云：江东居民言种芋三十亩，计省米三十斛；种萝卜三十亩，计益米三十斛。则知萝卜果能消食也。〔宗奭曰〕服地黄、何首乌人食莱菔，则令人髭发白。世皆以为此物味辛、下气速也。然生姜、芥子更辛，何止能散而已。盖莱菔辛而又甘，故能散缓，而又下气速也。所以散气用生姜、下气用莱菔。〔震亨曰〕莱菔根属土，有金与水。寇氏言其下气速。人往往煮食过多，停滞成溢饮，岂非甘多而辛少乎？〔时珍曰〕莱菔根、叶同功，生食升气，熟食降气。苏、寇二氏止言其下气速，孙真人言久食涩营卫，亦不知其生则噫气，熟则泄气，升降之不同也。大抵入太阴、阳明、少阳气分，故所主皆肺、脾、肠、胃、三焦之病。李九华云：莱菔多食渗人血。则其白人髭发，盖亦由此，非独因其下气、涩营卫也。按洞微志云：齐州有人病狂，云梦中见红裳女子引入宫殿中，小姑令歌，每日遂歌云：五灵楼阁晓玲珑，天府由来是此中。惆怅闷怀言不尽，一丸萝卜火吾宫。有一道士云：此犯大麦毒也。少女心神，小姑脾神。医经言萝卜制面毒，故曰火吾宫。火者，毁也。遂以药并萝卜治之果愈。又按张杲医说云：饶民李七病鼻衄甚危，医以萝卜自然汁和无灰酒饮之即止。盖血随气运，气滞故血妄行，萝卜下气而酒导之故也。又云：有人好食豆腐中毒，医治不效。忽见卖豆腐人言其妻误以萝卜汤入锅中，遂致不成。其人心悟，乃以萝入汤饮之而瘳。物理之妙如此。又延寿书载李师逃难入石窟中，贼以烟熏之垂死，摸得萝卜菜一束，嚼汁咽下即苏。此法备急，不可不知。

子

【气味】辛、甘，平，无毒。

【主治】研汁服，吐风痰。同醋研，消肿毒。日华。下气定喘治痰，消食除胀，利大小便，止气痛，下痢后重，发疮疹。时珍。

【发明】〔震亨曰〕莱菔子治痰，有推墙倒壁之功。〔时珍曰〕莱菔子之功，长于利气。生能升，熟能降。升则吐风痰，散风寒，发疮疹；降则定痰喘咳嗽，调下痢后重，止内痛，皆是利气之效。予曾用之，果有殊绩。

花

【主治】用糟下酒藏，食之甚美，明目。士良。

生姜 (别录中品)

【校正】原附干姜下，今分出。今自草部移入此。

【释名】〔时珍曰〕按许慎说文，姜作薑，云御湿之菜也。王安石字说云：姜能疆御百邪，故谓之姜。初生嫩者其尖微紫，名紫姜；或作子姜，宿根谓之母姜也。

【集解】〔别录曰〕生姜、干姜生犍为山谷及荆州、扬州。九月采之。〔颂曰〕处处有之，以汉、温、池州者为良。苗高二三尺。叶似箭竹叶而长，两两相对。苗青根黄。无花实。秋时采根。〔时珍曰〕姜宜原隰沙地。四月取母姜种之。五月苗如初生嫩芦，而叶稍阔似竹叶，对生，叶亦辛香。秋社前后新芽顿长，如列指状，采食无筋，谓之子姜。秋分后者次之，霜后则老矣。性恶湿洳而畏日，故秋热则无姜。吕氏春秋云：和之美者，有杨朴之姜。杨朴地名，在西蜀。春秋运斗枢云：璇星散而为姜。

生姜

干姜

【气味】辛，微温，无毒。〔藏器曰〕生姜温，要热则去皮，要冷则留皮。〔元素曰〕辛而甘温，气味俱厚，浮而升，阳也。〔之才曰〕秦椒为之使。杀半夏、莨菪毒。恶黄芩、黄连、天鼠粪。〔弘景曰〕久服少志少智，伤心气。今人啖辛辣物，惟此最常。故论语云，每食不撤姜。言可常食，但不可多尔。有病者是所宜矣。〔恭曰〕本经言姜久服通神明，主痰气，即可常啖。陶氏谬为此说，检无所据。〔思邈曰〕八九月多食姜，至春多患眼，损寿减筋力。孕妇食之，令儿盈指。〔杲曰〕古人言：秋不食姜，令人泻气。盖夏月火旺，宜汗散之，故食姜不禁。辛走气泻肺，故秋月则禁之。晦庵语录，亦有秋姜夭人天年之语。〔时珍曰〕食姜久，积热患目，珍屡试有准。凡病痔人多食兼酒，立发甚速。痈疮人多食，则生恶肉。此皆昔人所未言者也。相感志云：糟姜瓶内入蝉蜕，虽老姜无筋。亦物性有所伏耶？

【主治】久服去臭气，通神明。本经。归五脏，除风邪寒热，伤寒头痛鼻塞，咳逆上气，止呕吐，去痰下气。别录。去水气满，疗咳嗽时疾。和半夏，主心下急痛。又汁和杏仁作煎，下急痛气实，心胸拥隔冷热气，神效。捣汁和蜜服，治中热呕逆不能下食。甄权。散烦闷，开胃气。汁作煎服，下一切结实，冲胸膈恶气，神验。孟诜。破血调中，去冷气。汁，解药毒。藏器。除壮热，治痰喘胀满，冷痢腹痛，转筋心满，去胸中臭气、狐臭，杀腹内长虫。张鼎。益脾胃，散风寒。元素。解菌蕈诸物毒。吴瑞。生用发散，熟用和中。解食野禽中毒成喉痹。浸汁，点赤眼。捣汁和黄明胶熬，贴风湿痛甚妙。时珍。

干生姜

【主治】治嗽温中，治胀满，霍乱不止，腹痛，冷痢，血闭。病人虚而冷，宜加之。甄权。姜屑，和酒服，治偏风。孟诜。肺经气分之药，能益肺。好古。

【发明】〔成无己曰〕姜、枣味辛、甘，专行脾之津液而和营卫。药中用之，不独专于发散也。〔杲曰〕生姜之用有四：制半夏、厚朴之毒，一也；发散风寒，二也；与枣同用，辛温益脾胃元气，温中去湿，三也；与芍药同用，温经散寒，四也。孙真人云，姜为呕家圣药，盖辛以散之。呕乃气逆不散，此药行阳而散气也。或问：生姜辛温入肺，何以云入胃口？曰：俗以心下为胃口者，非矣。咽门之下，受有形之物，及胃之系，便是胃口，与肺系同行，故能入肺而开胃口也。曰：人云夜间勿食生姜，令人闭气，何也？曰：生姜辛温主开发。夜则气本收敛，反开发之，则违天道矣。若有病人，则不然也。生姜屑，比之干姜则不热，比之生姜则不湿。以干生姜代干姜者，以其不僭故也。俗言上床萝卜下床姜。姜能开胃，萝卜清食也。〔时珍曰〕姜辛而不荤，去邪辟恶，生啖熟食，醋、酱、糟、盐、蜜煎调和，无不宜之。可蔬可和，可果可药，其利博矣。凡早行山行，宜含一块，不犯雾露清湿之气，及山岚不正之邪。案方广心法附余云：凡中风、中暑、中气、中毒、中恶、干霍乱、一切卒暴之病，用姜汁与童尿服，立可解散。盖姜能开痰下气，童尿降火也。〔颂曰〕崔元亮集验方载：敕赐姜茶治痢方：以生姜切细，和好茶一两碗，任意呷之，便瘥。若是热痢，留姜皮，冷痢，去皮，大妙。〔杨士瀛曰〕姜能助阳，茶能助阴，二物皆消散恶气，调和阴阳，且解湿热及酒食暑气之毒，不问赤、白通宜用之。苏东坡治文潞公有效。

姜皮

【气味】辛，凉，无毒。

【主治】消浮肿腹胀痞满，和脾胃，去翳。时珍。

叶

【气味】辛，温，无毒。

【主治】食鲙成癥，捣汁饮，即消。张机。

干姜 （本经中品）

【校正】自草部移附此。

【释名】白姜见下。

【集解】〔弘景曰〕干姜今惟出临海·章安，数村作之。蜀汉姜旧美，荆州有好姜，而不能作干者。凡作干姜法：水淹三日，去皮置流水中六日，更刮去皮，然后晒干，置瓷缸中酿三日，乃成。〔颂曰〕造法：采根于长流水洗过，日晒为干姜。以汉、温、池州者为良。陶说乃汉州干姜法也。〔时珍曰〕干姜以母姜造之。今江西、襄均皆造，以白净结实者为良，故人呼为白姜，又曰均姜。凡入药并宜炮用。

【气味】辛，温，无毒。〔褚曰〕苦、辛。〔好古曰〕大热。〔保升曰〕久服令人目暗。余同生姜。〔时珍曰〕太清外术言：孕妇不可食干姜，令胎内消。盖其性热而辛散故也。

【主治】**胸满咳逆上气，温中止血，出汗，逐风湿痹，肠澼下痢。生者尤良。**本经。**寒冷腹痛，中恶霍乱胀满，风邪诸毒，皮肤间结气，止唾血。**别录。**治腰肾中疼冷、冷气，破血去风，通四肢关节，开五脏六腑，宣诸络脉，去风毒冷痹，夜多小便。**甄权。**消痰下气，治转筋吐泻，腹脏冷，反胃干呕，瘀血扑损，止鼻红，解冷热毒，开胃，消宿食。**大明。**主心下寒痞，目睛久赤。**好古。

【发明】〔元素曰〕干姜气薄味厚，半沉半浮，可升可降，阳中之阴也。又曰：大辛大热，阳中之阳。其用有四：通心助阳，一也；去脏腑沉寒痼冷，二也；发诸经之寒气，三也；治感寒腹痛，四也。肾中无阳，脉气欲绝，黑附子为引，水煎服之，名姜附汤。亦治中焦寒邪，寒淫所胜，以辛散之也。又能补下焦，故四逆汤用之。干姜本辛，炮之稍苦，故止而不移，所以能治里寒，非若附子行而不止也。理中汤用之者，以其回阳也。〔李杲曰〕干姜生辛炮苦，阳也。生则逐寒邪而发表，炮则除胃冷而守中，多用则耗散元气，辛以散之，是壮火食气故也，须以生甘草缓之。辛热以散里寒，同五味子用以温肺，同人参用以温胃也。〔好古曰〕干姜，心、脾二经气分药也，故补心气不足。或言：干姜辛热而言补脾。今理中汤用之，言泄不言补，何也？盖辛热燥湿，泄脾中寒湿邪气，非泄正气也。又云：服干姜以治中者，必僭上，不可不知。〔震亨曰〕干姜入肺中利肺气，入肾中燥下湿，入肝经引血药生血，同补阴药亦能引血药入气分生血，故血虚发热、产后大热者用之。止唾血、痢血，须炒黑用之。有血脱色白而夭不泽脉濡者，此大寒也。宜干姜之辛温以益血，大热以温经。〔时珍曰〕干姜能引血药入血分，气药入气分，又能去恶养新，有阳生阴长之意，故血虚者用之；而人吐血、衄血、下血，有阴无阳者，亦宜用之。乃热因热用，从治之法也。

【附录】**天竺干姜**拾遗〔藏器曰〕味辛，温，无毒。主冷气寒中，宿食不消，腹胀下痢，腰背痛，疝癖气块，恶血积聚。生婆罗门国，一名胡干姜，状似姜，小黄色也。

茼蒿（宋嘉祐）

【释名】蓬蒿。〔时珍曰〕形气同乎蓬蒿，故名。

【集解】〔机曰〕本草不著形状，后人莫识。〔时珍曰〕同蒿八九月下种，冬春采食肥茎。花、叶微似白蒿，其味辛甘，作蒿气。四月起薹，高二尺余。开深黄色花，状如单瓣菊花。一花结子近百成球，如地菘及苦荬子，最易繁茂。此菜自古已有，孙思邈载在千金方菜类，至宋嘉祐中始补入本草，今人常食者，而汪机乃不能识，辄敢擅自修纂，诚可笑慨。

【气味】甘、辛，平，无毒。〔禹锡曰〕多食动风气，熏人心，令人气满。

【主治】安心气，养脾胃，消痰饮。利肠胃。思邈。

邪蒿（宋嘉祐）

【释名】〔时珍曰〕此蒿叶纹皆邪，故名。

【集解】〔藏器曰〕邪蒿根、茎似青蒿而细软。〔时珍曰〕三四月生苗，叶似青蒿，色浅不臭。根、叶皆可茹。

【气味】辛，温，平，无毒。〔诜曰〕生食微动风，作羹食良。不与胡荽同食，令人汗臭气。

【主治】胸膈中臭烂恶邪气，利肠胃，通血脉，续不足气。孟诜。煮熟和酱、醋食，治五脏恶邪气厌谷者；治脾胃肠澼，大渴热中，暴疾恶疮。食医心镜。

胡荽（宋嘉祐）

【释名】香荽拾遗、胡菜外台、蒝荽。〔时珍曰〕荽，许氏说文作葰，云姜属，可以香口也。其茎柔叶细而根多须，绥绥然也。张骞使西域始得种归，故名胡荽，今俗呼为蒝荽，蒝乃茎叶布散之貌。俗作芫花之芫，非矣。〔藏器曰〕石勒讳胡，故并、汾人呼胡荽为香荽。

【集解】〔时珍曰〕胡荽处处种之。八月下种，晦日尤良。初生柔茎圆叶，叶有花歧，根软而白。冬春采之，香美可食，亦可作菹。道家五荤之一。立夏后开细花成簇，如芹菜花，淡紫色。五月收子，子如大麻子，亦辛香。按贾思勰齐民要术云：六七月布种者，可竟冬食。春月接子沃水生芽种者，小小供食而已。王祯农书云：胡荽于蔬菜中，子、叶皆可用，生、熟俱可食，甚有益于世者。宜肥地种之。

【正误】〔李延飞曰〕胡荽，莳子也。〔吴瑞曰〕胡荽俗呼蒝子，根、苗如蒜。〔时珍曰〕莳子即蘹子，乃蘹也。李吴二氏云并作胡荽，误矣。

根叶

【气味】辛，温，微毒。〔诜曰〕平、微寒，无毒。可和生菜食。此是荤菜，损人精神。华佗云：胡臭、口臭、𧏾齿及脚气、金疮人，皆不可食，病更加甚。〔藏器曰〕久食令人多忘。根，发痼疾。不可同邪蒿食，令人汗臭难瘥。〔时珍曰〕凡服一切补药及药中有白术、牡丹者，不可食此。伏石钟乳。

【主治】消谷，治五脏，补不足，利大小肠，通小腹气，拔四肢热，止头痛，疗沙疹、豌豆疮不出，作酒喷之，立出。通心窍。嘉祐。补筋脉，令人能食。治肠风，用热饼裹食，甚良。孟诜。合诸菜食，气香，令人口爽，辟飞尸、鬼疰、蛊毒。吴瑞。辟鱼、肉毒。宁原。

【发明】〔时珍曰〕胡荽辛温香窜，内通心脾，外达四肢，能辟一切不正之气。故痘疮出不爽快者，能发之。诸疮皆属心火，营血内摄于脾，心脾之气，得芳香则运行，得臭恶则壅滞故尔。按杨士瀛直指方云：痘疹不快，宜用胡荽酒喷之，以辟恶气。床帐上下左右皆宜挂之，以御汗气、胡臭、天癸、淫佚之气。一应秽恶，所不可无。若儿虚弱，及天时阴寒，用此最妙。如儿壮实，及春夏晴暖、阳气发越之时，加以酒曲助虐，以火益火，胃中热炽，毒血聚畜，则变成黑陷矣，不可不慎。

子

【气味】辛、酸，平、无毒。炒用。

【主治】消谷能食。思邈。蛊毒五痔，及食肉中毒，吐下血，煮汁冷服。又以油煎，涂小儿秃疮。藏器。发痘疹，杀鱼腥。时珍。

胡萝卜 （纲目）

【释名】〔时珍曰〕元时始自胡地来，气味微似萝卜，故名。

【集解】〔时珍曰〕胡萝卜今北土、山东多莳之，淮、楚亦有种者。八月下种，生苗如邪蒿，肥茎有白毛，辛臭如蒿，不可食。冬月掘根，生、熟皆可啖，兼果、蔬之用。根有黄、赤二种，微带蒿气，长五六寸，大者盈握，状似鲜掘地黄及羊蹄根。三四月茎高二三尺，开碎白花，攒簇如伞状，似蛇床花。子亦如蛇床子，稍长而有毛，褐色，又如莳萝子，亦可调和食料。按周宪王救荒本草云：野胡萝卜苗、叶、花、实，皆同家胡萝卜，但根细小，味甘，生食、蒸食皆宜。花、子皆大于蛇床。又金幼孜北征录云：交河北有沙萝卜，根长二尺许，大者径寸，下支生小者如箸。其色黄白，气味辛而微苦，亦似萝卜气。此皆胡萝卜之类也。

根

【气味】甘、辛，微温，无毒。

【主治】下气补中，利胸膈肠胃，安五脏，令人健食，有益无损。时珍。

子

【主治】久痢。时珍。

水靳（音芹本经下品）

【释名】 芹菜别录、水英本经、楚葵。〔弘景曰〕字靳俗作芹字。论其主治，合在上品，未解何意乃在下品？二月、三月作英时，可作菹及熟瀹食。故名水英。〔时珍曰〕靳当作蕲，从屮、靳，谐声也。后省作芹，从斤，亦谐声也。其性冷滑如葵，故尔雅谓之楚葵。吕氏春秋：菜之美者，有云梦之芹。云梦，楚地也。楚有蕲州、蕲县，俱音淇，罗愿尔雅翼云：地多产芹，故字从芹。蕲亦音芹。徐锴注说文（蕲字，从艸，靳声）：诸书无靳字，惟说文别出狋字（音银），疑相承误出也。据此，则蕲字亦当从靳，作靳字也。

【集解】〔别录曰〕水靳生南海池泽。〔恭曰〕水靳即芹菜也。有两种：荻芹白色取根，赤芹取茎、叶。并堪作菹及生菜。〔保升曰〕芹生水中，叶似芎䓖，其花白色而无实，根亦白色。〔诜曰〕水芹生黑滑地，食之不如高田者宜人，置酒酱中香美。高田者名白芹。余田者皆有虫子在叶间，视之不见，食之令人为患。〔弘景曰〕又有渣芹，可为生菜，亦可生啖。〔时珍曰〕芹有水芹、旱芹。水芹生江湖陂泽之涯；旱芹生平地，有赤、白二种。二月生苗，其叶对节而生，似芎䓖。其茎有节棱而中空，其气芬芳。五月开细白花，如蛇床花，楚人采以济饥，其利不小。诗云：觱沸槛泉，言采其芹。杜甫诗云：饭煮青泥坊底芹。又云：香芹碧涧羹。皆美芹之功。而列子言乡豪尝芹，蜇口惨腹，盖未得食芹之法耳。

水靳
芹

茎

【气味】 甘，平，无毒。〔思邈曰〕苦、酸，冷，涩，无毒。〔诜曰〕和醋食，损齿。鳖瘕不可食。〔李廷飞曰〕赤芹害人，不可食。

【主治】 女子赤沃，止血养精，保血脉，益气，令人肥健嗜食。本经。去伏热，杀石药毒，捣汁服。孟诜。饮汁，去小儿暴热，大人酒后热，鼻塞身热，去头中风热，利口齿，利大小肠。藏器。治烦渴，崩中带下，五种黄病。大明。

【发明】〔张仲景曰〕春秋二时，龙带精入芹菜中。人误食之为病，面青手青，腹满如妊，痛不可忍，作蛟龙病。俱服硬饧三二升，日三度。吐出如①蜥蜴便瘥。〔时珍曰〕芹菜生水涯。蛟龙虽云变化莫测，其精那得入此？大抵是蜥蜴、虺蛇之类，春夏之交，遗精于此故尔。且蛇喜嗜芹，尤为可证。别有马芹见后。

花

【气味】 苦，寒，无毒。

【主治】 脉溢。苏恭。

---

① 如：原脱，今据金匮卷下第二十五补。

堇（音勤　唐本草）

【释名】苦堇尔雅、堇葵唐本、旱芹纲目。〔禹锡曰〕尔雅云：啮，苦堇也。郭璞云：即堇葵。本草言味甘，而此云苦堇，古人语倒，犹甘草谓之大苦也。〔时珍曰〕其性滑如葵，故得葵名。

【集解】〔恭曰〕堇菜野生，非人所种。叶似蕺菜，花紫色。〔禹锡曰〕说文云：堇，根如荠，叶如细柳，子如米，蒸汋食之，甘滑。内则云：堇、荁、枌、榆。是矣。〔时珍曰〕此旱芹也。其性滑利。故洪舜俞赋云：烈有椒、桂，滑有堇、榆。一种黄花者，有毒杀人，即毛芹也。见草部毛茛。又乌头苗亦名堇，有毒。各见本条下。

菜

【气味】甘，寒，无毒。

【主治】捣汁，洗马毒疮，并服之。又涂蛇蝎毒及痈肿。唐本。久食，除心下烦热。主寒热鼠瘘，瘰疬生疮，结核聚气，下瘀血，止霍乱。又生捣汁半升服，能杀鬼毒，即吐出。孟诜。

【发明】〔诜曰〕堇叶止霍乱，与香荾同功。香荾即香薷也。

紫堇（音芹宋图经）

【释名】赤芹纲目、蜀芹图经、楚葵同上、苔菜同上、水萏菜。〔时珍曰〕堇、蕲、芹、犿，四字一义也。详下。

【集解】〔颂曰〕紫堇生江南吴兴郡。淮南名楚葵，宜春郡名蜀芹，豫章郡名苔菜，晋陵郡名水萏菜也。〔时珍曰〕苏颂之说，出于唐玄宗天宝单方中，不具紫堇形状。今按轩辕述宝藏论云：赤芹即紫芹也，生水滨。叶形如赤芍药，青色，长三寸许，叶上黄斑，味苦涩。其汁可以煮雌、制汞、伏朱砂、擒三黄。号为起贫草。又土宿真君本草云：赤芹生阴涯陂泽近水石间，状类赤芍药。其叶深绿而背甚赤，茎叶似荞麦，花红可爱，结实亦如犿荞麦。其根似蜘蛛，嚼之极酸苦涩。江淮人三四月采苗，当蔬食之。南方颇少，太行、王屋诸山最多也。

紫堇

苗

【气味】酸，平，微毒。

花

【气味】酸，微温，无毒。

【主治】大人、小儿脱肛。苏颂。

马蕲 <small>（音芹 唐本草）</small>

【释名】**牛蕲**尔雅、**胡芹**通志、**野茴香**纲目。〔时珍曰〕凡物大者多以马名，此草似芹而大故也。俗称野茴香，以其气味子形微似也。金光明经三十二品香药，谓之叶婆你。

【集解】〔恭曰〕马蕲生水泽旁。苗似鬼针、蓬菜等，嫩时可食。花青白色。子黄黑色，似防风子，调食味用之，香似橘皮而无苦味。〔保升曰〕花若芹花，子如防风子而扁大。尔雅云：茭，牛蕲也。孙炎释云：似芹而叶细①锐，可食菜也。一名茭，一名马蕲子，入药用。〔时珍曰〕马蕲与芹同类而异种，处处卑湿地有之。三四月生苗，一本丛出如蒿，白毛蒙茸、嫩时可茹。叶似水芹而微小，似芎䓖叶而色深。五六月开碎花，攒簇如蛇床及莳萝花，青白色。结实亦似莳萝子，但色黑而重尔。其根白色，长者尺许，气亦香而坚硬，不可食。苏恭所谓鬼针，即鬼钗草也。方茎桠叶，子似杈脚，着人衣如针。与此稍异。

苗

【气味】甘、辛，温，无毒。

【主治】益脾胃，利胸膈，去冷气，作茹食。时珍。

子

【气味】甘，辛，温，无毒。

【主治】心腹胀满，开胃下气消食，调味用之。唐本。炒研醋服，治卒心痛，令人得睡。孟诜。温中暖脾，治反胃。时珍。

莳香 <small>（唐本草）</small>

【校正】自草部移入此。

【释名】**茴香** **八月珠**〔颂曰〕莳香，北人呼为茴香，声相近也。〔弘景曰〕煮臭肉，下少许，即无臭气，臭酱入末亦香，故曰回香。〔时珍曰〕俚俗多怀之衿衽咀嚼，恐莳香之名，或以此也。

【集解】〔颂曰〕今交、广诸地及近郡皆有之。入药多用番舶者，或云不及近处者有力。三月生叶似老胡荽，极疏细，作丛。至五月茎粗，高三四尺。七月生花，头如伞盖，黄色。结实如麦而小。青色。北人呼为土茴香。八九月采实阴干。今近道人家园圃种之甚多。川人多煮食其茎叶〔宗奭曰〕云似老胡荽者误矣，胡荽叶如蛇床。虽有叶之名，但散如丝发，特异诸草也。〔时珍曰〕茴香宿根，深冬生苗作丛，肥茎丝叶。五六月开花，如蛇床花而色黄。结子大如麦粒，轻而有细棱，俗呼为大茴香，今惟以宁夏出者第一。其他处小者，谓之小茴香。自番舶来者，实大

---

① 细：原作"似"，据政和本草卷二十九马芹

如柏实。裂成八瓣，一瓣一核，大如豆，黄褐色，有仁，味更甜，俗呼舶茴香，又曰八角茴香（广西左右江峒中亦有之），形色与中国茴香迥别，但气味同尔。北人得之，咀嚼荐酒。

子

【气味】辛，平，无毒。〔思邈曰〕苦、辛，微寒，涩。〔权曰〕苦、辛。得酒良。炒黄用。〔好古曰〕阳也，浮也。入手、足少阴、太阳经。

【主治】诸瘘、霍乱及蛇伤。唐本。膀胱胃间冷气及肠气，调中，止痛、呕吐。马志。治干湿脚气，肾劳癫疝阴疼，开胃下气。大明。补命门不足。李杲。暖丹田。吴绶。

【发明】〔诜曰〕茴香国人重之，云有助阳道，未得其方法也。〔好古曰〕茴香本治膀胱药，以其先丙，故曰小肠也，能润丙燥；以其先戊，故从丙至壬，又手、足少阴二药，以开上下经之通道，所以壬与丙交也。〔时珍曰〕小茴香性平，理气开胃，夏月祛蝇辟臭，食料宜之。大茴香性热，多食伤目发疮，食料不宜过用。古方有去铃丸：用茴香二两，连皮生姜四两，同入坩器内淹一伏时，慢火炒之，入盐一两，为末，糊丸梧子大。每服三五十丸，空心盐酒下。此方本治脾胃虚弱病。茴香得盐则引入肾经，发出邪气。肾不受邪，病自不生也。亦治小肠疝气有效。

茎叶

【气味】与子同。

【主治】煮食，治卒恶心，腹中不安。甄权。治小肠气，卒肾气冲胁，如刀刺痛，喘息不得。生捣汁一合，投热酒一合，和服。孟诜。

【发明】〔颂曰〕范汪方：疗恶毒痈肿，或连阴卵髀间疼痛挛急，牵入小腹不可忍，一宿即杀人者。用茴香苗叶，捣汁一升服之，日三四服。其滓以贴肿上。冬月用根。此是外国神方。永嘉以来用之，起死回生神验。

莳萝 （宋开宝）

莳萝

【校正】自草部移入此。

【释名】慈谋勒开宝小茴香〔时珍曰〕莳萝、慈谋勒，皆番言也。

【集解】〔藏器曰〕莳萝生佛誓国，实如马芹子，辛香。〔珣曰〕按广州记云：生波斯国。马芹子色黑而重，莳萝子色褐而轻，以此为别。善滋食味，多食无损。即不可与阿魏同食，夺其味也。〔颂曰〕今岭南及近道皆有之。三月、四月生苗，花实大类蛇床而簇生，辛香，六七月采实。今人多用和五味，不闻入药用。〔时珍曰〕其子簇生，状如蛇床子而短，微黑，气辛臭，不及茴香。〔嘉谟曰〕俗呼莳萝椒。内有黑子，但皮薄色褐不红耳。

苗

【气味】辛，温，无毒。

【主治】下气利膈。时珍。

子

【气味】辛，温，无毒。

【主治】小儿气胀，霍乱呕逆，腹冷不下食，两肋痞满。藏器。健脾，开胃气，温肠，杀鱼、肉毒，补水脏，治肾气，壮筋骨。日华。主膈气，消食，滋食味。李珣。

【附录】蜀胡烂拾遗〔藏器曰〕子：味辛，平，无毒。主冷气心腹胀满，补肾，除妇人血气，下痢，杀牙齿虫。生安南，似林香子，可和食。数低拾遗。〔藏器曰〕子：味甘，温，无毒。主冷风冷气，下宿食不消，胀满。生西番、北土，兼似秫香，胡人以作羹食之。池德勒拾遗〔藏器曰〕根：辛，温，无毒。破冷气。消食。生西国，草根也，胡人食之。马思荅吉。〔时珍曰〕味苦，温，无毒。去邪恶气，温中利膈，顺气止痛，生津解渴，令人口香。元时饮膳用之，云极香料也，不知何状？故附之。

罗勒 （宋嘉祐附）

【释名】兰香嘉祐、香菜纲目、翳子草。〔禹锡曰〕北人避石勒讳，呼罗勒为兰香。〔时珍曰〕按邺中记云：石虎讳言勒，改罗勒为香菜。今俗人呼为翳子草，以其子治翳也。

【集解】〔禹锡曰〕罗勒处处有之。有三种：一种似紫苏叶；一种叶大，二十步内即闻香；一种堪作生菜。冬月用干者。子可安入目中去翳，少顷湿胀，与物俱出也。〔时珍曰〕香菜须三月枣叶生时种之乃生，否则不生。常以鱼腥水、米泔水、泥沟水浇之，则香而茂。不宜粪水。瞿仙神隐书言：园旁水侧宜广种之，饥年亦可济用。其子大如蚤，褐色而不光，七月收之。〔弘景曰〕：术家取羊角、马蹄烧作灰，撒湿地遍踏之，即生罗勒。俗呼为西王母菜，食之益人。

罗勒
兰香

【气味】辛，温，微毒。〔禹锡曰〕不可多食，壅关节，涩营卫，令人血脉不行，又动风，发脚气。

【主治】调中消食，去恶气，消水气，宜生食。疗齿根烂疮，为灰①用之甚良。患宛呕者，取汁服半合，冬月用干者煮汁。其根烧灰，傅小儿黄烂疮。禹锡。主辟飞尸、鬼疰、蛊毒。吴瑞。

【发明】〔时珍曰〕按罗天益云，兰香味辛气温，能和血润燥，而掌禹锡言，多食涩营卫，血脉不行，何耶？又东垣李氏治牙疼口臭，神功丸中用兰香，云无则以藿香代之，此但取其去恶气而已。故饮膳正要云，与诸菜同食，味辛香能辟腥气，皆此意也。

子

【主治】目翳及尘物入目，以三五颗安目中，少顷当湿胀，与物俱出。又主风赤

---

① 灰：原作"使"，今据大观、政和本草卷二十七罗勒条改。

眵泪。嘉祐。

【发明】〔时珍曰〕按普济方云：昔庐州知录彭大辨在临安，暴得赤眼后生翳。一医①用兰香子洗晒，每纳一粒入眦内，闭目少顷，连膜而出也。一方：为末点之。时珍常取子试之水中，亦胀大。盖此子得湿即胀，故能染惹眵泪浮膜尔。然目中不可着一尘，而此子可纳三五颗亦不妨碍，盖一异也。

白花菜（食物）

【释名】羊角菜

【集解】〔时珍曰〕白花菜三月种之。柔茎延蔓，一枝五叶，叶大如拇指。秋间开小白花，长蕊。结小角，长二三寸。其子黑色而细，状如初眠蚕沙，不光泽。菜气膻臭，惟宜盐菹食之。〔颖曰〕一种黄花者，名黄花菜，形状相同，但花黄也。

白花菜

【气味】苦，辛，微毒。〔颖曰〕多食，动风气，滞脏腑，令人胃中闷满，伤脾。

【主治】下气。汪颖。煎水洗痔，捣烂敷风湿痹痛，擂酒饮止疟。时珍。

薄菜（音罕纲目）

【校正】并入草部拾遗蒳菜。

【释名】薄菜音罩、辣米菜。〔时珍曰〕味辛辣，如火焊人，故名。亦作蒳。陈藏器本草有蒳菜，云辛菜也，南人食之。不著形状。今考唐韵、玉篇并无薄字，止有薄字，云辛菜也。则蒳乃薄字之讹尔。

薄 菜
辣米菜

【集解】〔时珍曰〕薄菜生南地，田园间小草也。冬月布地丛生，长二三寸，柔梗细叶。三月开细花，黄色。结细角长一二分，角内有细子。野人连根、叶拔而食之，味极辛辣，呼为辣米菜。沙地生者尤伶仃。故洪舜俞老圃赋云：薄有拂士之风。林洪山家清供云：朱文公饮后，辄以薄茎供蔬品。盖盱江、建阳、严陵人皆喜食之也。

【气味】辛，温，无毒。〔李廷飞曰〕薄菜细切，以生蜜洗伴或略汋食之，爽口消食。多食，发痼疾，生热。

【主治】去冷气，腹内久寒，饮食不消，令人能食。藏器。利胸膈，豁冷痰，心腹痛。时珍。

---

① 医：原作"僧"，今据普济方卷八十改。

草豉 (拾遗)

【校正】自草部移入此。

【集解】〔藏器曰〕生巴西诸国。草似韭状，豉出花中，彼人食之。

【气味】辛，平，无毒。

【主治】恶气，调中，益五脏，开胃，令人能食。藏器。

第二十七卷菜部二目录

菜之二 （柔滑类四十一种）

翘摇拾遗（即巢菜）

鹿藿本经（即野绿豆）

灰藋嘉祐

藜纲目

秦荻藜唐本

醍醐菜证类茅膏菜、鸡侯菜、孟娘菜、优殿
附

芋别录　野芋附

土芋拾遗（即土卵）

薯蓣本经（即山药）

零余子拾遗

甘薯纲目

百合本经

山丹日华（即红花菜）

草石蚕拾遗（即甘露子）

竹笋蜀本

酸笋纲目

上附方旧三十四，新一百一十。

第二十七卷菜部二

菜之二 （柔滑类四十一种）

菠薐 （宋嘉祐）

【释名】**菠菜**纲目、**波斯草**纲目、**赤根菜**。〔慎微曰〕按刘禹锡嘉话录云：菠薐种出自西国。有僧将其子来，云本是颇陵国之种。语讹为波棱耳。〔时珍曰〕按唐会要云：太宗时尼波罗国献波棱菜，类红蓝，实如蒺藜，火熟之能益食味。即此也，方士隐名为波斯草云。

【集解】〔时珍曰〕波棱八月、九月种者，可备冬食；正月、二月种者，可备春蔬。其茎柔脆中空。其叶绿腻柔厚，直出一尖，旁出两尖，似鼓子花叶之状而长大。其根长数寸，大如桔梗而色味，味更甘美。四月起薹尺许。有雄雌。就茎开碎红花，丛簇不显。雌者结实，有刺，状如蒺藜子。种时须砑开，易浸胀。必过月朔乃生，亦一异也。

菠薐 赤根菜

菜及根

【气味】甘，冷，滑，无毒。〔士良曰〕微毒。多食令人脚弱，发腰痛，动冷气。先患腹冷者，必破腹。不与鳝鱼同食，发霍乱。取汁炼霜，制砒、汞，伏雌黄、硫黄。

【主治】利五脏，通肠胃热，解酒毒。服丹石人食之佳。孟诜。通血脉，开胸膈，下气调中，止渴润操。根尤良。时珍。

【发明】〔诜曰〕北人食肉、面，食之即平；南人食鱼、鳖、水米，食之即冷，故多食冷大小肠也。〔时珍曰〕按张从正儒门事亲云：凡人久病，大便涩滞不通，及痔漏之人，宜常食菠薐、葵菜之类，滑以养窍，自然通利。

蕹菜 （蕹去声宋嘉祐）

【释名】〔时珍曰〕蕹与瓮同。此菜惟以瓮成，故谓之瓮。

【集解】〔藏器曰〕蕹菜岭南种之。蔓生，开白花，堪茹。〔时珍曰〕蕹菜今金陵及江夏人多蒔之。性宜湿地，畏霜雪。九月藏人土窖中，三四月取出，壅以粪土，即节节生芽，一本可成一畦也。干柔如蔓而中空，叶似菠薐及螫头形。味短，须同猪肉煮，令肉色紫乃佳。段公路北户录，言其叶如柳者，误矣。按嵇含草木状云：蕹菜叶如落葵而小。南人编苇为筏，作小孔，浮水上。种子于水中，则如萍根浮水面。及长成茎叶，皆出于苇筏孔中，随水上下，南方之奇蔬也。则此菜，水、陆皆可生之也。

【气味】甘，平，无毒。

【主治】解胡蔓草毒（即野葛毒），煮食之。亦生捣服。藏器。捣汁和酒服，治产难。时珍。出唐瑶方。

【发明】〔藏器曰〕南人先食蕹菜，后食野葛，二物相伏，自然无苦。取汁滴野葛苗，当时萎死，相杀如此。张华博物志云：魏武帝啖野葛至一尺。应是先食此菜也。

恭菜（音甜　别录中品）

【枝正】并入嘉祐莙荙菜。

【释名】莙荙菜。〔时珍曰〕恭菜，即莙荙也。与甜通，因其味也。莙荙之义未详。

【集解】〔弘景曰〕恭菜，即今以作鲊蒸者。〔恭曰〕恭菜叶似升麻苗，南人蒸茎食之，大香美。〔保升曰〕苗高三四尺，茎若蘹蒲，有细棱，夏盛冬枯。其茎烧灰淋汁洗衣，白如玉色。〔士良曰〕叶似紫菊而大，花白。〔时珍曰〕恭菜正二月下种，宿根亦自生。其叶青白色，似白菘菜叶而短，茎亦相类，但差小耳。生、熟皆可食，微作土气。四月开细白花。结实状如茱萸棣而轻虚，土黄色，内有细子。根白色。

【气味】甘、苦，大寒，滑，无毒。〔禹锡曰〕平，微毒。冷气人不可多食，动气。先患腹冷人食之，必破腹。

【主治】时行壮热，解风热毒，捣汁饮之便瘥。别录。夏月以菜作粥食，解热，止热毒痢。捣烂，傅灸疮，止痛易瘥。苏恭。捣汁服，主冷热痢。又止血生肌，及诸禽兽伤，傅之立愈。藏器。煎汤饮。开胃，通心膈，宜妇人。大明。补中下气，理脾气，去头风，利五脏。嘉祐。

　根

【气味】甘、平，无毒。

【主治】通经脉，下气，开胸膈。正要。

　子

【主治】煮半生，捣汁服，治小儿热。孟诜。醋浸揩面，去粉滓，润泽有光。藏器。

东风菜（宋开宝）

【释名】冬风〔志曰〕此菜先春而生，故有东风之号。一作冬风，言得冬气也。

【集解】〔志曰〕东风菜生岭南平泽。茎高二三尺，叶似杏叶而长，极厚软，上有细毛，煮食甚美。〔时珍曰〕按裴渊广州记云：东风菜，花、叶似落妊娠，茎紫。宜肥肉作羹菇食，香气似马兰，味如酪。

【气味】甘，寒、无毒。

【主治】风毒壅热，头痛目眩，肝热眼赤、堪人羹臛食。开宝。

荠（别录上品）

【释名】护生草。〔时珍曰〕荠生济济，故谓之荠。释家取其茎作挑灯杖，可辟蚊、蛾，谓之护生草，云能护众生也。

【集解】〔普曰〕荠生野中。〔弘景曰〕荠类甚多，此是今人所食者。叶作菹、羹亦佳。诗云谁谓茶苦，其甘如荠是也。〔时珍曰〕荠有大、小数种。小荠叶花茎扁，味美。其最细小者，名沙荠也。大荠科、叶皆大，而味不及。其茎硬有毛者，名菥蓂，味不甚佳。并以冬至后生苗，二三月起茎五六寸。开细白花，整整如一。结荚如小萍，而有三角。荚内细子，如葶苈子。其子名蒫（音嵯），四月收之。师旷云：岁欲甘，甘草先生，荠是也。菥蓂、葶苈皆是荠类。葶苈见草部隰草类。

荠菜

【气味】甘，温，无毒。

【主治】利肝和中。别录。利五脏。根：治目痛。大明。明目益胃。时珍。根、叶：烧灰，治赤白痢极效。甄权。

蒫实〔普曰〕三月三日采，阴干。〔士良曰〕亦名菥蓂子。四月八日收之。良。〔周王曰〕饥岁采子，水调成块，煮粥、作饼甚粘滑。

【气味】甘，平，无毒。〔权曰〕患气人食之，动冷疾①。〔诜曰〕不与面同食，令人背闷。服丹石人不可食。

【主治】明目，目痛，别录。青盲不见物，补五脏不足。甄权。治腹胀。吴普。去风毒邪气，治壅去翳，解热毒。久服，视物鲜明。士良。

花

【主治】在席下，辟虫。又辟蚊、蛾。士良。阴干研末，枣汤日服二钱，治久痢。大明。

---

① 疾：原作"气"，今据大、政和本草卷二十七荠条改。

菥蓂（音锡觅　本经上品）

【校正】自草部移入此。

【释名】大荠别录、大蕺本经、马辛。〔时珍曰〕诸名不可解。吴普本草又云：一名析目，一名荣目，一名马驹。

【集解】〔别录曰〕菥蓂生咸阳山泽及道旁。四月、五月采，暴干。〔弘景曰〕今处处有之。是大荠子也。方用甚希少。〔保升曰〕似荠叶而细，俗呼为老荠。〔恭曰〕尔雅云：菥蓂，大荠也。注云：似荠，俗呼为老荠。然其味甘而不辛也。〔藏器曰〕本经菥蓂一名大荠。苏氏引尔雅为注。案大荠即葶苈，非菥蓂也。菥蓂大而扁，葶苈细而圆，二物殊别也。〔颂曰〕尔雅葶苈谓之草（音典），子、叶皆似荠，一名狗荠。菥蓂即大荠。大抵二物皆荠类，故人多不能细分，乃尔致疑也。古今眼目方多用之。〔时珍曰〕荠与菥蓂一物也，但分大、小二种耳。小者为荠，大者为菥蓂，菥蓂有毛。故其子功用相同，而陈士良之本草，亦谓荠实一名菥蓂也。葶苈与菥蓂同类，但菥蓂味甘花白，葶苈味苦花黄为异耳。或言菥蓂即甜葶苈，亦通。

苗

【气味】甘，平，无毒。

【主治】和中益气，利肝明目。时珍。

菥蓂子

【气味】辛，微温，无毒。〔恭曰〕甘而不辛。〔普曰〕神农、雷公：辛。李当之：小温。〔之才曰〕得蔓荆实、细辛良，恶干姜、苦参。一云：苦参为之使。

【主治】明目目痛泪出，除痹，补五脏，益精光。久服轻身不老。本经。疗心腹腰痛。别录。治肝家积聚，眼目赤肿。甄权。

繁缕（别录下品）

【释名】蔜缕尔雅、蔜音敖。蓑缕郭璞、滋草千金、鹅肠菜。〔时珍曰〕此草茎蔓甚繁，中有一缕，故名。俗呼鹅儿肠菜，象形也。易于滋长，故曰滋草。古乐府云：为乐当及时，何能待来滋。滋乃草名，即此也。

【集解】〔别录曰〕繁缕五月五日日中采，干用。〔恭曰〕此即是鸡肠也。多生湿地坑渠之侧。流俗通谓鸡肠，雅士总名繁缕。〔诜曰〕繁缕即藤也。又恐白软草是之。〔保升曰〕叶青花白，采苗入药。〔颂曰〕即鸡肠也。南中多有之，生于田野间。近汴下湿地亦或有之。叶似荇菜而小。夏秋间生小白黄花。其茎梗作蔓，断之有丝缕。又细而中空，似鸡肠，因得此名。本草繁缕、鸡肠作两条，苏恭以为一物。谨按郭璞注尔雅云，蔜缕一名鸡肠草，实一物也。今南北所生，或肥瘠不同，故人疑为二物。而葛洪肘后方治卒淋云：用鸡肠及繁缕。如此又似是二物。其用大概主血，故人宜食之。〔时珍曰〕繁缕即鹅肠，非鸡肠也。下湿地极多。正月生苗，叶大如指头。细茎引蔓，断之中空，有一缕如丝。作蔬甘脆。三月以后渐老。开细瓣白花。结小实大如稗粒，中有细子如葶苈子。吴瑞本草谓黄花者为繁缕，白花者为鸡肠，亦不然。二物盖相似。但鹅肠味甘，茎空有缕，花白色；鸡肠味微苦，咀之涩滑，茎中无缕，色微紫，花亦紫色，以此为别。

繁　缕

鹅肠菜

【气味】酸，平，无毒。〔权曰〕苦。〔时珍曰〕甘，微咸。〔诜曰〕温。〔思邈曰〕黄帝云：合鳝鲊食，发消渴，令人多忘。

【主治】积年恶疮、痔不愈。别录。破血，下乳汁，产妇宜食之。产后腹有块痛，以酒炒绞汁温服。又暴干为末，醋糊和丸，空腹服五十丸，取下恶血。藏器。

【发明】〔弘景曰〕此菜五月五日采，暴干，烧作屑，疗杂疮有效。亦杂百草服之，不止此一种也。〔诜曰〕治恶疮有神效之功，捣汁涂之。作菜食，益人。须五月五日者乃验。〔诜曰〕能去恶血。不可久食，恐血尽。

鸡肠草（别录下品）

【校正】原在草部，唐本移入此。

【集解】〔弘景曰〕人家园庭亦有此草。小儿取汁以蜘蛛网，至粘，可掇蝉。〔恭曰〕此即繁缕也。剩出此条。〔时珍曰〕鸡肠生下湿地。二月生苗，叶似鹅肠而色微深。茎带紫，中不空，无缕。四月有小茎开五出小紫花。结小实，中有细子。其苗作蔬，不如鹅肠。故别录列繁缕于菜部，而列此于草部，以此故也。苏恭不识，疑为一物，误矣。生嚼涩滑，故可掇蝉。鹅肠生嚼无涩，亦自可辨。郑樵通志谓鸡肠似蓼而小，其味小辛，非繁缕者，得之。又石胡荽亦名鸡肠草，与此不同。

鸡肠草

【气味】微辛、苦，平，无毒。〔权曰〕苦。〔之才曰〕微寒。

【主治】毒肿，止小便利。别录。疗蠼螋溺疮。弘景。主遗溺，洗手足伤水烂。甄权。五月五日作灰和盐，疗一切疮及风丹遍身痒痛；亦可捣封，日五六易之。作菜食，益人，去脂膏毒气。又烧傅疳蜃。取汁和蜜服，疗小儿赤白痢，甚良。孟诜。研末或烧灰，揩齿，去宣露。苏颂。

苜蓿（别录上品）

【释名】木粟纲目、光风草。〔时珍曰〕苜蓿，郭璞作牧蓿。谓其宿根自生，可饲牧牛马也。又罗愿尔雅翼作木粟，言其米可炊饭也。葛洪西京杂记云：乐游苑多苜蓿。风在其间，常萧萧然。日照其花有光采。故名怀风，又名光风。茂陵人谓之连枝草。金光明经谓之塞鼻力迦。

【集解】〔弘景曰〕长安中乃有苜蓿园。北人甚重之。江南不甚食之，以无味故也。外国复有苜蓿草，以疗目，非此类也。〔诜曰〕彼处人采其根作土黄芪也。〔宗奭曰〕陕西甚多，用饲牛马，嫩时人兼食之。有宿根，刈讫复生。〔时珍曰〕杂记言苜蓿原出大宛，汉使张骞带归中国。然今处处田野有之（陕、陇人亦有种者），年年自生。刈苗作蔬，一年可三刈。二月生苗，一科数十茎，茎颇似灰藋。一枝三叶，叶似决明叶，而小如指顶，绿色碧艳。入夏及秋，开细黄花。结小荚圆扁，旋转有刺。数荚累累，老则黑色。内有米如穄米，可为饭，亦可酿酒。罗愿以此为鹤顶草，误矣。鹤顶，乃红心灰藋也。

【气味】苦，平，涩，无毒。〔宗奭曰〕微甘，淡。〔诜曰〕凉。少食好。多食令冷气入筋中，即瘦人。〔李廷飞曰〕同蜜食，令人下利。

【主治】安中利人，可久食。别录。利五脏，轻身健人，洗去脾胃间邪热气，通小肠诸恶热毒，煮和酱食，亦可作羹。孟诜。利大小肠。宗奭。干食益人。苏颂。

根

【气味】寒，无毒。

【主治】热病烦满，目黄赤，小便黄，洒疸，捣服一升，令人吐利即愈。苏恭。捣汁煎饮，治沙石淋痛。时珍。

苋（本经上品）

【释名】〔时珍曰〕按陆佃埤雅云：苋之茎叶，皆高大而易见，故其字从见，指事也。

【集解】〔别录曰〕苋实一名莫实，细苋亦同。生淮阳川泽及田中。叶如蓝，十一月采。〔李当之曰〕苋实即苋菜也。〔弘景曰〕苋实当是白苋。所以云细苋亦同，叶如蓝也。细苋即是糠苋，食之乃胜，而并冷利。破霜乃熟，故云十一月采。又有赤苋，茎纯紫，不堪食。马苋别一种，布地生，实至微细，俗呼马齿苋，恐非苋实也。〔恭曰〕赤苋一名𧃲（音匮）。经言苋实一名莫实，疑莫字误矣。〔保升曰〕苋凡六种：赤苋、白苋、人苋、紫苋、五色苋、马苋也。惟人、白二苋，实可入药用。赤苋味辛，别有功用。〔颂曰〕人苋、白苋俱大寒，亦谓之糠苋，又谓之胡苋，或谓之细苋，其实一也。但大者为白苋，小者为人苋耳。其子霜后方熟，细而色黑。紫苋茎叶通紫，吴人用染爪者，诸苋中惟此无毒，不寒。赤苋亦谓之花苋，茎叶深赤，根茎亦可糟藏，食之甚美，味辛。五色苋今亦稀有。细苋俗谓之野苋，猪好食之，又名猪苋。〔时珍曰〕苋并三月撒种。六月以后不堪食。老则抽茎如人长，开细花成穗。穗中细子，扁而光黑，与青葙子、鸡冠子无别，九月收之。细苋即野苋也，北人呼为糠苋，柔茎细叶，生即结子，味比家苋更胜。俗呼青葙苗为鸡冠苋，亦可食。见草部。

菜

【气味】甘，冷利，无毒。〔恭曰〕赤苋：辛，寒。〔鼎曰〕苋动气，令人烦闷，冷中损腹。不可与鳖同食，生鳖瘕。又取鳖肉如豆大，以苋菜封裹置土坑内，以土盖之，一宿尽变成小鳖也。〔机曰〕此说屡试不验。

【主治】白苋：补气除热，通九窍。孟诜。赤苋：主赤痢，射工、沙虱。苏恭。紫苋：杀虫毒，治气痢。藏器。六苋：并利大小肠，治初痢，滑胎。时珍。

【发明】〔弘景曰〕人苋、细苋并冷利。亦苋疗赤下而不堪食。方用苋菜甚稀，断谷方中时用之。〔颂曰〕赤苋微寒，故主血痢；紫苋不寒，比诸苋无毒，故主气痢。〔诜曰〕五月五日收苋菜，和马齿苋为细末，等分，与妊娠人常服，令易产也。〔震亨曰〕红苋入血分善走，故与马苋同服，能下胎。或煮食之，令人易产。

苋实

【气味】甘，寒，无毒。

【主治】青盲。明目除邪，利大小便，去寒热。久服益气力，不饥轻身。本经。治白翳，杀蛔虫。别录。益精。大明。肝风客热，翳目黑花。时珍。

【发明】〔时珍曰〕苋实与青葙子同类异种，故其治目之功亦仿佛也。

根

【主治】阴下冷痛，入腹则肿满杀人，捣烂傅之。时珍。

马齿苋（蜀本草）

【释名】马苋别录五行草图经五方草纲目长命菜同上九头狮子草〔时珍曰〕其叶比并如马齿，而性滑利似苋，故名。俗呼大叶者为独耳草，小叶者为鼠齿苋，又名九头子草。其性耐久难燥，故有长命之称。宝藏论及八草灵变篇并名马齿龙芽，又名五方草，亦五行之义。〔颂曰〕马齿苋虽名苋类，而苗、叶与苋都不相似。一名五行草，以其叶青、梗赤、花黄、根白、子黑也。〔藏器曰〕别录以马齿与苋同类。二物既殊，今从别品。

【集解】〔弘景曰〕马苋与苋别是一种，布地生，实至微细，俗呼马齿苋，亦可食，小酸。〔保升曰〕此有二种：叶大者不堪用；叶小者节叶间有水银。每十斤有八两至十两已来。然至难燥，当以槐木捶碎，向日东作架晒之，三两日即干如隔年矣。入药须去茎，其茎无效。〔敩曰〕凡使勿用大叶者，不是马齿苋，亦无水银。〔时珍曰〕马齿苋处处园野生之。柔茎布地，细细对生。六七月开细花，结小尖实，实中细子如葶苈子状。人多采苗煮晒为蔬。方士采取，伏砒结汞，煮丹砂，伏硫黄，死雄制雌，别有法度。一种水马齿，生水中，形状相类，亦可汋食。见王西楼野①菜谱。

菜

【气味】酸，寒，无毒。〔恭曰〕辛，温。〔宗奭曰〕人多食之，然性寒滑。

---

① 野：原脱，据本书卷一引据经史百家书目及四库总目·子部·农家存目补。

【主治】诸肿瘘疣目，捣揩之。破痃癖，止消渴。藏器。能肥肠，令人不思食。治女人赤白下。苏颂。饮汁，治反胃诸淋。金疮流血，破血癖癥瘕。小儿尤良。用汁治紧唇面疱，解马汗、射工毒，除之瘢。苏恭。治自尸脚阴肿。保升。作膏，涂湿癣、白秃、杖疮。又主三十六种风。煮粥，止痢及疳痢，治腹①痛。孟诜。服之长年不白。治痈疮𤵸，杀诸虫。生捣汁服，当利下恶物，去白虫。和梳垢，封疔肿。又烧灰和陈醋滓，先灸后封之，即根出，开宝。散血消肿，利肠滑胎，解毒通淋，治产后虚汗。时珍。

【发明】〔时珍曰〕马齿苋所主诸病，皆只取其散血消肿之功也。〔颂曰〕多年恶疮，百方不瘥，或痛𤵸不已者。并捣烂马齿傅上，不过三两遍。此方出于武元衡相国。武在西川，自苦胫疮𤵸痒不可堪，百医无效。及到京，有厅吏上此方，用之便瘥也。李绛记其事于兵部手集。

子

【主治】明目，仙经用之。开宝。延年益寿。孟诜。青盲白翳，除邪气，利大小肠，去寒热。以一升捣末，每以一匙用葱、豉煮粥食。或着米糁、五味作羹食。心镜。

苦菜（本经上品）

【校正】并入嘉祐苦苣、苦荬。

【释名】**荼**音茶。本经、**苦苣**嘉祐、**苦荬**纲目、**游冬**别录、**褊苣**日用、**老鹳菜**救荒、**天香菜**。〔时珍曰〕苦荼以味名也。经历冬春，故曰游冬。许氏说文苣作蕒。吴人呼为苦荬，其义未详。嘉祐本草言岭南、吴人植苣供馔名苦苣，而又重出苦荬及苦荬条。今并之。

【集解】〔别录曰〕苦菜生益州川谷、山陵、道旁。凌冬不死。三月三日采，阴干。〔桐君药录曰〕苦菜三月生，扶疏。六月花从叶出。茎直花黄。八月实黑，实落根复生，冬不枯。〔恭曰〕尔雅云：荼，苦菜也。易通卦验玄图云：苦菜生于寒秋，经冬历春，得夏乃成。一名游冬。叶似苦苣而细，断之有白汁，花黄似菊，所在有之。其说与桐君略同。苦蕖俗亦名苦菜，非此荼也。〔保升曰〕春花夏实，至秋复生花而不实，经冬不凋。〔宗奭曰〕此月令四月小满节后苦菜秀者也。四方皆有，在北道者则冬方凋，生南方者冬夏常青。叶如苦苣而狭，绿色差淡。折之白乳汁出，味苦。花似野菊，春夏秋皆旋开。〔时珍曰〕苦菜即苦荬也，家栽者呼为苦苣，实一物也。春初生苗，有赤茎、白茎二种。其茎中空而脆，折之有白汁。胖叶似花萝卜，菜叶而色绿带碧，上叶抱茎，梢叶似鹳嘴，每叶分叉，撺挺如穿叶状。开黄花，如初绽野菊。一花结子一丛，如同蒿子及鹤虱子，花罢则收敛，子上有白毛茸茸，随风飘扬，落处即生。〔士良曰〕蚕蛾出时不可折取，令蛾子青烂。蚕妇亦忌食之。然野苣若五六回拗后，味反甘滑，胜于家苦荬也。

苦荬

白苣同

① 腹：原作"肠"，今据大观、政和本草卷二十九马齿苋条改。

【正误】〔弘景曰〕苦菜疑即茗也。茗一名荼，凌冬不凋，作饮能令人不眠。〔恭曰〕诗云，谁谓荼苦，即苦菜异名也。陶氏谓荼为茗，茗乃木类。按尔雅释草云：荼，苦菜也。音途。释木云：槚，苦荼也。音迟遐切。二物全别，不得比例，陶说误矣。

菜

【气味】苦，寒，无毒。〔张机曰〕野苣不可共蜜食，令人作内①痔。〔时珍曰〕脾胃虚寒人，不可食。

【主治】五脏邪气，厌谷胃痹。久服安心益气，聪察少卧，轻身耐老。本经。肠澼渴热，中疾恶疮。久服耐饥寒，豪气不老。别录。调十二经脉。霍乱后胃气烦逆。久服强力，虽冷甚益人。嘉祐。捣汁饮，除面目及舌下黄。其白汁，涂丁肿，拔根。滴痣上，立溃。藏器。点瘊子，自落。衍义。傅蛇咬。大明。明目，主诸痢。汪机。血淋痔瘘。时珍。

【发明】〔宗奭曰〕苦苣捣汁傅丁疮，殊验。青苗阴干，以备冬月为末，水调傅之。〔时珍曰〕按洞天保生录云：夏三月宜食苦荬，能益心和血通气也。又陆文量菽园杂记云：凡病痔者，宜用苦苣菜，或鲜或干，煮至熟烂，连汤置器中，横安一板坐之。先熏后洗，冷即止。日洗数次，屡用有效。

根

【主治】赤白痢及骨蒸，并煮服之。嘉祐。治血淋，利小便。时珍。

花子

【气味】甘，平，无毒。

【主治】去中热，安心神。宗奭。黄疸疾，连花、子研细二钱，水煎服，日二次，良。汪颖。

白苣 （宋嘉祐）

【释名】石苣纲目、生菜。〔时珍曰〕白苣、苦苣、莴苣俱不可煮烹，皆宜生挼去汁，盐、醋拌食，通可曰生菜，而白苣稍美，故独得专称也。王氏农书谓之石苣。陆矶诗疏云：青州谓之苣。可生食，亦可蒸茹。

【集解】〔藏器曰〕白苣似莴苣，叶有白毛。〔时珍曰〕处处有之。似莴苣而叶色白，折之有白汁。正二月下种。四月开黄花如苦荬，结子亦同。八月、十月可再种。故谚云：生菜不离园。按合璧事类云：苣有数种：色白者为白苣，色紫者为紫苣，味苦者为苦苣。

菜

【气味】苦，寒，无毒。〔炳曰〕平。患冷气人食之即腹冷，亦不至苦损人。产后不可食，令人寒中，小肠痛。〔思邈曰〕不可共酪食，生虫。

---

① 内：原作"肉"，今据金匮卷下第二十五改。

【主治】补筋骨，利五脏，开胸膈拥气，通经脉，止脾气，令人齿白，聪明少睡，可煮食之。孟诜。解热毒、酒毒，止消渴，利大小肠。宁原。

莴苣（食疗）

莴 苣

【释名】莴菜　千金菜〔时珍曰〕按彭乘墨客挥犀云：莴菜自呙国来，故名。

【集解】〔藏器曰〕莴苣有白者、紫者。紫者入烧炼药用。〔时珍曰〕莴苣正二月下种，最宜肥地。叶似白苣而尖，色稍青，折之有白汁粘手。四月抽薹，高三四尺。剥皮生食，味如胡瓜。糟食亦良。江东人盐晒压实，以备方物，谓之莴笋也。花、子并与白苣同。

菜

【气味】苦，冷，微毒。〔李廷飞曰〕久食昏人目。患冷人不宜食。〔时珍曰〕按彭乘云：莴苣有毒，百虫不敢近。蛇虺触之，则目瞑不见物。人中其毒，以姜汁解之。〔藏器曰〕紫莴苣有毒，入烧炼药①用。〔丹房镜源曰〕莴苣用硫黄种，结砂子，制朱砂。又曰：紫色莴苣和土作器，火假如铜也。

【主治】利五脏，通经脉，开胸膈，功同白苣。藏器。利气，坚筋骨，去口气，白齿牙，明眼目。宁原。通乳汁，利小便，杀虫、蛇毒。时珍。

子入药炒用。

【主治】下乳汁，通小便，治阴肿、痔漏下血、伤损作痛。时珍。

水苦荬（宋图经）

水 苦 荬

【校正】自外类移入此。

【释名】谢婆菜图经半边山

【集解】〔颂曰〕水苦荬生宜州溪涧侧。叶似苦荬，而厚光泽。其根似白术而软。二、八、九月采其根食之。

根

【气味】微苦、辛，寒，无毒。

【主治】风热上壅，咽喉肿痛，及项上风疬，以酒磨服。苏颂。

---

① 药：原脱，今据大观、政和本草卷二十九白苣条附莴苣文补。

翻白草 （救荒）

翻白草
鸡腿

【释名】鸡腿根救荒天藕野菜谱〔时珍曰〕翻白以叶之形名，鸡腿、天藕以根之味名也。楚人谓之湖鸡腿。淮人谓之天藕。

【集解】〔周宪王曰〕翻白草高七八寸。叶硬而厚，有锯齿，背白，似地榆而细长。开黄花。根如指大，长三寸许，皮赤肉白，两头尖峭。生食、煮熟皆宜。〔时珍曰〕鸡腿儿生近泽田地，高不盈尺。春生弱茎，一茎三叶，尖长而厚，有皱纹锯齿，面青背白。四月开小黄花。结子如胡荽子，中有细子。其根状如小白术头，剥去赤皮，其内白色如鸡肉，食之有粉。小儿生食之。荒年人掘以和饭食。

根

【气味】甘、微苦，平，无毒。

【主治】吐血下血崩中，疟疾痈疮。时珍。

仙人杖草 （拾遗）

【校正】自草部移入此。

【集解】〔藏器曰〕仙人杖生剑南平泽。叶似苦苣，丛生。陈子昂观玉篇序云：予从补阙乔公北征，夏四月次于张掖。何洲草木无他异者，惟有仙人杖往往丛生。予家世代服食者，昔常饵之。因为乔公言其功，甘心食之。人或谓乔公曰，此白棘也。公乃讥予。因作观玉篇焉。〔颂曰〕仙人杖有三物同名：一种是菜类，一种是枯死竹笋之色黑者，枸杞一名仙人杖是也。此仙人杖乃作菜茹者，白棘木类，何因相似？或曰：乔公所谓白棘乃枸棘，是枸杞之有针者。本经枸棘无白棘之名，又其味苦，此菜味甘。乃知草木之类，多而难识，使人惑疑似之言、以真为伪，宜乎子昂论著之详也。〔时珍曰〕别有仙人草，生阶除间，高二三寸。又有仙人掌草，生于石壁上。皆与此名同物异，不可不审。并见石草类。

【气味】甘，小温，无毒。

【主治】作茹食，去痰癖，除风冷。大明。久服长生，坚筋骨，令人不老。藏器。

蒲公英 （唐本草）

【校正】自草部移入此。

【释名】耩耨草音搆糯。金簪草、纲目黄花地丁。〔时珍曰〕名义未详。孙思邈千金方作凫公英，苏颂图经作仆公罂，庚辛玉册作鹁鸪英。俗呼蒲公丁，又呼黄花地丁。淮人谓之白鼓钉，蜀人谓之耳瘢草，关中谓之狗乳草。按土宿本草云：金簪草一名地丁，花如金簪头，独脚如丁，故以名之。

蒲公英
地丁

【集解】〔保升曰〕蒲公英草生平泽田园中。茎、叶似苦苣，断之有白汁。堪生啖。花如单菊而大。四月、五月采之。〔颂曰〕处处有之。春初生苗，叶如苦苣，有细刺。中心抽一茎，茎端出一花，色黄如金钱。俗讹为仆公罂是也。〔宗奭曰〕即今地丁也。四时常有花，花罢飞絮，絮中有子，落处即生。所以庭院间皆有者，因风而来。〔时珍曰〕地丁江之南北颇多，他处亦有之，岭南绝无。小科布地，四散而生，茎、叶、花、絮并似苦苣，但小耳。嫩苗可食。庚辛玉册云：地丁叶似小莴苣，花似大旋葍，一茎耸上三四寸，断之有白汁。二月采花，三月采根。可制汞，伏三黄。有紫花者，名大丁草，出太行、王屋诸山。陈州亦有，名烧金草。能煅朱砂。一种相类而无花者，名地胆草，亦可伏三黄、砒霜。

苗

【气味】甘，平，无毒。

【主治】妇人乳痈水肿，煮汁饮及封之，立消。恭。**解食毒，散滞气，化热毒，消恶肿、结核、疔肿。**震亨。**掺牙，乌须发，壮筋骨。**时珍。**白汁：涂恶刺、狐尿刺疮，即愈。**颂。

【发明】〔杲曰〕蒲公英苦寒，足少阴肾经君药也，本经必用之。〔震亨曰〕此草属土，开黄花，味甘。解食毒，散滞气，可入阳明、太阴经。化热毒，消肿核，有奇功。同忍冬藤煎汤，入少酒佐服，治乳痈，服罢欲睡，是其功也。睡觉微汗，病即安矣。〔颂曰〕治恶刺方，出孙思邈千金方。其序云：邈以贞观五年七月十五日夜，以左手中指背触着庭木，至晓遂患痛不可忍。经十日，痛日深，疮日高大，色如熟小豆色。常闻长者论有此方，遂用治之。手下则愈，痛亦除，疮亦即瘥，未十日而平复和故，杨炎南行方亦著其效云。〔时珍曰〕萨谦斋瑞竹堂方，有擦牙乌须发还少丹，甚言此草之功，盖取其能通肾也。故东垣李氏言其为少阴本经必用之药，而著本草者不知此义。

黄瓜菜 (食物)

黄瓜菜

【释名】黄花菜〔时珍曰〕其花黄，其气如瓜，故名。

【集解】〔颖曰〕黄瓜菜野生田泽。形似油菜，但味少苦。取为羹茹，甚香美。〔时珍曰〕此菜二月生苗，田野遍有，小科如荠。三、四、五月开黄花，花与茎、叶并同地丁，但差小耳。一科数花，结细子，不似地丁之花成絮也。野人茹之，亦采以饲鹅儿。

【气味】甘、微苦，微寒，无毒。

【主治】通结气，利肠胃。汪颖。

生瓜菜 (宋图经)

【释解】〔颂曰〕生瓜菜生资州平田阴畦间。春生苗，长三四寸，作丛生。叶青而圆，似白苋菜。夏开紫白花，结细实，黑色。其味作生瓜气，故以为名。

【气味】甘，微寒，无毒。

【主治】走注攻头面四肢，及阳毒伤寒，壮热头痛，心神烦躁，利胸膈，捣汁饮之。又生捣贴肿。苏颂。

落葵 (别录下品)

【释名】蔡葵尔雅、藤葵食鉴、藤菜纲目、天葵别录、繁露同、御菜俗燕脂菜。〔志曰〕落葵一名藤葵，俗呼为胡燕脂。〔时珍曰〕落葵叶冷滑如葵，故得葵名。释家呼为御菜，亦曰藤儿菜。尔雅云：蔡葵，繁露也。一各承露。其叶最能承露，其子垂垂亦如缀露，故得露名。而蔡、落二字相似，疑落字乃蔡字之讹也。案考工记云：大圭，终葵首也。注云：齐人谓椎曰终葵，圭首六寸为椎。然则此菜亦以其叶似椎头而名之乎？

【集解】〔弘景曰〕落葵又名承露。人家多种之。叶惟可证鲊食，冷滑。其子紫色，女人以渍粉傅面为假色，少入药用，〔保升曰〕蔓生，叶圆厚如杏叶。子似五味子，生青熟黑。所在有之。〔时珍曰〕落葵三月种之，嫩苗可食。五月蔓延，其叶似杏叶而肥厚软滑，作蔬、和肉皆宜。八九月开细紫花，累累结实，大如五味子，熟则紫黑色。揉取汁，红如燕脂，女人饰面、点唇及染布物，谓之胡燕脂，亦曰染绛子，但久则色易变耳。

落葵
藤菜

叶

【气味】酸，寒，滑，无毒。〔时珍曰〕甘、微酸，冷滑。脾冷人不可食。〔弘景曰〕曾为狗啮者，食之终身不瘥。

【主治】滑中，散热。别录。利大小肠。时珍。

子

【主治】悦泽人面。别录。可作面脂。苏颂〔诜曰〕取子蒸过，烈日中暴干，挼去皮，取仁细研，和白蜜涂面，鲜华立见。

蕺 (音戢 别录下品)

【释名】菹菜恭、鱼腥草。〔时珍曰〕蕺字，段公路北户录作蕊，音戢。秦人谓之菹子。疽、蕺音相近也。其叶腥气，故俗呼为鱼腥草。

【集解】〔恭曰〕蕺菜生湿地山谷阴处，亦能蔓生。叶似荞麦而肥，茎紫赤色。山南、江左人好生食之。关中谓之菹菜。〔保升曰〕茎、叶俱紫，赤英，有臭气。〔时珍曰〕案赵叔文医方云：鱼腥草即紫蕺。叶似荞，其状三角，一边红，一边青。可以养猪。又有五蕺（即五毒草），花、叶相似，但根似狗脊。见草部。

鱼腥草

叶

【气味】辛，微温，有小毒。〔别录曰〕多食，令人气喘。〔弘景曰〕俗传食蕺不利人脚，恐由闭气故也。今小儿食之，便觉脚痛。〔诜曰〕小儿食之，三岁不行。久食，发虚弱，损阳气，消精髓。〔思邈曰〕素有脚气人食之，一世不愈。

【主治】蠷螋尿疮。别录。淡竹筒内煨熟，捣傅恶疮、白秃。大明。**散热毒痈肿，疮痔脱肛，断痁疾，解硇毒。**时珍。

蕨（拾遗）

【释名】鳖〔时珍曰〕尔雅云：蕨，鳖也。菜名。陆佃埤雅云：蕨初生无叶，状如雀足之拳，又如人足之蹶，故谓之蕨。周秦日蕨，齐鲁日鳖，初生亦类鳖脚故也。其苗谓之蕨其。

蕨

【集解】〔藏器曰〕蕨生山间。根如紫草。人采茹食之。〔时珍曰〕蕨处处山中有之。二三月生芽，拳曲状如小儿拳。长则展开如凤尾，高三四尺。其茎嫩时采取，以灰汤煮去涎滑，晒干作蔬，味甘滑，亦可醋食。其根紫色，皮内有白粉，捣烂再三洗澄，取粉作炬糇，荡皮作线食之，色淡紫，而甚滑美也。野人饥年掘取，治造不精，聊以救荒，味即不佳耳。诗云：陟彼南山，言采其蕨。陆玑谓其可以供祭，故采之。然则蕨之为用，不独救荒而已。一种紫其，似蕨有花而味苦，谓之迷蕨，初生亦可食，尔雅谓之月尔，三苍谓之紫蕨。郭璞云：花繁日尔。紫蕨拳曲繁盛，故有月尔之名。

其及根

【气味】甘，寒，滑，无毒。〔诜曰〕久食，令人目暗、鼻塞、发落。又冷气人食，多腹胀。小儿食之，脚弱不能行。〔思邈曰〕久食成瘕。

【主治】**去暴热，利水道，令人睡。**藏器。**补五脏不足，气壅经络筋骨间，毒气。**孟诜。**根烧灰油调，傅蛇、蠚伤。**时珍。蠚音萧，虫名。

【发明】〔藏器曰〕多食消阳气，故令人睡、弱人脚。四皓食芝而寿，夷齐食蕨而夭，固非良物。干宝搜神记云：郗鉴镇丹徒，二月出猎。有甲士折蕨一技，食之，觉心中淡淡成疾。后吐一小蛇，悬屋前，渐干成蕨。遂明此物不可生食也。〔时珍曰〕蕨之无益，为其性冷而滑，能利水道，泄阳气，降而不升，耗人真元也。四皓采芝而心逸，夷齐采蕨而心忧，其寿其夭，干蕨何与焉？陈公之言，可谓迂哉！然饥人濒死，赖蕨延活，又不无济世之功。

水蕨（纲目）

【集解】〔时珍曰〕水蕨似蕨，生水中。吕氏春秋云：菜之美者，有云梦之芑，即此菜也。芑音岂。

【气味】甘、苦，寒，无毒。

【主治】腹中痞积，淡煮食，一二日即下恶物。忌杂食一月余乃佳。时珍。卫生方。

薇（拾遗）

【校正】自草部移入此。

【释名】**垂水**尔雅、**野豌豆**纲目、**大巢菜**。〔时珍曰〕案许慎说文云：薇，似藿。乃菜之微者也。王安石字说云：微贱所食，因谓之薇。故诗以采薇赋戍役。孙炎注尔雅云：薇草生水旁面枝叶垂于水，故名垂水也。巢菜见翘摇下。

薇

大巢菜　　**野豌豆**

【集解】〔藏器曰〕薇生水旁，叶似萍，蒸食利人。三秦记云：夷、齐食之三年，颜色不异。武王诚之，不食而死。〔李珣曰〕薇生海、池、泽中，水草也。〔时珍曰〕薇生麦田中，原泽亦有，故诗云'山有蕨、薇'，非水草也。即今野豌豆，蜀人谓之巢菜。蔓生，茎叶气味皆似豌豆，其藿作蔬、入羹皆宜。诗云：采薇采薇，薇亦柔止。礼记云：芼豕以薇。皆此物也。诗疏以为迷蕨，郑氏通志以为金樱芽，皆谬矣。项氏云：巢菜有大、小二种：大者即薇，乃野豌豆之不实者；小者即苏东坡所谓元修菜也。此说得之。

【气味】甘，寒，无毒。

【主治】久食不饥，调中，利大小肠。藏器。利水道，下浮肿，润大肠。

翘摇（拾遗）

【释名】**摇车**尔雅、**野蚕豆**纲目、**大巢菜**。〔藏器曰〕翘摇，幽州人谓之翘摇。尔雅云"柱夫，摇车（俗呼翘车）"是矣。蔓生细叶，紫花可食。〔时珍曰〕翘摇[1]言其茎叶柔婉，有翘然飘摇之状，故名。苏东坡云：菜之美者，蜀乡之巢。故人巢元修嗜之：因谓之元修菜。陆放翁诗序云：蜀蔬有两巢：大巢即豌豆之不实者；小巢生稻田中，吴地亦多，一名漂摇草，一名野蚕豆。以油炸之，缀以米糁，名草花，食之佳，作羹尤美。

---

① 翘摇：原作"苕摇"，今据陆疏及大观、政和本草卷二十七翘摇条改。

【集解】〔藏器曰〕翘摇生平泽。蔓生如萤豆，紫花。〔时珍曰〕处处皆有。蜀人秋种春采，老时耕转壅田。故薛田诗云：剩种豌巢沃晚田。蔓似荳豆而细，叶似初生槐芽及蒺藜，而色青黄。欲花未萼之际，采而蒸食，点酒下盐，苦羹作馅，味如小豆藿。至三月开小花，紫白色。结角，子似豌豆而小。

【气味】辛，平，无毒。〔诜曰〕煮食佳，生食令人吐水。

【主治】破血，止血生肌。捣汁服之，疗五种黄病，以瘥为度。藏器。利五脏，明耳目，去热风，令人轻健，长食不厌，甚益人。孟诜。止热疟，活血平胃，时珍。

翘摇
小巢菜

鹿藿（本经下品）

【校正】自草部移入此。

【释名】鹿豆郭璞荳豆音劳。亦作𧂧。野绿豆〔时珍曰〕豆叶曰藿，鹿喜食之，故名。俗呼荳豆，荳、鹿音相近也。王磐野菜谱作野绿豆。尔雅云：薗（音卷），鹿藿也。其实菰（音纽）。即此。

【集解】〔别录曰〕鹿藿生汝山山谷。〔弘景曰〕方药不用，人亦无识者。但葛苗一名鹿藿。〔恭曰〕此草所在有之。苗似豌豆，而引蔓长粗。人采为菜，亦微有豆气，山人名为鹿藿[①]也。〔保升曰〕鹿豆可生啖。五月、六月采苗，日干之。郭璞注尔雅云：鹿豆叶似大豆，蔓延生，根黄而香。是矣。〔时珍曰〕鹿豆即野绿豆，又名荳豆，多生麦地田野中。苗叶似绿豆而小，引蔓生，生、熟皆可食。三月开淡粉紫花，结小荚。其子大如椒子，黑色。可煮食，或磨面作饼蒸食。

【气味】苦，平，无毒。

【主治】蛊毒，女子腰腹痛不乐，肠痈瘰疬，疬疡气。本经。止头痛。梁[②]简文劝医文。

鹿藿
荳豆
野绿豆

灰藋（音狄宋嘉祐）

【校正】原自草部移入谷部，今复移入此。

【释名】灰涤菜纲目、金锁天。〔时珍曰〕此菜茎叶上有细灰如沙，而枝叶翘趯，故名。梁简文帝劝医文作灰藗菜，俗讹为灰条菜。雷敩炮炙论谓之金锁天。

【集解】〔藏器曰〕灰藋生于熟地。叶心有白粉，似藜。但藜心赤茎大，堪为杖，入药不如

---

① 也：原作"忠"，今据大观、政和本草卷十一鹿藿条改。
② 梁：原作"菜"，今据本书卷一引据经史百家书目改。

白藋也。其子炊为饭，香滑。〔时珍曰〕灰藋处处原野有之。四月生苗，茎有紫红线棱。叶尖有刻，面青背白。茎心、嫩叶背面皆有白灰。为蔬亦佳。五月渐老，高者数尺。七八月开细白花。结实簇簇如球，中有细子，蒸暴取仁，可炊饭及磨粉食。救荒本草云：结子成穗者味甘，散穗者微苦，生墙下、树下者不可用。

【修治】〔敩曰〕灰藋即金锁夭叶，扑蔓翠上，往往有金星，堪用。若白青色者，是忌女茎，不中用也。若使金锁夭，茎高二尺五六寸为妙。若长若短，皆不中使。凡用勿令犯水，去根日干，以布拭去肉毛令尽，细锉，焙干用之。〔时珍曰〕妓女茎即地肤子苗，与灰藋茎相似而叶不同，亦可为蔬。详见本条。

茎叶

【气味】甘，平，无毒。

【主治】恶疮，虫、蚕、蜘蛛等咬，捣烂和油傅之。亦可煮食。作汤，浴疗癣风瘙。烧灰纳齿孔中，杀虫䘌。含漱，去甘疮。以灰淋汁，蚀息肉，除白癜风、黑子、面黚。着肉作疮。藏器。

子仁

【气味】甘，平，无毒。

【主治】炊饭磨面食，杀三虫。藏器。

藜 (纲目)

【释名】莱诗疏、红心灰藋玉册、鹤顶草土宿本草、胭脂菜详下文。

【集解】〔时珍曰〕藜处处有之。即灰藋之红心者，茎、叶稍大。河朔人名落藜，南人名胭脂菜，亦曰鹤顶草，皆因形色名也。嫩时亦可食，故昔人谓藜藿与膏粱不同，老则茎可为杖。诗云：南山有台，北山有莱。陆玑注云：莱即藜也。初生可食。谯、沛人以鸡苏为莱，三苍以茱萸为莱，皆名同物异也。韵府谓藜为落帚，亦误矣。宝藏论云：鹤顶龙芽，其顶如鹤，八九月和子收之，入外丹用。

叶

【气味】甘，平，微毒。〔时珍曰〕按庚辛玉册云：鹤顶，阴草也。捣汁煮粉霜，烧灰淋汁煎粉霜，伏矾石，结草砂，制硫，伏汞及雌黄、砒石。

【主治】杀虫。藏器。煎汤，洗虫疮，漱齿䘌，捣烂，涂诸虫伤，去癜风。时珍。

茎

【主治】烧灰，和荻灰、蒿灰等分，水和蒸，取汁煎膏。点疣赘、黑子，蚀恶肉。时珍。

秦荻藜 (唐本草附)

【释名】〔时珍曰〕按山海经云：秦山有草，名曰藜，如荻，可以为菹。此即秦荻藜也。盖亦藜类，其名亦由此得之。

【集解】〔恭曰〕秦荻藜生下湿地，所在有之。人所啖者。〔诜曰〕此物于生菜中最香美。

【气味】辛，温、无毒。

【主治】心腹冷胀，下气消食，和酱、醋食之。唐本。碾气甚良。又末之和酒服，疗心痛，愊愊，塞满气。孟诜。

子

【主治】肿毒，捣末和醋封之，日三易。孟诜。

醍醐菜 （证类）

【集解】〔时珍曰〕唐慎微证类本草收此，而形状莫考。惟雷敩炮炙论云：形似牛皮蔓，掐之有乳汁出，香甜入顶。采得以苦竹刀细切，入砂盆中研如膏，用生绢搅汁，暖饮。然亦不云治何病也。

【气味】甘，温，无毒。

【主治】月水不利，捣叶绞汁，和酒煎服一盏，千金。

【附录】茅膏菜拾遗〔藏器曰〕味甘，平，无毒。煮服，主赤白久痢。生茅中，高一尺，有毛如油腻，粘人手，子作角生。鸡侯菜〔又曰〕味辛，温，无毒。久食，温中益气。顾微广州记云：生岭南，似艾，二月生苗，宜鸡羹食之，故名。孟娘菜〔又曰〕味苦，小温，无毒。主妇人腹中血结羸瘦，男子阴囊湿痒，强阳道，令人健行不睡，补虚，去痔瘘、瘰疬、瘿瘤。生四明诸山，冬夏常有叶，似升麻，方茎，山人采茹之。优殿〔又曰〕味辛，温，无毒。温中，去恶气，消食。生安南，人种为茹。南方草木状云：合浦有优殿，人种之，以豆酱食之，芳香好味。

芋 （别录中品）

【校正】自果部移入此。

【释名】土芝别录蹲鸱〔时珍曰〕按徐铉注说文云：芋犹吁也。大叶实根，骇吁人也。吁音芋，疑怪貌。又史记：卓文君云：岷山之下，野有蹲鸱，至死不饥。注云：芋也。盖芋魁之状，若鸱之蹲坐故也。芋魁，东汉书作芋渠。渠、魁义同。

【集解】〔弘景曰〕芋，钱塘最多。生则有毒，味莶不可食。种芋三年，不采则成蜭芋；又别有野芋，名老芋，形叶相似如一，根并杀人。〔恭曰〕芋有六种：青芋、紫芋、真芋、白芋、连禅芋、野芋也。其类虽多，苗并相似。茎高尺余，叶大如扇，似荷叶而长，根类薯蓣而圆。其青芋多子，细长而毒多，初煮头灰汁，更易水煮熟，乃堪食尔。白芋、真芋、连禅、紫芋，并毒少，正可煮啖之。兼肉作羹甚佳。蹲鸱之饶，盖谓此也。野芋大毒，不可啖也。关陕诸芋遍有，山南、江左惟有青、白、紫三芋而已。〔颂曰〕今处处有之，闽、蜀、淮、楚尤多植之。种类虽多，大抵性效相近。蜀川出者，形圆而大，状若蹲鸱，谓之芋魁。彼人种以当粮食而度饥年。江西、闽中出者，形长而大。其细者如卵，生于魁旁，食之尤美。凡食芋并须栽莳者。其野芋有大毒，不可食。〔宗奭曰〕江浙、二川者最大而长。京洛者差圆小，然味佳，他处不及也。当心出苗者为芋头，四边附之而生者为芋子，八九月已后掘食之。〔时珍曰〕芋属虽多，有水、旱二种：旱芋山地可种，水芋水田莳之。叶皆相似，但水芋味胜。茎亦可食。芋不开花，时或七八月间有开者，抽茎生花黄色，旁有一长萼护之，如半边莲花之状也。按郭义恭广志云：芋凡十四种：君子芋，魁大如斗；赤鹳芋，即连鹳芋、魁大子少；白果芋，魁大子繁，亩收百斛；青边芋、旁巨芋、车毂芋三种，并魁大子少，叶长丈余；长味芋，味美，茎亦可食；鸡子芋，色黄；九面芋，大而不美；青芋、曹芋、象芋，皆不可食，惟茎可作菹；旱芋，九月熟；蔓芋，缘枝生，大者如二三升也。

芋子

【气味】辛，平，滑，有小毒。〔大明曰〕冷。〔弘景曰〕生则有毒，味莶不可食。性滑下石，服饵家所忌。〔恭曰〕多食动宿冷。〔宗奭曰〕多食难克化，滞气困脾。

【主治】宽肠胃，充肌肤，滑中①。别录。冷啖，疗烦热，止渴。苏颂。令人肥白，开胃通肠闭。产妇食之，破血；饮汁，止血渴。藏器。破宿血，去死肌。和鱼煮食，甚下气，调中补虚。大明。

【发明】〔诜曰〕芋，白色者无味，紫色者破气。煮汁啖之，止渴。十月后晒干收之，冬月食不发病。他时月不可食。又和鲫鱼、鳢鱼作臛良。久食，治人虚劳无力。又煮汁洗腻衣，白如玉也。〔大明曰〕芋以姜同煮过，换水再煮，方可食之。

叶茎

【气味】辛，冷，滑，无毒。

【主治】除烦止泻，疗妊妇心烦迷闷，胎动不安。又盐研，傅蛇虫咬，并痈肿毒痛，及署毒箭。大明。梗：擦蜂螫尤良。宗奭。汁：涂蜘蛛伤。时珍。

【发明】〔慎微曰〕沈括笔谈云：处士刘阳隐居王屋山，见一蜘蛛为蜂所螫，坠地，腹鼓欲裂，徐行入草，啮破芋硬，以疮就啮处磨之，良久腹消如故。自后用治蜂螫有验，由此。

【附录】野芋〔弘景曰〕野芋形叶与芋相似，芋种三年不采成租芋（音吕），并能杀人。误食之烦闷垂死者，惟以土浆及粪汁、大豆汁饮之，则活矣。〔藏器曰〕野芋生溪涧侧，非人所种者，根、叶相似。又有天荷，亦相似而大。〔时珍曰〕小者为野芋；大者为天荷，俗名海芋。详见草部毒草类。野芋根辛冷，有大毒。醋摩傅虫疮恶癣。其叶捣涂毒肿初起无名者即消，亦治蜂、虿螫，涂之良。

土芋 （拾遗）

【校正】自草部移入此。

---

① 中：原作"口"，据唐本草卷十七、千金翼卷四及大观、政和本草卷二十三芋条改。

【释名】上卵拾遗、黄独纲目、土豆。

【集解】〔藏器曰〕土芋蔓生，叶如豆，其根圆如卵。鹠鶒食后弥吐，人不可食。又云：土卵蔓生，如芋，人以灰汁煮食之。〔恭曰〕土卵似小芋，肉白皮黄。梁、汉人名为黄独。可蒸食之。

根

【气味】甘、辛，寒，有小毒。

【主治】解诸药毒，生研水服，当吐出恶物便止。煮熟食之，甘美不饥，厚人肠胃，去热嗽。藏器。

薯蓣（本经上品）

【校正】自草部移入此。

【释名】薯蕷音诸预。土薯音除。山薯图经、山芋吴普、山药衍义、玉延〔吴普曰〕薯蓣一名藇薯，一名儿草，一名修脆。齐、鲁名山芋，郑、越名土藷，秦、楚名玉延。〔颂曰〕江、闽人单呼为藷（音若殊）及韶，亦曰山藷。山海经云：景山北望少泽，其草多藷藇（音同薯蓣）。则是一种，但字（或音殊，或音诸）不一，或语有轻重，或相传之讹耳。〔宗奭曰〕薯蓣因唐代宗名预，避讳改为薯药；又因宋英宗讳薯，改为山药。尽失当日本名。恐岁久以山药为别物，故详著之。

【集解】〔别录曰〕薯蓣生嵩高山谷。二月、八月采根暴干。〔普曰〕亦生临朐钟山。始生赤茎细蔓。五月开白花。七月结实青黄，八月熟落。其根内白外黄，类芋。〔弘景曰〕近道处处有之，东山、南江皆多。掘取食之以充粮。南康间最大而美，服食亦用之。〔恭曰〕此有两种：一者白而且佳，日干捣粉食大美，且愈疾而补；一者青黑，味殊不美。蜀道者尤良。〔颂曰〕处处有，以北都、四明者为佳。春生苗，蔓延篱援。茎紫，叶青有三尖，似白牵牛叶，更厚而光泽。夏开细白花，大类枣花。秋生实于叶间，状如铃。今人冬春采根。刮之白色者为上，青黑者不堪。近汴洛人种之极有息。春取宿根头，以黄沙和牛粪作畦种之。苗生似竹梢作援，高一二尺。夏月频溉之。当年可食，极肥美。南中一种生山中，根细如指，极紧实，刮磨入汤煮之，作块不散，味更真美，云食之尤益人，过于家园种者。又江湖、闽中一种，根如姜、芋之类而皮紫。极有大者，一枚可重数斤。削去皮，煎、煮食俱美，但性冷于北地者耳。彼土人呼为薯，南北之产或有不同，故形类差别也。〔甄权曰〕按刘敬叔异苑云：薯蓣，野人谓之土薯。根既入药，又复可食。人植之者，随所种之物而像之也。〔时珍曰〕薯蓣入药，野生者为胜；若供馔，则家种者为良。四月生苗延蔓，紫茎绿叶。叶有三尖，似白牵牛叶而更光润。五六月开花成穗，淡红色，结荚成簇，荚凡三棱合成，坚而元仁。其子别结于一旁，状似雷丸，大小不一，皮色土黄而肉白，煮食甘滑，与其根同。王旻山居录云：曾得山芋子如荆棘子者，食之更愈于根。即此也。霜后收子留种，或春月采根截种，皆生。

【修治】〔颂曰〕采白根刮去黄皮，以水浸之，掺白矾末少许入水中，经宿净洗去涎，焙干用。〔宗奭曰〕入药贵生干之，故古方皆用干山药。盖生则性滑，不可入药；熟则滞气，只堪啖耳。其法：冬月以布裹手，用竹刀刮去皮，竹筛盛，置檐风处，不得见日，一夕干五分，候全干收之。或置焙笼中，微火烘干亦佳。〔敩曰〕凡使勿用平田生二三纪者，须要山中生经十①纪者。皮赤，四面有须者妙。采得以铜刀刮去赤皮，洗去涎，蒸过暴干用。

根

【气味】甘，温、平，无毒。〔普曰〕神农：甘，小温。桐君、雷公：甘，凉，无毒。〔之才曰〕紫芝为之使。恶甘遂。

【主治】伤中，补虚羸，除寒热邪气，补中，益气力，长肌肉，强阴。久服，耳目聪明，轻身不饥延年。本经。主头面游风，头风眼眩，下气，止腰痛，治虚劳羸瘦，充五脏，除烦热。别录。补五劳七伤，去冷风，镇心神，安魂魄，补心气不足，开达心孔，多记事。甄权。强筋骨，主泄精健忘。大明。益肾气，健脾胃，止泄痢，化痰涎，润皮毛。时珍。生捣贴肿硬毒，能消散。震亨。

【发明】〔权曰〕凡患人体虚羸者，宜加而用之。〔诜曰〕利丈夫，助阴力。熟煮和蜜，或为汤煎，或为粉，并佳。干之入药更妙。惟和面作馎饦则动气，为不能制面毒也。〔李杲曰〕山药入手太阴。张仲景八味丸用干山药，以其凉而能补也。亦治皮肤干燥，以此润之。〔时珍曰〕按吴绶云：山药入手、足太阴二经，补其不足，清其虚热。又按王履溯洄集云：山药虽入手太阴，然肺为肾之上源，源既有滋，流岂无益，此八味丸所以用其强阴也。又按曹毗杜兰香传云：食薯蓣可以辟雾露。

零余子 (拾遗)

【校正】自草部移入此。

【集解】〔藏器曰〕零余子，大者如鸡子，小者如弹丸，在叶下生。晒干功用强于薯蓣。薯蓣有数种，此其一也。〔时珍曰〕此即山药藤上所结子也。长圆不一，皮黄肉白。煮熟去皮食之，胜于山药，美于芋子。霜后收之。坠落在地者，亦易生根。

【气味】甘，温，无毒。

【主治】补虚损，强腰脚，益肾，食之不饥。藏器。

甘薯 (纲目)

【集解】〔时珍曰〕按陈祈畅异物志云：甘薯出交广南方。民家以二月种，十月收之。其根似芋，亦有巨魁。大者如鹅卵，小者如鸡、鸭卵。剥去紫皮，肌肉正白如脂肪②。南人用当米谷、

---

① 十：原作"千"，今据大观、政和本草卷六薯蓣条改。
② 脂肪：原作"肌"字，据齐民要术卷十薯条引异物志改。

果食，蒸炙皆香美。初时甚甜，经久得风稍淡也。又按嵇含草木状云：甘薯，薯蓣之类，或云芋类也。根、叶亦如芋。根大如拳，瓯，蒸煮食之，味同薯蓣，性不甚冷。珠崖之不业耕者惟种此，蒸切晒收，以充粮糗，名薯粮。海中之人多寿，亦由不食五谷，而食甘薯故也。

【气味】甘，平，无毒。

【主治】补虚乏，益气力，健脾胃，强肾阴，功同薯蓣。时珍。

百合（本经中品）

【校正】自草部移入此。

【释名】䔰音藩。强瞿别录、蒜脑薯。〔别录曰〕一名摩罗，一名重箱，一名中逢花。〔吴普曰〕一名重迈，一名中庭。〔弘景曰〕百合，俗人呼为强仇，仇即瞿也，声之讹耳。〔时珍曰〕百合之根，以众瓣合成也。或云专治百合病故名，亦通。其根如大蒜，其味如山薯，故俗称蒜脑薯。顾野王玉篇亦云，䔰乃百合蒜也。此物花、叶、根皆四向，故曰强瞿。凡物旁生谓之瞿，义出韩诗外传。

百合

山丹花红

【集解】〔别录曰〕百合生荆州山谷。二月、八月采根，阴干。〔弘景曰〕近道处处有之。根如葫蒜，数十片相累。人亦蒸煮食之，乃云是蚯蚓相缠结变作之。亦堪服食。〔恭曰〕此有二种：一种叶大茎长，根粗花白者，宜入药；一种细叶，花红色。〔颂曰〕百合三月生苗，高二三尺。榦粗如箭，四面有叶如鸡距，又似柳叶，青色，近茎处微紫，茎端碧白。四五月开红白花，如石榴嘴而大。根如葫蒜，重叠生二三十瓣。又一种花红黄，有黑斑点，细叶，叶间有黑子者，不堪入药。按徐锴岁时广记：二月种百合，法宜鸡粪。或云百合是蚯蚓化成，而反好鸡粪，理不可知也。〔时珍曰〕百合一茎直上，四向生叶。叶似短竹叶，不似柳叶。五六月茎端开大白花，长五寸，六出，红蕊四垂向下，色亦不红。红者叶似柳，乃山丹也。百合结实略似马兜玲，其内子亦似之。其瓣种之，如种蒜法。山中者，宿根年年自生。未必尽是蚯蚓化成也。蚯蚓多处，不闻尽有百合，其说恐亦浪传耳。

【正误】〔宗奭曰〕百合茎高三尺许。叶如大柳叶，四向攒枝而上。其颠即开淡黄白花，四垂向下覆长蕊，花心有檀色。每一枝颠，须五六花。子紫色，圆如桔子，生于枝叶间。每叶一子，不在花中，亦一异也。根即百合，白色，其形如松子，四向攒生，中间出苗。〔时珍曰〕寇氏所说，乃卷丹，非百合也，苏颂所传不堪入药者，今正其误。叶短而阔，微似竹叶，白花四垂者，百合也。叶长而狭，尖如柳叶，红花，不四垂者，山丹者。茎叶似山丹而高，红花带黄而四垂，上有黑斑点，其子先结在枝叶间者，卷丹也。卷丹以四月结子，秋时开花，根似百合。其山丹四月开花，根小少瓣。盖一类三种也。吴瑞本草言白花者名百合，红花者名强仇，不知何所据也？

根

【气味】甘，平，无毒。〔权曰〕有小毒。

【主治】邪气腹胀心痛，利大小便，补中益气。本经。除浮肿胪胀，痞满寒热，通身疼痛，及乳难喉痹，止涕泪。别录。百邪鬼魅，涕泣不止，除心下急满痛，治脚气热咳。甄权。安心定胆益志，养五脏，治颠邪狂叫惊悸，产后血狂运，杀蛊毒气，胁痛乳痈发背诸疮肿。大明。心急黄，宜蜜蒸食之。孟诜。治百合病。宗奭。温肺止嗽。元素。

【发明】〔颂曰〕张仲景治百合病，有百合知母汤、百合滑石代赭汤、百合鸡子汤、百合地黄汤，凡四方。病名百合而用百合治之，不识其义。〔颖曰〕百合新者，可蒸可煮，和肉更佳；干者作粉食，最益人。〔时珍曰〕按王维诗云：冥搜到百合，真使当重肉。果堪止泪无，欲纵望江目。盖取本草百合止涕泪之说。

花

【主治】小儿天泡湿疮，暴干研末，菜子油涂，良。时珍。

子

【主治】酒炒微赤，研末汤服，治肠风下血。思邈。

山丹（日华）

卷　丹

【释名】红百合日华、连珠同川、强瞿通志、红花菜。

【集解】〔诜曰〕百合红花者名山丹。其根食之不甚良，不及白花者。〔时珍曰〕山丹根似百合，而瓣少，茎亦短小。其叶狭长而尖，颇似柳叶，与百合迥别。四月开红花，六瓣不四垂，亦结小子。燕、齐人采其花跗未开者，干而货之，名红花菜。卷丹茎叶虽同而稍长大。其花六瓣四垂，大于山丹。四月结子在枝叶间，入秋开花在颠顶，诚一异也，其根有瓣似百合，不堪食，别一种也。

根

【气味】甘，凉，无毒。正要云：平。

【主治】疮肿、惊邪。大明。女人崩中。时珍。

花

【气味】同根。

【主治】活血。其蕊，傅疔疮恶肿。时珍。

草石蚕（拾遗）

【校正】自草部移入此。

【释名】地蚕日用、土蛹余冬录、甘露子食物、滴露纲目、地瓜儿。〔时珍曰〕蚕蛹皆以根形而名，甘露以根味而名。或言叶上滴露则生，珍常莳之，无此说也。其根长大者，救荒本草谓之地瓜儿。

【集解】〔藏器曰〕陶氏注虫部石蚕云：今俗用草根黑色，按草石蚕生高山石上，根如箸，上有毛，节如蚕，叶似卷柏。山人取食之。〔颂曰〕草根之似蚕者，亦名石蚕。出福州今信州山石上，四时常有。其苗青，亦有节，三月采根用。〔机曰〕草石蚕徽州甚多，土人呼为地蚕。肥白而促节，大如三眠蚕。生下湿地及沙碛间。秋时耕犁，遍地皆是。收取以醋淹作菹食。冬月亦掘取之。〔颖曰〕地蚕生郊野麦地中。叶如薄荷，少狭而尖，文微皱，欠光泽。根白色，状如蚕。四月采根，水瀹和盐为菜茹之。〔时珍曰〕草石蚕即今甘露也。荆湘、江淮以南野中有之，人亦栽莳。二月生苗，长者近尺，方茎对节，狭叶有齿，并如鸡苏，但叶皱有毛耳。四月开小花成穗，一如紫苏花穗。结子如荆芥子。其根连珠，状如老蚕。五月掘根蒸煮食之，味如百合。或以萝卜卤及盐菹水收之，则不黑。亦可酱渍、蜜藏。既可为菜，又可充果。陈藏器言石蚕叶似卷柏者，若与此不同也。

根

【气味】 甘，平，无毒。〔时珍曰〕不宜生食及多食，生寸白虫。与诸鱼同食，令人吐。

【主治】 浸酒，除风破血。煮食，治溪毒。藏器。焙干，主走注风，散血止痛。其节亦可捣末酒服。苏颂。和五脏，下气清神。正要。

竹笋（蜀本草）

【校正】 并入木部拾遗桃竹笋。

【释名】 **竹萌**尔雅、**竹芽**笋谱、**竹胎**说文、**竹子**神异经。〔时珍曰〕笋从竹、旬，谐声也。陆佃云：旬内为笋，旬外为竹，故字从旬。今谓竹为妒母草，谓笋生旬有六日而齐母也。僧赞宁笋谱云：笋一名萌，一名箬，一名蕌，一名苗，一名初篁。皆会意也。俗作笋者，非。

【集解】〔弘景曰〕竹类甚多。笋以实中竹、篁竹者为佳。于药无用。〔颂曰〕竹笋，诸家惟以苦竹笋为最贵。然苦竹有二种：一种出江西及闽中①者，本极粗大，笋味殊苦，不可啖；一种出江浙及近道者，肉厚而叶长阔，笋味微苦，俗呼甜苦笋，食品所宜，亦不闻入药用也。〔时珍曰〕晋·武昌戴凯之、宋·僧赞宁皆著竹谱，凡六十余种。其所产之地，发笋之时，各各不同。详见木部竹下。其笋亦有可食、不可食者。大抵北土鲜竹，惟秦、蜀、吴、楚以南则多有之。竹有雌雄，但看根上第一枝双生者，必雌也，乃有笋。土人于竹根行鞭时掘取嫩者，谓之鞭笋。江南、湖南人冬月掘大竹根下未出土者为冬笋，东观汉记谓之苞笋。并可鲜食，为珍品。其他则南人淡干者为玉版笋、明笋、火笋，盐曝者为盐笋，并可为蔬食也。按赞宁云：凡食笋者譬如治药，得法则益人，反是则有损。采之宜避风日，见风则本坚，入水则肉硬，脱壳煮则失味，生著刃则失柔。煮之宜久，生必损人。苦笋宜久煮，干笋宜取汁为羹茹。蒸之最美，煨之亦佳。味苦者戟人咽，先以灰汤煮过，再煮乃良。或以薄荷数片同煮，亦去苦味。诗云：其蔌伊何，惟笋及蒲。礼云：加豆之实，笋菹鱼醢。则笋之为蔬，尚之久矣。

---

① 及闽中：原脱，今据大观、政和本草卷十三竹叶条补。

诸竹笋

【气味】甘，微寒，无毒。〔藏器曰〕诸笋皆发冷血及气。〔瑞曰〕笋同羊肝食，令人目盲。

【主治】消渴，利水道，益气，可久食。别录。利膈下气，化热消痰爽胃。宁原。

苦竹笋

【气味】苦、甘，寒。

【主治】不睡，去面目并舌上热黄，消渴，明目，解酒毒，除热气。健人。藏器。理心烦闷，益气力，利水道，下气化痰，理风热脚气，并蒸煮食之。心镜。治出汗中风失音。汪颖。干者烧研入盐，擦牙疳。时珍。

【发明】〔时珍曰〕四川、叙州、宜宾、长宁所出苦笋，彼人重之。宋·黄山谷有苦笋赋云：棘道苦笋，冠冕两川。甘脆惬当，小苦而咸味；温润缜密，多啖而不疳。食看以之启迪，酒客为之流涎。其许之也如此。

竹笋

【主治】消渴风热，益气力，消腹胀，蒸、煮、炒食皆宜。宁原。

淡竹笋

【气味】甘，寒。

【主治】消痰，除热狂壮热，头痛头风，并妊妇头旋，颠仆惊悸，温疫迷闷，小儿惊痫、天吊。汪颖。

冬笋 奎笋

【气味】甘，寒。

【主治】小儿痘疹不出，煮粥食之，解毒，有发生之义。汪颖。

【发明】〔诜曰〕淡竹笋及中母笋虽美，然发背闷脚气。箭竹笋新者可食，陈者不宜。诸竹笋多食皆动气发冷癥，惟苦竹笋主逆气，不发疾。〔颖曰〕笋与竹沥功近。有人素患痰病，食笋而愈也。〔瑞曰〕淡笋、甘笋、苦笋、冬笋、鞭笋皆可久食。其他杂竹笋性味不一，不宜多食。〔宗奭曰〕笋难化，不益人，脾病不宜食之。一小儿食干笋三寸许，噎于喉中，壮热喘粗如惊。服惊药不效，后吐出笋，诸证乃定。其难化也如此。〔时珍曰〕赞宁笋谱云：笋虽甘美，而滑利大肠，无益于脾，俗谓之刮肠蓖。惟生姜及麻油能杀其毒。人以麻渟沃竹丛，则次年调疏，可验矣。其蕲州丛竹、毛斑竹、匡庐扁竹、沣州方竹、岭南煞竹、篑竹、月竹诸笋，皆苦韧不堪食也。时珍常见俗医治痘，往往劝饮笋汤，云能发痘。盖不知痘疮不宜大肠滑利。而笋有刮肠之名，则暗受其害者，不知若干人也。戒之哉，戒之哉。

桃竹笋拾遗〔藏器曰〕南人谓之黄笋。灰汁煮之可食，不尔戟人喉。其竹丛生，丑类非一。〔时珍曰〕桃枝竹出川、广中。皮滑而黄，犀纹瘦骨，四寸有节，可以为席。

【气味】苦，有小毒。

【主治】六畜疮中蛆，捣碎纳之，蛆尽出。藏器。

刺竹笋〔时珍曰〕生交广中。丛生，大者围二尺，枝节皆有刺。夷人种以为城。伐竹为弓。根大如车辐。一名芭竹。

【气味】甘、苦，有小毒。食之落人发。竹谱。

酸笋（纲目）

【释名】〔时珍曰〕酸笋出粤南。顾玠海槎录云：笋大如臂。摘至用沸汤泡去苦水，投冷井水中，浸二三日取出，缕如丝绳，醋煮可食。好事者携入中州，成罕物云。

【气味】酸，凉，无毒。

【主治】作汤食，止渴解酲，利膈。时珍。

菜之三 <small>（蓏菜类一十一种）</small>

上附方旧二十五，新一百零八。

菜之四 <small>（水菜类六种）</small>

菜之五 （芝栭类一十五种）

上附方旧七，新二十六。

互考诸菜　香薷　紫苏　紫菀　蓳菜　牛膝苗　防风苗　薄荷　荏苏　马兰　蒌蒿　泽兰根　地黄苗　诸葵　薢菜　酸模　菖蒲　牛蒡苗　青葙苗　龙葵　决明　甘蓝　萝藦　红花苗　车前苗　萱草　芦笋　菱笋　苹　海苔菜　独归苗　羊蹄　蒲笋　莼菜　荠苨　头蒿　昆布芮　昆布　地菘　蓼芽　海藻　王瓜　百部　藕丝　蘘荷　蒻头　芡茎　菱茎　豆藿　豆芽　豆荚　豆腐　罂粟苗　椿芽　槐芽　芜荑　枸杞　皂荚苗　榆芽　槿芽　棕笋　五加

第二十八卷菜部三至五

菜之三 （蓏菜类一十一种）

茄 （音伽　宋开宝）

【释名】落苏拾遗、**昆仑瓜**御览、**草鳖甲**。〔颂曰〕按段成式云：茄（音加）乃莲茎之名。今呼茄菜，其音若伽，未知所自也。〔时珍曰〕陈藏器本草云：茄一名落苏。名义未详。按五代贻子录作酪酥，盖以其味如酪酥也，于义似通。杜宝拾遗录云：隋炀帝改茄日昆仑紫瓜。又王隐君养生主论治疟方用干茄，讳名草鳖甲，盖以鳖甲能治寒热，茄亦能治寒热故尔。

【集解】〔颂曰〕茄子处处有之。其类有数种：紫茄、黄茄，南北通有；白茄、青水茄，惟北土有之。入药多用黄茄，其余惟可作菜茹尔。江南一种藤茄，作蔓生，皮薄似壶芦，亦不闻中药。〔宗奭曰〕新罗国出一种茄，形如鸡子，淡光微紫色，蒂长味甘。今中国已遍之。〔时珍曰〕茄种宜于九月黄熟时收取，洗净曝干，至二月下种移栽，株高二三尺，叶大如掌。自夏至秋，开紫花，五瓣相连，五棱如缕，黄蕊绿蒂，蒂包其前，前中有瓤，瓤中有子，子如脂麻。其茄有团如栝楼者，长四五寸者。有青茄、紫茄、白茄；白茄亦名银茄，更胜青者。诸前至老皆黄，苏颂以黄茄为一种，似未深究也。王祯农书云：一种渤海茄，白色而坚实。一种番茄，白而扁，甘脆不涩，生熟可食。一种紫茄，色①紫，蒂长味甘。一种水茄，形长味甘，可以止渴。洪容斋随笔云：浙西常茄皆皮紫，其白者为水茄；江西常茄皆皮白，其紫者为水茄。亦一异也。刘询岭表录云：交岭茄树，经冬不凋，有二三年渐成大树者，其实如瓜也。茄叶摘布路上，以灰围之，则于必繁，谓之嫁茄。

茄

茄子

【气味】甘，寒，无毒。〔志曰〕凡久冷人不可多食，损人动气，发疮及痼疾。〔李鹏飞曰〕秋后食，多损目。〔时珍曰〕按生生编云：茄性寒利，多食必腹痛下利，女人能伤子宫也。

【主治】寒热，五脏劳。孟诜。**治温疾传尸劳气。醋摩，傅肿毒。**大明。**老裂者烧灰，治乳裂。**震亨。**散血止痛，消肿宽肠。**时珍。

---

① 色：原作“形”，今据农书·谷谱·集之三·茄子条改。

【发明】〔宗奭曰〕蔬圃中惟此无益。开宝本草并无主治，止说损人。后人虽有处治之法，终与正文相失。圃人又下于暖处，厚如粪壤，遂于小满前后求贵价以售。既不以时，损人益多。不时不食，乌可忽也。〔震亨曰〕茄属土，故甘而喜降，大肠易动者忌之。老实治乳头裂，茄根煮汤渍冻疮，折蒂烧灰治口疮，惧获奇效，皆甘以缓火之意也，〔时珍曰〕段成式酉阳杂俎言茄厚肠胃，动气发疾。盖不知茄之性滑，不厚肠胃也。

蒂

【主治】烧灰，米饮服二钱，治肠风下血不止及血痔。吴瑞。烧灰，治口齿疮蜃。生切，擦癜风。时珍。

【发明】〔时珍曰〕治癜风，用茄蒂蘸硫、附末掺之，取其散血也，白癜用白茄蒂，紫癜用紫茄蒂，亦各从其类耳。

花

【主治】金疮牙痛。时珍。

根及枯茎叶

【主治】冻疮皴裂，煮汤渍之良，开宝。散血消肿，治血淋下血，血痢阴挺，齿蜃口蕈。时珍。

苦茄（拾遗）

【集解】〔藏器曰〕苦茄野生岭南。树小有刺。

子

【主治】醋摩，涂痈肿。根，亦可作汤浴。又主瘴气。藏器。

壶芦（日华）

【释名】瓠瓜说文、匏瓜论语。〔时珍曰〕壶，酒器也。卢，饭器也。此物各象其形，又可为酒饭之器，因以名之。俗作葫芦者，非矣。葫乃蒜名，芦乃苇属也。其圆者曰匏，亦曰瓢，因其可以浮水如泡、如漂也。凡蓏属皆得称瓜，故曰瓠瓜、匏瓜。古人壶、瓠、匏三名皆可通称，初无分别。故孙愐唐韵云：瓠音壶，又音护。瓠𪓐，瓢也。陶隐居本草作瓠瓠，云是瓠类也。许慎说文云：瓠，匏也。又云：瓢，瓠也。匏，大腹瓠也。陆玑诗疏云：壶，瓠也。又云：匏，瓠也。庄子云：有五石之瓠。诸书所言，其字皆当与壶同音。而后世以长如越瓜首尾如一者为瓠（音护），瓠之一头有腹长柄者为悬瓠，无柄而圆大形扁者为匏，匏之有短柄大腹者为壶，壶之细腰者为蒲卢，各分名色，迥异于古。以今参详，其形状虽各不同，而苗、叶、皮、子性味则一，故兹不复分条焉。悬瓠，今人所谓茶酒瓠者是也。蒲卢，今之药壶卢是也。郭义恭广志谓之约腹壶，以其腹有约束也。亦有大、小二种也。

壶卢

【集解】〔弘景曰〕瓠与冬瓜气类同辈。又有瓠瓝，亦是瓠类。小者名瓢，食之乃胜瓠。此等皆利水道，所以在夏月食之，大理不及冬瓜也。〔恭曰〕瓠与瓠瓝、冬瓜全非类例。三物苗、叶相似，而实形则异。瓠形似越瓜，长尺余，头尾相似，夏中便熟，秋末便枯。瓠瓝形状大小非一，夏末始实，秋中方熟，取其为器，经霜乃堪。瓠与甜瓠瓝体性相类，啖之俱胜冬瓜，陶言不及，乃[①]是未悉。此等原种各别也。〔时珍曰〕长瓠、悬瓠、壶卢、匏瓜、蒲卢，名状不一，其实一类各色也。处处有之，但有迟早之殊。陶氏言瓠与冬瓜气类同辈，苏氏言瓠与瓠瓝全非类例，皆未可凭。数种并以正二月下种，生苗引蔓延缘。其叶似冬瓜叶而稍团，有柔毛，嫩时可食。故诗云：幡幡瓠叶，采之烹之。五六月开白花，结实白色，大小长短，各有种色。瓠中之子，齿列而长，谓之瓠犀。窃谓壶匏之属，既可烹晒，又可为器。大者可分瓮盎，小者可为瓢樽，为要丹司以浮水，为笙可以奏乐，肤瓠可以养豕，犀瓣可以浇烛，其利溥矣。

壶瓠

【气味】甘，平，滑，无毒。〔恭曰〕甘冷。多食令人吐利。〔扁鹊曰〕患脚气虚胀冷气者食之，永不除也。

【主治】消渴恶疮，鼻口中肉烂痛。思邈。利水道。弘景。消热，服丹石人宜之。孟诜。除烦，治心熟，利小肠，润心肺，治石淋。大明。

【发明】〔时珍曰〕按名医录云：浙人食匏瓜，多吐泻，谓之发暴。盖此物以暑月壅成故也。惟与香菜同食则可免。

叶

【气味】甘，平，无毒。

【主治】为茹耐饥。思邈。

蔓须花

【主治】解毒。时珍。

子

【主治】齿断或肿或露，齿摇疼痛，用八两同牛膝四两，每服五钱，煎水含漱，日三四次。御药院方。

苦瓠（本经下品）

【释名】苦匏国语、苦壶卢。

【集解】〔别录曰〕苦瓠生晋地。〔弘景曰〕今瓠忽有苦者，如胆不可食，非别生一种也。又有瓠瓝，亦是瓠类。〔恭曰〕本经所论，都是苦瓠瓝尔。陶谓瓠中苦者，大误矣。瓠中时有苦者，不入药用，无所主疗，亦不堪啖。瓠与瓠瓝，原种各别，非甘者变为苦也。〔保升曰〕瓠即匏也。有甘、苦二种：甘者大，苦者小。〔机曰〕瓠壶有原种是甘，忽变为苦者。俗谓以鸡粪壅之，或牛马踏践则变为

---

① 乃：原脱，今据大观、政和本草卷二十九苦瓠条补。

诸 壶
匏蒲卢
瓠 瓢

苦，陶说亦有所见，未可尽非也。〔时珍曰〕诗云：匏有苦叶。国语云：苦匏不材，于人共济而已。皆指苦壶而言，即苦瓠也。瓠、壶同音，陶氏以瓠作护音释之，所以不稳也。应劭风俗通云：烧穰可以杀瓠。或云畜瓠之家不烧穰，种瓜之家不焚漆。物性相畏也。苏恭言：服苦瓠过分，吐利不止者，以黍穰灰汁解之。盖取乎此。凡用苦瓠，须细理莹净无黶者乃佳，不尔有毒。

瓤及子

【气味】苦，寒，有毒。

【主治】大水，面目四肢浮肿，下水，令人吐。本经。利石淋，吐呀嗽囊结，痓蛊痰饮。又煮汁渍阴，疗小便不通。苏恭。煎汁滴鼻中，出黄水，去伤冷鼻塞，黄疸。藏器。吐蛔虫。大明。治痈疽恶疮，疥癣龋齿有虫䘌者。又可制汞。时珍。

花

【主治】一切瘘疮。霜后收曝，研末傅之。时珍。

蔓

【主治】麻疮，煎汤浴之即愈。时珍。出仇远稗史。

败瓢 (纲目)

【集解】〔时珍曰〕瓢乃匏壶破开为之者，近世方药亦时用之，当以苦瓠者为佳，年久者尤妙。

【气味】苦，平，无毒。

【主治】消胀杀虫。治痔漏下血，崩中带下赤白。时珍。

冬瓜 (本经上品)

【校正】今并入白瓜子。

【释名】白瓜本经、水芝同上、地芝广雅。〔志曰〕冬瓜经霜后，皮上白如粉涂，其子亦白，故名白冬瓜，而子云白瓜子也。〔时珍曰〕冬瓜，以其冬熟也。又贾思勰云：冬瓜正二三月种之。若十月种者，结瓜肥好，乃胜春种。则冬瓜之名或又以此也。别录白冬瓜原附于本经瓜子之下。宋开宝本草加作白瓜子，复分白冬瓜为别录一种。遂致诸注辩说纷纷。今并为一。

【集解】〔别录曰〕白瓜子生嵩高平泽，冬瓜仁也。八月采之。〔颂曰〕今处处园圃莳之。其实生苗蔓下，大者如斗而更长，皮厚而有毛，初生正青绿，经霜则白粉。人家多藏蓄弥年，作菜果。入药须霜后取，置之经年，破出核洗，燥乃擂取仁用之。亦堪单作服饵。〔时珍曰〕冬瓜三月生苗引蔓，大叶团而有尖，茎叶皆有刺毛。六七月开黄花，结实大者径尺余，长三四尺，嫩时绿色有毛，老则苍色有粉，其皮坚厚，其肉肥白。其瓤谓之瓜练，白虚如絮，可以浣练衣服。其曰谓之瓜犀，在瓤中成列。霜后取之，其肉可煮为茹，可蜜为果。其子仁亦可食。盖兼蔬、果之用。凡收瓜忌酒、漆、麝香及糯米，触之必烂。

白冬瓜

【气味】甘，微寒，无毒。〔弘景曰〕冷利。

【主治】小腹水胀，利小便，止渴。别录。捣汁服。止消渴烦闷。解毒。弘景。益气耐老，除心胸满。去头面热。孟诜。消热毒痈肿。切片摩痱子，甚良。大明。利大小肠，压丹石毒。苏颂。

【发明】〔诜曰〕热者食之佳，冷者食之瘦人。煮食练五脏，为其下气故也。欲得体瘦轻健者，则可长食之；若要肥，则勿食也。〔宗奭曰〕凡患发背及一切痈疽者，削一大战置疮上，热则易之，分散热毒气甚良。〔震亨曰〕冬瓜性走而急。寇氏谓其分散热毒气，盖亦取其走而性急也。久病者、阴虚者忌之。孙真人言：九月勿食，令人反胃。须被霜食之乃佳。〔诜曰〕取瓜一颗和桐叶与猪食之，一冬更不要与诸物食，自然不饥，长三四倍也。

瓜练瓢也。

【气味】甘，平，无毒。

【主治】绞汁服，止烦躁热渴，利小肠，治五淋，压丹石毒。甄权。洗面澡身，去黚䵟，令人悦泽白皙。时珍。

白瓜子〔别录曰〕冬瓜仁也。八月采之。

【正误】〔恭曰〕此甘瓜也。甘字似白字，后人误写耳。当改从甘字。〔志曰〕本草注：白瓜子，冬瓜仁也。苏氏所言，殊为孟浪。且甘瓜即甜瓜，亦有青、白二种。其子色黄，主疗与冬瓜全异。但冬瓜经霜有白衣，其子亦白，白瓜之号因斯而得。况诸方惟用冬瓜子，不见用甘瓜子者。苏说不可凭也。

【气味】甘，平，无毒。〔别录曰〕寒。久服寒中。

【主治】令人悦泽好颜色，益气不饥。久服，轻身耐老。本经。除烦满不乐。可作面脂。别录。去皮肤风及黑䵟，润肌肤。大明。治肠痈。时珍。

【发明】〔颂曰〕冬瓜仁，亦堪单作服饵。又研末作汤饮，及作面脂药，并令人[1]颜色光泽。宗懔荆楚岁时记云：七月，采瓜犀以为面脂。即瓜瓣也，亦堪作澡豆。〔宗奭曰〕服食方亦稀用之。

瓜皮

【主治】可作丸服，亦入面脂。苏颂。主驴马汗入疮肿痛，阴干为末涂之。又主折伤损痛。时珍。

叶

【主治】治肿毒，杀蜂，疗蜂叮。大明。主消渴，疟疾寒热。又焙研，傅多年恶疮。时珍。

藤

【主治】烧灰，可出绣黚。煎汤，洗黑并疮疥。大明。捣汁服，解木耳毒。煎

冬瓜

---

① 人：此下原衍"好"字，今据大观、政和本草白瓜子条删。

水，洗脱肛。烧灰，可淬铜、铁，伏砒石。时珍。

南瓜 （纲目）

南瓜

【集解】〔时珍曰〕南瓜种出南番，转入闽、浙，今燕京诸处亦有之矣。三月下种，宜沙沃地。四月生苗，引蔓甚繁，一蔓可延十余丈，节节有根，近地即着。其茎中空。其叶状如蜀葵而大如荷叶。八九月开黄花，如西瓜花。结瓜正圆，大如西瓜，皮上有棱如甜瓜。一本可结数十颗，其色或绿或黄或红。经霜收置暖处，可留至春。其子如冬瓜子。其肉厚色黄，不可生食，惟去皮瓤瀹食，味如山药。同猪肉煮食更良，亦可蜜煎。按王祯农书云：浙中一种阴瓜，宜阴地种之。秋熟色黄如金，皮肤稍厚，可藏至春，食之如新。疑此即南瓜也。

【气味】甘，温，无毒〔时珍曰〕多食发脚气、黄疸。不可同羊肉食，令人气壅。

【主治】补中益气。时珍。

越瓜 （宋开宝）

【释名】梢瓜食物、菜瓜。〔时珍曰〕越瓜以地名也，俗名梢瓜，南人呼为菜瓜。

【集解】〔藏器曰〕越瓜生越中。大者色正白。越人当果食之，亦可糟藏。〔时珍曰〕越瓜南北皆有。二三月下种生苗，就地引蔓，青叶黄花，并如冬瓜花叶而小。夏秋之间结瓜，有青、白二色，大如瓠子。一种长者至二尺许，俗呼羊角瓜。其子状如胡瓜子，大如麦粒。其瓜生食，可充果、蔬，酱、豉、糖、醋藏浸皆宜，亦可作菹。

越瓜

菜瓜

【气味】甘，寒。无毒。〔诜曰〕生食多冷中动气，令人心痛，脐下癥结，发诸疮。又令人虚弱不能行，不益小儿。天行病后不可食。又不得与牛乳酪及鲊同食。〔时珍曰〕按萧了真云：菜瓜能暗人耳目。观驴马食之即眼烂，可知矣。

【主治】利肠胃，止烦渴。开宝。利小便，去烦热、解酒毒，宣泄热气。烧灰，傅口吻疮及阴茎热疮。藏器。和饭作鲊，久食益肠胃。心镜。

胡瓜 （宋嘉祐）

【释名】黄瓜。〔藏器曰〕北人避石勒讳，改呼黄瓜，至今因之。〔时珍曰〕张骞使西域得种，故名胡瓜。按杜宝拾遗录云：隋大业四年避讳，改胡瓜为黄瓜。与陈氏之说微异。今俗以月令王瓜生即此，误矣。王瓜，土瓜也。见草部。

【集解】〔时珍曰〕胡瓜处处有之。正二月下种，三月生苗引蔓。叶如冬瓜叶，亦有毛。四五月开黄花，结瓜围二三寸，长者至尺许，青色，皮上有瘟瘟如疣子，至老则黄赤色。其子与菜瓜子同。一种五月种者，霜时结瓜，白色而短，并生熟可食，兼蔬蔌之用，糟酱不及菜瓜也。

【气味】甘，寒，有小毒。〔诜曰〕不可多食，动寒热，多疟病，积瘀热，发痤气，令人虚热上逆少气，损阴血，发疮疥脚气，虚肿百病。天行病后，不可食之。小儿切忌，滑中生疳虫。不可多用醋。

【主治】清热解渴，利水道。宁原。

叶

【气味】苦，平，有小毒。

【主治】小儿闪癖，一岁用一时，生授搅汁服。得吐、下良。藏器。

根

【主治】捣傅狐刺毒肿。大明。

丝瓜（纲目）

【释名】天丝瓜本事、天罗事类合璧、布瓜同上、蛮瓜本事、鱼鰦〔时珍曰〕此瓜老则筋丝罗织，故有丝罗之名。昔人谓之鱼鰦，或云虞刺。始自南方来，故曰蛮瓜。

【集解】〔时珍曰〕丝瓜，唐宋以前无闻，今南北皆有之，以为常蔬。二月下种，生苗引蔓，延树竹，或作棚架。其叶大如蜀葵而多丫尖，有细毛刺，取汁可染绿。其茎有棱。六七月开黄花，五出，微似胡瓜花，蕊瓣俱黄。其瓜大寸许，长一二尺，甚则三四尺，深绿色，有皱点，瓜头如鳖首。嫩时去皮，可烹可曝，点茶充蔬。老则大如杵，筋络缠纽如织成，经霜乃枯，惟可藉靴履，涤釜器，故村人呼为洗锅罗瓜。内有隔，子在隔中，状如栝楼子，黑色而扁。其花苞及嫩叶、卷须，皆可食也。

瓜

【气味】甘，平，无毒。入药用老者。

【主治】痘疮不快，枯者烧存性，入朱砂研末，蜜水调服，甚妙。震亨。煮食，除热利肠。老者烧存性服，去风化痰，凉血解毒，杀虫，通经络，行血脉，下乳汁，治大小便下血，痔漏崩中，黄积，疝痛卵肿，血气作痛，痈疽疮肿，齿䘌，痘疹胎毒。时珍。暖肾补阳，固气和胎。生生编。

【发明】〔颖曰〕丝瓜本草诸书无考，惟痘疮及脚痛方中烧灰用之，亦取其性冷解毒耳。〔时珍曰〕丝瓜老者，筋络贯串，房隔联属。故能通人之脉络脏腑，而去风解毒，消肿化痰，祛痛杀虫，及治诸血病也。

叶

【主治】癣疮，频授掺之。疗痈疽疔肿卵癞。时珍。

藤根

【气味】同叶。

【主治】齿䘌脑漏，杀虫解毒。时珍。

【附录】天罗勒拾遗〔藏器曰〕生江南平地。主溪毒，接碎傅之。〔时珍曰〕陈氏注此不详。又江南呼丝瓜为天罗，疑即此物，然无的据，姑附之。

苦瓜 （救荒）

【释名】锦荔枝救荒、癞葡萄。〔时珍曰〕苦以味名。瓜及荔枝、葡萄，皆以实及茎、叶相似得名。

【集解】〔周宪王曰〕锦荔枝即癞葡萄，蔓延草木。茎长七八尺，茎有毛涩。叶似野葡萄，而花又开黄花。实大如鸡子，有皱纹，似荔枝。〔时珍曰〕苦瓜原出南番，今闽、广皆种之。五月下子，生苗引蔓，茎叶卷须，并如葡萄而小。七八月开小黄花，五瓣如碗形。结瓜长者四五寸，短者二三寸，青色，皮上痱瘟如癞及荔枝壳状，熟则黄色自裂，内有红瓤裹子。瓤味甘可食。其子形扁如瓜子，亦有痱瘟。南人以青皮煮肉及盐酱充蔬，苦涩有青气。按费信星槎胜览云：苏门答剌国一等瓜，皮若荔枝，未剖时甚臭如烂蒜，剖开如囊，味如酥，香甜可口。疑此即苦瓜也。

瓜

【气味】苦，寒，无毒。

【主治】除邪热，解劳乏，清心明目。时珍。生生编。

子

【气味】苦、甘、无毒。

【主治】益气壮阳。时珍。

菜之四 （水菜类六种）

紫菜 （食疗）

【释名】紫萸音软。

【集解】〔诜曰〕紫菜生南海中，附石。正青色，取而干之则紫色。〔时珍曰〕闽、越海边悉有之。大叶而薄。彼人挪成饼状，晒于货之，其色正紫，亦石衣之属也。

【气味】甘，寒，无毒。〔藏器曰〕多食令人腹痛发气，吐白沫。饮热醋少许，即消。

【主治】热气烦塞咽喉，煮汁饮之。

孟诜。病瘿瘤脚气者，宜食之。时珍。

【发明】〔震亨曰〕凡瘿结积块之疾，宜常食紫菜，乃咸能软坚之义。

紫　菜　　石　莼

石莼 （拾遗）

【校正】自草部移入此。

【集解】〔藏器曰〕石莼生南海，附石而生。似紫菜，色青。

【气味】甘，平，无毒。

【主治】下水，利小便。藏器。主风秘不通，五膈气，并脐下结气，煮汁饮之。胡人用治疬疾。李珣。

石花菜 （食鉴）

【释名】琼枝〔时珍曰〕并以形名也。

【集解】〔时珍曰〕石花菜生南海沙石间。高二三寸，状如珊瑚，有红、白二色，枝上有细齿。以沸汤泡去砂屑，沃以姜、醋，食之甚脆。其根埋沙中，可再生枝也。一种稍粗而似鸡爪者，谓之鸡脚菜，味更佳。二物久浸皆化成胶冻也。郭璞海赋所谓水物则玉珧海月，土肉石华，即此物也。

石　花　菜

【气味】甘、咸，大寒，滑，无毒。

【主治】去上焦浮热，发下部虚寒。宁原。

鹿角菜 （食性）

【释名】猴葵〔时珍

曰〕按沈怀远南越志云：猴葵一名鹿角。盖鹿角以形名，猴葵因其性滑也。

【集解】〔士良曰〕鹿角菜生海州、登、莱、沂、密诸处海中。〔时珍曰〕鹿角菜生东南海中石崖间。长三四寸，大如铁线，分丫如鹿角状，紫黄色。土人采曝，货为海错。以水洗醋拌，则胀起如新，味极滑美。若久浸则化如胶状，女人用以梳发，粘而不乱。

【气味】甘，大寒，滑，无毒。〔诜曰〕微毒。丈夫不可久食，发痼疾、损腰肾、经络、血气，令人脚冷痹，少颜色。

【主治】下热风气，疗小儿骨蒸热劳。服丹石人食之，能下石力。士良。解面热。大明。

龙须菜 <small>（纲目）</small>

【集解】〔时珍曰〕龙须菜生东南海边石上。丛生元枝，叶状如柳，根须长者尺余，白色。以醋浸食之，和肉蒸食亦佳。博物志一种石发似指此物，与石衣之石发同名也。

【气味】甘，寒，无毒。

【主治】瘿结热气，利小便。时珍。

睡菜 <small>（纲目）</small>

【释名】瞑菜瞑音眠。绰菜　醉草　懒妇箴记事珠。

【集解】〔时珍曰〕按稽含南方草木状云：绰菜夏生池沼间。叶类慈菇，根如藕条。南海人食之，令人思睡，呼为瞑菜。段公路北户录云：睡菜五六月生田塘中。土人采根为盐菹，食之好睡。郭宪洞冥记有却睡草，食之令人不睡，与此相反也。珍按：苦菜、龙葵皆能使人不睡。却睡之草，其此类乎？

【气味】甘、微苦，寒，无毒。

【主治】心膈邪热不得眠。时珍。

菜之五 <small>（芝栭类一十五种）</small>

芝 <small>（本经上品）</small>

【校正】并入本经青、赤、黄、白、黑、紫六芝。

【释名】音囚。〔时珍曰〕芝本作之，篆文象草生地上之形。后人借之字为语辞，遂加草以别之也。尔雅云：茵，芝也。注云：一岁三华瑞草。或曰生于刚处曰菌，生于柔处曰芝。昔四皓采芝，群仙服食，则芝亦菌属可食者，故移入菜部。

【集解】〔别录曰〕青芝生泰山，赤芝生霍山，黄芝生嵩山，白芝生华山，黑芝生常山，紫芝生高夏山谷。六芝皆六月八日采。〔弘景曰〕南岳本是衡山，汉武帝始以小霍山代之，此赤芝当生衡山也。郡县无高夏名，恐是山名也。此六芝皆仙草之类，俗所稀见，族类甚多，形色瑰异，并载芝草图中。今俗所用紫芝，乃是朽木株上所生，状如木檽，名为紫芝，止疗痔，不宜合诸补丸药也。凡得芝草，便正尔食之，无余节度，故皆不云服法。〔恭曰〕五芝经云：皆以五色生于五岳。诸方所献，白芝未必华山，黑芝又非常岳。且多黄、白，稀有黑、青者。然紫芝最多，非五芝类。但芝自难得，纵获一二，岂得终久服耶？

諸芝

〔禹锡曰〕王充论衡云：芝生于土。土气和，故芝草生。瑞命记①云：王者仁慈，则芝草生。是也。〔时珍曰〕芝类甚多，亦有花实者。本草惟以六芝标名，然其种属不可不识。神农经云：山川云雨、四时五行、阴阳昼夜之精，以生五色神芝，为圣王休祥。瑞应图云：芝草常以六月生，春青夏紫，秋白冬黑。葛洪抱朴子云：芝有石芝、木芝、肉芝、菌芝，凡数百种也。石芝石象，生于海禹石山岛屿之涯。肉芝状如肉，附于大石，头尾具有，乃生物也。赤者如珊瑚，白者如截肪，黑者如泽漆，青者如翠羽，黄者如紫金，皆光明洞彻如坚冰也。大者十余斤，小者三四斤。凡求芝草，入名山，必以三月、九月，乃山开出神药之月。必以天②辅时，出三奇吉门。到山须六阴之日，明堂之时。带灵宝符，牵白犬，抱白鸡，包白盐一斗，及开山符檄，着大石上。执吴唐草一把入山，山神喜，必得见芝。须禹步往来。以王相专和、支干相生之日，刻以骨刀，阴干为末服，乃有功效。若人不至精久斋，行秽德薄，又不晓入山之术，虽得其图，鬼神不以与，人终不可得见也。曰菌芝，生深山之中，大木之上，泉水之侧。其状或如宫室，如龙虎，如车马，如飞鸟，五色无常。凡百二十种，自有图也。曰木威喜芝，乃松脂沦地，千年化为茯苓，万岁其上生小木，状似莲花，夜视有光，持之甚滑，烧之不焦，带之辟兵，服之神仙。曰飞节芝，生千岁老松上，皮中有脂，状如飞形，服之长生。曰木渠芝，寄生大木上，状如莲花，九茎一丛，味甘而辛。曰黄柏芝，生于千岁黄柏根下，有细根如缕，服之地仙。曰建木芝，生于都广，其皮如缨蛇，其实如鸾，曰参成芝，赤色有光，扣其枝叶，如金石之音。曰樊桃芝，其木如笼，其花如丹萝，其实如翠鸟，并可服食。曰千岁芝，生枯木下，根如坐人，刻之有血，血涂二足，可行水隐形，又可治病。以上皆木芝也。曰独摇芝，无风自动，其茎大如手指，叶似苋，根有大魁如斗，周绕有细子十二枚绕之，相去丈许，生高山深谷，服之神仙。曰牛角芝，生虎寿山及吴陵上，状似葱而特出如牛角，长三四尺，青色。曰龙仙芝，似升龙相负之形。曰紫珠芝，茎黄叶赤，实如李而紫色。曰白符芝，似梅，大雪而花，季冬而实。曰朱草芝九曲三叶，叶有实也。其茎如针。曰五德芝，状似楼殿，五色各具，方茎紫气。已上皆草芝也，有百二十种，人得服之神仙。曰玉脂③芝，生于有玉之山，状似鸟兽，色无常彩，多似山水苍玉，亦如鲜明水晶。曰七孔

---

① 记：原作"礼"，大观、政和本草卷六紫芝条同。今据御览九八六到古瑞命记改。

② 天：原作"三"，据抱朴子仙药篇及御览九八六改。

③ 脂：原作"暗"，今据抱朴子仙药篇及御览九八五改。

九光芝，生于临水石崖之间，状如盘碗，有茎叶。此芝叶有七孔，夜见其光，食至七枚，七孔洞彻，一名萤火芝。曰石蜜芝，生少室石户中石上，终难得。曰桂芝，生石穴中，似桂树，乃石也，光明味辛。曰石脑芝、石中黄，皆石芝类也。千岁燕、千岁蝙蝠、千岁龟、万岁蟾蜍、山中见小人，皆肉芝类也，凡百二十种。又按采芝图云：凤凰芝，生名山金玉间，服食一年，与凤凰俱也。曰燕胎芝，形如葵，紫色，有燕象。曰黑云芝，生山谷之阴，黑盖赤理黑茎，味咸苦。又有五色龙芝、五方芝、天芝、地芝、人芝、山芝、土芝、石芝、金芝、水芝、火芝、雷芝、甘露芝、青云芝、云气芝、白虎芝、车马芝、太一芝等，名状不一。张华博物志云：名山生神芝不死之草。上芝为车马，中芝人形，下芝六畜形。又按段成式酉阳杂俎云：屋柱无故生芝者：白主丧，赤主血，黑主贼，黄主喜；形如人面者亡财，如牛马者远役，如龟蛇者蚕耗。时珍尝疑：芝乃腐朽余气所生，正如人生瘤赘，而古今皆以为瑞草，又云服食可仙，诚为迂谬。近读成式之言，始知先得我所欲言，其揆一也。又方士以木积湿处，用药傅之，即生五色芝。嘉靖中王金尝生以献世宗。此昔人所未言者，不可不知。

青芝〔一名〕龙芝别录。

【气味】酸，平，无毒。〔时珍曰〕五色之芝，配以五行之味，盖亦据理而已，未必其味便随五色也。即如五畜以羊属火，五果以杏配心，皆云味苦之义。〔之才曰〕青、赤、黄、白、黑、紫六芝，并以薯蓣为之使，得发良，得麻子仁、白瓜子、牡桂甚益人，恶常山，畏扁青、茵陈蒿。

【主治】明目，补肝气，安精魂，仁恕。久食，轻身不老，延年神仙。本经。不忘强志。唐本。

赤芝〔一名〕丹芝。本经。

【气味】苦，平，无毒。

【主治】胸中结，益心气，补中，增智慧，不忘。久食，轻身不老，延年神仙。本经。

黄芝〔一名〕金芝。本经。

【气味】甘，平，无毒。

【主治】心腹五邪，益脾气，安神，忠信和乐。久食，轻身不老，延年神仙。本经。

白芝〔一名〕玉芝本经。素乏。

【气味】辛，平，无毒。

【主治】咳逆上气，益肺气，通利口鼻，强志意，勇悍，安魄。久食，轻身不老，延年神仙。本经。

黑芝〔一名〕玄芝本经。

【气味】咸，平，无毒。

【主治】癃，利水道，益肾气，通九窍，聪察。久食，轻身不老，延年神仙。本经。

紧芝〔一名〕木芝本经。

【气味】甘，温，无毒。〔甄权曰〕平。

【主治】耳聋，利关节，保神，益精气，坚筋骨，好颜色。久服，轻身不老延年。本经。疗虚劳，治痔。时珍。

木耳（本经中品）

【校正】自桑根白皮条分出。

【释名】木檽而、软二音。木菌窘、卷二音。木㙡音纵。树鸡韩文、木蛾。〔时珍曰〕本耳生于朽木之上，无枝叶，乃湿热余气所生。曰耳曰蛾，象形也。曰檽，以软湿者佳也。曰鸡曰㙡，因味似也。南楚人谓鸡为㙡。曰菌，犹蝈也，亦象形也。蝈乃贝子之名。或曰：地生为菌，木生为蛾。北人曰蛾，南人曰蕈。

【集解】〔别录曰〕五木耳生键为山谷。六月多雨时采，即暴干。（弘景曰）此云五木耳，而不显言是何木。惟老桑树生桑耳，有青、黄、赤、白者。软湿者人采以作菹，无复药用。〔恭曰〕桑、槐、楮、榆、柳，此为五木耳。软者并堪啖。楮耳人常食，槐耳疗痔。煮浆粥安诸木上，以草覆之，即生蕈尔。〔时珍曰〕木耳各木皆生，其良毒亦必随木性，不可不审。然今货者，亦多杂木，惟桑、柳、楮、榆之耳为多云。

木耳 诸耳同

【气味】甘，平，有小毒。〔权曰〕蕈耳，古槐、桑树上者良，柘木者次之。其余树上，多动风气，发痼疾，令人肋下急，损经络背膊，闷人。〔藏器曰〕木耳，恶蛇、虫从下过者，有毒。枫木上生者，令人笑不止。采归色变者有毒，夜视有光者、欲烂不生虫者并有毒，并生捣冬瓜蔓汁解之。〔时珍曰〕按张仲景云：木耳赤色及仰生者，并不可食。

【主治】益气不饥，轻身强志。本经。断谷治痔。时珍。

【发明】〔颖曰〕一人患痔，诸药不效，用木耳煮羹食之而愈，极验。〔时珍曰〕按生生编云：柳蛾补胃，木耳衰精。言老柳之蛾能补胃理气。木耳乃朽木所生，得一阴之气，故有衰精冷肾之害也。

桑耳

【释名】桑檽唐本、桑娥宋本、桑鸣纲目、柔黄药性、桑臣药性、桑上寄生。〔弘景曰〕断谷方：桑檽又呼为桑上寄生。名同物异也。〔时珍曰〕桑檽以下皆软耳之名，桑黄以下皆硬菰之名，其功性则一也。

【气味】甘，平，有毒。〔诜曰〕寒，无毒。〔大明曰〕温，微毒。〔权曰〕桑、槐耳：甘、辛，平，无毒。

【主治】黑者，主女子漏下赤白汁，血病癥瘕积聚，阴痛，阴阳寒热，无子。本经。疗月水不调。其黄熟陈白者，止久泄，益气不饥。其金色者，治癖饮积聚，腹痛金疮。别录。治女子崩中带下，月闭血凝，产后血凝，男子痃癖。甄权。止血衄、肠风泻血，妇人心腹痛。大明。利五脏，宣肠胃气，排毒气。压丹石人热发，和葱、豉作羹食。孟诜。

槐耳

【释名】槐檽唐本、槐菌唐本、槐鸡蜀本、赤鸡纲目、槐蛾。〔恭曰〕此槐树上菌也。当取坚如桑耳者。〔权曰〕煮浆粥安槐木上，草覆之，即生蕈耳。

【气味】苦、辛，平，无毒。

【主治】五痔脱肛，下血心痛，妇人阴中疮痛。苏恭。治风破血，益力。甄权。

榆耳八月采之。

【主治】令人不饥。时珍。

柳耳

【主治】补胃理气。时珍。

柘耳

【释名】柘黄。

【主治】肺痈咳唾脓血腥臭，不问脓成未成。用一两研末，同百齿霜二钱，糊丸梧子大。米饮下三十丸，效甚捷。时珍。

杨栌耳〔藏器曰〕出南山。

【气味】平，无毒。

【主治】老血结块，破血止血，煮服之。藏器。

杉菌（宋图经）

【集解】〔颂曰〕杉菌出宜州。生积年杉木上，状若菌。采无时。

【气味】甘、辛，微温，无毒。

【主治】心脾气疼，及暴心痛。苏颂。

皂荚蕈（纲目）

【集解】〔时珍曰〕生皂荚树上木耳也。不可食。采得烘干备用。

【气味】辛，有毒。

【主治】积垢作痛，泡汤饮之，微泄效。未已再服。又治肿毒初起，磨醋涂之，良。时珍。

香蕈（日用）

【释名】〔时珍曰〕蕈从覃。覃，延也。蕈味隽永，有覃延之意。

【集解】〔瑞曰〕蕈生桐、柳、积棋木上。紫色者名香蕈，白色者名肉蕈，皆因湿气熏蒸而成。生山僻处者，有毒杀人。〔颖曰〕香蕈生深山烂枫木上。小于菌而薄，黄黑色。味甚香美，最为佳品。〔时珍曰〕蕈品不一。宋人陈仁玉著菌谱甚详。今录其略于此云：芝、菌，皆气苴也。自商茹芝，而五台天花，亦甲群汇。仙居介乎天台、括苍之间，丛山入天，仙灵所宫，爰产异菌。林居岩栖者，左右笔之，乃蔾苋之至腴。近或以羞王公，登玉食矣。一曰合蕈，又名台蕈，生台之韦羌山。寒极雪收，春气欲动，土松芽活，此菌候也。其质外褐色，肌理玉洁，芳香韵味，一发釜鬲，闻于百步。山人曝干以售，香味减于生者。他山虽产，其柄高而香劣，不及矣。二曰稠膏蕈，生孟溪诸山。秋中雨零露浸，酿山膏木腴，发为菌花。生绝顶树杪，初如蕊珠，圆莹类轻酥滴乳，浅黄白色，味尤甘。已乃张伞大若掌，味顿渝矣。春时亦生而膏液少，食之之法，下鼎似沸，漉起参和众味，而特全于酒。切勿搅动，则涎腥不可食矣。亦可蒸熟致远。三曰松蕈，生松阴，采无时。凡物松出，无不可爱者。四曰麦蕈，生溪边沙壤中。味殊美，绝类蘑菰。五曰玉蕈，初寒时生，洁皙可爱。作羹微韧。俗名寒蒲草。六曰黄独，丛生山中。黄色，俗名黄缵蕈，又名黄独蕈。七曰紫蕈，赭紫色，产山中，为下品。八曰四季蕈，生林木中，味甘而肌理粗峭。九曰鹅膏蕈，生高山中，状类鹅子，久而伞开。味殊甘滑，不减稠膏。然与杜蕈相乱，不可不慎。杜蕈，土菌也。

香　蕈

诸蕈菌丛同

【气味】甘，平，无毒。

【主治】益气不饥，治风破血。吴瑞。**松蕈，治溲浊不禁。食之有效。**菌谱。

葛花菜 （纲目）

【释名】葛乳〔时珍曰〕诸名山皆有之，惟太和山采取，云乃葛之精华也。秋霜浮空，如芝、菌涌生地上，其色赤脆，盖蕈类也。

【气味】苦、甘，无毒。

【主治】醒神，治酒积。时珍。太和志。

天花蕈 （日用）

【释名】天花菜。

【集解】〔瑞曰〕天花菜出山西五台山。形如松花而大，香气如蕈，白色，食之甚美。〔时珍曰〕五台多蛇蕈，感其气而生，故味美而无益，其价颇珍。段成式酉阳杂俎云：代北有树鸡，如杯棬，俗呼胡孙眼。其此类欤？

【气味】甘，平，无毒。〔时珍曰〕按正要云：有毒。

【主治】益气，杀虫。吴瑞。

蘑菰蕈（纲目）

蘑菰蕈

【释名】肉蕈。

【集解】〔时珍曰〕蘑菰出山东、淮北诸处。埋桑、楮诸木于土中，浇以米泔，待菰生采之。长二三寸，本小末大，白色柔软，其中空虚，状如未开玉簪花。俗名鸡腿蘑菰，谓其味如鸡也。一种状如羊肚，有蜂窠眼者，名羊肚菜。

【气味】甘，寒，无毒。〔正要曰〕有毒。动气发病，不可多食。

【主治】益肠胃，化痰理气。时珍。出生生编。

鸡㙡（纲目）

【释名】鸡菌。〔时珍曰〕南人谓鸡为㙡，皆言其味似之也。

【集解】〔时珍曰〕鸡㙡出云南，生沙地间，丁蕈也。高脚伞头。土人采烘寄远，以充方物。点茶、烹肉皆宜。气味皆似香蕈，而不及其风韵也。又广西横州出雷菌，遇雷过即生，须疾采之，稍迟则腐或老，故名。作羹甚美，亦如鸡㙡之属。此数种其价并珍。

【气味】甘，平，无毒。

【主治】益胃清神，治痔。时珍。

舵菜（纲目）

【集解】〔时珍曰〕此即海舶舵上所生菌也。亦不多得。

【气味】咸、甘，寒，无毒。

【主治】瘿结气，痰饮。时珍。

土菌（拾遗）

【校正】自草部移入此。

【释名】杜蕈菌谱、地蕈拾遗、菰子食物、地鸡尔雅、獐头。〔藏器曰〕地生者为菌，木生者为檽。江东人呼为蕈。尔雅云：中馗，菌也。孙炎注云：地蕈子也。或云地鸡，亦云獐头。郭璞注云：地蕈似钉盖，江东名为土菌，可啖。凡菌从地中出者，皆主疮疥，牛粪上黑菌尤佳。若烧灰地上经秋雨，生菌重台者，名仙人帽，大主血病。〔时珍曰〕中馗神名，又槌名也。此菌钉上若伞，其状如槌及中馗之帽，故以名之。

【气味】甘，寒，有毒。〔诜曰〕菌子有数般，槐树上者良。野田中者有毒杀人，又多发冷气，令人腹中微微痛，发五脏风，拥经脉，动痔病，令人昏昏多睡，背膊四肢无力。〔藏器曰〕菌，冬春无毒，夏秋有毒，有蛇、虫从下过也。夜中有光者，欲烂无虫者，煮之不熟者，煮讫照人无影者，上有毛下无纹者，仰卷赤色者，并有毒杀人。中其毒者，地浆及粪汁解之。〔颖曰〕凡煮菌，投以姜屑、饭粒，若色黑者杀人，否则无毒。〔时珍曰〕按菌谱云：杜蕈生土中，与山中鹅膏蕈相乱。俗言毒蠚之气所成，食之杀人。甚美有恶，食肉不食马肝，未为不知味也。凡中其毒者，必笑不止。解之以苦茗、白矾，酌新水并咽之，无不立愈。又按杨士瀛直指方云：广南人杀毒蛇，覆之以草，以水洒之，数日菌生。采干为末，入酒毒人。遇再饮酒，毒发立死。又陈氏拾遗云：南夷以胡蔓草毒人至死，悬尸于树，汁滴地上，生菌子收之，名菌药，毒人至烈。此皆不可不知，故并记之。马勃亦菌类，见草部。

【主治】烧灰。傅疮疥。藏器。

【附录】**鬼盖**〔别录名未用曰〕味甘，平，无毒。主小儿寒热痫。丛生垣墙下，赤色，旦生暮死。一名地盖。〔弘景曰〕一名朝生，即今鬼伞也。〔藏器曰〕一名鬼屋。生阴湿处，如菌，其盖黑而茎赤。和醋，傅肿毒、恶疮、马脊肿。〔杜正伦曰〕鬼伞有小毒。夏日得雨，聚生粪堆，见日即消黑。〔时珍曰〕此亦土菌之类，朝生夕死者。烧灰治疔肿，以针刺破四边，纳灰人内，经宿出根。**地芩**〔别录曰〕味苦，无毒。主小儿痫，除邪养胎，风痹洗洗寒热，目中青翳，女子带下。生腐木积草处。天雨生盖，如朝生，黄白色。四月采之。〔时珍曰〕此即鬼盖之色黄白者，其功亦相近。**鬼笔**拾遗〔藏器曰〕鬼笔生粪秽处。头如笔，紫色。朝生暮死，名朝生暮落花。小儿呼为狗溺臺。主疮疽蠚疥痫瘘。并日干研末，和油涂之。凡菌从地出者，皆主疮疥，牛粪上黑菌尤佳。〔时珍曰〕此亦鬼盖之类而无伞者。红紫松虚，如花之状，故得花名。研末，傅下疳疮。

竹蓐（食疗）

【校正】并入拾遗竹肉。

【释名】**竹肉**拾遗、**竹菰**纲目、**竹蕈**。〔时珍曰〕草更生曰蓐，得溽湿之气而成也。陈藏器本草作竹肉，因其味也。

【集解】〔诜曰〕慈竹林夏月逢雨，滴汁着地生蓐。似鹿角，白色，可食。〔藏器曰〕竹肉生苦竹枝上。如鸡子，似肉脔，有大毒。以灰汁煮三度炼讫，然后依常菜茹食之。炼不熟者，戟人喉出血，手爪尽脱。应别有功，人未尽识之。〔时珍曰〕此即竹菰也。生朽竹根节上。状如木耳，红色。段成式西阳杂俎云：江淮有竹肉，大如弹丸，味如白树鸡，即此物也。惟苦竹生者有毒耳。

【气味】甘、咸，寒，无毒。〔藏器曰〕苦竹肉：有大毒。

【主治】一切赤白痢，和姜、酱食之。孟诜。苦竹肉：灰汁炼过食，杀三虫毒邪气，破老血。藏器。

竹　蓐

竹菰

蕮菌（音恒郡　本经下品）

【校正】自革部移入此。

【释名】蕮芦本经〔时珍曰〕蕮当作蓷，乃芦苇之属，此菌生于其下，故名也。若蕮音观，乃鸟名，与蓷芦无关。

【集解】〔别录曰〕菌生东海池泽及渤海章武。八月采，阴干。〔弘景曰〕出北来，此亦无有。形状似菌，云鹳屎所化生，一名鹳菌。单末之，猪肉臛和食，可以遣蛔虫。〔恭曰〕蕮菌今出渤海芦苇泽中碱卤地，自然有此菌尔，非鹳屎所化生也。其菌色白轻虚，表里相似，与众菌不同。疗蛔有效。〔保升曰〕今出沧州。秋雨以时即有，天旱久霖即稀。日干者良。

【气味】咸，平，有小毒。〔别录曰〕甘，微温。〔权曰〕苦。得酒良，畏鸡子。

【主治】心痛，温中，去长虫白癣蛲虫，蛇螫毒，瘕癥诸虫。本经。痌蜗，去蛔虫寸白，恶疮。别录。除腹内冷痛，治白秃。甄权。

【附录】蜀格〔别录曰〕味苦，平，无毒。主寒热痿痹，女子带下痈肿。生山阳，如蓷菌而有刺。

地耳（别录）

【校正】自有名未用移入此。

【释名】地踏菰纲目。

【集解】〔别录曰〕地耳生丘陵，如岩石青也。〔时珍曰〕地耳亦石耳之属，生于地者也。状如木耳。春夏生雨中，雨后即早采之，见日即不堪。俗名地踏菰是也。

【气味】甘，寒，无毒。

【主治】明目益气，令人有子。别录。

石　耳

地耳同

石耳（日用）

【释名】灵芝灵苑方。

【集解】〔瑞曰〕石耳生天台、四明、河南、宣州、黄山、巴西、边徼诸山石崖上，远望如烟。〔时珍曰〕庐山亦多，状如地耳。山僧采曝馈远。洗去沙土，作茹胜于木耳，佳品也。

【气味】甘，平，无毒。〔颖曰〕冷。〔段成式曰〕热。

【主治】久食益色，至老不改，令人不饥，大小便少。吴瑞。明目益精。时珍。

第二十九卷果部一目录

李时珍曰：木实曰果，草实曰蓏。熟则可食，干则可脯。丰俭可以济时，疾苦可以备药。辅助粒食，以养民生。故素问云：五果为助。五果者，以五味、五色应五脏，李、杏、桃、栗、枣是矣。占书欲知五谷之收否，但看五果之盛衰。李主小豆，杏主大麦，桃主小麦，栗主稻，枣主禾。礼记内则列果品菱、椇、榛、瓜之类。周官职方氏辨五地之物，山林宜皂物，柞、栗之属。川泽宜膏物，菱芡之属。丘陵宜核物。梅、李之属。甸师掌野果蓏。场人树果蓏珍异之物，以时藏之。观此，则果蓏之上产常异，性味良毒，岂可纵嗜欲而不知物理乎？于是集草木之实号为果蓏者为果部，凡一百二十七种。分为六类：曰五果，曰山，曰夷，曰味，曰蓏，曰水。旧本果部三品共五十三种。今移一种入菜部，四种入草部。自木部移入并附三十一种，草部移入四种，菜部移入一种，外类移入四种。

【附注】

魏·吴普本草　　李当之本草

宋·雷敩炮炙论

齐·徐之才药对

唐·甄权药性　　孙思邈千金

唐·萧炳四声　　杨损之删繁

蜀·韩保升重注

宋·寇宗奭衍义

唐·慎微证类　　金·张元素珍珠囊

元·李杲法象　　王好古汤液

朱震亨补遗　　　明·宁原食鉴

周宪王救荒　　　陈嘉谟蒙筌

果之一 （五果类一十一种）

李别录（徐李附）

杏别录

巴旦杏纲目

梅本经

榔梅纲目

桃本经

栗别录

天师栗纲目

枣本经

仲思枣开宝

苦枣食性

上附方旧一百一十三，新一百零八。

第二十九卷果部一

果之一 （五果类一十二种）

李 （别录下品）

【释名】嘉庆子〔时珍曰〕按罗愿尔雅翼云：李乃木之多子者，故字从木、子。窃谓木之多于者多矣，何独李称木子耶？按素问言李味酸属肝，东方之果也。则李于五果属木，故得专称尔。今人呼干李为嘉庆子。按韦述两京记云：东都嘉庆坊有美李，人称为嘉庆子。久之称谓既熟，不复知其所自矣，梵书名李曰居陵迦。

【集解】〔弘景曰〕李类甚多。京口有麦李，麦秀时熟，小而肥甜，核不入药。姑熟有南居李，解核如杏子形者，入药为佳。〔志曰〕李有绿李、黄李、紫李、牛李、水李、并甘美堪食，核不中用。有野李，味苦，核仁入药。〔颂曰〕李处处有之。郭璞注尔雅：休，乃无实李也。一名赵李。痤（音磋），乃接虑李也。一名麦李。细熟有沟道，与麦同熟。驳，乃赤李也。陶氏所谓南居李，今不复识。医家但用核若杏核者。〔宗奭曰〕李树大者高丈许。一种御李子，大如樱桃，红黄色，先诸李熟，医家用者亦少。〔时珍曰〕李，绿叶白花，树能耐久，其种近百。其子大者如杯如卵，小者如弹如樱。其味有甘、酸、苦、涩数种。其色有青、绿、紫、朱、黄、赤、缥绮、胭脂、青皮、紫灰之殊。其形有牛心、马肝、奈李、杏李、水李、离核、合核、无核、匾缝之异。其产有武陵、房陵诸李。早则麦李、御李，四月熟。迟则晚李、冬李，十月、十一月熟。又有季春李，冬花春实也。按王祯农书云：北方一种御黄李，形大而肉厚核小，甘香而美。江南建宁一种均亭李，紫而肥大，味甘如蜜。有擘李，熟则自裂。有糕李，肥粘如糕。皆李之嘉美者也。今人用盐曝、糖藏、蜜煎为果，惟曝干白李有益。其法：夏李色黄时摘之，以盐挼去汁，合盐晒萎，去核复晒干，荐酒、作饤皆佳。

李

实

【气味】苦、酸，微温，无毒。〔时珍曰〕李味甘酸，其苦涩者不可食。不沉水者有毒，不可食。〔大明曰〕多食令人胪胀，发虚热。〔诜曰〕临水食之，令发痰疟。不可合雀肉食。合蜜食，损五脏。〔宗奭曰〕不可合浆水食，发霍乱，涩气而然。服术。人忌之。

【主治】曝食，去痼热，调中。别录。去骨节间劳热，孟诜。肝病宜食之。思邈。

核仁

【气味】苦，平，无毒。

【主治】僵仆踒折，瘀血骨痛。别录。令人好颜色。吴普。治女子少腹肿满。利小肠，下水气，除浮肿。甄权。治面䵟黑子。苏颂。

根白皮

【修治】〔时珍曰〕李根皮取东行者，刮去皱皮，炙黄入药用。别录不言用何等李根，亦不言其味。但药性论云：入药用苦李根皮，味咸。而张仲景治奔豚气，奔豚汤中用甘李根白皮。则甘、苦二种皆可用欤？

【气味】大寒，无毒。〔大明曰〕凉，无毒。

【主治】消渴，止心烦逆奔豚气。别录。治疮。吴普。煎水含漱，治齿痛。弘景。煎汁饮，主赤白痢。大明。炙黄煎汤，日再饮之，治女人卒赤自下，有验。孟诜。治小儿暴热，解丹毒。时珍。苦李根皮：味咸，治脚下气，主热毒烦躁。煮汁服，止消渴。甄权。

花

【气味】苦，香，无毒。

【主治】令人面泽，去粉滓䵟黯。时珍。

叶

【气味】甘、酸，平，无毒。

【主治】小儿壮热，痁疾惊痫，煎汤浴之，良。大明。

树胶

【气味】苦，寒，无毒。

【主治】目翳，定痛消肿。时珍。

【附录】徐李〔别录有名未用曰〕生太山之阴。树如李而小。其实青色，无核。熟则采食之，轻身益气延年。〔时珍曰〕此即无核李也。唐崔奉国家有之，乃异种也。谬言龙耳血堕地所生。

杏（别录下品）

【释名】甜梅。〔时珍曰〕杏字篆文象子在木枝之形。或云从口及从可者，并非也。江南录云：杨行密改杏名甜梅。

【集解】〔别录曰〕杏生晋山川谷。五月采之。〔颂曰〕今处处有之。有数种：黄而圆者名金杏，相传种出自济南郡之分流山，彼人谓之汉帝杏，言汉武帝上苑之种也。今近汴洛皆种之，熟最早。其扁而青黄者名木杏，味酢不及之。山杏不堪入药。杏仁今以从东来人家种者为胜。〔宗奭曰〕金杏深赭色，核大而扁，乃接成者，其味最胜。又有白杏，熟时色青白或微黄，味甘淡而不酢。生杏可晒脯作干果食之。山杏辈只可收仁用耳。〔时珍曰〕诸杏，叶皆圆而有尖，二月开红花，亦有千叶者，不结实。甘而有沙者为沙杏，黄丽带醉者为梅杏，青而带黄者为柰杏。其金杏大如梨，黄如橘。西京杂记载蓬莱杏花五色，盖异种也。按王祯农书云：北方肉杏甚佳，赤大而扁，谓之金刚拳。凡杏熟时，榨浓汁，涂盘中晒干，以手摩刮收之，可和水调𪌙食，亦五果为助之义也。

杏

实

【气味】酸，热，有小毒。生食多，伤筋骨。别录。〔颂曰〕杏之类梅者味酢，类桃者味甘。〔宗奭曰〕凡杏性皆热。小儿多食，致疮痈膈热。〔扁鹊曰〕多食动宿疾，令人目盲、须眉落。〔源曰〕多食，生痰热，昏精神。产妇尤忌之。

【主治】曝脯食，止渴，去冷热毒。心之果，心病宜食之。思邈。

核仁

【修治】〔别录曰〕五月采之。〔弘景曰〕凡用杏仁，以汤浸去皮尖，炒黄。或用面麸炒过。〔敩曰〕凡用，以汤浸去皮尖。每斤入白火石一斤，乌豆三合，以东流水同煮，从巳至午，取出晒干用。〔时珍曰〕治风寒肺病药中，亦有连皮尖用者，取其发散也。

【气味】甘，苦温，冷利，有小毒。两仁者杀人，可以毒狗。〔震亨曰〕杏仁性热，因寒者可用。〔思邈曰〕杏仁作汤如白沫不解者，食之令气壅身热。汤经宿者动冷气。〔时珍曰〕凡杏、桃诸花皆五出。若六出必双仁，为其反常，故有毒也。〔徐之才曰〕得火良。恶黄芩、黄芪、葛根，畏蘘草。

【主治】咳逆上气雷鸣，喉痹，下气，产乳金疮，寒心奔豚。本经。惊痫，心下烦热，风气往来，时行头痛，解肌，消心下急满痛，杀狗毒。别录。解锡毒。之才。治腹痹不通，发汗，主温病脚气，咳嗽上气喘促。入天门冬煎，润心肺。和酪作汤，润声气。甄权。除肺热，治上焦风燥，利胸膈气逆，润大肠气秘。元素。杀虫，治诸疮疥，消肿，去头面诸风气瘖疱。时珍。

【发明】〔元素曰〕杏仁气薄味厚，浊而沉坠，降也、阴也。入手太阴经。其用有三：润肺也，消食积也，散滞气也。〔杲曰〕杏仁散结润燥，除肺中风热咳嗽。杏仁下喘，治气也；桃仁疗狂，治血也。俱治大便秘，当分气、血。昼则便难，行阳气也；夜则便难，行阴血也。故虚人便闭，不可过泄。脉浮者属气，用杏仁、陈皮；脉沉者属血，用桃仁、陈皮。手阳明与手太阴为表里，贲门主往来，魄门主收闭，为气之通道，故并用陈皮佐之。〔好古曰〕张仲景麻黄汤，及王朝奉治伤寒气上喘逆，并用杏仁者，为其利气、泻肺、解肌也。〔时珍曰〕杏仁能散能降，故解肌散风、降气润燥、消积治伤损药中用之。治疮杀虫，用其毒。按医余云：凡索面、豆粉近杏仁则烂。顷一兵官食粉成积，医师以积气丸、杏仁相半研为丸，熟水下，数服愈。又野人闲话云：翰林学士辛壬逊，在青城山道院中，梦皇姑谓曰：可服杏仁，令汝聪明，老而健壮，心力不倦。求其方，则用杏仁一味、每盥漱毕，以七枚纳口中，良久脱去皮，细嚼和津液顿咽。日日食之，一年必换血，令人轻健。此申天师方也。又杨士瀛直指方云：凡人以水浸杏仁五枚，五更端坐，逐粒细嚼至尽，和津吞下。久则能润五脏，去尘滓，驱风明目，治肝肾风虚，瞳人带青，眼翳风痒之病。珍按：杏仁性热降气，亦非久服之药。此特其咀嚼吞纳津液，以消积秽则可耳。古有服杏丹法，云是左慈之方。唐慎微收入本草，云久服寿至千万。其说妄诞可鄙，今删其纰缪之辞，存之于下，使读者毋信其诳也。

花

【气味】苦，温。无毒。

【主治】补不足，女子伤中，寒热痹厥逆。别录。

叶

【主治】人卒肿满，身面洪大。煮浓汁热渍，亦少少服之。肘后。

枝

【主治】堕伤，取一握，水一升煮减半，入酒三合和匀，分服，大效。苏颂。

根

【主治】食杏仁多，致迷乱将死，切碎煎汤服，即解。时珍。

巴旦杏 （纲目）

巴旦杏

西域

【释名】八担杏正要、忽鹿麻。

【集解】〔时珍曰〕巴旦杏，出回回旧地，今关西诸土亦有。树如杏而叶差小，实亦尖小而肉薄。其核如梅核，壳薄而仁甘美。点茶食之，味如榛子。西人以充方物。

【气味】甘，平、温，无毒。

【主治】止咳下气，消心腹逆闷。时珍。出饮膳正要。

梅 （本经中品）

【释名】〔时珍曰〕梅古文作呆，象子在木上之形。梅乃杏类，故反杏为呆。书家讹为甘木。后作梅，从每，谐声也。或云：梅者媒也，媒合众味。故书云：若作和羹，尔惟盐梅。而梅字亦从某也。陆佃埤雅言梅入变北方变为杏，郭璞注尔雅以枏为梅，皆误矣。枏即楠木，荆人呼为梅，见陆玑草木疏。

【集解】〔别录曰〕梅实生汉中山谷。五月采实，火干。〔颂曰〕今襄汉、川蜀、江湖、淮岭皆有之。〔时珍曰〕按陆玑诗疏云：梅，杏类也。树、叶皆略似杏，叶有长尖，先众木而花。其实酢，曝干为脯，入羹臛齑中，又含之可以香口。子赤者材坚，子白者材脆。范成大梅谱云：江梅，野生者，不经栽接，花小而香，子小而硬。消梅，实圆松脆，多液无滓，惟可生啖，不入煎造。绿萼梅，枝附皆绿。重叶梅，花叶重叠，结实多双。红梅，花色如杏。杏梅，色淡红，实扁而斑，味全似杏。鸳鸯梅，即多叶红梅也，一蒂双实。一云：苦楝接梅，则花带黑色。谭子化书云：李接桃而本强者其实毛，梅接杏而本强者其实甘。梅实采半黄者，以烟熏之为乌梅；青者盐淹曝干为白梅。亦可蜜煎、糖藏，以充果饤。熟者窄汁晒收为梅酱；惟乌梅、白梅可入药。梅酱夏月可调渴水饮之。

实

【气味】酸，平，无毒。〔大明曰〕多食损齿伤筋，蚀脾胃，令人发膈上痰热。服黄精人忌食之。食梅齿𫼤者，嚼胡桃肉解之。物类相感志云：梅子同韶粉食，则不酸、不软牙。

【发明】〔宗奭曰〕食梅则津液泄者，水生木也。津液泄则伤肾，肾属水，外为齿故也。〔时珍曰〕梅，花开于冬而熟于夏，得木之全气，故其味最酸，所谓曲直作酸也。肝为乙木，胆为甲木。人之舌下有四窍，两窍通胆液，故食梅则津生者，类相感应也。故素问云：味过于酸，肝气以津。又云：酸走筋，筋病无多食酸。不然，物之味酸者多矣，何独梅能生津耶？

乌梅

【修治】〔弘景曰〕用须去核，微炒之。〔时珍曰〕造法：取青梅篮盛，于突上熏黑。若以稻灰淋汁润湿蒸过，则肥泽不蠹。

【气味】酸，温、平、涩，无毒。〔杲曰〕寒。忌猪肉。

【主治】下气，除热烦满，安心，止肢体痛，偏枯不仁，死肌，去青黑痣，蚀恶肉。本经。去痹、利筋脉，止下痢，好唾口干。别录。水渍汁饮，治伤寒烦热。弘景。止渴调中，去痰治疟瘴，止吐逆霍乱，除冷热痢。藏器。治虚劳骨蒸，消酒毒，令人得睡。和建茶、干姜为丸服，止休息痢，大验。大明。敛肺涩肠，止久嗽泻痢，反胃噎膈，蛔厥吐利，消肿涌痰，杀虫，解鱼毒、马汗毒、硫黄毒。时珍。

梅

白梅

【释名】盐梅　霜梅

【修治】取大青梅以盐汁渍之，日晒夜渍，十日成矣。久乃上霜。

【气味】酸、咸，平，无毒。

【主治】和药点痣，蚀恶肉。弘景。刺在肉中者，嚼傅之即出。孟诜。治刀箭伤，止血，研烂傅之。大明。乳痈肿毒，杵烂贴之，佳。汪颖。除痰。苏颂。治中风惊痫，喉痹痰厥僵仆，牙关紧闭者，取梅肉揩擦牙龈，涎出即开。又治泻痢烦渴，霍乱吐下，下血血崩，功同乌梅。时珍。

【发明】〔弘景曰〕生梅、乌梅、白梅，功应相似。〔好古曰〕乌梅，脾、肺二经血分药也。能收肺气，治燥嗽。肺欲收，急食酸以收之。〔时珍曰〕乌梅、白梅所主诸病，皆取其酸收之义。惟张仲景治蛔厥乌梅丸及虫䘌方中用煮，取虫得酸即止之义，稍有不同耳。医说载：曾鲁公痢血百余日，国医不能疗。陈应之用盐水梅肉一枚研烂，合腊茶，入醋服之，一嚼而安。大丞梁庄肃公亦痢血，应之用乌梅、胡黄连、灶下土等分为末，茶调服，亦效。盖血得酸则敛，得寒则止，得苦则涩故也。其蚀恶疮弩肉，虽是酸收，却有物理之妙。说出本经。其法载于刘涓子鬼遗方：用乌梅肉烧存性研，傅恶肉上，一夜立尽。圣惠用乌梅和蜜作饼贴者，其力缓。按杨起简便方云：起臂生一疽，脓遗百日方愈，中有恶肉突起，如蚕豆大，月余不消，医治不效。因阅本草得此方，试之，一日夜去其大半，再上一日而平。乃知世有奇方如此，遂留心搜刻诸方，始基于此方也。

核仁

【气味】酸，平，无毒。

【主治】明目，益气，不饥。吴普。除烦热。孟诜。治代指忽然肿痛，捣烂，和醋浸之。时珍。肘后方。

花

【气味】微酸，涩，无毒。

【发明】〔时珍曰〕白梅花古方未见用者。近时有梅花汤：用半开花，溶蜡封花口，投蜜罐中，过时以一两朵同蜜一匙点沸汤服。又有蜜渍梅花法：用白梅肉少许，浸雪水，润花，露一宿，蜜浸荐酒。又梅花粥法：用落英入熟米粥再煮食之。故杨诚斋有"蜜点梅花带露餐"及"脱蕊收将熬粥吃"之句，皆取其助雅致、清神思而已。

叶

【气味】酸，平。无毒。

【主治】休息痢及霍乱，煮浓汁饮之。大明〔藏器曰〕嵩阳子言：清水揉梅叶，洗蕉葛衣，经夏不脆。有验。〔时珍曰〕夏衣生霉点，梅叶煎汤洗之即去，甚妙。

根

【主治】风痹。别录。出土者杀人。初生小儿，取根同桃、李根煮汤浴之，无疮热之患。崔氏纂要。煎汤饮，治霍乱，止休息痢。大明。

棚梅 (纲目)

棚梅

【集解】〔时珍曰〕棚梅出均州太和山。相传真武折梅枝插于棚树。誓曰：吾道若成，花开果结。后果如其言。今树尚在五龙宫北，棚木梅实，杏形桃核。道士每岁采而蜜煎，以充贡献焉。棚乃榆树也。

实

【气味】甘、酸，平，无毒。

【主治】生津止渴，清神下气，消酒。时珍。

桃 (本经下品)

【校正】木部有拾遗桃橛，今并入此。

【释名】〔时珍曰〕桃性早花，易植而子繁，故字从木、兆。十亿曰兆，言其多也。或云从兆谐声也。

【集解】〔别录曰〕桃生太山川谷。〔弘景曰〕今处处有之。核仁入药，当取解核者种之为佳，山桃仁不堪用。〔颂曰〕汴东、陕西者尤大而美。大抵佳果肥美者，皆圃人以他木接成，殊失本性。入药当用本生者为佳。今市肆卖者，多杂接核之仁，为不堪也。〔宗奭曰〕山中一种桃，正合月令桃始华者，花多子少，不堪啖，惟堪取仁入药。汴中有油桃，小于众桃，光如涂油，不益脾胃。太原有金桃，色深黄。洛中有昆仑桃，肉深红紫色。又有饼子桃，状如香饼子。其味皆甘。〔时珍曰〕桃品甚多，易于栽种，且早结实。五年宜以刀𨰿其皮，出其脂液，则多延数年。其花有红、紫、白、千叶、二色之殊，其实有红桃、徘桃、碧桃、缃桃、白桃、乌桃、金桃、银桃、胭脂桃，皆以色名者也。有绵桃、油桃、御桃、方桃、匾桃、偏核桃，皆以形名者也。有五月早桃、十月冬桃、秋桃、霜桃，皆以时名者也。并可供食。惟山中毛桃，即尔雅所谓榹桃者，小而多毛，核枯味恶。其仁充满多脂，可入药用，盖外不足者内有余也。冬桃一名西王母桃，一名仙人桃，即昆仑桃，形如栝楼，表里彻赤，得霜始熟。方桃形微方。匾桃出南番，形匾肉涩，核状如盒，其仁甘美。番人珍之，名波淡树，树甚高大。偏核桃出波斯，形薄而尖，头偏，状如半月，其仁酷似新罗松子，可食，性热。又杨维桢、宋濂集中并载元朝御库蟠桃，核大如碗，以为神异。按王子年拾遗记载汉明帝时，常山献巨核桃，霜下始花，隆暑方熟。玄中记载积石之桃，大如斗斛器。酉阳杂俎载九疑有桃核，半扇可容米一升；及蜀后主有桃核杯，半扇容水五升，良久如酒味可饮。此皆桃之极大者。昔人谓桃为仙果，殆此类欤？生桃切片瀹过，曝干为脯，可充果食。又桃酢法：取烂熟桃纳瓮中，盖口七日，漉去皮核，密封二七日酢成，香美可食。种树书云：柿接桃则为金桃，李接桃则为李桃，梅接桃则脆。桃树生虫，煮猪头汁浇之即止。皆物性之微妙也。

桃

实

【气味】辛、酸、甘，热，微毒。多食令人有热。〔诜曰〕能发丹石毒，生者尤损人。〔思邈曰〕黄帝书云：食桃饱，入水浴，令人成淋及寒热病。〔时珍曰〕生桃多食，令人膨胀及生痈疖，有损无益。五果列桃为下以此。〔瑞曰〕桃与鳖同食，患心痛。服术人忌食之。

【主治】作脯食，益颜色。大明。肺之果。肺病宜食之。思邈。

冬桃，食之解劳热。时珍。出尔雅注。

核仁

【修治】〔别录曰〕七月采，取仁阴干。〔敩曰〕凡使须去皮，用白术、乌豆二味，同于坩锅中煮二伏时，漉出劈开，心黄如金色乃用。〔时珍曰〕桃仁行血，宜连皮、尖生用。润燥活血，宜汤浸去皮、尖炒黄用。或麦麸同炒，或烧存性，各随本方。双仁者有毒，不可食，说见杏仁下。

【气味】苦、甘，平，无毒。〔思邈曰〕苦、甘、辛，平。〔诜曰〕温。〔弘景曰〕桃仁作酪，性冷。香附为之使。

【主治】瘀血血闭，瘕瘕邪气，杀小虫。本经。止咳逆上气。消心下坚硬，除卒暴击血，通月水，止心腹痛。别录。治血结、血秘、血燥，通润大便，破畜血。元素。杀三虫。又每夜嚼一枚和蜜，涂手、面良。孟诜。主血滞风痹骨蒸，肝疟寒热，鬼注疼痛，产后血病。时珍。

【发明】〔杲曰〕桃仁苦重于甘，气薄味厚，沉而降，阴中之阳，手、足厥阴经血分药也。苦以泄滞血，甘以生新血，故破瘀血者用之。其功有四：治热入血室，一也；泄腹中滞血，二也；除皮肤血热燥痒，三也；行皮肤凝聚之血，四也。〔成无己曰〕肝者血之源，血聚则肝气燥。肝苦急，急食甘以缓之。桃仁之甘以缓肝散血，故张仲景抵当汤用之，以治伤寒八九日，内有畜血，发热如狂，小腹满痛，小便自利者。又有当汗失汗，热毒深入，吐血及血结胸，烦躁谵语者，亦以此汤主之。与蛇虫、水蛭、大黄同用。

桃毛毛桃实上毛也。刮取用之。

【气味】辛，平，微毒。

【主治】破血闭，下血瘕，寒热积聚，无子，带下诸疾。别录。疗崩中，破癖气。大明。治恶鬼邪气。孟诜。

桃枭

【释名】桃奴别录、桃景同上、神桃。〔别录曰〕此是桃实着树经冬不落者，正月采之，中实者良。〔时珍曰〕桃子干悬如枭首磔木之状，故名。奴者，言其不能成实也。家宝方谓之神桃，言其辟恶也。千叶桃花结子在树不落者，名鬼髑髅。雷敩炮炙论有修治之法，而方书未见用者。〔敩曰〕鬼髑髅十一月采得，以酒拌蒸之，从巳至未，焙干，以铜刀切，焙取肉用。

【气味】苦，微温，有小毒。

【主治】杀百鬼精物。本经。杀精魅五毒不祥，疗中恶腹痛。别录。〔颂曰〕胡洽治中恶毒气蛊疰有桃枭汤。治肺气腰痛，破血，疗心痛，酒磨暖服之。大明。主吐血诸药不效，烧存性，研末，米汤调服，有验。汪颖。治小儿虚汗，妇人妊娠下血，破伏梁结气，止邪疟。烧烟熏痔疮。烧黑油调，傅小儿头上肥疮软疖。时珍。

花

【修治】〔别录曰〕三月三日采，阴干之。〔敩曰〕桃花勿用千叶者，令人鼻衄不止，目黄。收花拣净，以绢袋盛，悬檐下令干用。

【气味】苦，平，无毒。

【主治】杀疰恶鬼，令人好颜色。本经。悦泽人面，除水气，破石淋，利大小便，下三虫。别录。消肿满，下恶气。苏恭。治心腹痛及秃疮。孟诜。利宿水痰饮积滞，治风狂。研末，傅头上肥疮，手足疬疮。时珍。

【发明】〔弘景曰〕肘后方言服三树桃花尽，则面色红润悦泽如桃花也。〔颂曰〕大清草木方言：酒渍桃花饮之，除百疾，益颜色。〔时珍曰〕按欧阳询初学记载，北齐崔氏以桃花、白雪与儿嫩面，云令面妍华光悦，盖得本草令人好颜色、悦泽人面之义；而陶、苏二氏乃引服桃花法，则因本草之言而谬用者也。桃花性走泄下降，利大肠甚快，用以治气实人病水饮肿满积滞、大小便闭塞者，则有功无害。若久服，即耗人阴血，损元气，岂能悦泽颜色耶？按张从正儒门事亲载：一妇滑泻数年，百治不效。或言：此伤饮有积也。桃花落时，以棘针棘取数十萼，勿犯人手。以面和作饼，煨熟食之，米饮送下。不一二时，泻下如倾。六七日，行至数百行，昏困，惟饮凉水而平。观此，则桃花之峻利可征矣。又苏鹗杜阳编载：范纯佑女丧夫发狂，闭之室中，夜断窗棂，登桃树上食桃花几尽。及旦，家人接下，自是遂愈也。珍按：此亦惊怒伤肝，痰夹败血，遂致发狂。偶得桃花利痰饮、散滞血之功，与张仲景治积热发狂用承气汤，畜血发狂用桃仁承气汤之意相同；而陈藏器乃言桃花食之患淋，何耶？

叶〔颂曰〕采嫩者名桃心，入药尤胜。

【气味】苦，平，无毒。

【主治】除尸虫。出疮中小虫。别录。治恶气，小儿寒热客忤。大明。疗伤寒、时气、风痹无汗，治头风，通大小便，止霍乱腹痛。时珍。

【发明】〔颂曰〕桃叶蒸汗法：张文仲备急方治天行病，有支太医桃叶汤熏法：用水二石煮桃叶，取七斗，安床箦下，厚被盖卧床上，乘热熏之。少时当雨汗，汗遍去汤，速粉之，并灸大椎穴，则愈。又陈廪丘小品方，有阮河南桃叶蒸法云：连发汗，汗不出者死，可蒸之，如中风法。烧地令热，去火，以少水洒之，布干桃叶于上厚二三寸，安席叶上卧之，温覆得大汗，被中傅粉极燥，便瘥也。凡柏叶、麦麸、蚕沙皆可如此法用。张苗言，曾有人疲极汗出，卧簟受冷，但苦寒倦。四日凡八发汗，汗不出，用此法而瘥也。〔时珍曰〕按许叔微本事方云：伤寒病，医者须顾表里，循次第。昔范云为梁武帝属官，得时疫热疾，召徐文伯诊之。是时武帝有九锡之命，期在旦夕。云恐不预，求速愈。文伯曰：此甚易，政恐二年后不复①起尔。云曰：朝闻道夕死可矣，况二年乎。文伯乃以火煅地，布桃、柏叶于上，令云卧之。少顷汗出粉之，翌日遂愈。后二年云果卒。取汗先期，尚能促寿；况不顾表里时日，便欲速愈者乎？夫桃叶发汗妙法也，犹有此戒，司不慎欤？

茎及白皮

【修治】〔时珍曰〕树皮、根皮皆可，用根皮尤良。并取东行者，刮去粗皮，取白皮入药。

【气味】苦，平，无毒。

【主治】除邪鬼中恶腹痛，去胃中热。别录。治疰忤心腹痛，解蛊毒，辟疫疠，疗黄疸身目如金，杀诸疮虫。时珍。

桃胶

【修治】〔时珍曰〕桃茂盛时，以刀割树皮，久则胶溢出，采收，以桑灰汤浸过，曝干用。如服食，当依本方修炼。

【气味】苦，平，无毒。

【主治】炼服，保中不饥，忍风寒。别录。下石淋，破血，治中恶疰忤。苏恭。主恶鬼邪气。孟诜。和血益气，治下痢，止痛。时珍。

【发明】〔颂曰〕本草言桃胶炼服，保中不饥。

按仙方服胶法：取胶二十斤，绢袋盛，于栎木灰汁一石中，煮三五沸，取挂高处，候干再煮，如此三度，曝干研筛，蜜和丸梧子大，每空腹酒服二十丸。久服身轻不老。〔时珍曰〕按抱朴子云：桃胶以桑灰汁渍过服之，除百病，数月断谷，久则晦夜有光如月。又列仙传云：高丘公服桃胶得仙。古方以桃胶为仙药，而后人不复用之，岂其功亦未必如是之殊耶？

桃符

【主治】中恶，精魅邪气，水煮汁服之。孟诜。

【发明】〔时珍曰〕典术云：桃乃西方之木，五木之精，仙木也。味辛气恶，故能厌伏邪气，制百鬼。今人门上用桃符以此。玉烛宝典云：户上着桃板辟邪，取山海经神荼、郁垒居东海蟠桃树下，主领众鬼之义。许慎云：羿死于桃桔。梧，杖也。故鬼畏桃，而今人用桃梗作杙橛以辟鬼也。礼记云：王吊则巫祝以桃茢前引，以辟不祥。茢者，桃枝作帚也。博物志云：桃根为印，可

---

① 复：原作"坐"，据《本事方》卷入改。

以召鬼。甄异传云：鬼但畏东南枝尔。据此诸说，则本草桃之枝、叶、根、核、桃枭、桃橛，皆辟鬼祟产件，盖有由来矣。钱乙小儿方，疏取积热及结胸，用巴豆、硇、汞之药，以桃符煎汤下，亦是厌之之义也。

桃橛拾遗〔时珍曰〕橛音掘，即杙也。人多钉于地上，以镇家宅，三载者良。

【主治】卒心腹痛，鬼疰，破血，辟邪恶气胀满，煮汁服之　**与桃符同功。**藏器。

桃寄生见木部。

桃蠹虫移入虫部。

栗（别录上品）

栗

【释名】〔时珍曰〕栗，说文作㮚，从卤（音条），象花实下垂之状也。梵书名笃迦。

【集解】〔别录曰〕栗生山阴，九月采。〔弘景曰〕今会稽诸暨栗，形大皮厚，不美；剡及始丰栗，皮薄而甜，乃佳。〔颂曰〕栗处处有之，而兖州、宣州者最胜。木高二三丈。叶极类栎。四月开花青黄色，长条似胡桃花。实有房猬，大者若拳，中子三四；小者若桃李，中于惟一二。将熟则罅拆子出。栗类亦多。按陆玑诗疏云：栗，五方皆有之，周、秦、吴、扬特饶。惟濮阳及范阳栗甜美味长，他方者不及也。倭、韩国诸岛上栗大如鸡子，味短不美。桂阳有莘栗，丛生，实大如杏仁，皮、子形色与栗无异，但小耳。又有奥栗，皆与栗同，子圆而细，惟江湖有之，或云即莘也。莘音榛，诗云"树之莘栗"是矣。〔恭曰〕板栗、锥栗二树皆大。茅栗似板栗而细如橡子，其树虽小，叶亦不殊，但春生夏花、秋实冬枯为异耳。〔宗奭曰〕湖北一种旋栗，顶圆末尖，即橛栗，象榛子形也。栗欲干收，莫如曝之；欲生收，莫如润沙藏之，至夏初尚如新也。〔时珍曰〕栗但可种成，不可移栽。按事类合璧云：栗木高二三丈，苞生多刺如猬毛，每枝不下四五个苞，有青、黄、赤三色。中子或单或双，或三或四。其壳生黄熟紫，壳内有膜裹仁，九月霜降乃熟。其苞自裂而子坠者，乃可久藏，苞未裂者易腐也。其花作条，大如箸头，长四五寸，可以点灯。栗之大者为板栗，中心扁子为栗楔。稍小者为山栗。山栗之圆而末尖者为锥栗。圆小如橡子者为莘栗。小如指顶者为茅栗，即尔雅所谓栭栗也，一名栵栗，可炒食之。刘恂岭表录异云：广中无栗。惟勤①州山中有石栗，一年方熟，圆如弹子，皮厚而味如胡桃。得非栗乃水果，不宜于炎方耶？

实

【气味】咸，温，无毒。〔诜曰〕吴栗虽大味短，不如北栗。凡栗日中曝干食，即下气补益；不尔犹有木气，不补益也。火煨去汗，亦杀木气。生食则发气，蒸炒热食则壅气。凡患风水人不宜食，味咸生水也。〔恭曰〕栗作粉食，胜于菱、芡；但以饲孩儿，令齿不生。〔宗奭曰〕小

---

① 勤：原作"靳"，按广中无靳州，今据岭表录卷中改。

儿不可多食。生则难化，熟则滞气，鬲食生虫，往往致病。

【主治】益气，厚肠胃，补肾气，令人耐肌。别录。生食，治腰脚不遂。思邈。疗筋骨断碎，肿痛瘀血，生嚼涂之。有效。苏恭。

栗楔音屑。〔时珍曰〕一球三颗，其中扁者栗楔也。

【主治】筋骨风痛。士良。活血尤效。〔颂曰〕今衡山合活血丹用之。每日生食七枚，破冷痃癖。又生嚼，署恶刺，出箭头。傅瘰疬肿毒痛。大明。

【发明】〔思邈曰〕栗，肾之果也。肾病宜食之。〔弘景曰〕相传有人患腰脚弱，往栗树下食数升，便能起行。此是补肾之义，然应生啖。若服饵则宜蒸曝之。〔宗奭曰〕栗之补肾，为其味咸，又滞其气也。〔时珍曰〕栗于五果属水。水潦之年则栗不熟，类相应也。有人内寒，暴泄如注，令食煨栗二三十枚，顿愈。肾主大便，栗能通肾，于此可验。经验方治肾虚腰脚无力，以袋盛生栗悬干，每旦吃十余颗，次吃猪肾粥助之，久必强健。盖风干之栗，胜于日曝，而火煨油炒，胜于煮蒸。仍须细嚼，连液吞咽，则有益。若顿食至饱，反致伤脾矣。按苏子由诗云：老去自添腰脚病，山翁服栗旧传方。客来为说晨兴晚，三咽徐收白玉浆。此得食栗之诀也。王祯农书云：史记载秦饥，应候请发五苑枣、栗。则本草栗厚肠胃、补肾气、令人耐饥之说，殆非虚语矣。

栗荴音孚。〔恭曰〕栗内薄皮也。

【气味】甘，平，涩，无毒。

【主治】捣散，和蜜涂面，令光急去皱纹。苏恭。

栗壳栗之黑壳也。

【气味】同荴。

【主治】反胃消渴，煮汁饮之。孟诜。煮汁饮，止泻血。大明。

毛球栗外刺包也。

【主治】煮汁，洗火丹毒肿。苏恭。

花

【主治】瘰疬。吴瑞。

树皮

【主治】煮汁，洗沙虱、溪毒。苏恭。疗疮毒。苏颂。治丹毒五色无常。剥皮有刺者，煎水洗之。孟诜。出肘后方。

根

【主治】偏肾气，酒煎服之。汪颖。

天师栗（纲目）

【集解】〔时珍曰〕按宋祁益州方物记云：天师栗，惟西蜀青城山中有之，他处无有也。云张天师学道于此所遗，故名。似栗而味美，惟独房若橡为异耳。今武当山所卖娑罗子，恐即此物也。

天师栗

娑罗子

【气味】甘，温，无毒。

【主治】久食，已风挛。时珍。出益州记。

枣（本经上品）

【释名】〔时珍曰〕按陆佃埤雅云：大曰枣，小曰棘。棘，酸枣也。枣性高，故重束；棘性低，故并束。束音次。枣、棘皆有刺针，会意也。

【集解】〔别录曰〕枣生河东平泽。〔弘景曰〕世传河东猗氏县枣特异。今青州出者形大而核细，多膏甚甜。郁州玄市者亦好，小不及耳。江东临沂、金城枣形大而虚，少脂，好者亦可用之。南枣大恶，不堪啖。〔颂曰〕近北州部皆出枣，惟青州之种特佳。晋州、绛州者虽大，而不及青州肉厚也。江南出者，坚燥少脂。今园圃种莳者，其种甚多。美者有水菱枣、御枣之类，皆不堪入药，盖肌肉轻虚故也。南郡人煮而曝干，皮薄而皱，味更甘于他枣，谓之天蒸枣，亦不入药。按郭璞注尔雅云：壶枣大而锐，犹壶瓠也。边，腰枣也。细腰，今谓之辘轳枣。挤，白枣也，子白乃熟。洗，大枣也，出河东猗氏县，大如鸡卵。遵，羊枣也，实小紫黑，俗名羊矢枣。樲，酸枣也，木小而实酢。还味，捻枣也，其味短。蹶泄，苦枣也，其味苦。晰，无实枣也。〔宗奭曰〕大枣先青州，次晋州，皆可晒曝入药，益脾胃。余者止可充食用耳。青州人以枣去皮核，焙干为枣圈，以为奇果。有御枣，甘美轻脆，后众枣熟而易生虫，今人所谓扑落酥者是也。又有牙枣，先众枣熟，亦甘美，微酸而尖长。二枣皆可啖，不堪收曝。〔时珍曰〕枣木赤心有刺。四月生小叶，尖觥光泽。五月开小花，白色微青。南北皆有，惟青、晋所出者肥大甘美，入药为良。其类甚繁，尔雅所载之外，郭义恭广志有狗牙、鸡心、牛头、羊角、称猴、细腰、赤心、三星、骈白之名，又有木枣、氏枣、桂枣、夕枣、灌枣、墟枣、蒸枣、白枣、丹枣、棠枣、及安邑、信都诸枣。谷城紫枣长二寸，羊角枣长三寸。密云所出小枣，脆润核细，味亦甘美，皆可充果食、不堪入药。入药须用青州及晋地晒干大枣为良。按贾思勰齐民要术云：凡枣全赤时，日日撼而收曝，则红皱。若半赤收者，肉未充满，干即色黄而皮皱。将①赤收者，味亦不佳。食经作干枣法：须治净地，铺菰箔之类承枣，日晒夜露，择去胖烂，曝干收之。切而晒干者为枣脯。煮熟榨出者为枣膏，亦曰枣瓤。蒸熟者为胶枣，加以糖、蜜拌蒸则更甜；以麻油叶同蒸，则色更润泽。捣枣胶晒干者为枣油，其法取红软干枣入釜，以水仅淹平，煮沸漉出，砂盆研细，生布绞取汁，涂盘上晒干，其形如油，以手摩刮为末收之。每以一匙，投汤碗中，酸甜味足，即成美浆，用和米麨，最止饥渴、益脾胃也。卢谌祭法云：春祀用枣油。即此。

枣

生枣

【气味】甘、辛，热，无毒。多食令人寒热。凡羸瘦者不可食。〔思邈曰〕多食令人热渴膨胀，动脏腑，损脾元，助湿热。

---

① 而皮皱将：此四字原脱，今据齐民要术卷四第三十三补。

大枣

【释名】干枣别录、美枣别录、良枣。〔别录曰〕八月采，曝干。〔瑞曰〕此即晒干大枣也。味最良美，故宜入药。今人亦有用胶枣之肥大者。

【气味】甘，平，无毒。〔思邈曰〕甘、辛，热，滑，无毒，〔杲曰〕温。〔大明曰〕有齿病、疳病、虫䘌人不宜啖枣，小儿尤不宜食。又忌与葱同食，令人五脏不和；与鱼同食，令人腰腹痛。〔时珍曰〕今人蒸枣多用糖、蜜拌过，久食最损脾、助湿热也。啖枣多，令人齿黄生蜃。故嵇康养生论云：齿处晋而黄，虱处头而黑。

【主治】心腹邪气，安中，养脾气，平胃气，通九窍，助十二经，补少气、少津液、身中不足，大惊四肢重，和百药。久服轻身延年。本经。〔宗奭曰〕煮取肉，和脾胃药甚佳。补中益气，坚志强力，除烦闷，疗心下悬，除肠澼。久服不饥神仙。别录。润心肺，止嗽，补五脏，治虚损，除肠胃癖气。和光粉烧，治疳痢。大明。小儿患秋痢，与蛀枣食之良。孟诜。杀乌头、附子、天雄毒。之才。和阴阳，调荣卫，生津液。李杲。

【发明】〔弘景曰〕道家方药，以枣为佳饵。其皮利，肉补虚，所以合汤皆擘之也。〔杲曰〕大枣气味俱厚。阳也。温以补不足，甘以缓阴血。〔成无己曰〕邪在荣卫者，辛甘以解之。故用姜、枣以和营卫，生发脾胃升腾之气。张仲景治奔豚，用大枣滋脾土以平肾气也。治水饮胁痛有十枣汤，益土而胜水也。〔震亨曰〕枣属土而有火。味甘性缓。甘先入脾，补脾者未尝用甘。故今人食甘多者，脾必受病也。〔时珍曰〕素问言枣为脾之果，脾病宜食之。谓治病和药，枣为脾经血分药也。若无故频食，则生虫损齿，贻害多矣。按王好古云：中满者勿食甘，甘令人满。故张仲景建中汤心下痞者，减汤、枣、与甘草同例，此得用枣之方矣。又按许叔微本事方云：一妇病脏燥悲泣不止。祈祷备至。予忆古方治此证用大枣汤遂治，与枣尽剂而愈。古人识病治方，妙绝如此。又陈自明妇人良方云：程虎卿内人妊娠四五个月，遇昼则惨戚悲伤，泪下数欠，如有所凭，医巫兼治皆无益。管伯周说：先人曾语此，治须大枣汤乃愈。虎卿借方治药，一投而愈。方见下条。又摘玄方治此证，用红枣烧存性，酒服三钱，亦大枣汤变法也。

三岁陈枣核中仁

【气味】燔之，苦，平，无毒。

【主治】腹痛邪气。别录。恶气卒痊忤。孟诜。核烧研，掺胫疮良。时珍。

【发明】〔时珍曰〕按刘根别传云：道士陈孜如痴人，江夏袁仲阳敬事之。孜曰：今春当有疾，可服枣核中仁二十七枚。后果大病，服之而愈。又云：常服枣仁，百邪不复生也。仲阳服之有效，则枣果有治邪之说矣。又道书云：常含枣核治气，令口行津液，咽之佳。谢承后汉书亦云：孟节能含枣核，不食可至十年也。此皆藉枣以生津受气，而咽之又能达黄宫，以交离坎之义耳。

叶

【气味】甘，温，微毒。〔别录曰〕散服使人瘦，久即呕吐。

【主治】覆麻黄，能令出汗。本经。和葛粉，揩热痱疮，良。别录。治小儿壮热，煎汤浴之。大明。

木心

【气味】甘，涩，温，有小毒。

【主治】中蛊腹痛，面目青黄，淋露骨立。锉取一斛。水淹三寸，煮至二斗澄清，煎五升。旦服五合，取吐即愈。又煎红水服之，能通经脉。时珍。出小品方。

根

【主治】小儿赤丹从脚跌起，煎汤频浴之。时珍。出千金。

皮

【主治】同老桑树皮，并取北向者，等分，烧研。每用一合，井水煎，澄取清，洗目。一月三洗，昏者复明。忌荤、酒、房事。时珍。

仲思枣 (宋开宝)

【释名】仙枣〔志曰〕北齐时有仙人仲思得此枣种之，因以为名。

【集解】〔志曰〕仲思枣形如大枣，长二寸，正紫色，细文小核，味甘。今亦少有。〔时珍曰〕按杜宝大业拾遗记云：隋时信都郡献仲思枣，长四寸，围五寸，肉肥核小有味，胜手青州枣，亦名仙枣。观此，则广志之西王母枣、谷城紫枣，皆此类也。

【气味】甘，温，无毒。

【主治】补虚益气，润五脏，去痰嗽冷气。久服令人肥健，好颜色，神仙不饥。开宝。

苦枣 (食性)

【释名】蹶泄尔雅。名义未详。

【集解】〔士良曰〕苦枣处处有之。色青而小，味苦不堪，人多不食。

实

【气味】苦，大寒，无毒。

【主治】伤寒热伏在脏腑，狂荡烦满，大小便闭涩。取肉煮研，和蜜丸服。士良。

第三十卷果部二目录

果之二 （山果类三十四种）

山婴桃别录

银杏日用（即白果）

胡桃开宝

榛子开宝

阿月浑子拾遗

储子拾遗

钩栗拾遗

橡实唐本（即栎子）

槲实唐本（即槲若）

上附方旧五十二，新一百七十四。

第三十卷果部二

果之二 (山果类三十四种)

梨 (别录下品)

梨

【释名】 快果　果宗　玉乳　蜜父〔震亨曰〕梨者，利也。其性下行流利也。〔弘景曰〕梨种殊多，并皆冷利，多食损人，故俗人谓之快果，不入药用。

【集解】〔颂曰〕梨处处皆有，而种类殊别。医方相承，用乳梨、鹅梨。乳梨出宣城，皮厚而肉实，其味极长。鹅梨河之南北州郡皆有之，皮薄而浆多，味差短，其香则过之。其余水梨、消梨、紫糜梨、赤梨、青梨、茅梨、甘棠梨、御儿梨之类甚多，俱不入药也。一种桑梨，惟堪蜜煮食之，止口干，生食不益人，冷中。又有紫花梨，疗心热。唐武宗有此疾，百药不效。青城山邢道人以此梨绞汁进之，帝疾遂愈。复求之，不可得。常山郡忽有一株，因缄封以进。帝多食之，解烦躁殊效。岁久木枯，不复有种，今人不得而用之矣。〔时珍曰〕梨树高二三丈，尖叶光腻有细齿，二月开白花如雪六出。上巳无风则结实必佳。故古语云：上巳有风梨有蠹，中秋无月蚌无胎。贾思勰言梨核每颗有十余子，种之惟一二子生梨，余皆生杜，此亦一异也。杜即棠梨也。梨品甚多，必须棠梨、桑树接过者，则结子早而佳。梨有青、黄、红、紫四色。乳梨即雪梨，鹅梨即绵梨，消梨即香水梨也。俱为上品，可以治病。御儿梨即玉乳梨之讹。或云御儿一作语儿，地名也，在苏州嘉兴县，见汉书注。其他青皮、早谷、半斤、沙糜诸梨，皆粗涩不堪，止可蒸煮及切烘为脯尔。一种醋梨，易水煮熟，则甜美不损人也。昔人言梨，皆以常山真定、山阳钜野、梁国睢阳、齐国临淄、钜鹿、弘农、京兆、邺都、洛阳为称。盖好梨多产于北土，南方惟宣城者为胜。故司马迁史记云：淮北、荥南、河济之间，千株梨其人与千户侯等也。又魏文帝诏云：真定御梨大如拳，甘如蜜，脆如菱，可以解烦释悁。辛氏三秦记云：含消梨大如五升器，坠地则破，须以囊承取之。汉武帝尝种于上苑。此又梨之奇品也。物类相感志言：梨与萝卜相问收藏，或削梨蒂种于萝卜上藏之，皆可经年不烂。今北人每于树上包裹，过冬乃摘，亦妙。

实

【气味】 甘、微酸，寒，无毒。多食令人寒中萎困。金疮、乳妇、血虚者，尤不可食。〔志曰〕别本云：梨：甘寒，多食成冷痢。桑梨：生食冷中，不益人。

【主治】热嗽，止渴。切片贴汤火伤，止痛不烂。苏恭。治客热，中风不语，治伤寒热发，解丹石热气、惊邪，利大小便。开宝。除贼风，止心烦气喘热狂。作浆，吐风痰。大明。卒暗风不语者，生捣汁频服。胸中痞塞热结者，宜多食之。孟诜。润肺凉心，消痰降火，解疮毒、酒毒。时珍。

【发明】〔宗奭曰〕梨多食动脾，少则不及病，用梨者当斟酌之。惟病酒烦渴人食之甚佳，终不能却疾。〔慎微曰〕孙光宪止梦琐言云：有一朝士见奉御梁新诊之，曰：风疾已深，请速归去。复见郴州马医赵鄂诊之。言与梁同，但请多吃消梨，咀龁不及，绞汁而饮。到家旬日，唯吃消梨顿爽也。〔时珍曰〕别录著梨，止言其害，不著其功。陶隐居言梨不入药。盖古人论病多主风寒，用药皆是桂、附，故不知梨有治风热、润肺凉心、消痰降火、解毒之功也。今人痰病、火病，十居六七。梨之有益，盖不为少，但不宜过食尔。按类编云：一士人状若有疾，厌厌无聊，往谒杨吉老诊之。杨曰：君热证已极，气血消铄，此去三年，当以疽死。士人不乐而去。闻茅山有道士医术通神，而不欲自鸣。乃衣仆衣，诣山拜之，愿执薪水之役。道士留置弟子中。久之以实白道士。道士诊之，笑曰：汝便下山，但日日吃好梨一颗。如生梨已尽，则取干者泡汤，食滓饮汁，疾自当平。士人如其戒，经一岁复见吉老。见其频貌腴泽，脉息和平，惊曰：君必遇异人，不然岂有痊理？士人备告吉老。吉老具衣冠望茅山设拜，自咎其学之未至。此与琐言之说仿佛。观夫二条，则梨之功岂小补哉？然惟乳梨、鹅梨、消梨可食，余梨则亦不能去病也。

花

【主治】去面黑粉滓。时珍。方见李花下。

叶

【主治】霍乱吐利不止，煮汁服。作煎，治风。苏恭。治小儿寒疝。苏颂。捣汁服，解中菌毒。吴瑞。

木皮

【主治】解伤寒时气。时珍。

鹿梨（图经）

【校正】原附梨下，今分出。

【释名】鼠梨诗疏山梨毛诗杨檖尔雅罗。〔时珍曰〕尔雅云：檖，罗也。其木有纹如罗，故名。诗云：隰有树檖。毛苌注云：檖一名赤罗。一名山梨，一名树梨，今人谓之杨檖。陆玑诗疏云：檖即鹿梨也，一名鼠梨。

【集解】〔颂曰〕江宁府信州一种小梨名鹿梨，叶如茶，根如小拇指。彼人取皮治疮，八月采之。近处亦有，但采实作干，不知入药也。〔时珍曰〕山梨，野梨也，处处有之。梨大如杏，可食。其木文细密，赤者文急，白者文缓。按陆玑云：鹿梨，齐郡尧山、鲁国、河内皆有，人亦种之。实似梨而酢，亦有美脆者。

实

【气味】酸，涩，寒，无毒。

【主治】煨食治痢。苏颂。

根皮

【气味】同实。

【主治】疮疥，煎汁洗之。苏颂。

棠梨

【释名】甘棠〔时珍曰〕尔雅云：杜，甘棠也。赤者杜，白者棠。或云：牝曰杜，牡①曰棠。或云：涩者杜，甘者棠。杜者涩也，棠者糖也。三说俱通，末说近是。

【集解】〔时珍曰〕棠梨，野梨也。处处山林有之。树似梨而小。叶似苍术叶，亦有团者，三叉者，叶边皆有锯齿，色颇黲白。二月开白花，结实如小楝子大，霜后可食。其树接梨甚嘉。有甘、酢，赤、白二种。按陆玑诗疏云：白棠，甘棠也，子多酸美而滑。赤棠子涩而酢，木理亦赤，可作弓材。救荒本草云：其叶味微苦，嫩时炸熟，水浸淘净，油、盐调食，或蒸晒代茶。其花亦可炸食，或晒干磨面作烧饼食以济饥。又杨慎丹铅录言：尹伯奇采楟花以济饥。注者言楟即山梨，乃今棠梨也。未知是否？

实

【气味】酸、甘、涩，寒，无毒。

【主治】烧食，止滑痢。时珍。

枝叶

【气味】同实。

【主治】霍乱吐泻不止，转筋腹痛，取一握，同木瓜二两煎汁，细呷之，时珍。圣惠方。

海 红

海红（纲目）

【释名】海棠梨〔时珍曰〕按李德裕草②木记云：凡花木名海者，皆从海外来，如海棠之类是也。又李白诗注云：海红乃花名，出新罗国甚多。则海棠之自海外有据矣。

【集解】〔时珍曰〕饮膳正要果类有海红，不知出处，此即海棠梨之实也。状如木，瓜而小，二月开红花，实至八月乃熟。郑樵通志云：海棠子名海红，

---

① 牡：原作“杜”，今据说文卷六上木部棠字改。
② 草：原作“花”，今据本书卷一引据经史百家书目录改。

即尔雅赤棠也。沈立海棠普云：棠有甘棠、沙棠、棠梨，皆非海棠也。海棠盛于蜀中。其出江南者名南海棠，大抵相类，而花差小。棠性多类梨。其核生者长慢，数十年乃花。以枝接梨及木瓜者易茂。其根色黄而盘劲。且木坚而多节，外白中赤。其枝叶密而条畅。其叶类杜，大者缥绿色，小者浅紫色。二月开花五出，初如胭脂点点然，开则渐成缬晕，落则有若宿妆淡粉。其蒂长寸余，淡紫色，或三萼、五萼成丛。其蕊如金粟，中有紫须。其实状如梨，大如樱桃，至秋可食，味甘酸。大抵海棠花以紫绵色者为正，余皆棠梨耳。海棠花不香，惟蜀之嘉州者有香而木大。有黄海棠，花黄。贴干海棠，花小而鲜。垂丝海棠，花粉红向下。皆无子，非真海棠也。

子

【气味】酸、甘，平，无毒。

【主治】泄痢。时珍。出正要。

木瓜 （别录中品）

【释名】楙音茂。〔时珍曰〕按尔雅云：楙，木瓜。郭璞注云：木实如小瓜，酢而可食。则木瓜之名，取此义也。或云：木瓜味酸，得木之正气故名。亦通。楙从林、矛，谐声也。

【集解】〔弘景曰〕木瓜，山阴兰亭尤多，彼人以为良果。又有榠樝，大而黄。有樝子，小而涩。礼云：樝、梨钻之，古亦以樝为果，今则不也。〔保升曰〕其树枝状如柰，花作房生子，形似栝楼，火干甚香。樝子似梨而酢，江外常为果食。〔颂曰〕木瓜处处有之，而宣城者为佳。木状如柰。春末开花，深红色。其实大者如瓜，小者如拳，上黄似着粉。宣人种莳尤谨，遍满山谷。始实成则镞纸花粘于上，夜露日烘，渐变红，花色其文如生。本州以充土贡，故有宣城花木瓜之称。榠樝酷类木瓜，但看蒂间别有重蒂如乳者为木瓜，无者为榠樝也。〔敩曰〕真木瓜皮薄，色赤黄，香而甘酸不涩，其向里子头尖，一面方，食之益人。有和圆子，色微黄，蒂粗，其子小圆，味涩微酸，能伤人气。有蔓子，颗小，味绝涩，不堪用。有土伏子，味绝苦涩不堪，子如大样油麻，饵之令人目色，多赤筋痛也。〔宗奭曰〕西洛大木瓜，其味和美，至熟止青白色，入药绝有功，胜宣州者，味淡。〔时珍曰〕木瓜可种可接，可以枝压。其叶光而厚，其实如小瓜而有鼻。津润味不木者为木瓜。圆小于木瓜，味木而酢涩者为木桃。似木瓜而无鼻，大于木桃，味涩者为木李，亦曰木梨，即榠樝及和圆子也。鼻乃花脱处，非脐蒂也。木瓜性脆，可蜜渍之为果。去子蒸烂，捣泥入蜜与姜作煎，冬月饮尤佳。木桃、木李性坚，可蜜煎及作糕食之。木瓜烧灰散池中，可以毒鱼，说出淮南万毕术。又广志云：木瓜枝，一尺有百二十节，可为数号。

实

【修治】〔敩曰〕凡使木瓜，勿犯铁器，以铜刀削去硬皮并子，切片晒干，以黄牛乳汁拌蒸，从巳至未，待如膏煎，乃晒用也。〔时珍曰〕今人但切片晒干入药尔。按大明会典：宣州岁贡乌烂虫蛀木瓜入御药局。亦取其陈久无木气，如栗子去木气之义尔。

【气味】酸，温，无毒。〔思邈曰〕酸、咸，温，涩。〔诜曰〕不可多食，损齿及骨。

【主治】湿痹脚气，霍乱大吐下，转筋不止。别录。治脚气冲心，取嫩者一颗，去子煎服佳。强筋骨，下冷气，止呕逆，心膈痰唾，消食，止水利后渴不止，作饮服之。藏器。止吐泻奔豚，及水肿冷热痢，心腹痛。大明。调营卫，助谷气。雷敩。去湿和胃，滋脾益肺，治腹胀善噫，心下烦痞。好古。

【发明】〔杲曰〕木瓜入手、足太阴血分，气脱能收，气滞能和。〔弘景曰〕木瓜最疗转筋。如转筋时，但呼其名及书上作木瓜字皆愈，此理亦不可解。俗人挂木瓜杖，云利筋脉也。〔宗奭曰〕木瓜得木之正，酸能入肝，故益筋与血。病腰肾脚膝无力，皆不可缺也。人以铅霜或胡粉涂之，则失酢味，且无渣，盖受金之制也。〔时珍曰〕木瓜所主霍乱吐利转筋脚气，皆脾胃病，非肝病也。肝虽主筋，而转筋则由湿热、寒湿之邪袭伤脾胃所致，故筋转必起于足腓。腓及宗筋皆属阳明。木瓜治转筋，非益筋也，理脾而伐肝也。土病则金衰而木盛，故用酸温以收脾肺之耗散，而借其走筋以平肝邪，乃土中泻木以助金也。木平则土得令而金受荫矣。素问云：酸走筋，筋病无多食酸。孟诜云：多食木瓜，损齿及骨。皆伐肝之明验，而木瓜入手足太阴为脾、肺药，非肝药，益可证矣。又针经云：多食酸，令人癃。酸入于胃，其气涩以收，两焦之气，不能出入，流入胃中，下去膀胱，胞薄以软，得酸则缩卷，约而不通，故水道不利而癃涩也。罗天益宝鉴云：太保刘仲海日食蜜煎木瓜三五枚，同伴数人皆病淋疾，以问天益。天益曰：此食酸所致也，但夺食则已。阴之所生，本在五味；阴之所营，伤在五味。五味太过，皆能伤人，不独酸也。又陆佃埤雅云：俗言梨百损一益；楸百益一损。故诗云，投我以木瓜，取其有益也。

木风核
【主治】霍乱烦躁气急，每嚼七粒，温水咽之。时珍。出圣惠。

枝 叶 皮 根
【气味】并酸，涩，温，无毒。

【主治】煮汁饮，并止霍乱吐下转筋，疗脚气。别录。枝作杖，利筋脉。根、叶煮汤淋足，可以已蹶。木材作桶濯足，甚益人。苏颂。枝、叶煮汁饮，治热痢。时珍。出千金。

花
【主治】面黑粉滓。方见李花。

楂子（音渣食疗）

【校正】原附木瓜下，今分出。

【释名】木桃埤雅和圆子。〔时珍曰〕木瓜酸香而性脆。木桃酢涩而多渣，故谓之楂，雷公炮炙论和圆子即此也。

【集解】〔藏器曰〕楂子生中都，似楂梓而小，江外常为果食，北土无之。〔颂曰〕处处有之，孟州特多。〔弘景曰〕礼云：楂梨钻之。谓钻去核也。郑玄不识，以为梨之不臧者。郭璞以为似梨而酢涩。古以为果，今不入例矣。〔时珍曰〕楂子乃木瓜之酢涩者，小于木瓜，色微黄，蒂、核皆粗，核中之子小圆也。按王祯农书云：楂似小梨，西川、唐、邓间多种之。味劣于梨与木瓜，而入蜜煮汤，则香美过之。庄子云：楂、梨、橘、柚皆可于口。淮南子云：树楂、梨、橘，食之则美，嗅之则香。皆指此也。

【气味】酸，涩，平，无毒。〔诜曰〕多食伤气，损齿及筋。

【主治】断痢。弘景。去恶心咽酸，止酒痰黄水。藏器。煮汁饮，治霍乱转筋，功与木瓜相近。孟诜。

榠楂 （音冥渣宋图经）

【校正】原附木瓜下，今分出。

【释名】蛮楂通志、瘙楂拾遗、木李诗经、木梨埤雅。〔时珍曰〕木李生于吴越，故郑樵通志谓之蛮楂。云俗呼为木梨，则榠楂盖蛮楂之讹也。

【集解】〔颂曰〕榠楂木、叶、花、实酷类木瓜，但比木瓜大而黄色。辨之惟看蒂间别有重蒂如乳者为木瓜，无此则榠楂也。可以进酒去痰。道家生压取汁，和甘松、玄参末作湿香，云甚爽神也。〔诜曰〕榠楂气辛香，致衣箱中杀蠹虫。〔时珍曰〕榠楂乃木瓜之大而黄色无重蒂者也。楂子乃木瓜之短小而味酢涩者也。榅桲则楂类之生于北土者也。三物与木瓜皆是一类各种，故其形状功用不甚相远，但木瓜得木之正气为可贵耳。

榠楂
楂子同

【气味】酸，平，无毒。

【主治】解酒去痰。弘景。食之去恶心，止心中酸水。藏器。煨食，止痢。浸油梳头，治发白、发赤。大明。煮汁服，治霍乱转筋。吴瑞。

榅桲 （音温孛宋开宝）

【释名】〔时珍曰〕榅桲性温而气馤，故名。馤（音孛），香气也。

【集解】〔志曰〕榅桲生北土，似楂子而小。〔颂曰〕今关陕有之，沙苑出者更佳。其实大抵类楂，但肤慢而多毛，味尤甘。其气芬馥，置衣笥中亦香。〔藏器曰〕树如林檎，花白绿色。〔宗奭曰〕食之须净去浮毛，不尔损人肺。花白色，亦香。最多生虫，少有不至者。〔时珍曰〕榅桲盖榠楂之类生于北土者，故其形状功用皆相仿佛。李珣南海药录言：关中谓林檎为榅桲。按述征记云：林檎佳美。微大而状丑有毛，其味香，关辅乃有，江南甚希。观此则林檎、榅桲，盖相似而二物也。李氏误矣。

榅桲

【气味】酸、甘，微温，无毒。〔士良曰〕发毒热，秘大小肠，聚胸中痰，塞涩血脉，不宜多食。〔瑞曰〕同车螯食，发疝气。

【主治】温中，下气消食，除心间酸水，去臭，辟衣鱼。开宝。去胸膈积食，止渴除烦。将卧时，啖一、两枚，生、熟皆宜。苏颂。〔宗奭曰〕卧时啖此太多，亦痞塞胃脘也。主水泻肠虚烦热，散酒气，并宜生食。李珣。

木皮

【主治】捣末，傅疮。苏颂。

山楂 （音渣唐本草）

山楂

棠梂

【校正】唐本草木部赤爪木，宋图经外类棠梂子，丹溪补遗山楂，皆一物也。今并于一，但以山楂标题。

【释名】赤爪子侧巧切。唐本鼠楂唐本、猴楂危氏、茅楂日用、枕子音求。檕梅音计。并尔雅。羊梂唐本、棠梂子图经、山里果食鉴。〔时珍曰〕山楂味似楂子，故亦名楂。世俗皆作查字，误矣。查（音槎）乃水中浮木，与楂何关？郭璞注尔雅云：枕（音求）树如梅。其子大如指头，赤色似小柰，可食。此即山楂也，世俗作梂字亦误矣。梂乃栎实，于机何关？楂、枕之名，见于尔雅。自晋、宋以来，不知其原，但用查、梂耳。此物生于山原茅林中，猴、鼠喜食之，故又有诸名也。唐本草赤爪木当作赤枣，盖枣、爪音讹也，楂状似赤枣故尔。范成大虞衡志有赤枣子。王璆百一选方云：山里红果，俗名酸枣，又名鼻涕团。正合此义矣。

【集解】〔恭曰〕赤爪木，赤楂也。出山南、申、安、随诸州。小树高五六尺，叶似香菜。子似虎掌，大如小林檎，赤色。〔藏器曰〕赤爪草，即鼠楂梂也。生高原。梂似小楂而赤，人食之。〔颂曰〕棠梂子生滁州。三[1]月开白花，随便结实，采无时。彼人用治下痢及腰疼有效。他处亦有，不入药用。〔时珍曰〕赤爪、棠梂、山楂，一物也。古方罕用，故唐本虽有赤爪，后人不知即此也。自丹溪朱氏始著山楂之功，而后遂为要药。其类有二种，皆生山中。一种小者，山人呼为棠梂子、茅楂、猴楂，可入药用。树高数尺，叶有五尖，桠间有刺。三月开五出小白花。实有赤、黄二色，肥者如小林檎，小者如指头，九月乃熟，小儿采而卖之。闽人取熟者去皮核，捣和糖、蜜，作为楂糕，以充果物。其核状如牵牛子，黑色甚坚。一种大者，山人呼为羊机子。树高丈余，花叶皆同，但实稍大而色黄绿，皮涩肉虚为异尔。初甚酸涩，经霜乃可食。功应相同，而采药者不收。

实

【修治】〔时珍曰〕九月霜后取带熟者，去核曝干，或蒸熟去皮核，捣作饼子，日干用。

【气味】酸，冷，无毒。〔时珍曰〕酸、甘，微温。生食多令人嘈烦易饥，损齿，齿龋人尤不宜也。

【主治】煮汁服，止水痢。沐头洗身，治疮痒。唐本。煮汁洗漆疮，多瘥。弘景。

---

① 三：原作"二"，今据大观本草卷三十一及政和本草卷三十棠梂子条改，与上濒湖自说一致。

治腰痛有效。苏颂。消食积，补脾，治小肠疝气，发小儿疮疹。吴瑞。健胃，行结气。治妇人产后儿枕痛，恶露不尽，煎汁入沙糖服之，立效。震亨。化饮食，消肉积癥瘕，痰饮痞满吞酸，滞血痛胀。时珍。化血块气块，活血。宁原。

【发明】〔震亨曰〕山楂大能克化饮食。若胃中无食积，脾虚不能运化，不思食者，多服之，则反克伐脾胃生发之气也。〔时珍曰〕凡脾弱食物不克化，胸腹酸刺胀闷者，于每食后嚼二三枚，绝佳。但不可多用，恐反克伐也。按物类相感志言：煮老鸡、硬肉，入山楂数颗即易烂。则其消肉积之功，盖可推矣。珍邻家一小儿，因食积黄肿，腹胀如鼓。偶往羊机树下，取食之至饱。归而大吐痰水，其病遂愈。羊机乃山楂同类，医家不用而有此效，则其功应相同矣。

核

【主治】吞之，化食磨积，治癫疝。时珍。

赤爪木

【气味】苦，寒，无毒。

【主治】水痢，头风身痒。唐本。

根

【主治】消积，治反胃。时珍。

茎叶

【主治】煮汁，洗漆疮。时珍。出肘后。

庵罗果 (宋开宝)

【释名】庵摩罗迦果出佛书。香盖〔时珍曰〕庵罗，梵音二合者也。庵摩罗，梵音三合者也。华言清净是也。

【集解】〔志曰〕庵罗果树生，若林檎而极大。〔宗奭曰〕西洛甚多，梨之类也。其状亦梨，先诸梨熟，七夕前后已堪啖，色黄如鹅梨，才熟便松软，入药亦希。〔时珍曰〕按一统志云：庵罗果俗名香盖，乃果中极品。种出西域，亦柰类也。叶似茶叶。实似北梨，五六月熟，多食亦无害。今安南诸地亦有之。

【气味】甘，温，无毒。〔士良曰〕酸，微寒。〔志曰〕动风疾。凡天行病及食饱后，俱不可食。同大蒜、辛物食，令人患黄病。

【主治】食之止渴。开宝。主妇人经脉不通，丈夫营卫中血脉不行。久食，令人不饥。士良。

叶

【主治】渴疾，煎汤饮。士良。

庵罗果